改訂第2版

5年でマスター
消化器標準手術

消化器外科専門医への道

◇ 監修
桑野博行
群馬大学 特別教授
福岡市民病院 院長

◇ 編集
調　憲
群馬大学大学院 総合外科学講座 講座主任
肝胆膵外科学分野 教授

MEDICAL VIEW

本書では，厳密な指示・副作用・投薬スケジュール等について記載されていますが，これらは変更される可能性があります。本書で言及されている薬品については，製品に添付されている製造者による情報を十分にご参照ください。

2nd edition, revised
Standard Operation in Gastroenterological Surgery Required to be Mastered in Five Years
Road to Gastroenterological Surgeon
(ISBN 978-4-7583-1536-4　C3047)

Supervisor：KUWANO Hiroyuki
Editor：SHIRABE Ken

2006.11.1　1st ed
2018.12.1　2nd ed

©MEDICAL VIEW, 2018
Printed and Bound in Japan

Medical View Co., Ltd..
2-30 Ichigayahonmuracho, Shinjyukuku, Tokyo, 162-0845, Japan
E-mail　ed @ medicalview.co.jp

監修のことば
「若き外科医の洋々たる前途のために」

　平成18（2006）年に「卒後5年でマスターする消化器標準手術」を上梓し，爾来執筆していただいた先生方のご指導とメジカルビュー社編集部の方々のご尽力のもと，多くの皆様のご厚情を賜り，第11刷まで版を重ねてまいることが出来ました。この間も医療・医学の発展は飛躍的なものがあり，このことは外科学，就中，消化器外科学も例外ではなく，疾患概念，診断技術，治療方針，標準治療のあり方，各種ガイドライン，そして「手術手技」にも大きな変化が齎（もたら）され，今日に至っております。まさに，普遍の真理を堅持しつつ，時代の変化に適切に対応していく「不易流行」という松尾芭蕉の理念と文言が実感されます。

　さらにこの間，医師研修制度や専門医制度の変革や，それに伴う専門医修練カリキュラムの改変もあり，本書も新たな視点から全面改訂が求められ，また前刊で編集の任にあった，私，桑野博行が群馬大学を平成30（2018）年4月に退任することとなり，新たな取り組みを企るには絶好の機会と考えました。幸い群馬大学総合外科学講座主任教授，並びに群馬大学附属病院外科診療センター長を引き継いでいただいた，調　憲群馬大学肝胆膵外科学教授が，新刊における編集の労をご快諾いただき，またメジカルビュー社のご理解も賜わり，ここに新たに「改訂第2版 5年でマスター消化器標準手術―消化器外科専門医への道―」を発刊するに至りました。

　私も，今回編集作業に貢献していただいた調　憲先生，ご執筆いただいた先生方のご尽力，そしてメジカルビュー社の編集部の皆様のご厚情に感謝しつつ，引き続き監修作業をさせていただきました。

　さて，不肖私，桑野博行が会頭として開催させていただいた平成29（2017）年4月の第117回日本外科学会定期学術集会のメインテーマの1つ，「考える外科学」という特別企画のセッションの中に「鏡視下手術 solo surgery 時代の外科教育を考える」というプログラムを設定致しました。消化器外科も含め，「外科教育」も新たな工夫と取り組みによる普及と展開が喫緊の課題であると「考える」からです。この中では，各施設で様々な取り組みがなされていることに大いに勇気づけられました。今日の消化器外科学における標準手術，その概念と基礎，そしてその教育を通して若き外科医をいかに育んでゆくのかは私共の大きな命題であり責任であります。

　先達の教えを素直に学んで守り「守」，いつしかそれを自身でより良い型を求め「破」，そして自分の型を確立してゆく「離」，すなわち「守・破・離」という言葉があります。

　一方，それでも基本は忘れてはならないということも，それとともに重要です。本書が消化器外科に携わる若き外科医の洋々たる前途に資することを願ってやみません。

　「規矩作法（きくさほう），守りつくして破るとも，離るるとても本（もと）を忘るな（千利休，「利休百首」）

2018年10月
群馬大学特別教授・福岡市民病院院長
桑野博行

改訂第2版の序

　最近の新専門医制度の導入により，外科系専門医制度のグランドデザインが確立しました。日本外科学会の専門医制度を基盤に，日本消化器外科学会の専門医制度はいわゆる"2階建て"の制度としての役割がより明瞭になっています。専門医制度の見直しによって日本消化器外科学会の専門医の必要経験症例数は450例から300例に緩和され，筆頭論文も3編から1編へとハードルが下げられることになりました。それにともなって消化器外科専門医の取得年齢は39.1歳から34歳へとなることが期待されています。すなわち，今回の改定で消化器外科専門医は卒後10年で取得することになります。

　昔，私は先輩から"あなたが10年かかって到達したことは後輩には5年で到達させなさい。"と言われてきました。今，内視鏡手術やロボット支援手術などの手術の低侵襲化はさらなる進化を遂げ，消化器外科医は新たな技術の習得を必要とされています。基本的な手術技術の習得の効率を上げ，習得期間を短くすることで，更なる技術の進化に対応することが可能になります。

　本書は2006年に初版が出版されてから，消化器外科専門医を目指す若手外科医の手引きとして愛されてきました。初版から随所に著者の経験に基づき重要であると考える様々な「ポイント」や「アドバイス」を設けるなど，教科書的な知識以外の重要な点が補われており，手術を短期間に習得できるように工夫が凝らされていました。このようなコンセプトは変えることなく，今回は様々な術式への"内視鏡"技術の導入にも対応できるように本書を改訂しました。

　消化器外科学会専門医取得の必要経験数は少なくなりましたが，求められる手術技術のレベルは決して下がってはいません。絶え間ない術式の進化とともに，外科医は常に技術の研鑽と向上を求められています。本書が消化器外科医を目指す若い外科医の一助となり，消化器外科医としての果てしない成長の基盤となることを祈念してやみません。

2018年10月
群馬大学大学院総合外科学講座主任
肝胆膵外科学分野教授
調　　憲

目　次

監修のことば 「若き外科医の洋々たる前途のために」……………… 桑野博行 …… iii
改訂第2版の序 ……………………………………………………………… 調　憲 …… iv
目次 …………………………………………………………………………………………… v
執筆者一覧 ……………………………………………………………………………… viii

■ 総論

清潔操作 ………………………………… 小澤広輝，川久保博文，北川雄光 …… 2
手洗い …………………………………… 小澤広輝，川久保博文，北川雄光 …… 4
術野の消毒 ………………………………………………… 大木進司，河野浩二 …… 6
糸結び ……………………………………………………… 菊池寛利，竹内裕也 …… 10
縫合 ………………………………………………………… 菊池寛利，竹内裕也 …… 14
器械吻合 ………………………………………… 加藤広行，金澤匡司，芦澤舞 …… 18
皮膚切開 …………………………………………………… 青木　豪，海野倫明 …… 22
開腹手技 …………………………………………………… 青木　豪，海野倫明 …… 24
開胸手技 …………………………………………………… 牧野知紀，土岐祐一郎 …… 26
消化管吻合 ………………………………………………… 田中晃司，土岐祐一郎 …… 28
メスの使い方 ……………………………………………………………… 岡島英明 …… 34
電気メスの使い方 ………………………………………… 吉住朋晴，前原喜彦 …… 36
鉗子の種類と使用法 ……………………………………… 夏越祥次，佐々木健 …… 39
止血─深部結紮 …………………………………………… 吉田　雅，武冨紹信 …… 42
縫合止血 …………………………………………………… 吉田　雅，武冨紹信 …… 44

■ 食道

頸部食道周囲膿瘍ドレナージ術 ………………… 宗田　真，桑野博行，調　憲 …… 48
食道裂孔ヘルニア修復術 ………………………… 加藤広行，金澤匡司，芦澤舞 …… 54
食道アカラシア手術 ……………………………………… 川久保博文，北川雄光 …… 62
食道切除術 ……………………………………… 八木浩一，西田正人，瀬戸泰之 …… 67
食道再建術（再建のみ） ………………………… 渡邊雅之，問端　輔，上月亮太郎 …… 74
食道瘻造設術 …………………………………… 森田　勝，池部正彦，藤也寸志 …… 84
食道憩室切除術 ………………………………… 佐伯浩司，中島雄一郎，沖　英次 …… 90
食道良性腫瘍摘出術 …………………………… 太田光彦，池部正彦，藤也寸志 …… 97
食道噴門形成術 ………………………………… 宮崎達也，宗田　真，桑野博行 …… 102

■ 胃

胃切開縫合術 ………………………………………………………………… 持木彫人 …… 110
胃空腸吻合術 …………………………………… 中島雄一郎，佐伯浩司，沖　英次 …… 116
胃瘻造設術 ……………………………………… 山崎悠太，松田佳子，掛地吉弘 …… 122
幽門形成術 ……………………………………………………… 岩田直樹，小寺泰弘 …… 129
幽門側胃切除術 ………………………………… 吉田和弘，今井健晴，山口和也 …… 136

小腸・結腸

腹腔鏡下胃・十二指腸穿孔閉鎖術 ………………………… 岩槻政晃，吉田直矢，馬場秀夫 …… 145
胃軸捻転手術 ……………………………………………………………… 窪田　健，大辻英吾 …… 151

小腸・結腸

腸切開・縫合術 ……………………………………………… 安藤幸滋，佐伯浩司，沖　英次 …… 156
小腸部分切除術 …………………………………………………………………………… 小川博臣 …… 162
結腸切除術（腹腔鏡手術を含む）………………………… 白下英史，衛藤　剛，猪股雅史 …… 171
虫垂切除術 ………………………………………………………………… 藤田文彦，赤木由人 …… 184
ストーマ造設術・閉鎖術 ………………………………… 田島雄介，天野邦彦，石田秀行 …… 191
腸閉塞症手術 ……………………………………………… 小練研司，森川充洋，五井孝憲 …… 196
回盲部切除術 ……………………………………………… 山口茂樹，石井利昌，平能康充 …… 202

直腸・肛門

痔核根治術 ………………………………………………………………………………… 赤木一成 …… 210
直腸肛門周囲膿瘍切開術 ………………………………………………………………… 赤木一成 …… 217
痔瘻根治術 ………………………………………………… 山本　学，蘆田啓吾，藤原義之 …… 225
直腸脱手術 ………………………………………………………………… 岡本春彦，畠山勝義 …… 231
直腸切断術 ………………………………………………… 棟近太郎，吉松軍平，長谷川傑 …… 239
高位前方切除術 …………………………………………… 奥谷浩一，沖田憲司，竹政伊知朗 …… 247
ハルトマン手術 …………………………………………… 畑　泰司，水島恒和，森　正樹 …… 254
経肛門的直腸腫瘍局所切除術 …………………………… 冨田尚裕，山野智基，池田正孝 …… 260
肛門括約筋形成術（組織置換による）…………………… 荒木俊光，大北喜基，楠　正人 …… 268

肝臓

肝外側区域切除術 ………………………………………… 岩橋衆一，島田光生，森根裕二 …… 274
肝部分切除術 ……………………………………………………………… 有泉俊一，山本雅一 …… 283
開腹肝生検 ………………………………………………………………… 小泉　哲，大坪毅人 …… 288
開腹肝腫瘍焼灼術 ………………………………………………………… 小林　剛，大段秀樹 …… 292
肝囊胞開窓術 ……………………………………………… 松隈　聰，徳光幸生，永野浩昭 …… 298
肝縫合術 …………………………………………………… 前川恭一郎，高槻光寿，江口　晋 …… 304
食道・胃静脈瘤手術 ……………………………………………………… 脇山茂樹，矢永勝彦 …… 309

胆囊

開腹胆囊摘出術 …………………………………………… 髙井昭洋，井上　仁，高田泰次 …… 320
腹腔鏡下胆囊摘出術 ……………………………………………………… 光法雄介，田邉　稔 …… 327
総胆管截石術 ……………………………………………………………… 堀口明彦，浅野之夫 …… 336
胆管空腸吻合術 …………………………………………… 澤田　雄，松山隆生，遠藤　格 …… 341
胆管切除術 ………………………………………………………………… 濱田剛臣，七島篤志 …… 347
胆管形成術 ………………………………………………… 高屋敷吏，吉富秀幸，大塚将之 …… 358
十二指腸乳頭形成術 ……………………………………… 堅田朋大，坂田　純，若井俊文 …… 363
総胆管拡張症手術 ………………………………………………………… 木村憲央，袴田健一 …… 369
胆道バイパス術 …………………………………………………………… 大澤高陽，佐野　力 …… 377

膵臓

- 膵体尾部切除術 …………………………………………………… 廣野誠子, 山上裕機 ……386
- 膵嚢胞 ……………………………………………………………… 川畑康成, 林 彦多, 田島義証 ……395
- 膵縫合 ……………………………………………………………… 安藤恭久, 岡野圭一, 鈴木康之 ……400
- 膵部分切除術 ……………………………………………………… 牧野 勇, 田島秀浩, 太田哲生 ……405
- 膵(管)消化管吻合術 ……………………………………………… 平野勝久, 吉岡伊作, 藤井 努 ……414

脾臓

- 脾臓摘出術 ………………………………………………………… 川中博文, 江頭明典, 田尻裕匡 ……422
- 脾縫合術 …………………………………………………………… 播本憲史, 調 憲 ……430
- 脾臓部分切除術 …………………………………………………… 松浦俊治, 田口智章 ……435

その他

- 鼠径ヘルニア手術―成人鼠径ヘルニアに対するLichtenstein法とTEP法―
  …………………………………………… 内田博喜, 太田正之, 多田和裕, 猪股雅史 ……444
- 腹壁ヘルニア手術 ………………………………………………… 小泉 哲, 大坪毅人 ……452
- 急性汎発性腹膜炎手術 …………………………………………… 石岡大輔, 齊藤正昭, 力山敏樹 ……460
- 試験開腹術 ………………………………………………………… 茂木陽子 ……469
- 後腹膜腫瘍手術 …………………………………………………… 新木健一郎, 播本憲史, 調 憲 ……474
- 腹壁・腸間膜・大網腫瘍切除(後腹膜腫瘍は除く) ……… 河口賀彦, 赤池英憲, 市川大輔 ……481
- 消化管穿孔部閉鎖術 ……………………………………………… 緒方杏一, 宗田 真, 調 憲 ……488

腹腔鏡手術総論

- 気腹 ………………………………………………………………… 浅尾高行 ……496
- ポート挿入 ………………………………………………………… 浅尾高行 ……499
- 腹腔鏡の基本操作 ………………………………………………… 浅尾高行 ……504
- スコープ操作 ……………………………………………………… 浅尾高行 ……507
- 剥離操作 …………………………………………………………… 浅尾高行 ……511
- 鉗子 ………………………………………………………………… 浅尾高行 ……514
- クリッピング ……………………………………………………… 浅尾高行 ……516
- 止血・凝固・切開 ………………………………………………… 浅尾高行 ……518

索引 ………………………………………………………………………………………………520

執筆者一覧

■監修者
　桑野博行　　群馬大学特別教授，地方独立行政法人福岡市病院機構福岡市民病院院長

■編集者
　調　　憲　　群馬大学大学院医学系研究科総合外科学講座講座主任・肝胆膵外科学分野教授

■執筆者（執筆順）
　小澤広輝　　慶應義塾大学医学部一般・消化器外科
　川久保博文　慶應義塾大学医学部一般・消化器外科准教授
　北川雄光　　慶應義塾大学医学部一般・消化器外科教授
　大木進司　　福島県立医科大学消化管外科学講座准教授
　河野浩二　　福島県立医科大学消化管外科学講座主任教授
　菊池寛利　　浜松医科大学外科学第二講座
　竹内裕也　　浜松医科大学外科学第二講座教授
　加藤広行　　福島県立医科大学特任教授，JA福島厚生連塙厚生病院内視鏡外科部長
　金澤匡司　　JA福島厚生連塙厚生病院外科部長
　芦澤　舞　　JA福島厚生連塙厚生病院外科医長
　青木　豪　　東北大学大学院医学系研究科消化器外科学分野
　海野倫明　　東北大学大学院医学系研究科消化器外科学分野教授
　牧野知紀　　大阪大学大学院医学系研究科外科学講座消化器外科学
　土岐祐一郎　大阪大学大学院医学系研究科外科学講座消化器外科学教授
　田中晃司　　大阪大学大学院医学系研究科外科学講座消化器外科学
　岡島英明　　京都大学肝胆膵・移植外科/小児外科准教授
　吉住朋晴　　九州大学大学院医学研究院消化器・総合外科准教授
　前原喜彦　　公立学校共済組合九州中央病院病院長
　夏越祥次　　鹿児島大学大学院腫瘍学講座消化器・乳腺甲状腺外科学教授
　佐々木健　　鹿児島大学大学院腫瘍学講座消化器・乳腺甲状腺外科学
　吉田　雅　　北海道大学大学院医学研究院外科系部門外科学分野消化器外科学教室Ⅰ
　武冨紹信　　北海道大学大学院医学研究院外科系部門外科学分野消化器外科学教室Ⅰ教授
　宗田　真　　群馬大学大学院医学系研究科総合外科学講座消化管外科学分野
　桑野博行　　群馬大学特別教授，地方独立行政法人福岡市病院機構福岡市民病院院長
　調　　憲　　群馬大学大学院医学系研究科総合外科学講座講座主任・肝胆膵外科学分野教授
　八木浩一　　東京大学大学院医学系研究科消化管外科学
　西田正人　　東京大学大学院医学系研究科消化管外科学
　瀬戸泰之　　東京大学大学院医学系研究科消化管外科学教授
　渡邊雅之　　がん研有明病院消化器外科部長
　問端　輔　　がん研有明病院食道外科
　上月亮太郎　がん研有明病院食道外科
　森田　勝　　九州がんセンター統括診療部長

池部正彦	九州がんセンター消化管外科医長
藤也寸志	九州がんセンター院長
佐伯浩司	九州大学大学院医学研究院消化器・総合外科講師
中島雄一郎	九州大学大学院医学研究院消化器・総合外科
沖 英次	九州大学大学院医学研究院消化器・総合外科診療准教授
太田光彦	九州がんセンター消化管外科医長
宮崎達也	前橋赤十字病院外科部長
持木彫人	埼玉医科大学総合医療センター消化管外科・一般外科教授
山崎悠太	神戸大学大学院医学研究科外科学講座食道胃腸外科学分野
松田佳子	神戸大学大学院医学研究科外科学講座食道胃腸外科学分野
掛地吉弘	神戸大学大学院医学研究科外科学講座食道胃腸外科学分野教授
岩田直樹	名古屋大学大学院医学系研究科消化器外科学
小寺泰弘	名古屋大学大学院医学系研究科消化器外科学教授
吉田和弘	岐阜大学大学院腫瘍制御学講座腫瘍外科教授
今井健晴	岐阜大学大学院腫瘍制御学講座腫瘍外科
山口和也	岐阜大学大学院低侵襲・がん集学的治療学講座教授
岩槻政晃	熊本大学大学院生命科学研究部消化器外科学
吉田直矢	熊本大学大学院生命科学研究部消化器外科学特任准教授
馬場秀夫	熊本大学大学院生命科学研究部消化器外科学教授
窪田 健	京都府立医科大学外科学教室消化器外科部門講師
大辻英吾	京都府立医科大学外科学教室消化器外科学部門教授
安藤幸滋	九州大学大学院医学研究院消化器・総合外科
小川博臣	群馬大学大学院医学系研究科総合外科学講座消化管外科学分野
白下英史	大分大学医学部消化器・小児外科学講座講師
衛藤 剛	大分大学医学部消化器・小児外科学講座講師
猪股雅史	大分大学医学部消化器・小児外科学講座教授
藤田文彦	久留米大学外科学講座講師
赤木由人	久留米大学外科学講座主任教授
田島雄介	埼玉医科大学総合医療センター消化管外科・一般外科
天野邦彦	埼玉医科大学総合医療センター消化管外科・一般外科
石田秀行	埼玉医科大学総合医療センター消化管外科・一般外科教授
小練研司	福井大学第一外科
森川充洋	福井大学第一外科
五井孝憲	福井大学第一外科教授
山口茂樹	埼玉医科大学国際医療センター消化器外科(下部消化管外科)教授
石井利昌	埼玉医科大学国際医療センター消化器外科(下部消化管外科)講師
平能康充	埼玉医科大学国際医療センター消化器外科(下部消化管外科)准教授
赤木一成	辻仲病院柏の葉肛門外科部長，骨盤臓器脱センター長
山本 学	鳥取大学医学部器官制御外科学講座病態制御外科学分野
蘆田啓吾	鳥取大学医学部器官制御外科学講座病態制御外科学分野講師
藤原義之	鳥取大学医学部器官制御外科学講座病態制御外科学分野教授
岡本春彦	新潟県立吉田病院外科
畠山勝義	新潟大学名誉教授
棟近太郎	福岡大学医学部消化器外科
吉松軍平	福岡大学医学部再生・移植医学講師
長谷川傑	福岡大学医学部消化器外科教授

執筆者一覧

奥谷 浩一	札幌医科大学消化器・総合, 乳腺・内分泌外科学講座
沖田 憲司	札幌医科大学消化器・総合, 乳腺・内分泌外科学講座
竹政伊知朗	札幌医科大学消化器・総合, 乳腺・内分泌外科学講座教授
畑 泰司	大阪大学大学院医学系研究科外科学講座消化器外科学
水島 恒和	大阪大学大学院医学系研究科炎症性腸疾患治療学寄附講座寄附講座教授
森 正樹	大阪大学大学院医学系研究科外科学講座消化器外科学教授
冨田 尚裕	兵庫医科大学外科学講座下部消化管外科主任教授
山野 智基	兵庫医科大学外科学講座下部消化管外科
池田 正孝	兵庫医科大学外科学講座下部消化管外科
荒木 俊光	三重大学大学院医学系研究科生命医科学専攻臨床医学系講座消化管・小児外科学准教授
大北 喜基	三重大学大学院医学系研究科生命医科学専攻臨床医学系講座消化管・小児外科学
楠 正人	三重大学大学院医学系研究科生命医科学専攻臨床医学系講座消化管・小児外科学教授
岩橋 衆一	徳島大学大学院医歯薬学研究部消化器・移植外科学
島田 光生	徳島大学大学院医歯薬学研究部消化器・移植外科学教授
森根 裕二	徳島大学大学院医歯薬学研究部消化器・移植外科学准教授
有泉 俊一	東京女子医科大学消化器・一般外科准教授
山本 雅一	東京女子医科大学消化器病センター長, 消化器・一般外科教授
小泉 哲	聖マリアンナ医科大学消化器・一般外科准教授
大坪 毅人	聖マリアンナ医科大学消化器・一般外科教授
小林 剛	広島大学大学院医歯薬保健学研究科消化器・移植外科学特任講師
大段 秀樹	広島大学大学院医歯薬保健学研究科消化器・移植外科学教授
松隈 聰	山口大学大学院医学系研究科消化器・腫瘍外科学
徳光 幸生	山口大学大学院医学系研究科消化器・腫瘍外科学
永野 浩昭	山口大学大学院医学系研究科消化器・腫瘍外科学教授
前川恭一郎	長崎大学大学院医歯薬学総合研究科移植・消化器外科
高槻 光寿	長崎大学大学院医歯薬学総合研究科移植・消化器外科准教授
江口 晋	長崎大学大学院医歯薬学総合研究科移植・消化器外科教授
脇山 茂樹	町田市民病院外科
矢永 勝彦	東京慈恵会医科大学外科学講座(消化器外科)教授
髙井 昭洋	愛媛大学大学院医学系研究科肝胆膵・乳腺外科学講師
井上 仁	愛媛大学大学院医学系研究科肝胆膵・乳腺外科学
高田 泰次	愛媛大学大学院医学系研究科肝胆膵・乳腺外科学教授
光法 雄介	東京医科歯科大学肝胆膵外科
田邉 稔	東京医科歯科大学肝胆膵外科教授
堀口 明彦	藤田保健衛生大学坂文種報徳會病院消化器外科学講座主任教授
浅野 之夫	藤田保健衛生大学坂文種報徳會病院消化器外科学講座講師
澤田 雄	横浜市立大学医学部消化器・腫瘍外科学講座
松山 隆生	横浜市立大学医学部消化器・腫瘍外科学講座准教授
遠藤 格	横浜市立大学医学部消化器・腫瘍外科学講座主任教授
濱田 剛臣	宮崎大学医学部外科学講座肝胆膵外科学分野
七島 篤志	宮崎大学医学部外科学講座肝胆膵外科学分野教授
高屋敷 吏	千葉大学大学院医学研究院臓器制御外科学教室講師
吉富 秀幸	千葉大学大学院医学研究院臓器制御外科学教室准教授
大塚 将之	千葉大学大学院医学研究院臓器制御外科学教室教授
堅田 朋大	新潟大学消化器・一般外科
坂田 純	新潟大学消化器・一般外科講師

執筆者一覧

若井 俊文	新潟大学消化器・一般外科教授
木村 憲央	弘前大学大学院医学研究科消化器外科学講座講師
袴田 健一	弘前大学大学院医学研究科消化器外科学講座教授
大澤 高陽	愛知医科大学消化器外科
佐野　力	愛知医科大学消化器外科教授
廣野 誠子	和歌山県立医科大学第2外科講師
山上 裕機	和歌山県立医科大学第2外科教授
川畑 康成	島根大学医学部消化器・総合外科講師
林 彦多	島根大学医学部消化器・総合外科
田島 義証	島根大学医学部消化器・総合外科教授
安藤 恭久	香川大学医学部消化器外科
岡野 圭一	香川大学医学部消化器外科准教授
鈴木 康之	香川大学医学部消化器外科教授
牧野　勇	金沢大学医薬保健研究域医学系消化器・腫瘍・再生外科学
田島 秀浩	金沢大学医薬保健研究域医学系消化器・腫瘍・再生外科学講師
太田 哲生	金沢大学医薬保健研究域医学系消化器・腫瘍・再生外科学教授
平野 勝久	富山大学大学院医学薬学研究部消化器・腫瘍・総合外科
吉岡 伊作	富山大学大学院医学薬学研究部消化器・腫瘍・総合外科特命講師
藤井　努	富山大学大学院医学薬学研究部消化器・腫瘍・総合外科教授
川中 博文	国立病院機構別府医療センター消化器外科
江頭 明典	国立病院機構別府医療センター消化器外科
田尻 裕匡	国立病院機構別府医療センター消化器外科
播本 憲史	群馬大学大学院医学系研究科総合外科学講座肝胆膵外科学分野講師
松浦 俊治	九州大学大学院医学研究院小児外科学分野准教授
田口 智章	九州大学大学院医学研究院小児外科学分野教授
内田 博喜	大分県厚生連鶴見病院肝胆膵外科部長
太田 正之	大分大学医学部消化器・小児外科学講座准教授
多田 和裕	大分大学医学部消化器・小児外科学講座
石岡 大輔	自治医科大学附属さいたま医療センター一般・消化器外科
齊藤 正昭	自治医科大学附属さいたま医療センター一般・消化器外科講師
力山 敏樹	自治医科大学附属さいたま医療センター一般・消化器外科教授
茂木 陽子	群馬大学大学院医学系研究科総合外科学講座消化管外科学分野
新木 健一郎	群馬大学大学院医学系研究科総合外科学講座肝胆膵外科学分野
河口 賀彦	山梨大学医学部外科学講座第1教室学部内講師
赤池 英憲	山梨大学医学部外科学講座第1教室
市川 大輔	山梨大学医学部外科学講座第1教室教授
緒方 杏一	群馬大学大学院医学系研究科総合外科学講座消化管外科学分野
浅尾 高行	群馬大学未来先端研究機構ビッグデータ統合解析センター教授

総　論

清潔操作

小澤広輝，川久保博文，北川雄光　慶應義塾大学医学部一般・消化器外科

手術に携わる外科医の基本である手洗い，清潔操作について手技を概説する。

ガウンテクニック

ガウンの種類と特徴

手術時に滅菌ガウンを着用する目的は，清潔野の無菌状態の維持と術野から医療従事者への血液・体液暴露を防止することである。術式・予想出血量・手術時間などを目安に適切なバリア性能をもつガウンを着用する。最近では，AAMI（association for the advancement of medical instrumentation；米国医療機器振興協会）が定めるガウン・ドレープのバリア性能を4段階で示した世界的な規格が普及し，使い分けを行っている施設もある[1]［表1］。

ガウンの装着手順

①手洗いが終了したら周囲に触れるものがないことを確認し，滅菌ガウンを受け取る。自分の体から極力離してガウンの襟元を持って開く［図1A］。両手は常に肘から上に保持する。
②肩紐の左右どちらかを引っ張り介助者が肩紐を持ったことを確認してから袖に手を通す［図1B］。反対側の手も同様にして袖を通す［図1C］。介助者は肩紐を首の後ろと身ごろの中紐を背中で結ぶ［図1D］。クローズド法では，両手ともガウンから手を出さずに前紐を結び，手袋の装着へ移る。ガウン装着後，両手は腰から下には持っていかないようにする。
③不潔にならないように介助者と呼吸を合わせて行うことが肝要である。

手袋の装着手順

①手洗い後であっても「無菌」でないことを理解し，滅菌物に触れないように心がける。
②滅菌手袋を開き，手袋の折り返し部分をつまみ，素手で表面に触れないように反対側の手を手袋内に挿入して袖口を覆う［図2A］。反対側の装着の際は，手袋の折り返し部分に手袋を装着した手を入れ，手袋内に手を挿入する［図2B］。
③手袋の縁をしっかり引っ張りながら装着し整える［図2C］。
④手袋を装着した後に，手を先ほどと同様に腰から下へ持っていかないようにする。

表1　AAMI レベル

AAMI レベル	適応範囲の目安	使用例
1	暴露される出血量・体液量が少量かつ，時間が短い場合	接触感染対策・器具洗浄など
2	出血などの体液量が100 mL 以下かつ，手術時間の目安として1時間以内の場合	鏡視下手術や眼科手術など
3	出血などの体液量が100〜500 mL かつ，手術時間の目安として1〜3時間の場合	乳房切除術や開腹手術など
4	出血などの体液量が500 mL 以上かつ，手術時間の目安として3時間以上の場合	関節手術や人工血管手術など

図1　ガウンテクニック

A：自分の体から極力離してガウンの襟元を持って開く。

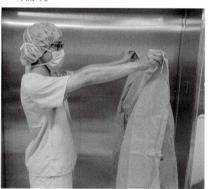

B：肩紐の左右どちらかを引っ張り介助者が肩紐を持ったことを確認してから袖に手を通す。

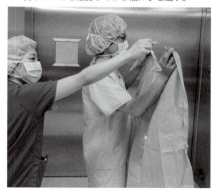

C：反対側の手も同様にして袖を通す。

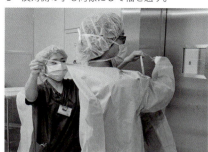

D：介助者は肩紐を首の後ろと身ごろの中紐を背中で結ぶ。

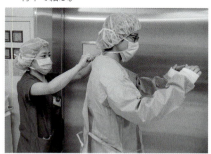

図2　手袋装着手順

A：手袋の折り返し部分をつまみ，素手で表面に触れないように反対側の手を手袋内に挿入して袖口を覆う。
B：反対側の装着の際は，手袋の折り返し部分に手袋を装着した手を入れ，手袋内に手を挿入する。
C：手袋の縁をしっかり引っ張りながら装着し整える。

A

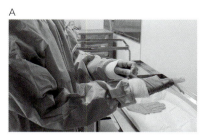

B

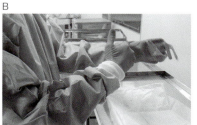

C

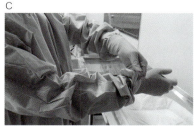

文献
1) 大久保憲：滅菌ガウンの適正使用ガイド，個人用防護具の手引きとカタログ集　第4版．職業感染制御研究会，2011，34-6．

手洗い

小澤広輝,川久保博文,北川雄光 慶應義塾大学医学部一般・消化器外科

　1861年にオーストリアのSemmelweisが手術における無菌法を発見し,1865年にJoseph Listerが術野・器具・創に石炭酸消毒を行い,外科手術における手指消毒の必要性を唱えた。1886年ドイツのBergmannにより熱湯消毒による無菌手術が初めて行われ,1890年には米国のHalstedにより消毒した手術用ゴム手袋が導入された。また,Priceは手洗い後の肘から指先までの細菌数が2×10^4個以下であれば,surgical cleanとして認めてよいとした[1]。

皮膚の細菌

　皮膚に存在する微生物には,常在菌(表皮ブドウ球菌など)と一過性菌(大腸菌・黄色ブドウ球菌など)がある。常在菌は皮膚のしわ,皮脂腺や毛囊に存在し,消毒薬による手洗いによっても除去しきれないが,一過性菌は皮膚の脂肪,汚れ,爪の間などに付着したもので手洗いによってほとんど除去される。術野に入る医療スタッフは,可能な限り無菌状態で手術を進行する必要がある。

手術における手洗い

　手術における手洗いは,一過性菌はもちろんのこと常在菌の減少までを目標としている最も衛生水準の高い手洗いである。使用される薬剤はクロルヘキシジンやヨードなどである[表1]。1999年4月に発表されたCDC(Centers for Disease Control and Prevention)の手術部位感染防止ガイドライン[2]では,手洗いに使用する最適な消毒薬は,理想的には活性化スペクトルが広く,速効性で効果の持続するものである。

手洗いの手技

　手洗いの手技としては,消毒剤とブラシを適切に用い洗い残しのないように,手指が前腕,肘部より清潔に保たれるように常に肘部が最も下の位置になるように保持して洗うのが基本である[図1]。

表1　手術時手洗い消毒薬の活性機序とスペクトル
E:優,F:良,G:可,P:不可,U:不明,PCMX:パラクロロメタキシレール

薬剤	作用機序	陽性菌陽性菌	グラム陰性菌	結核菌	真菌	ウイルス	作用速度	残留活性	毒性
アルコール	蛋白の変性	E	E	G	G	G	最速	なし	乾燥,揮発
クロルヘキシジン	細胞膜破壊	E	G	P	F	G	中間	E	内耳神経毒,角膜炎
ヨード/ヨードホール	酸化/遊離ヨード置換	E	G	G	G	G	中間	極小	皮膚吸収性,皮膚刺激性
PCMX	細胞壁破壊	G	F	F	F	F	中間	G	データ少
トリクロサン	細胞壁破壊	G	G	G	P	U	中間	E	データ少

図1　手洗い

A：ブラシを用いて爪，指先を洗う。　　B：肘関節直上まで洗う。　　C：前腕は肘を低く保ち，両手は組んだまま洗う。

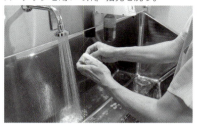 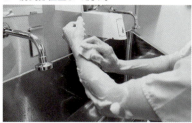 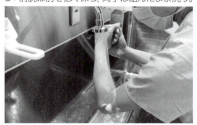

　近年は，微生物学的観点から皮膚の損傷を最小限にすることの必要性が重視され，ブラシを用いないアルコールを中心とした消毒が普及しつつあり，ブラッシングの意義については意見の分かれるところである。米国外科学会(ACS)では，手荒れを防止する意味で少なくとも細菌の付着が多い指尖部のみにブラッシングを併用する最低120秒間の手洗い法を推奨しているが，最適の洗浄時間は明らかになっていない。

　米国では消毒薬とブラシを用いた2〜6分間の短時間洗いが，ヨーロッパでは洗浄後アルコール製剤を用いた手揉み洗いを数回繰り返す方法が主流となっている[3,4]。アルコール製剤を用いた手揉み洗いと手術時スクラブ式手洗いにおけるSSI発生を比較検討したが，両者に差がないことが報告され，速乾式擦式消毒薬による手揉み洗い法が採用されて行く方向にある[5]。

手洗い後

　手洗い後は滅菌されたガウンと手袋を着用するが，一般に手術時間が3時間を超えた場合は，手袋にピンホールが発生する確率が高いため，交換することが望ましいとされる。

　また，手洗い後の手が濡れたままでは，逆に微生物による汚染を受けやすくなるため，手荒れ防止のためにも滅菌タオルで拭き，完全に乾燥させる必要がある[6]。

文献

1) Jurgen Thorwald(塩月正雄訳)：外科の夜明け．東京メディカルセンター出版部，1996.
2) Centers for Disease Control and Prevention(CDC)Hospital Infection Control Practices Advisory Committee: Guideline for Prevention of Surgical Site Infection 1999.
3) Larson E: Guideline for use of topical antimicrobial agents. Am J Infect Control 1988; 16: 253-66.
4) Hingst V, et al: Evaluation of the efficacy of surgical hand disinfection following a reduced application time of 3 instead of 5 min. J Hosp Infec 1992; 20: 79-86.
5) Parieti JJ, et al: Hand-rubbing with an aqueous alcoholic solution vs traditional surgical hand-scrubbing and 30-day surgical site infection rates: a randomized equivalence study. JAMA 2002; 288: 722-7.
6) 日本手術医学会手術室マニュアル検討委員会：手術室の実践マニュアル．日手術医会誌 1997；18：465-8.

術野の消毒

大木進司, 河野浩二　福島県立医科大学消化管外科学講座

　人体の表面は皮膚, 粘膜で覆われており無数の微生物が存在している。健常な状況下では, 皮膚や粘膜が感染に対するバリアを形成しているため, 皮下および粘膜下への感染確率は低い。手術は皮膚切開を行うことでバリアを破壊するため, 皮下に微生物が侵入する機会を与える。侵入した微生物が増殖あるいは毒素を発生させると, 通常は免疫系を主とした生体防御システムが働きこれらを排除するが, 術後は免疫能が低下しているため病原性の低い常在菌であっても感染する機会を与えることになり, 手術部位感染(Surgical Site Infection: SSI)が生じる。

　2017年5月, 米国疾病管理予防センター (Centers for Disease Control and Prevention: CDC)は「手術部位感染予防のためのガイドライン, 2017」[1]を公表した。このガイドラインは1999年に公表された「Guideline of Prevention of Surgical Site Infection, 1999」[2]の改訂版である。改訂は, リサーチクエスチョンを基にしたシステマティックレビューに, 専門家の意見を取り入れ行われたものである。内容は勧告と解説に分けられており, 勧告部分は外科手術全般のSSIの予防のための勧告「コアセクション」と, 人工関節置換術に関する勧告「人工関節置換術セクション」によって構成されている。1999年版で強く勧告している部分は継続して推奨されており, 解説部分に「RE-EMPHASIS OF SELECT 1999 CDC AND HICPAC RECOMMENDATIONS FOR PREVENTION OF SURGICAL SITE INFECTIONS」という形で記載されている。表1はCDCガイドラインにおける勧告カテゴリーを示す。

　以下に手術野の消毒について術前の準備や消毒薬の選択[表2], および消毒方法について解説する。

表1　CDC勧告カテゴリー

カテゴリーIA	臨床的有益性もしくは有害性を示唆している, 高い～中等度レベルのエビデンスによって支持されている強い勧告
カテゴリーIB	臨床的有益性もしくは有害性を示唆している, 低いレベルのエビデンスによって支持されている強い勧告, もしくは, 低い～極めて低いレベルのエビデンスによって支持されている常識(無菌テクニックなど)
カテゴリーIC	州もしくは連邦の規則によって要求されている強い勧告
カテゴリーII	臨床的有益性と有害性の間での妥協を示唆している何らかのレベルのエビデンスによって支持されている弱い勧告
勧告なし/未解決問題	有益性と有害性の間での妥協点が不確かな低いレベルもしくは極めて低いレベルのエビデンスのある未解決問題, もしくは, 介入の危険性と有益性を秤にかけるために重要であると思われる結果についての公表エビデンスがない

表2　消毒部位別消毒薬の選択

消毒対象	消毒薬	注意点
皮膚	10％ポビドンヨード液	首から上の消毒にはアルコール含有消毒液は使用しない。ポビドンヨードを用いる。
	エタノール含有ポビドンヨード 10％ポビドンヨードエタノール液	
	0.05％クロルヘキシジン液	
	0.5％クロルヘキシジンエタノール液	
粘膜	10％ポビドンヨード液	アルコール含有消毒液は用いない
	0.01-0.025 ベンザルコニウム塩化物液	
	0.01-0.025％ベンゼトニウム塩化物液	
腟・外陰部	産婦人科用ポビドンヨード	
	0.02-0.05％ベンザルコニウム塩化物液	
	0.01-0.025％ベンゼトニウム塩化物液	

術野の消毒（2017年CDCガイドライン）

　以下は，2017年版のCDCガイドラインに記載された術野の消毒に関わる部分の抜粋である。

- **術前の皮膚洗浄**——少なくとも手術前日には，石鹸（抗菌もしくは非抗菌）もしくは消毒薬を用いたシャワーや入浴をするように指導する（カテゴリーⅠB）
- **術野の消毒**——禁忌でなければ，アルコールベースの消毒薬を用いて皮膚を消毒する（カテゴリーⅠA）[3]
- SSIの予防のために，皮膚消毒直後に微生物シーラントを適応する必要はない（カテゴリーⅡ）
- 抗菌性の有無にかかわらず，SSI予防のためプラスティック接着ドレープを使用する必要はない（カテゴリーⅡ）
- SSIの予防のために，ヨードホール水溶液にて皮下組織を術中に灌流することを考慮に入れる[4,5]。不潔もしくは汚染の腹部手術においても，ヨードホール水溶液での腹腔内灌流は必要ない。（カテゴリーⅡ）

術野の消毒（1999年CDCガイドラインの再喚起）

　以下は，1999年版ガイドラインから継続して推奨された「RE-EMPHASIS OF SELECT 1999 CDC AND HICPAC RECOMMENDATIONS FOR PREVENTION OF SURGICAL SITE INFECTIONS」の中から，術野の消毒に関わる部分を抜粋したものである。

- **患者の準備**——①手術に障害が及ばなければ，皮膚切開部および周辺皮膚の除毛は行わない。もし除毛が必要な場合は，クリッパーを用いて手術直前に行う。
②術野の消毒を行う前に，皮膚切開予定部位周辺に目立った汚染がないことを確認する。
- **滅菌と外科的テクニック**——ドレナージが必要な場合は閉鎖式とし，刺入部は皮膚切開部から離して留置する。そして可能な限り早く抜去する。
- **術後の創部ケア**——創閉鎖部は24時間〜48時間ドレッシングで被覆し保護する。

術野消毒の実際と留意点

術前の準備
- 手術前日に石鹸あるいは消毒薬を用いて全身の洗浄を行い、シャワーあるいは全身浴を行う。
- 原則剃毛は行わない。皮膚切開予定部位の体毛の除去が必要な場合はカミソリは用いず、除毛剤あるいはクリッパーを用いて行う。

術野の消毒［図1］
- 消毒液、綿球、鉗子あるいは消毒用アプリケータを準備する。消毒薬の殺菌力試験は20℃前後で行われていることが多く、温度の低下とともに効力が低下する。適正な殺菌力や患者へのストレスを考慮して、保温庫などで加温しておく。
- 消毒開始前に消毒液が流れ落ち、長時間皮膚に接触することによる化学熱傷や皮膚炎を防止するために、体の両サイドに吸水パッドなどを置き、流れ落ちた消毒液を吸収させる。吸水パッドは消毒後ドレープをかける直前にはずす。
- 術野の中心から外側に向かって、同心円状に消毒液を塗布していく。消毒範囲は予定皮膚切開部位を越えて行う（例：腹部手術の場合、上は乳頭レベルから下は鼠径部を越える広い範囲で行う）。通常これを複数回繰り返すことが多いが、有益な消毒回数に関するエビデンスはない。アルコールやクロルヘキシジンのように無色あるいは色の薄い消毒液を使用する場合は、消毒範囲がわかりづらいため注意を要する。

　また、ポビドンヨードの殺菌作用は、イソジン水溶液から遊離するヨウ素が持つ酸化作用による。遊離ヨウ素濃度が高いほど殺菌力が高まるため、皮膚に塗布後、イソジンの殺菌力が最も高くなるまで作用時間（1〜2分）をおく必要がある。
- 頸部や顔面が消毒範囲に入る場合は、消毒液が眼球に接触したり、口腔、鼻腔内、耳に流れ込まないよう配慮する。眼球は保護フィルムで防護しておくとよい。首から上の消毒には、アルコール含有消毒薬は原則用いない。
- アルコール系の消毒薬を用いる場合は、揮発した成分に電気メスから引火し熱傷を引き起こした事例が報告されているので、十分乾燥してから執刀する。脇に流れ込ん

図1　腹部の消毒範囲と消毒方法
腹部手術における消毒範囲は上方は乳頭の高さ、下方は鼠径部をこえる範囲（点線の範囲）で行う。臍部を中心に同心円状に外側に向かって消毒を行う。この操作を2回繰り返す。消毒薬のたれこみによる皮膚トラブルや、電気メスからの引火による熱傷を防ぐため、体幹の両側に吸水パッドを置き、消毒終了後に除去する。

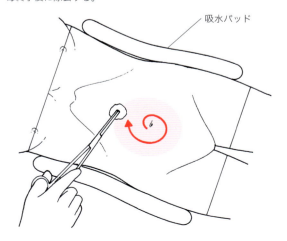

だ消毒液も引火の恐れがあるので注意を要する。
- 皮膚縫合前に，皮下組織を生理食塩水あるいはヨードホール水溶液にて洗浄する。CDCガイドラインにおいて，中等度のエビデンスでヨードの創傷治癒への大きな影響がないことが示された。

一方，手術切開創を閉じる直前に手術部位に皮膚消毒液を繰り返し塗布することは，SSIの防止という観点でエビデンスがないため行わない。

術後の創保護

皮下組織の縫合は行わず，皮膚は真皮埋没縫合を行い閉鎖する。閉鎖創は24〜48時間ドレッシング剤などで被覆，保護する。

本項で示したCDCガイドラインを参考に，術野消毒についての各施設ごとのルーチンを設定していただくことが望ましい。そして，SSIの頻度などを前向きに検討し，原因の対策，改善点などをチームで議論していただきたい。

文献

1) Centers for Disease Control and Prevention(CDC): Guideline for the Prevention of Surgical Site Infection, 2017.
2) Centers for Disease Control and Prevention(CDC): Guideline for the Prevention of Surgical Site Infection, 1999.
3) Darouiche RO, Wall MJ, Jr, Itani KM, et al: Chlorhexidine-alcohol versus povidone-iodine for surgical-site antisepsis. N Engl J Med 2010; 362: 18-26.
4) Rogers DM, et al: Povidone-iodine wound irrigation and wound sepsis. Surg Gynecol Obstet 1983; 157: 426-30.
5) Sindelar WF, Mason GR: Irrigation of subcutaneous tissue with povidone-iodine solution for prevention of surgical wound infections. Surg Gynecol Obstet 1979; 148: 227-31.

糸結び

菊池寛利，竹内裕也　浜松医科大学医学部外科学第二講座

外科手術において，糸結び(結紮)は最初に身に着けるべき基本手技である．必要最小限の動作で確実な結紮を常に行えることは，外科医にとって必須である．

結紮法の種類

単結紮 (single knot) [図1A]

1回結びであり，2本の糸の向きによって2種類の単結紮が存在する．単結紮を繰り返して実際の結紮を行う．

こま結び (真結び，square knot) [図1B]

第1結紮と逆方向に第2結紮を行う結紮法であり，結紮した後はほどけにくく，最も用いられる基本的な結紮法である．なお，本結紮法を男結びと呼ぶこともあるが，

図1　結紮法の種類

A：単結紮(半結び)．2本の糸の向きによって2種類の単結紮がある．

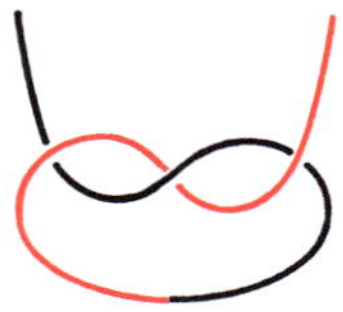

B：こま結び(真結び)．第1結紮と逆の単結紮を加える．最も基本的な結紮法である．

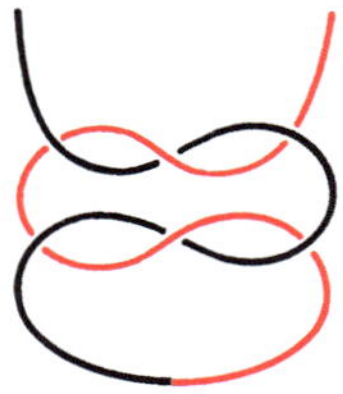

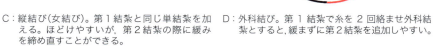

C：縦結び(女結び)．第1結紮と同じ単結紮を加える．ほどけやすいが，第2結紮の際に緩みを締め直すことができる．

D：外科結び．第1結紮で糸を2回絡ませ外科結紮とすると，緩まずに第2結紮を追加しやすい．

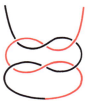

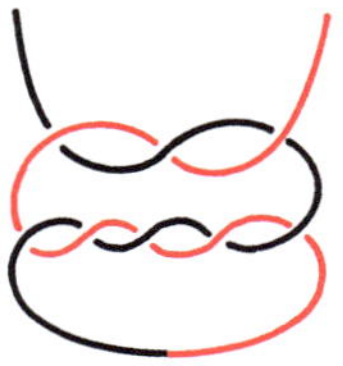

E：最後の結紮を外科結紮とすると，糸の切れ端が横方向に向きやすくなる．

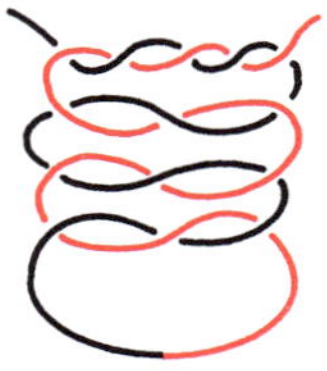

本来の男結びは男性用の着物の帯の結び方であり，こま結びとは異なる．

縦結び (女結び，granny knot) [図1C]
　第1結紮と同じ方向に第2結紮を行う結紮法であり，ほどけやすい反面，第2結紮の際に第1結紮の緩みを修復しながら締め付けることができるため，脆弱な組織の結紮などにも用いられる．ただし結紮後も不安定で緩みやすいため，第3結紮を加える必要がある．

外科結び (surgical knot)
　同じ第1結紮を繰り返して糸を2回絡ませる結紮法であり，第2結紮を行う際に第1結紮が緩みにくい[図1D]．緊張のかかる組織や脆弱な組織の縫合などに用いられる．結紮の幅が広くなり第2結紮が締まりにくいことがあるため，第3結紮を加える．また，外科結紮後は手前の糸が横方向に向きやすくなるため，太いモノフィラメントで腹壁を縫合する際などに最後に外科結紮を行うと，縫合糸の切れ端が創部から露出するのを予防することができる[図1E]．

結紮の方法

両手結び
　両手を動かして単結紮を作る最も基本的な結紮方法である．結ぶ動作が大きく比較的広い空間が必要で時間もかかる反面，結紮点に力をかけずに結紮を行いやすいため，重要な血管の結紮などの際に有用である．

片手結び
　一方の糸を片手で把持したまま，反対の手を動かして単結紮を作る方法である．両手結びよりも狭い空間で素早く結ぶことができるが，結紮点を引っ張らないように注意が必要である．

器械結び
　持針器や鉗子などを用いて片手結びを行う方法である．糸の片端が短くても結紮可能であり，1本の縫合糸で複数回縫合結紮を行う際に有用である．内視鏡手術における体内結紮の際には，両手の鉗子を用いて器械結びを行う．まずCループを作成し，右手の鉗子で糸を把持して左手の鉗子に糸を巻き付け，左手の鉗子で糸の端 (short tail) を把持して結紮する．または逆Cループを作成し，左手の鉗子で糸を把持して右手の鉗子に糸を巻き付け，右手の鉗子で short tail を把持して結紮する[図2]．

結紮の注意点

- **結紮点を動かさない** —— 糸結びの動作で糸を引っ張ったり，糸を締める際に結紮点に横方向の力を加えたりすると，組織がちぎれてしまい出血や組織損傷の原因となる．浅部の結紮では結紮点と両手の糸の把持位置が一直線となるようにし，深部の結紮では片方の指を結紮点近くに置き，創外にある手で糸を引くことによって，結紮点を動かさずに締め込む．
- **結紮点の適切な締め具合** —— 皮膚の縫合や消化管吻合など離れた組織を縫い合わせる際には，糸を強く締めすぎると組織血流が低下し，緩いと組織が離れてしまい，いずれも創離開や縫合不全などの原因となる．縫合する組織の強さに応じた適切な締

図2　内視鏡手術における体内結紮法の例

A：縫合後に鉗子で糸をたぐってCループを作成する。
　a：short tail　b：c-loop

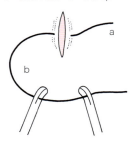

B：右手の鉗子で糸を把持し，Cループの上に載せた左手の鉗子に糸を巻き付ける（overwrap）。

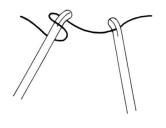

C：左手の鉗子で糸の端（short tail）を把持して結紮する。

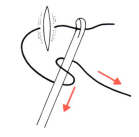

D，E：左手の鉗子をCループの下に置いて糸を巻き付ける（underwrap）と，逆向きの結紮となる。Overwrap と underwrap を組み合わせるとこま結びとなる。

D

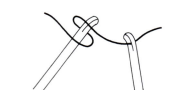

E

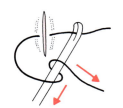

F：第2結紮の際に逆Cループを作成し，左手の鉗子で糸を把持して右手の鉗子に糸を巻き付け結紮してもよい。
　a：short tail　b：逆 c-loop

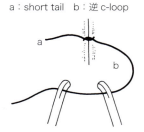

図3　スリップ・ノット

一方の糸を牽引した状態で縦結びまたはこま結びを行うと，他方の糸が巻き付いただけのスライディング・ループを形成する。これを締め込んでスリップ・ノットとするとすぐには緩まないため，第3結紮を加えてこま結びとする。

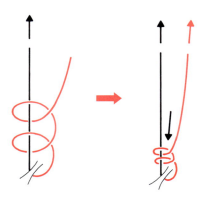

め具合が良好な創傷治癒を得るために重要である．一方，切離や止血のための結紮の際には，しっかりと強く締める必要がある．

● **結紮を緩ませない** —— 結紮点に力がかかる場合など，第1結紮が緩まないようにする必要がある．縫合部の両端に張力を維持して結紮を行うか，外科結紮を用いる．また，一方の糸を牽引した状態で縦結びを行うとスリップ・ノットを形成して締め込みやすくなるため，深部の結紮などに有用である［図3］．ただし，第3結紮を加えて最終的にこま結びにする必要がある．

● **結紮点の捻じれをなくす** —— 結紮糸を捻じると切れやすくなるため，特に第1結紮は捻じれないように，1）結紮操作前に糸を交差させておく，2）結紮操作中に左右

図4　糸の捻じれの予防

A：結紮の前に糸を交差させておく。

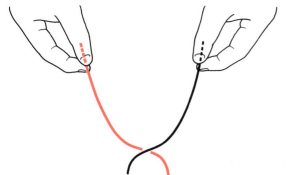

B：結紮中に左右の糸を持ち替える。

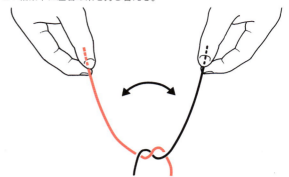

C：結紮後に左右の糸を交差する。

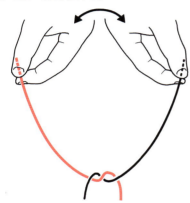

D：結紮のループが自分の矢状面となるように結紮する。

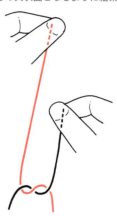

図5　結紮の方向

A：結紮の対象となる組織に対して，糸が直角となるように結紮を行う。

B：糸が斜めになると，後に緩みの原因となる。

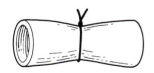
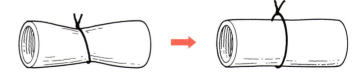

の糸を持ち替える，3）結紮後に両手を交差させる，4）結紮のループが自分の矢状面となるように結紮する，などの工夫が必要である［図4］。

● **結紮の方向** ── 縫合や結紮の対象となる組織に対して糸が斜めになると後に緩みの原因となるため，直角となるように結紮を行う［図5］。

● **結紮の回数** ── 最低2回の結紮が必要であるが，重要な部位では3回以上結紮を行う。モノフィラメントなど滑りやすい糸の場合には，4〜6回以上の結紮が必要である。縫合糸によって適切な結紮回数が異なるため，使用する糸の特性を理解する必要がある。

縫合

菊池寛利，竹内裕也　浜松医科大学医学部外科学第二講座

縫合は手術時のみならず，救急外来における外傷処置やさまざまな外科的処置の際などに必要な基本手技であり，適切な縫合法の選択と正確な縫合を短時間で行えることは，外科医にとって重要なスキルである。

縫合の種類

結節縫合 (interrupted suture)［図1A］

1針ずつ縫合結紮を行う，最も標準的な縫合法である。1本ずつ結び具合を調整でき，1つの縫合糸の緩みによる他の糸への影響が少ない。

連続縫合 (running suture)［図1B］

1本の糸で連続して縫合する。結節縫合よりも短時間で施行でき接合部の支持力も強いが，途中で糸が緩むと全体の縫合張力が低下するため，縫合中の糸の締め具合の調節が重要である。1針ごとにロックをかけて連続縫合（連続かがり縫合，interlocking suture）を行うと，糸の緩みが防止できることに加え，創に対して直角に糸がかかるため創面への密着性が高くなる［図1C］。また，多数の返しのついた縫

図1　結節縫合と連続方向

A：結節縫合。1針ずつ縫合結紮を行う，最も標準的な縫合法である。
B：連続縫合。1本の糸で同じ方向に連続して縫合する。途中で糸が緩むと全体の縫合張力が低下するため，縫合中に糸の締め具合の調節を行う。多数の返しのついた縫合糸（barbed suture）を用いる場合には，一度締め込むと緩まないため，締め込み過ぎに注意が必要である。
C：連続かがり縫合。連続縫合の際に1針ごとにロックをかけると，糸の緩みが防止できることに加え，創に対して直角に糸がかかるため創面への密着性が高くなる。

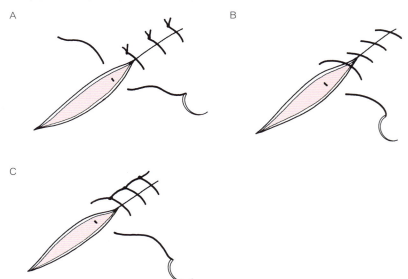

合糸（barbed suture）を用いる場合，一度締め込むと緩まないため，簡便に縫合できる反面，締め込み過ぎに注意が必要である．連続縫合後は部分的な抜糸ができないため，感染がある部位の縫合には適さない．

垂直マットレス縫合 (vertical mattress suture)［図2A］

創面に対して深部と浅部で二重に糸を通して結節縫合を行う．縫合線上に縫合糸が載らない縫合法である．糸が創内部を2回通るため死腔ができにくく，創縁を合わせやすいため，深い創や厚さが異なる組織同士の縫合などにも用いられる．

水平マットレス縫合 (horizontal mattress suture)［図2B］

テンションのかかる部位で，層があまり深くない場合に適している．創の表面の密着性は弱いため，追加の結節縫合が必要になることもある．

皮下埋没縫合（真皮縫合，buried suture）［図2C］

皮下組織から真皮方向に糸をかけ，対側で逆に真皮から皮下組織方向に糸をかけることにより，結紮点が皮下に位置して糸が体表に出ない．抜糸が不要な縫合法であり，吸収糸を用いて行う．整容性が高いが，組織の層がずれないように針を通すことが重要である．また，糸の両端がループの反対側に出ると結紮点が手前にきてしまい埋没されないため，注意が必要である［図2D］．

図2　マットレス縫合と埋没縫合
A：垂直マットレス縫合．創面に対して深部と浅部で二重に糸を通して結節縫合を行う．
B：水平マットレス縫合．
C：埋没縫合（真皮縫合）．皮下組織の方向から真皮に針を通し，対側では逆に真皮から皮下組織方向に針を通して，糸の両端が手前のループの同じ側に出るようにする．結紮点が皮下に位置して糸が体表に出ず抜糸が不要なため，吸収糸を用いて行う．組織の層がずれないように針を通すことが重要である．
D：埋没縫合の際，糸の両端がループの反対側にあると，結紮点がループの手前にきてしまい埋没されない．

A
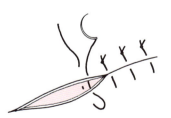

B
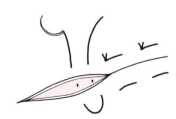

C
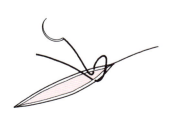

D
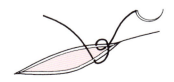

図3　タバコ縫合（巾着縫合）
消化管断端などに環状の連続縫合を行う。自動吻合器を用いた消化管吻合を行う際のアンビル挿入孔の縫縮などに用いる。

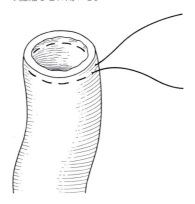

タバコ縫合（巾着縫合，purse-string suture）[図3]

　消化管断端などを閉鎖するために行う，環状の連続縫合である。自動吻合器を用いた消化管吻合を行う際のアンビル挿入孔の縫縮にも用いる。

縫合の注意点

- **縫合針の選択**──縫合に用いる針は，縫合する組織の厚さに合った大きさと形状を選択することが重要である。腹腔内の臓器の縫合には丸針，皮膚などのしっかりした組織には角針を使用する。また，閉腹時の腹直筋鞘の縫合には鈍針を用いることが多い。
- **縫合糸の選択**──縫合糸には吸収性縫合糸と非吸収性縫合糸があり，それぞれ単一のフィラメントからなるモノフィラメント（単糸，monofilament）と，細いフィラメントを編みこんだブレイド（編糸，braid）がある。吸収性縫合糸は消化管，筋膜，筋層，皮下組織などに用いられ，非吸収性縫合糸は血管や皮膚などに用いられる。モノフィラメントはブレイドに比べ組織通過性がよく，細菌の入り込みが少ないなどの利点があるが，緩みやすく捻じれに弱いなどの欠点がある。縫合部位や組織の状態などを考慮した適切な縫合糸の選択が重要である。
- **持針器の選択**──腹壁や皮膚などの厚い組織の縫合で，サイズの大きな針を使用する際にはマチュー持針器[図4A]を，体腔内臓器や真皮などの縫合で小さな針を使用する際にはヘガール持針器[図4B]を主に使用する。縫合する部位に合った大きさの持針器を選択することが重要である。

図4　持針器

A：マチュー持針器。腹壁や皮膚などの厚い組織の縫合で，サイズの大きな角針や鈍針を把持する際などに使用する。

B：ヘガール持針器。体腔内臓器の縫合時の丸針や，真皮縫合時の小さな角針を把持する際などに使用する。

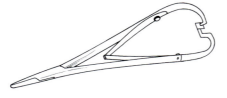
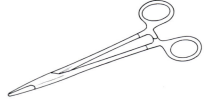

図5　運針の注意点

A：針の着糸部は構造的に弱いため，少し離れた部位（赤点）を持針器で把持する。針は組織に対してできるだけ直角に刺入する。

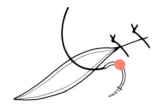

B：縫合する組織を損傷しないように，針の彎曲に沿って運針する。

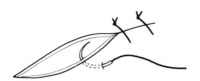

C：針を引き抜く際には，針を損傷しないようになるべく針先から離れた部位（赤点）を把持する。

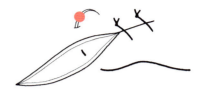

- **運針**　── 針の着糸部は構造的に弱いため，持針器で把持しない［図5A］。針は組織に対してできるだけ直角に刺入し，針の彎曲に沿って運針する［図5B］。針折れ防止のため，針を引き抜く際にはなるべく針先から離れた部位を把持する［図5C］。
- **愛護的な操作**　── 鑷子で組織を把持する際には，最小限の範囲を愛護的に把持し，必要以上の強い把持や牽引による組織の挫滅を避けることが重要である。
- **組織の層を意識する**　── 皮膚，消化管，血管など組織にはいくつかの層がある。縫合の際には，同じ層同士が合うように心がけることが重要である。

器械吻合

加藤広行[1,2], 金澤匡司[2], 芦澤 舞[2]　[1]福島県立医科大学，[2]JA福島厚生連塙厚生病院

　今日の外科手術では，自動縫合器や自動吻合器を用いた器械吻合が適正に使用されることで，良好な縫合や吻合が確実かつ短時間で行われている。その使用法や特性を十分に理解し，実施することで安全な手術手技が確立されている[1,2,3]。ここでは自動縫合器・自動吻合器の種類，手技の実際を概説する。

自動縫合器・自動吻合器の種類

自動縫合器

　開腹開胸用にデザインされた自動縫合器と鏡視下用にデザインされたものがあり，また組織の片側のみの縫合閉鎖を行うものと，両側を縫合閉鎖してその中央を切離するものがある。さらに，用手的に使用するものと電動で制御されるものがある。使用にあたっては，組織の厚さおよび縫合長によって，機種やカートリッジを選択する。

　メドトロニック社（コヴィディエン）の製品は，開腹用としてGIA™ステープラー［図1］があり，鏡視下用としてエンドGIA™ウルトラユニバーサルステープラー［図2］，彎曲したものとしてエンドGIA™トライステープル™ラディアルリロード，電動で制御されたものとしてiDrive™ウルトラ パワード ステープリング システム®［図3］などがある。片側のみの縫合用として，TA™ステープラー［図4］，ロティキュレーター™がある。

　ジョンソン・エンド・ジョンソン社製は，開腹用としてプロキシメイト®リニヤーカッターやEESリニヤー カッター ステイプラーがあり，鏡視下用としてエンドスコピック リニヤー カッターや，電動で制御されたものとしてエンドスコピック パ

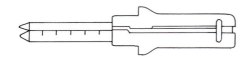

図1　開腹用の線状の自動縫合器

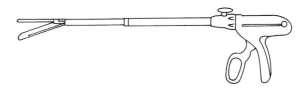

図2　鏡視下用の自動縫合器

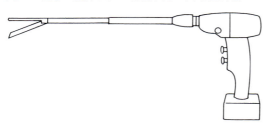

図3　電動で制御された鏡視下用の自動縫合器

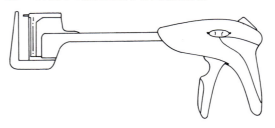

図4　片側のみ縫合閉鎖する自動縫合器

ワードリニヤーカッター[図5]などがある．また，2列ステイプルで彎曲した縫合器として，カーブドカッター[図6]がある．

自動吻合器

円状に配置されたステイプルで縫合した後に，円状のカッターで内腔を打ち抜き，内翻した環状吻合を行う自動吻合器である．

メドトロニック社（コヴィディエン）の製品はEEA™ ステープラーで，ジョンソン・エンド・ジョンソン社製はプロキシメイト® ILS［図7］がある．

巾着縫合器

環状縫合の際に，アンビルを装着するために使用する縫合器（パーストリング™［図8］）である．巾着縫合器（パーストリング™）をはずすときにまつり縫合糸を強く牽引すると，ステイプルがはずれてくることがあるので注意が必要である[*1]．

> **＊1―手技のポイント**
> 巾着縫合器のまつり縫合糸にて切離端を外翻した状態で，全周にわたり確実にアンビルシャフトに固定する［図9A］．粘膜が内翻すると，ステイプルの脱落を生じることがある［図9B］．全層縫合を3～4箇所に加えると粘膜のずれやステイプルの脱落を防止することができる［図10][4]．さらにアンビル装着の巾着縫合の後に，その縫合糸で口着縫合した部分の全層をもう一度締めるようにするとその後に吻合が確実に行えるようになる［図11][5]．

図5　電動で制御された自動縫合器

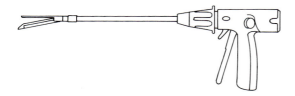

図6　2列のステイプルで彎曲した自動縫合器

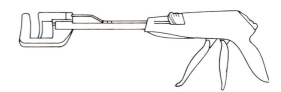

図7　環状吻合を行う自動吻合器

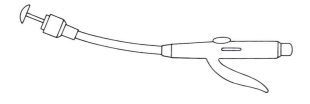

図8　巾着縫合器

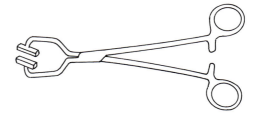

図9　巾着縫合器を使用したアンビルの装着

A：切離端が外翻するように固定する

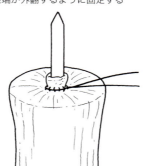

B：粘膜が内翻すると，ステイプルの脱落を生じる

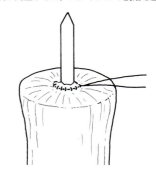

図10 ステイプルの補強
全層縫合を3～4箇所に加えると，粘膜のずれやステイプルの脱落を防止することができる。

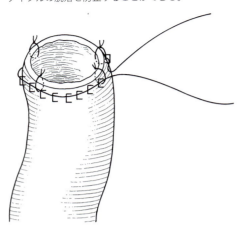

図11 確実なアンビルの固定
アンビル装着の巾着縫合の後に，その縫合糸で巾着縫合した部分の全層をもう一度締めると，その後に吻合が確実に行えるようになる。

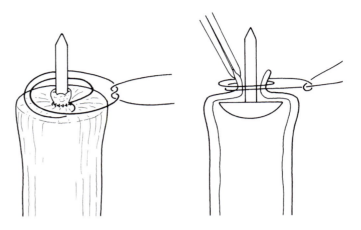

手技の実際

環状吻合［図12］

切離腸管にアンビルを装着する際に，腸管損傷を生じないようにゼリー剤を十分に使って愛護的に行う。浮腫や炎症で肥厚した腸管や，スパズムを生じている場合には慎重に行う。

アンビルと本体を装着後に吻合操作を行う際には，

①吻合部に介在物がないこと
②吻合部に緊張がないこと（消化管下端が裂けやすい）
③腸管の長軸方向に牽引されていないこと（吻合口内腔の張り出しによる狭窄を生じやすい）
④吻合器本体の挿入の際に粘膜の巻き込みがないこと

などに注意する[1, 2]。サーキュラーステイプラーを用いた端側吻合の場合に，吻合器本体の挿入の際に下端側の粘膜を巻き込み，内腔の閉塞を生じることがある［図13］。吻合の後はゆっくりと回転させながら，愛護的に引き抜く。そして，介在した組織が全層で環状に切除されたことを確認する。

機能的端端吻合 (functional end-to-end anastomosis)

機能的端端吻合には Open 法と Close 法がある。

- **Open 法** ―― 腸間膜の対側を吻合予定線となるように吻合する腸管を平行に並べる。自動縫合器を挿入して，側々吻合を作成する。開口部を自動縫合器で閉鎖する［図14］。
- **Close 法** ―― 腸管の口側と肛門側の断端を自動縫合器で切離し，閉鎖された両断端に小切開を置いて自動縫合器を挿入して側々吻合した後，その開口部を自動縫合器で閉鎖する。本法は吻合の際に口径差がある腸管を吻合するのに有用である。

図12　環状吻合器の吻合メカニズム

A：アンビルと本体を装着する

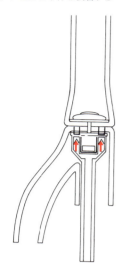

B：ステイプルを打ち込み，円形のカッターでステイプルの中央を打ち抜く

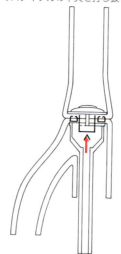

C：アンビルと本体を引き離し，アンビルが倒れた後に本体を抜去する

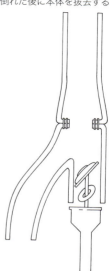

図13　端側吻合

サーキュラーステイプラーを用いた端側吻合の場合に，吻合器本体の挿入の際に下端側の粘膜を巻き込み，内腔の閉塞を生じることがある

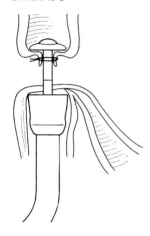

図14　機能的端端吻合（Open法）

A：腸間膜の対側を吻合予定線となるように吻合する腸管を平行に並べる

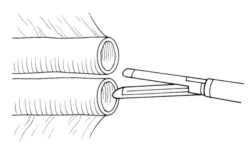

B：自動縫合器を挿入して，側々吻合を作成する

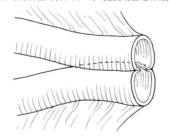

C：開口部を自動縫合器で閉鎖する

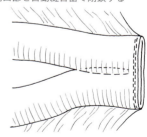

文献

1) 桑野博行，加藤広行：特集　消化管再建法とその評価　食道切除後の再建術　食道と消化管の吻合による再建法．消化器外科　2002；25：13-8.
2) 加藤広行，中島政信，桑野博行：食道切除後の器械による食道-胃管吻合．臨床外科　2009；64：100-3.
3) 加藤広行，斉藤加奈，安藤裕之，桑野博行：消化管吻合と創傷治癒．臨床外科　2007；62：1529-33.
4) 桜井文明，木村　理：器械吻合，卒後5年でマスターする消化器標準手術，メジカルビュー社，2009，pp.18-21.
5) 中島政信，加藤広行，桑野博行：食道切除後の器械による食道-結腸吻合．臨床外科　2009；64：108-10.

皮膚切開

青木 豪，海野倫明 東北大学消化器外科学

「それでは宜しくお願いします。メスをください。」

全ての手術手技において，最初に行うのが皮膚切開である．適切な皮膚切開はその後の手術手技を容易にし，また術後創傷治癒に大きく影響するため非常に重要である．

皮膚切開には，通常外科用メス(scalpel)を用いる．電気メスは止血能力にたけているものの，熱傷を形成した場合，創傷治癒遅延を引き起こすことになるので，注意が必要である．

メスの種類

外科用メスは先端の尖っている尖刃刀と，円く弧を描く円刃刀に大別される．ディスポーザブルの一体型や，替え刃式がある．皮膚切開には通常円刃刀が用いられるが，小さな切開や慎重な切開操作が必要な時には尖刃刀を選択する．

切開法

皮膚切開の際，メスは常に皮膚面に対して直角に割入させることを心がける．また，いくら切れるメスであっても，対象物に緊張がかかっていないと正確な切開はできない．このため，術者は左手の第1指と第2指で切開予定部に適切なcounter tractionをかけることが重要である．または，助手と協力して左右から引いてもよい．

切開方向は，皮膚割線に沿うのが基本となる．予定した切開線にしたがい，ためらわずに確実に切開する．皮下組織まで到達すると出血をきたすため，表皮を超え真皮にかかる深さまで1回で切開することが大切である．切開が複雑になるようなときには，あらかじめマーキングを行うことで，閉創の際に合わせやすくなる．

メスの持ち方

外科用メスの持ち方は3種類あり，それぞれ適性がある．

- 堤琴(胡弓)把持法(バイオリン弓把持法)：violin-bow-holding ── バイオリンの弓を持つようにメスを把持する．通常，円刃刀を用いて長い皮膚切開を行うときに適している[図1]．
- 食卓刀把持法(テーブルナイフ把持法)：table knife-holding ── 食卓用ナイフを持つように，第1指と第3指で挟み，第2指はメスの背側に置く．メスが水平になるようにする．切開に力が必要な際に用いられる[図2]．
- ペン軸把持法(執筆法)：pen-holding ── 主に尖刃刀を用いる際の把持法である．短い切開や細かい処置が必要な場合に適している[図3]．

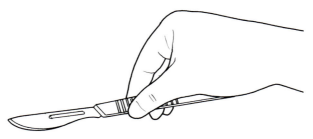

図1　堤琴（胡弓）把持法（バイオリン弓把持法）：violin-bow-holding

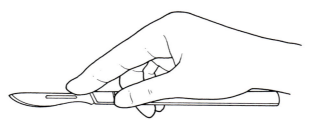

図2　食卓刀把持法（テーブルナイフ把持法）：table knife-holding

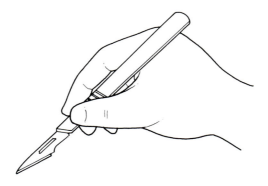

図3　ペン軸把持法（執筆法）：pen-holding

文献
1) 木本誠二，ほか：現代外科手術学大系　第1巻B 基本的手技．中山書店，1981，pp.4-9．
2) 幕内雅敏，ほか：イラストでわかる外科手術基本テクニック　原著第6版．エルゼビア・ジャパン，2017，pp.11-12．

開腹手技

青木 豪, 海野倫明 東北大学消化器外科学

開腹法は各手術術式により異なる。正中切開, ベンツ切開, 弓上切開, L字(逆L字)切開などがあり, 目的とする手術によって必要な大きさ, 切開部位を変更する必要がある。

本項では, 手術の基本となる正中切開について説明する。

皮膚切開ライン

上腹部の場合は剣状突起から臍を結ぶ正中線を, 下腹部の場合は恥骨と臍を結ぶ正中線を確認する。臍を通過するような切開を行う場合は左右に避けるが, これは主に行う手術操作の逆方向に避ける(胃切除の場合は右側に避ける, など)。人工肛門造設を予定している場合は, 術後のパウチ装着などを検討し, やはり逆方向に避けるのがよい[図1]。

皮下脂肪から筋膜まで

表皮および真皮を外科用メスで切開したのち, 電気メスを用いて皮下脂肪を切離していく。この際, 創全体を一定の深さで切離することを心がける。むやみに切離ラインを変えずに, 筋膜まで到達するようにする。

白線の同定

左右の腹直筋鞘は正中線で相合して全腹壁に一直線の筋膜部(白線；linea alba)となる。ここを切開すれば, 筋組織を露出させることなく出血量も少なく, 腹膜に到達できる。しかし, 白線は実際の正中線からずれていることもあり, 確認しづらいことがある。臍直上で白線は広くなるため, ここからあたりをつけるのが容易である[図2]。

図1 皮膚切開ライン

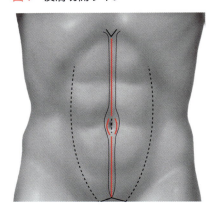

図2 白線

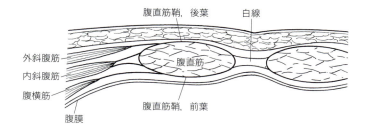

図3 腹壁の持ち上げ

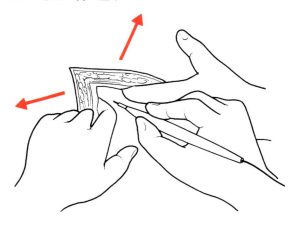

腹膜切開・小開腹

白線を切開し，筋鞘をコッヘル鉗子で把持して左右に展開する．コッヘルは左右同じレベルで把持することで均等な緊張をかけることができる．腹直筋後鞘を切開して腹膜に到達する．

腹膜切開

腹膜のすぐ下には重要臓器が存在しており，これらが癒着している可能性を念頭に置かなくてはならない．繊細な操作が要求されるため，腹膜切開は外科用メスで行うべきである．有鉤鑷子で左右から持ち上げる．このとき，数回持ち替えることで，腹腔内臓器を下に落とすようにする．切離する予定の腹膜を外科用メスの柄で削ぐように押し当て，さらに癒着がないことを確認したのち，小切開．空気が腹腔内に入り込むため，臓器はさらに下に落ちてくる．

術者および助手が腹腔内に左右から手指を挿入して，腹壁を持ち上げることで，その後の切開は容易かつ安全に行うことができる[図3]．

文献

1) 木本誠二，ほか：現代外科手術学大系 第11巻A 腹壁・腹膜の手術．中山書店，1980，pp.132-39.
2) 坂井建雄：標準解剖学．医学書院，2017，pp.104-7.

開胸手技

牧野知紀，土岐祐一郎　大阪大学消化器外科学

開胸法には前側方，後側方，胸骨正中切開などいくつかのアプローチがある．本項では，著者らが通常行っている胸部食道癌に対する右開胸手術における前側方切開の標準的手技について記載する．

手術手技

食道癌に対しては通常，右第4肋間前側方にて開胸を行っている[図1]．皮切は8〜10 cm程度の切開で行い，背側まで大きく及ぶ必要はない．筋膜が露出するまで皮下組織を切開し，しばしば頭尾側に走行する血管は十分凝固し切離する．広背筋，大胸筋は温存し，開胸する第4肋間の足側の肋骨（第5肋骨）の位置を常に意識しながら小胸筋も肋骨の付着部のみはずし可能なかぎり温存している．前鋸筋は筋間をみつけてスプリットすることで呼吸筋は極力温存するように心がける[*1]．第4肋骨の上縁に沿って肋間筋を切離し[*2]，ある程度壁側胸膜を露出させたのち，メスを用いて開胸する．この際，胸膜越しに肺が動いていれば癒着がないと判断し，逆に肺が固定されていれば胸壁との癒着を疑い開胸の際には肺損傷に十分留意する．その後，分離換気下に気管鉤などを用いて肋間を広げつつ肺を胸腔内へ圧排し，背側は肩甲骨レベルくらいを目安に，腹側は内胸動静脈直前まで肋間筋を切離する．

> **＊1 ― 手技のポイント**
> 呼吸筋温存のためにも前鋸筋の筋線維は極力切らないように心がける．
>
> **＊2 ― 手技のポイント**
> 肋間動静脈および肋間神経が肋骨下縁を走行しているため，開胸は常に肋骨上縁で行う．

図1　右開胸手術における前側方切開

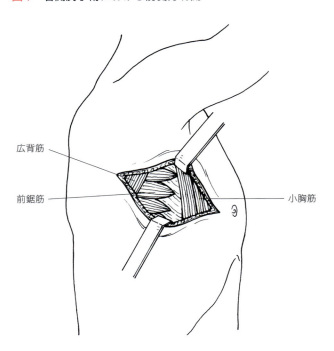

*3 ─ 手技のポイント
肋骨は折れやすいため開胸器は慌てて一気に広げずに時間をかけてゆっくり行う。

開胸器は一気には開かず，徐々に時間をかけて広げていき，縦隔内操作が始まった後で最大になるようにゆっくり行う*3 ようにする。

文献

1) 瀬戸泰之ほか：食道切除再建術 3領域郭清．DS NOW 2 食道・胃外科標準手術－操作のコツとトラブルシューティング．メジカルビュー社，2008，pp.8-25.

消化管吻合

田中晃司, 土岐祐一郎　大阪大学消化器外科

　消化器外科領域において消化管吻合の重要性は大きく, 安全かつ確実な手技が要求される。消化管吻合がうまくいかないと, ①縫合不全, ②吻合部出血, ③吻合部狭窄などの合併症が生じうる。

　本項では, 消化管吻合を創傷治癒の観点から安全にかつ合理的に行うために必要な知識と, 実際の手術手技における注意点を解説する。消化管吻合の理論と基本手技を学ぶことで, 吻合部の状況に応じて最適な吻合法を選択することを可能にし, 縫合不全, 吻合部狭窄, 吻合部出血などの合併症を予防することにつながる。また, 最近では腹腔鏡下手術の普及もあり, 自動吻合器などを使用した器械吻合が行われることが多くなってきており, 器械吻合および手縫い吻合それぞれの利点と欠点を理解し, 適切な吻合法を選択する必要がある。各臓器での具体的な吻合法については, 各論を参照していただきたい。

手縫い吻合が要求される場面

　今日では器械吻合の進歩がめざましく, 手縫い吻合に劣らない成績をあげている。器械吻合の利点は, 早い, 簡便, 一定のクオリティで吻合できることである。そのため, 器械吻合が可能な場面では第一選択とされることが多い。しかしながら, 一定の成績をあげるためには器械吻合に対する理解と経験が必要と考えられている。とくに, 器械吻合でトラブルが発生するとリカバリーに難渋することがあり, 注意を要する。

　手縫い吻合が要求される場面としては, 以下のような状況が考えられる。

解剖学的に器械を挿入できない場合

　下咽頭には, 器械やアンビルヘッドを挿入するためのスペースが基本的には存在していない。また, 胆管空腸吻合や膵腸吻合などは, 現時点ではこのサイズの自動吻合器はなく, 手縫い吻合を行うのが一般的である[図1]。

図1　器械を挿入できない場合

下咽頭空腸吻合　　　　胆管空腸吻合　　　　膵腸吻合

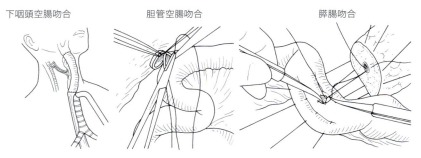

器械吻合でトラブルが生じた場合もしくは生じることが予測される場合

　術中吻合器械操作中のトラブルとしては，アンビルヘッド挿入時の損傷，器械本体挿入時の損傷，出血，ステイプル形成不全，吻合器抜去困難などがある。失敗による再吻合時には条件が悪化していることが多く，原因が除去されない限り，器械吻合のやり直しでは対応できない場合が多い。そのため，手縫い吻合への変更など冷静な対応が要求される。多くの術中トラブルは器械吻合経験の初期に発生しやすいとの報告もあり[1]，吻合器械と術中操作の習熟が大切である。

　器械吻合による消化管損傷の原因の一つとして，器械のサイズと腸管のサイズの不一致があげられる。アンビルヘッドや器械を挿入する前に，腸鉗子やサイザーによる腸管の拡張を行っておくとよい[図2]。また，キシロカイン®やブスコパン®による腸管弛緩により挿入しやすくなることもある。

消化管同士の距離が不十分な場合

　器械吻合では，機能的端端吻合（Functional end-to-end anastomosis：FEEA）でもCircular staplerでも，図3の（赤矢印）ように一部の腸管の長さが余分に必要となる。そのため，ぎりぎりの長さしかない場合は吻合部に過剰な緊張がかかり，縫合不全につながる可能性がある。どうしても器械吻合を行うためには，腸管の剥離や授動を行

図2　腸管の拡張

腸鉗子による拡張　　　ブジー（サイザー）による拡張

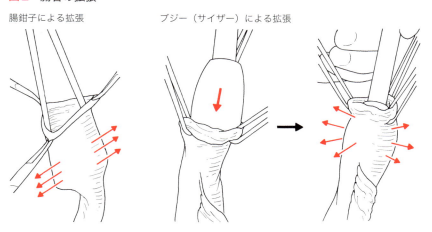

図3　機能的端端吻合（Functional end-to-end anastomosis：FEEA）

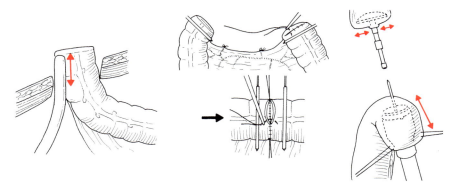

い，吻合部に緊張がかからない程度の自由度を確保する必要がある．授動できない場面や，授動後にも腸管同士の距離が不十分な場合には，手縫い吻合にすることで距離を稼ぐことができる．

コストの問題

使用する器械は非常に高価であり，一般的に自動縫合器は約3万円，自動吻合器は約6～7万円のコストがかかる．保険診療上は表1の範囲内での使用は請求できるが，これを越える使用は病院の持ち出しとなる．

これらの状況を考慮しつつ，適切な吻合法を選択していく[図4]．

表1 特定医療機器加算の上限数（平成28年度 社会保険診療報酬より抜粋）

		自動吻合器	自動縫合器
食道	食道悪性腫瘍切除術	1	4
	腹腔鏡下食道悪性腫瘍切除術	1	4
胃	胃切除術	1	3
	腹腔鏡下胃切除術	1	5
	胃全摘術	2	5
	腹腔鏡下胃全摘術	2	4
	噴門側胃切除術	2	4
	腹腔鏡下噴門側胃切除術	0	0
膵	膵頭部腫瘍切除術	1	4
結腸	結腸悪性腫瘍手術	1	4
	腹腔鏡下結腸悪性腫瘍切除術	1	4
直腸	直腸切除・切断術	1	4
	腹腔鏡下直腸切除・切断術	1	4

図4 吻合法の選択

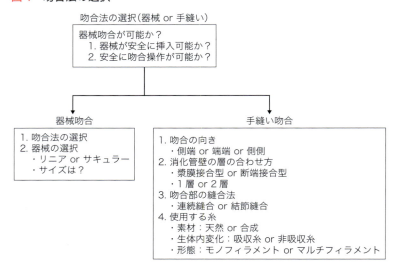

消化管吻合に必要な知識

以下，手縫い吻合を行う際に必要な知識を記載する。

消化管吻合の理論

吻合部の強度は，分解されるコラーゲンと新生されるコラーゲンのバランスで決定される。つまり，コラーゲンの分解と新生が交差する点で，創部の強度は最も弱くなるため，縫合不全の好発時期となる[2]。縫合糸は分解されるコラーゲンのサポートとなるので，糸の抗張力は新生コラーゲンが十分な強度となるまで保たれることが望ましい[図5]。縫合糸による吻合部の物理的接合強度は経時的に低下するが，器械吻合では術後早期の低下はみられないと報告されている[3]。

消化管吻合の歴史と種類

大きく分けて，漿膜接合型と断端接合型の2つの考え方が存在している[図6]。

1812年Traverseがイヌやウマの実験で，腸管を縫合すると癒合することを実験的に示し，癒着反応が粘膜ではなく漿膜面で生じることを発見した[図7]。その後，

図5 消化管吻合後の創傷治癒過程と支持力の経時的変化

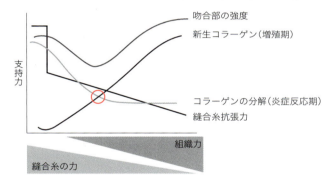

図6 消化管吻合法の種類

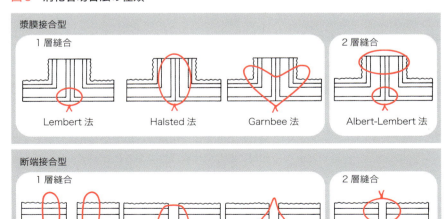

図7　癒着反応

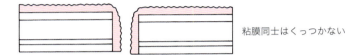

粘膜同士はくっつかない

　1826年にLembertは漿膜筋層に糸を通す縫合法を提唱し，漿膜接合型の消化管吻合の基礎を築いた。1880年にはCzernyにより，Albert-Lembert 2層縫合が確立された。創傷治癒理論からは外れるが，物理的強度が高く簡便なため，現在でも消化器外科領域では広く用いられている。

　一方，断端接合型とは，消化管の断面の層同士を合わせる方法であり，すなわち粘膜－粘膜，粘膜下層－粘膜下層，筋層－筋層，漿膜－漿膜を各層ごとに接合させる吻合法である。Gambee[4]，Jourdan[5]，Olsen[6]らによって代表的な断端接合型の消化管吻合法が提唱された。

　創傷治癒に関する基礎的な検討もこれまでに多数行われている。北島ら[7]の検討によると，粘膜下層が消化管の層のうちで最も血流量が豊富で，血管の癒合の場である。したがって，粘膜下層を中心として層々に吻合することが重要であると結論づけている。また，平田ら[8]がGambee法とAlbert-Lembert法を比較した検討では，ともに吻合部の接合は良好であるが，大腸においてはGambee法の方が消化管各層の癒合がより良好で粘膜面の欠損（びらん）も少なかった。一方，Albert－Lembert吻合では過剰な内翻による粘膜面の隆起や，組織挫滅による出血・壊死の遺残，さらに炎症細胞浸潤の遷延などを認めており，少なくとも大腸においてはAlbert－Lembert吻合に比べ，Garnbee吻合がより組織学的に理想的な吻合方法であると報告している。平本ら[9]は，層層吻合では上皮の癒合とともに，間質では細動脈吻合を主とした血管新生が見られた。一方，器械吻合などの漿膜接合型では，粘膜欠損と引き続く粘膜の再生による二期治癒で，毛細血管の増生が著明であったと報告している。

　以上，種々の吻合法を紹介したが，実際の消化管吻合は吻合法のみでなく，吻合部の場所，血流，緊張，縫合材料，術者の経験など種々の因子が関わるため，消化管吻合には絶対的優位な方法はなく，術者が慣れた安全な方法がよい吻合法であるといわれている[*1]。

縫合法の選択

　縫合方法としては，結節縫合にするか，連続縫合にするかを考慮する必要がある。それぞれの利点と欠点を理解しておく必要がある［表2］。

縫合糸の選択

　縫合糸としては，組織反応が少なく抗張力があることが理想的な条件である。

　状況に応じては吸収性であることが望ましい。とくに血流が不良な環境下での縫合に，絹糸のような組織反応の強い縫合糸を使用すると血流障害を生じることが報告されている[10]。また，モノフィラメントの吸収糸は，網糸（ブレイド）よりも異物反応や感染の観点から優れているとされる。とくに，1層縫合や，2層縫合の内層縫合などのように消化管内腔に糸が露出する場合には，感染の機会を減らすためにモノフィラメントの合成吸収糸がよい。

＊1―手技のポイント

粘膜は粘液を分泌することで，粘膜同士の癒合が起こらず消化管内腔を保っている。逆に言えば，消化管吻合面に粘膜が介在すると，その部位では癒合が生じないため縫合不全が生じる危険性がある。そのため，消化管吻合面には粘膜が介在しないように注意すべきである。

表2 縫合法の選択

	結節縫合（Lembert縫合）	連続縫合（Albert縫合）
利 点	均一なテンション 血流障害が少ない	糸が少なくてすむ 早くできる
欠 点	縫合糸を結ぶ回数が多い 糸の使用量が多い	テンションのかけ方が難しい 糸が消化管の内か外か理解する必要がある
コ ツ	CR針付縫合糸を使用することにより，糸を切る手間がいらず，テンポよく行うことができる	一針かけるごとに助手が糸を引っ張りテンションをかけることが重要である

縫合間隔

　縫合部の創傷治癒過程に影響を及ぼす因子として血流は非常に重要であるが，縫合の間隔や糸の締め方が重要となってくる。縫合の間隔に関しては，血行障害を生じないためには腸管内容が漏出しない程度に広く取るほうがよく，一般的には4mm前後が適当とされている。それ以上の間隔では，消化管内容の漏出や組織支持力の低下が起こり[11]，それ以下では血流障害が生じ，縫合不全が生じやすくなると報告されている[10]。

文献

1) 中山隆市：消化管器械吻合の諸問題．手術 1984；38：765-75．
2) 徳永 昭，恩田昌彦，木山輝郎，ほか：消化管創傷治癒：消化性潰瘍修復および吻合創治癒．Connective Tissue 2000；32：351-59．
3) 福島亮治：基本事項から再建法を見直す：手縫い吻合，器械吻合の特性と違い．臨床外科 2012；67：1358-62．
4) Gambee LP: A single-layer open intestinal anastomosis applicable to the small as well as the large intestine. West J Surg Obstet Gynecol 1951; 59: 1-5.
5) Jourdan P: A propos de la suture a plan unique des tuniques digestives. Acta Chir Belg 1955; 54: 765-71.
6) Olsen GB, et al: Clinical experience with the use of a single-layer intestinal anastomosis. Canad J Surg 1968; 11: 97-101.
7) 北島政樹，大谷吉秀，五十嵐直喜，ほか：腸管の縫合と吻合 基本的な考え方．消化器外科 1998；21；59-65．
8) 平田啓治，ほか：消化管吻合における吻合部創傷治癒の検討―吻合法に関する比較検討．産業医大誌 2000；22：1-6．
9) 平本義浩，恩田昌彦，木山輝郎，ほか：ブタを用いた消化管吻合治癒の実験モデル：胃全摘食道空腸器械吻合創の治癒過程と吻合部狭窄の発生．外科と代謝・栄 2000；34：17-26．
10) 大橋 薫：消化管吻合における縫合部の血行に関する検討 特に縫合糸の材質，太さならびに縫合間隔の縫合部血行への影響について．日外会誌 1993；94：667-77．
11) 榎本光伸：結腸一層吻合法における縫合手技に関する実験的研究．日消外学誌 1978；11：734-47．

メスの使い方

岡島英明　京都大学肝胆膵・移植外科/小児外科

　メスは外科手術の最初の手技である皮膚切開で用いられ，その創傷治癒，一次癒合は他のさまざまな医療機器と比較して最も優れており，現在においても皮膚切開をはじめメスを使うことは簡単な基本手技ではなく，常に研鑽が必要である。

メスの種類

　刃の形状から円刃刀や尖刃刀など数種類があり，用途により大きさにいくつかのサイズを有し，刃の形状大きさによって数字がついている[図1]。以前は刃を研ぐタイプ(研磨式)のものもみられたが[図2]，現在はメスホルダーに使い捨てのメスを付け替える(替刃式)のものや，メス全体が使い捨てになっているディスポーザブルタイプになっている[図3]。

図1　メスの番号と各種種類

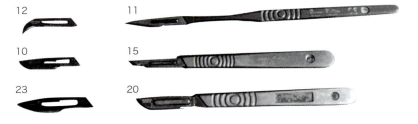

図2　研磨式メス

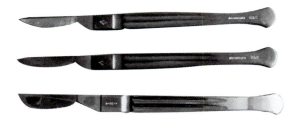

図3　ディスポーザブルタイプ

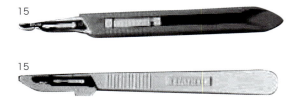

図4 メスの持ち方

A：バイオリン弓把持法（堤琴（胡弓）把持法）：violin-bow-holding

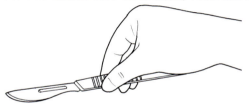

B：食卓刀把持法（テーブルナイフ把持法）：table knife-holding

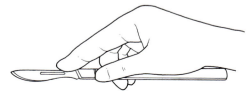

C：執筆法（ペン軸把持法）：pen-holding

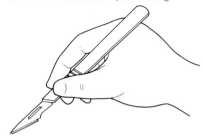

メスの持ち方

- **バイオリン弓把持法（堤琴（胡弓）把持法）：violin-bow-holding** —— 円刃刀で大きな皮膚切開や腹部横切開に用いられる。バイオリンの弓を引くような持ち方をする。あまり力を入れず，メスの重みを用いて刃の腹の部分を用いて軽く皮膚切開を行う［図4A］。
- **食卓刀把持法（テーブルナイフ把持法）：table knife-holding** —— 少し力を入れて皮膚切開を行うときに用いられる。ステーキを切る際の食卓ナイフの持ち方である［図4B］。円刃刀で主に用いられる。
- **執筆法（ペン軸把持法）：pen-holding** —— 尖刃刀で細かい切開，切離に用いられる［図4C］。腹腔鏡手術のポートサイトの皮膚切開の際に用いられる。

皮膚切開の実際[*1]

- メスは持ち方により力の入れ方が多少異なるが，基本的に軽く持つ。
- メスの刃は皮膚に垂直にあてがう。
- 術者自身で，または助手と皮膚に緊張をかける（counter traction）。
- 予定線に沿って，一定のスピードで切る。
- 終点ではメスの尾を上げて終わる。

*1 ―手技のポイント
切開の深さは表皮と真皮の層までで皮下に達さない程度に行い，それ以降を電気メスで切開するようにすると，メスによる良好な創傷治癒の利点を保ちつつ出血を最小限に抑えることができる。

電気メスの使い方

吉住朋晴[1],前原喜彦[2]　[1]九州大学大学院消化器・総合外科,[2]九州中央病院

　消化器外科手術において,組織の切離と確実な止血をする際に,電気メスを含むエネルギーデバイスは必須の手術器具である[1]。器具ごとの特性を理解し,正しく使用することで,手術時間の短縮・術中出血量の軽減・合併症の低下を得ることが可能である。本項では,電気メスを含む代表的なエネルギーデバイスについて概説する。

モノポーラー電気メス

　メス先と生体組織の間に高周波(300〜500kHz)電流の放電路を形成して通電し,生体の極めて限られた領域に大きなジュール熱を発生させる器具である。高出力電子機器として,熱傷や電磁障害に注意が必要である[2]。

　電気メスには出力波形の相違により,切開モード(黄)と凝固モード(青)が存在し,また両者の混合の割合を設定することが可能である。凝固モードにはさらにスプレーモード,ピンポイントモード,ソフト凝固モードがある。

● **スプレーモード** —— 高電圧の高周波を短時間に流すことで,非接触的な放電止血を断続的に行うことにより,広い範囲の組織を凝固可能である。温存すべき重要構造物が周囲にない組織の止血に優れる。鉗子などで血管をはさみ,電気メスの刃先を鉗子に触れさせることによって凝固・止血する際には,鉗子が目的と違う部位に接触し,熱損傷を起こさないよう注意する。

● **ピンポイントモード** —— 電気メスの先端を組織に接触させることにより止血を得る。

● **ソフト凝固モード** —— ソフト凝固モードは,200V以下の電圧で放電が生じないために組織の炭化がなく,強力で確実な止血が可能である。生食を滴下しながら,小さな円を描くようにデバイスを動かすのが止血のコツである。静脈系血管の止血には抜群の効果があり,頻用している。下大静脈や肝静脈などの小さな穴からの出血は,手技に習熟すれば簡単に止血可能である。

　一方,大きなグリソン鞘の止血に用いると遅発性胆汁漏をきたすことがあるため,グリソン鞘の止血には使用しないほうがよいと考えている。

　電気メスを使用する際は各モードの特性を理解し,操作部位に応じての使い分けに習熟する必要がある。手技の習熟・層の見極めにより,鉗子を用いずに電気メスを用いた剥離も可能である。電気メス先端の薄い形状を生かして剥離可能な手技を身につければ,手術器具を持ち替える時間の短縮につながる。肝十二指腸間膜・肝実質内の剥離の際にTissueLink™と滴下する生食が,薄い層への進入・(血液を弾くことによる)視野の展開に有用と著者は考えている。また,後述する超音波凝固切開装置・シーリングデバイスは把持の機能も持つため,電気メスとこれらの器具を持てば,両手の使用に習熟が必要であるが,用途に応じながらデバイスを持ち替えることなく使用することが可能である。

図1　生食滴下用のシリゲーターを装着したバイポーラー

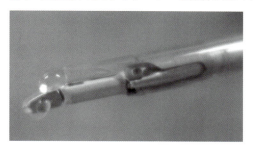

図2　超音波凝固切開装置による肝右葉の脱転

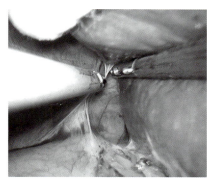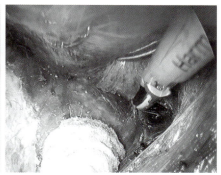

バイポーラー電気メス

　電流が流出する電極と回収する電極が近接しているので，電気メスを当てた二極間の狭い範囲のみに電流が流れる。組織の凝固にはモノポーラーll;ll;より安全な方法である。また，筋肉など通電による不随意運動を惹起してしまう構造物でも安全な凝固止血が可能である。

　先端の形状により，ピンセット型とハサミ型(バイポーラーシザース)がある。止血部位をデバイスで挟んでの止血のほかに，デバイス先端を少し開いて出血点に当てるのも有用である。ソフト凝固と同じく生食滴下の併用がより威力を発揮する[図1]。

超音波凝固切開装置

　ジェネレーターから発生した超音波振動をアクティブブレードに伝えることによって，振動により組織を剪断するデバイスである。消化器外科領域における腹腔鏡手術の普及により，使用頻度が飛躍的に増加したエネルギーデバイスといってもよいであろう[図2]。先端部が比較的鋭であることから，凝固・切離のみならず把持・剥離も可能である。とくに脂肪や結合組織の切離に適しており，リンパ節郭清などの際に有用である[3]。血管・リンパ管も5 mm 程度のものまでは，止血・シールをしながら切離可能である。

　使用の際に高温のアクティブブレードが血管・消化管など温存すべき重要な構造物に触れると損傷してしまうため，ティッシュパッド側が接するように注意する。逆に，わずかな出血であれば，アクティブブレードのみをあえて面で短時間接触させることで，止血可能である。組織の切離後もアクティブブレードをティッシュパッドに当て続ける(空うち)と，パッドの損傷を早めるので注意する。

シーリングデバイス

　片方のジョーにあるアクティブ電極と，もう一方のジョーにあるリターン電極の間に挟まれた組織に低電圧で断続的な電気出力を行うことで熱による組織融合をもたらし，組織をシールするデバイスである．血管壁などの組織そのものを融解し癒合させることで，永久的で高い破裂強度が得られる[4]．超音波凝固切開装置と同様に，腹腔鏡下手術の普及に伴い使用頻度が増加している．

　また，門脈圧亢進症例・肝胆膵脾手術など易出血性の手術では，開腹手術でも大変有用である．脾臓摘出術の際には，シーリングデバイスのみで脾臓周囲の脱転・剥離が可能であり，その止血力から最も安全なデバイスと考える．

　一方，一般的に先端がやや鈍で厚みがあるため，鋭的剥離操作を行うのには最適ではない．また，デバイス周囲2mm程度には熱の波及があるため，とくに消化管のすぐ近傍で使用する際にはこの熱波及による損傷をしないよう注意する．

文献

1) 林　秀樹：近未来の手術用エネルギーデバイス．外科 2017；79：1059-65.
2) 小山　勇：電気メスの特性と正しい安全な使用法．外科 2017；79：1146-50.
3) 栗原俊明，木下貴之：乳腺手術で用いるエネルギーデバイス．外科 2017；79：1189-92.
4) 中川和也，大田貢由：シーリングデバイスの特性と正しい使用法．外科 2017；79：1156-9.

鉗子の種類と使用法

夏越祥次,佐々木健 鹿児島大学病院消化器外科

鉗子とは,手術や外科的処置の際に組織の把握・牽引,止血,組織間の剥離,組織の圧挫などを目的に使用される器具の総称である。ラチェット付きのものが多く,握りこむことでロックすることができる[*1]。

- **コッヘル鉗子**[図1] —— 先端に鉤を有しており(有鉤)把持力が強いため,真皮や筋膜などの比較的硬い組織をしっかり把持するために使用する。その一方で,コッヘル鉗子での把持は臓器を損傷するため,消化管や実質臓器を把持するために使用することはない。
- **ペアン鉗子**[図2] —— 無鉤でありコッヘル鉗子に比べ把持力は劣るものの,開胸腹後の止血,組織間の剥離操作などに汎用される。
- **ケリー鉗子**[図3] —— 主に組織剥離に用いられる。長さ,先端の太さ,彎曲の程度は様々で,操作部位・操作対象に応じて適宜使い分ける[*2]。結紮糸を結紮対象の背側に通す際にも使用する。
- **モスキート鉗子** —— 細かい脈管や組織を把持する際,また,より繊細な剥離操作を必要とする際には先端が小さく鋭いモスキート鉗子[図4]を使用する。ただし,先端が鋭いため,剥離操作による臓器損傷により注意を払う必要がある。

臓器や組織を特異的に把持するための鉗子もある。

> ***1—アドバイス**
> 把持したことを伝えるために,カチッとしっかり音を立てて把持する。

> ***2—アドバイス**
> 適切な術野展開により剥離層は自ずと現れるので,無駄な剥離操作は行わない。

図1 コッヘル鉗子

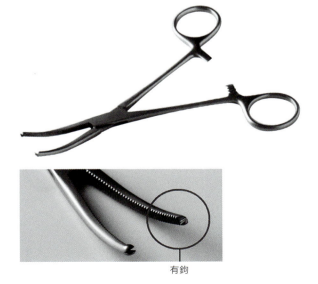

有鉤

図2 ペアン鉗子

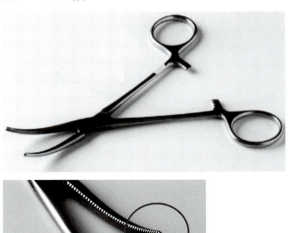

無鉤

- **ミクリッツ腹膜鉗子** —— 腹膜把持専用の有鉤鉗子で，コッヘル鉗子に比べ大きく把持部の彎曲が強いのが特徴である［図5］。
- **サテンスキー血管鉗子** —— 血管を愛護的に把持でき血管全体の遮断にも用いられるが，血管側壁の一部遮断にも用いることができる［図6］。
- **アリス鉗子** —— 消化管を把持するために使用され再建の際にも汎用される［図7A］。

　その他，リンパ節［図7B］，胆囊［図7C］，胃・腸［図7D］などを把持する様々な鉗子が存在する。

- **成毛式結紮送り鉗子** —— 結紮に特化した鉗子である。鉗子を少し開いて結紮糸を溝に滑らせることにより，糸を傷めることなく結紮部の滑り下ろしを可能にし，主に用手的な深部結紮が困難な際に用いられる［図8］。

　鉗子の特性を理解し，操作部位・操作対象に応じて適切に使い分けることが大切である。

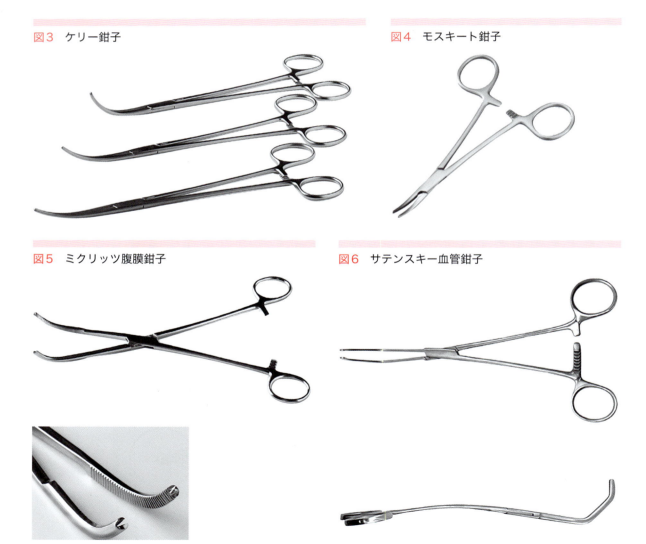

図3　ケリー鉗子

図4　モスキート鉗子

図5　ミクリッツ腹膜鉗子

図6　サテンスキー血管鉗子

図7

A：アリス鉗子

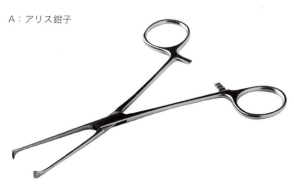

B：リンパ節把持鉗子

C：胆嚢把持鉗子

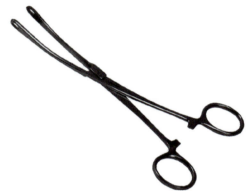

D：胃・腸鉗子

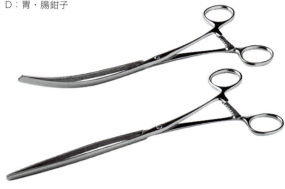

図8　成毛式結紮送り鉗子

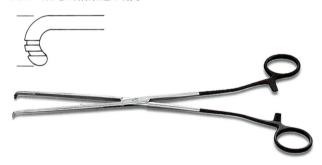

止血―深部結紮

吉田　雅，武冨紹信　北海道大学消化器外科Ⅰ

　外科手術における術中トラブルの中で，最も重要かつ緊急を要するものが出血である。迅速かつ正確な止血操作を行うことができなければ出血量が増加し，場合によっては致命的な結果を招きかねない。いわば，患者の術後状態を左右する重要な手術操作である。

　止血処置の基本は圧迫であるが，圧迫のみでは十分な止血が得られない場合は，出血点の結紮や縫合止血が必要となる。通常は，術者が出血部位をケリー鉗子などでクランプ，あるいは針付き糸で縫合止血を行い，助手が結紮を行う。盲目的な処置は十分な止血が得られないだけではなく，出血の助長や周囲組織の損傷にもつながるため，厳に慎むべきである。

　外科専門医を目指す若手外科医は，助手として出血に遭遇する可能性が高いと思われる。術野の浅い部位での結紮も慎重に行うべきであるが，深部における結紮はさらに繊細で正確でなくてはならない。万が一，結紮時に組織を引き抜いたり，引きちぎったりすることがあれば，出血がさらに広がって止血困難に陥るリスクをはらんでいる。日頃から糸結びの練習が必要であることは言うまでもないが，糸結びの詳細は別項を参照されたい。

手技の基本

　深部における止血の基本的なポイントは，原則として浅部での止血と同様である。
　第一に行うべきことは，出血点を確認することである。ガーゼを用いて出血点を圧迫し，出血の勢いを抑え，徐々にガーゼをずらしていく。助手は出血点近傍をサクションし，視野を確保する。止血点を視認できた後に，術者が鉗子クランプや縫合止血などの止血法を判断し，結紮動作へ移る。
　深部結紮に特徴的な点は，①糸を送る距離が長い，②糸を送るスペースが狭い，③結紮点が見えない（見えにくい）などがあげられる[*1]。

手技の工夫

　難度の高い深部結紮をスムーズに行うには，少しでも簡単に行えるような工夫が必要である。
　●**第1結紮の結び目** ―― 体腔外で作るとよい。そのためには，通常よりも長い結紮糸を使用する必要がある。理論的には，結紮点と腹壁との距離の2倍以上の長さがある結紮糸を選択すれば，体表での結び目の形成が可能である。また，結紮糸を把持する鉗子も通常より長いケリー鉗子などを必要に応じて用いることもある。縫合止血の場合には針付き糸の長さが十分に長くないことがあるため，第1結紮の結び目を体腔内で作らなければならず，難度が増す。体腔内であっても体腔外であっても，結紮の結び目を作るときには，糸に緊張がかからぬよう丁寧に行うように心がける。もちろん，スピードも重要であるが，スピードにばかり気をかけて糸に緊張がかかって止血

[*1]――**著者からのアドバイス**
深部結紮は技術的に難しいが，基本は体表での結紮と同じである。結紮点に無理な力がかからずにスムーズな結紮ができるよう，日頃から繰り返し練習を心がけよう。

図1　結紮

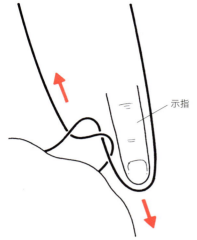

同じ大きさの力で180°反対側へテンションをかける。

示指

図2　結紮：奥行きがない場合

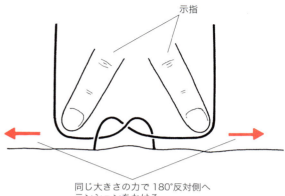

示指

同じ大きさの力で180°反対側へテンションをかける。

ポイントを引きちぎってしまっては元も子もない。

● **結紮の糸を送る動作** —— 最も重要なポイントは結紮点に緊張がかからないようにすることである。結び目をスムーズに結紮点へ向かって送るためには，どちらの手で糸を送るかを判断しなければならない。便宜上，糸を「送る手」と「送らない手」というように呼ぶとすると，通常「送る手」は術者が出血点をクランプしている鉗子の先端に向かって結紮点を送っていく。しかし，結紮点そのものの位置や周囲臓器との位置関係によっては，常にベストの状況で結紮できるとは限らない。言い換えると「自分の得意な形」で結紮できるわけではないために，どちらの手でも糸を送れるような練習を行っておかなければならない。糸を「送る手」が決まったら，糸の結び目を慎重に結紮点へ向けて送っていく。この際，「送らない手」は結紮点を引きちぎらない程度の力で糸を手前へゆるく牽引する。とくに結紮点が深くて見えないような場合には，指の感触のみで糸を送らざるを得ないため，「送らない手」の適度な牽引が非常に重要である。結紮点近傍まで結び目を送る際，「送る手」は結紮点そのもの，あるいはほんの少し結紮点よりも奥へ結び目を送るイメージで糸を縛りこんでいく。

● **結紮** —— 「送る手」と「送らない手」が結紮点を支点として180°反対側になるような方向へ同じ力でテンションをかければ，結紮点に無理な力が加わらないまま結紮することができる[図1]。

　しかしながら，骨盤底にZ縫合をかけて止血したような場合は，奥行きがないために糸を結紮点より奥まで送り込めないことがある。このような場合は，両手を深部まで入れるスペースがある場合には，両手を結紮点がある深さまで挿入して，体表で行うように結紮する場合もある[図2]。

　第2結紮以降を行う際にも，結紮点に余分な緊張がかからないように十分注意する必要がある。とくに縫合止血した場合のように第1結紮が緩みやすい状況の際には，無理に第1結紮で締めようとせず，第2結紮でしっかりとした男結びを作るとよい。第2結紮以降は両手結びでも片手結びでもいいが，いずれにしても結紮点の組織を引きちぎるようなことのないように留意することが重要である。

縫合止血

吉田 雅，武冨紹信　北海道大学消化器外科 I

組織から出血した場合，圧迫止血，電気メスなどによる凝固止血，結紮止血などの止血法がある．しかしながら，それらの止血法が困難な場合，脆弱な組織や実質臓器からの出血の場合，血管からの出血（とくに側壁出血）の場合には縫合止血が有効である[*1]．

手技の基本

縫合止血を行う際も，止血の基本は出血点の確認と出血のコントロールである．とくに，縫合止血が必要とされるような場面では，縫合止血に失敗してしまうと止血困難に陥る危険性が高い．

- **出血点の確認** ── 指やガーゼによる圧迫を少しずつずらし，サクションで視野を確保しながら出血点を十分に確認し，縫合処置に入る必要がある．
- **出血点のクランプ** ── 出血点が確認できたなら，術者が鉗子あるいは鑷子で出血点をクランプする．この際，出血がきちんと止まっていることが重要である．出血がおさまっているのであれば，出血点は鉗子（鑷子）のクランプ部位内にあるはずであり，縫合する際の運針の目標となるからである．きちんとクランプされていないにもかかわらず，むやみに縫合しようとしても止血されないばかりか，出血点より表面のみ縫合されてしまい，深部に血腫を形成して止血困難に陥る危険性がある．
- **Z縫合** ── 鉗子（鑷子）で出血点をクランプできたなら，鉗子（鑷子）の前後に糸がかかるようにZ縫合を行うとよい．この際のポイントは，出血点は鉗子（鑷子）でクランプした部位の内部にあるので，Z縫合の1針目と2針目でそれぞれ鉗子（鑷子）の前後，かつ運針の最深部は鉗子（鑷子）によるクランプよりも深い部位を通過させることである［図1］．縫合止血の際には，通常デタッチの針糸を用いることが多いが，助

> **＊1 ─ 著者からのアドバイス**
> 縫合止血一つをとっても，針糸の種類や大きさ，結紮の強さ，血管確保の必要性などその選択肢は多岐にわたる．いざというときに慌てなくてすむよう，自分の得意パターンだけではなく，縫合法の引き出しをいくつか持っておくとよい．

図1　Z縫合
Z縫合の1針目と2針目でそれぞれ鉗子の前後，かつ運針の最深部は鉗子によるクランプよりも深い部位を通過させる．

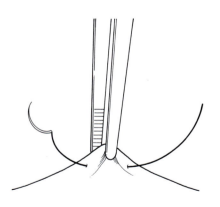
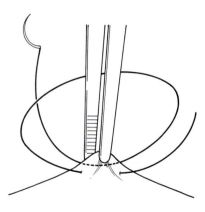

図2　血管側壁の縫合止血

損傷部位がやや大きい場合は，血管径に応じた非吸収性モノフィラメント糸で，単結節縫合を数回行って損傷部位を閉鎖していく。

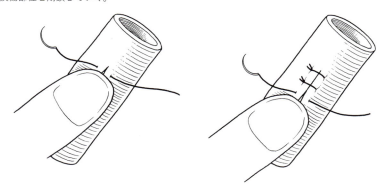

手が針から糸を引き抜く際にも，縫合部を引きちぎらないように十分留意する必要がある。

- **結紮**──助手が結紮をする際にもポイントがある。結紮する組織が肝臓，膵臓，脾臓などのような非常にデリケートな組織の場合，結紮糸によって組織を裂いてしまわないように，止血がぎりぎり得られる程度に結紮の強さを加減する必要性も出てくる。とくに，肝切除の際の切離面からの出血のような場合，やや太めの針糸によって集簇結紮するようなケースもある。

血管側壁出血

血管の側壁から出血している場合には，縫合止血は最も有効であると考えられる。このような場合，圧迫のみでは止血が得られないことが多く，鉗子や鑷子でクランプして電気メスで凝固止血しようとすると，さらに血管壁に大きな穴が生じてしまうことがある。

- **手技の基本**──血管側壁から出血したときにも，まずは圧迫して出血コントロールが重要である。出血をコントロールしながら，出血した血管は「遮断してもよい血管」かどうかを判断する必要がある。もし，遮断してもよい血管なのであれば，出血点の前後に鉗子をかけてクランプし，結紮切離してしまえばよい。一方，血流遮断が許容されない血管であった場合は，出血点を確認しながら血管壁の縫合操作を行う。
- **出血点が非常に小さい場合**──4-0 や 5-0 の非吸収性モノフィラメント糸で Z 縫合をかけてもよい。
- **損傷部位がやや大きい場合**──Z 縫合では血管の形状が変形してしまい，血流低下や血栓の原因となりうるため相応しくない。そのような場合，血管径に応じた非吸収性モノフィラメント糸で，単結節縫合を数回行って損傷部位を閉鎖していく必要がある［図2］。このように損傷部位がやや大きい場合には出血量が多いため，指をずらした先から出血がかさんで損傷部位が十分に確認できなくなりがちである。丁寧な止血，縫合後の十分な血流の保持といった観点からは，可能であれば出血部位の前後で血管を確保して血管鉗子などで出血をコントロールしてから縫合操作を行う方がよい。

食　道

頸部食道周囲膿瘍ドレナージ術

宗田　真，桑野博行，調　憲　群馬大学大学院総合外科学講座

　頸部食道周囲膿瘍の原因としては，咽頭炎・扁桃炎や歯科領域の炎症が頸部の疎な結合組織に広く波及し膿瘍を形成する場合や，食道憩室炎などからの炎症の波及によるもの，医原性の穿孔によるものや特発性などあり，抗菌薬の発達した現代においても病態によっては重篤化しやすく，外科的治療を含めた早急かつ適切な治療が必要となる疾患である。

　消化器外科領域において，頸部食道周囲膿瘍の病態と接する機会が最も多いのは，食道癌手術における頸部吻合後の縫合不全の病態であり，食道癌術後の合併症としては循環器合併症や呼吸器合併症と並び多く，施設間での差はあるものの 10% 以上の頻度が報告されている[1〜3]。縫合不全の原因としては，他の消化管吻合術と同様に全身的因子と局所的因子に大別され，全身的因子としては栄養状態の低下や糖尿病などの慢性疾患の合併などであり，局所的因子としては吻合部の血流，緊張，不確実な手技があげられ，とくに局所的因子の関与が大きいと考えられる。

　消化管外科医において，とくに食道手術に携わる外科医にとって，縫合不全に対するドレナージ術の概念および手技の習得は必須であり，ここでは食道癌術後縫合不全による頸部食道周囲膿瘍に対するドレナージ術について概説する。

病態

　症例によっては頸部食道周囲膿瘍から膿胸や敗血症を併発し，重篤な状態に至ることもあり注意が必要である。頸部食道周囲の深部膿瘍から縦隔へ進展し，降下性壊死性縦隔炎(descending necrotizing mediastinitis；DNM)となる経路，つまり深頸部膿瘍の頸部から縦隔へ進展する主な経路としては，咽頭後・危険間隙，頸動脈間隙，気管前間隙の 3 つがあり，咽頭後・危険間隙が 70% で最も頻度の高いルートとされている[4]。

　頸部食道周囲膿瘍をきたす原因の中でも，食道癌術後の縫合不全に伴う頸部食道膿瘍は，手術にて頸部から縦隔のスペースを操作開放していることもあり DMM に進展しやすく，食道癌術後の CT などの画像診断にて頸部食道周囲膿瘍が疑われる場合には，早急なドレナージが必要である。

治療の原則

　食道癌術後の縫合不全の精査には造影検査を行うが，当科では炎症反応の上昇などの疑われる症例は除き全例には行っていない。

- **膿瘍形成などを認めない場合**──造影検査にてごくわずかな漏れを認めるものの膿瘍形成などを認めない症例で，頸部の発赤や腫脹を認めない場合は，早急なドレナージは行わず絶飲食，抗菌薬使用として栄養管理中心の保存的加療を行い改善を待つ。
- **頸部の比較的狭い範囲に限局した場合**──膿瘍が頸部の比較的狭い範囲に限局し

図1　頸部食道周囲膿瘍
頸部の比較的狭い範囲に限局した場合。

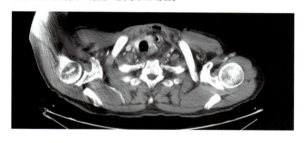

図2　頸部切開膿瘍ドレナージ

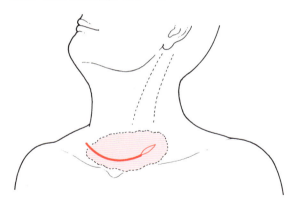

図3　食道癌手術（後縦隔再建）後に縫合不全から縦隔炎を発症した症例

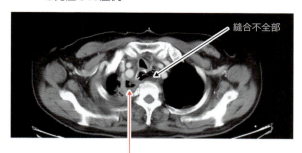

縫合不全部

縦隔から右胸腔内膿瘍形成

た場合［図1］は，絶飲食，抗菌薬の投与および頸部切開ドレナージによる処置を早急に行う必要がある［図2］。また，切開排膿と同時に膿の培養を提出し，その後の抗菌薬使用の指標とすることも重要である。

● **縦隔炎を併発した場合** ── 下方に炎症が進展し縦隔炎を併発した場合［図3］は，頸部のみならず胸部操作が必要となることがあり，治療に難渋する。

頸部膿瘍ドレナージ術とその管理

縫合不全による頸部周囲膿瘍の治療の基本はドレナージであり，有効なドレナージを確実に継続して行うことである。

食道の再建経路によってドレナージの方法は多少異なるが，

● **頸部のみに限局する膿瘍** ── CTなどの画像所見を十分に確認したうえで，発赤・腫脹のある部位で最も効果的な排膿が期待できる部位の小切開を行う。この際に頸部の解剖を十分に理解しておくことは当然重要であり，深部での血管損傷などに十分留意して行う必要がある［図4］。

● **頸部から前胸部に限局する皮下膿瘍** ── 全身状態に影響を及ぼす影響は極めて軽微である。抗菌薬の使用，禁食での中心静脈栄養管理下で保存的に治癒する症例が多い。

● **唾液による皮膚炎の発生** ── これらドレナージによって周囲への炎症の波及は抑えられるものの，頸部食道瘻の状態となるため，唾液による皮膚炎の発生に注意が必要である。そのため，唾液などの排液が多い場合には，周囲の皮膚を保護する目的で唾液用パック［図5］を貼付して管理するなどの工夫が必要である。

● **ドレーンの挿入** ── さらに感染の範囲が頸部全体に広がるような症例や，膿の排

液が継続するような症例，感染が残っているのに瘻孔が閉鎖しやすい症例では，ペンローズなどのドレーンの挿入を行うことも重要である．

- **治癒までの時間短縮**—— 創部の処置にあたっては十分な切開は必要なものの，大きな切開創は食道皮膚瘻を含めたその後の治療に時間を要することもあり，最適な切開部を入念に検討して切開を行うべきである．また，感染および膿瘍形成が生じると器械吻合におけるステープルが感染の温床として残り，感染が落ち着くまで時間を要することもあり，可及的にこれら壊死物質を取り除くことで創傷治癒が早まることも経験している．

- **食道ブジー**—— 感染がコントロールされても頸部食道瘻からの排液が継続するような症例においては吻合部狭窄を認める症例も多く，内視鏡的な食道ブジーを施行している．食道ブジーを行うことによって縫合不全部への唾液の流れが減少し，頸部食道瘻の早期治癒が期待できる．次に排液が減少してくれば綿球など[図6]で瘻孔開放

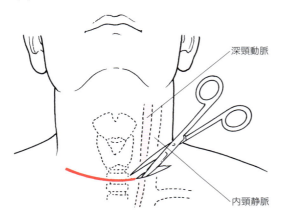

図4　頸部の血管解剖
深部までの処置は血管損傷に注意

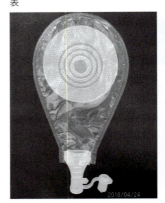 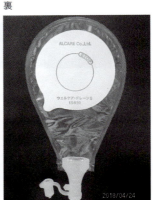

図5　頸部食道瘻（唾液瘻）に用いているバック
排液が多いので注意

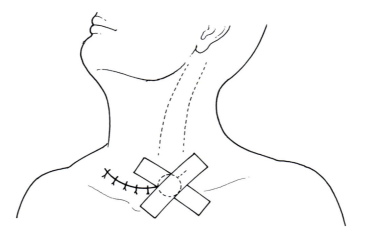

図6　綿球による瘻孔開放部の圧迫閉塞
排液が減少してきた段階で綿球などで瘻孔部を圧迫閉鎖

部を圧迫閉鎖し，造影検査など行ったうえで食事の開始を検討する。
- **陰圧閉鎖療法** —— 近年，頸部食道皮膚瘻に対する陰圧閉鎖療法(negative pressure wound therapy；NPWT)に対する報告もあり，食道皮膚瘻部に持続的な陰圧をかけることにより創縁を引き寄せ，過剰な浸出液および感染性老廃物を取り除き，肉芽組織の形成を促進することで創傷治癒を高めるとされており，症例によって有用な治療法であることが期待されている[5,6]。

食道再建経路

　食道癌術後の再建経路には胸壁前，胸骨後，後縦隔があるが，胸壁前経路再建では炎症の上昇や発赤を認めても自覚症状が少ないことが多い。

- **胸壁前経路** —— 吻合部が皮下にあるため切開排膿ドレナージの処置が行いやすく，周囲損傷の可能性も低い。ただし，瘻孔が短く吻合部に圧力がかかりやすいなどの理由で難治性の瘻孔を形成することもあり，経口摂取が遅れる症例もある[7]。当科ではサルベージなどのハイリスク症例を除き手術の際に腸瘻の作成は行っていないが，胸壁前経路症例においては再建終了後の閉腹時に空腸瘻を作成し，術後早期より開始できるようにしている。

- **胸骨後経路** —— 吻合部が胸壁前と比較し背側に位置するため，診断が遅れたりドレナージが不良であると膿瘍が胸骨の後面に広がる可能性も十分あり，ドレナージを行う際は十分深部まで行う必要がある。また，十分なドレナージが必要な場合は創部再開放部よりペンローズドレーンを胸鎖乳突筋の内側を沿うように挿入固定し，十分なドレナージを心がける必要がある[図7]。

- **後縦隔経路** —— 利点として，最短経路での挙上で手技が簡便である，胃管の緊張や周囲組織からの圧迫が少なく臓器血流が維持されやすい，このため縫合不全や胃管壊死といった重篤な合併症が少ないとされている。しかし，一度縫合不全が生じると縦隔炎から膿胸をきたしやすく，重篤化する危険性が高い。Minor leakageであれば他の経路の縫合不全と同様に絶食と抗菌薬投与，栄養管理により治癒が見込まれるが，頸部食道周囲膿瘍だけでなく縦隔内に膿瘍形成，膿胸をきたしてしまった症例では呼吸不全や心不全，敗血症から死亡する危険性が高い。後縦隔経路での縫合不全では，

図7　膿瘍腔内へペンローズドレーンの挿入

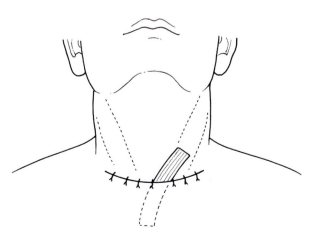

胸腔内の陰圧により胸腔内に膿瘍形成をきたしやすいこと，胃管挙上経路を沿って結果として炎症が下降する経路ができていることがこういった重篤化に寄与していると考えられている。

また，経験上こういった症例では頸部の発赤や腫脹を認めない症例もあり，頸部食道周囲には大きな膿瘍を認めない症例もあり診断が遅れる可能性がある。こういった症例では，頸部からだけでは十分なドレナージは難しく，経食道的縦隔ドレナージ[図8]やCTガイド下ドレナージ[図9]を行い，膿瘍の遺残をきたさないような可及的十分なドレナージを早急に行うことが望まれる。

外科医にとっては，想定外の事態が生じたときにいかに十分な処置を早急に行うかが重要である。消化器外科領域において，食道癌術後の縫合不全は他の消化器癌と比較し多い合併症であり，十分な頸部の観察を行い，発赤や腫脹を認める場合には画像精査にて炎症および膿瘍の範囲を入念に確認し，必要であれば十分なドレナージを躊躇なく行うことが重要である。また，こういった症例においては頻回の処置による肉体面での負担に加えて，経口摂取開始が長期に遅れることによる精神的な負担も極めて大きいことを十分に理解して対応を行うことが重要である。

図8　経食道的縦隔ドレナージ
頸部縫合不全─上縦隔─右胸腔内膿瘍をきたした症例

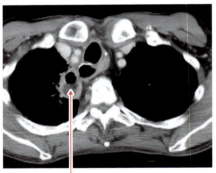
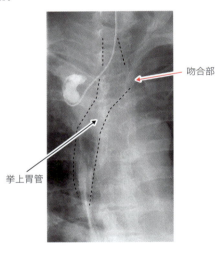

図9　CTガイド下ドレナージ術
食道癌術後（後縦隔再建）に縦隔および右胸腔内の膿瘍を形成した症例

A：施行前　　　　　　　　　　　B：施行後

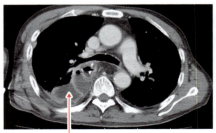
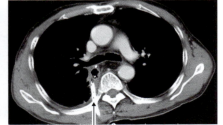

文献

1) 鶴丸昌彦：消化器外科領域の術後合併症とその対策－胸部食道切除－．日消外会誌 1996；29：109-13．
2) 小出義雄，岡住慎一，松原久裕，ほか：食道癌における至適切除範囲の検討．日消外会誌 1997；30：2088-92．
3) 田澤　大，北村道彦，鈴木裕之，ほか：胸部食道癌術後縫合不全症例の検討－後縦隔経路食道胃管吻合について－．手術 1998；52：2025-30．
4) 野中　誠，門倉光隆：降下性壊死性縦隔炎：早期発見と適正な治療のために．日集中医誌 2008；15：41-8．
5) 門馬浩行，衣笠章一，仲上直子，ほか：食道癌術後の食道回腸吻合部縫合不全による難治性頸部消化管皮膚瘻に対し陰圧閉鎖療法が有用であった1例．手術 2017；71：313-7．
6) Morykwas MJ, Argenta LC, Shelton-Brown EI, et al: Vacuum-assisted closure: a new method for wound control and treatment: animal studies and basic foundation. Ann Plast Surg 1997; 38: 553-62.
7) 重岡宏典，今本治彦，塩崎　均：頸部食道周囲膿瘍ドレナージ術．卒後5年でマスターする消化器標準手術．メジカルビュー社，2006，50-4．

食道裂孔ヘルニア修復術

加藤広行[1,2]，金澤匡司[2]，芦澤　舞[2]　福島県立医科大学[1]，JA福島厚生連塙厚生病院[2]

　食道裂孔ヘルニアとは，食道裂孔をヘルニア門とする横隔膜ヘルニアのひとつであり，胃の一部または全部が食道裂孔より縦隔内へ入り込んだ状態をいう。食道裂孔ヘルニアは通常，滑脱型，傍食道型，混合型の3型に分類される［図1］。

　滑脱型は，食道胃接合部が横隔膜を越え，頭側に偏位した状態と定義され，食道裂孔ヘルニアの中で最も多い。症状は胃食道逆流症による逆流性食道炎の症状を伴うことが多い。

　傍食道型は，食道胃接合部が腹腔内の正常の位置にあり，胃底部などが正常食道に沿って縦隔内に脱出した状態をいう。症状は解剖学的異常に基づく機械的圧迫によるもので，呼吸困難や食道閉塞症状などがみられる。

図1　食道裂孔ヘルニアの分類
食道裂孔ヘルニアは通常，滑脱型，傍食道型，混合型の3型に分類される。

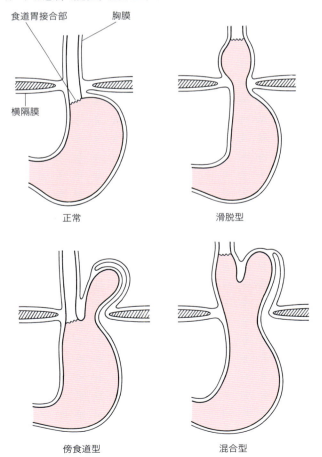

＊1──手術適応のポイント

滑脱型では逆流性食道炎の手術適応に準じ，SAGES（Society American Gastrointestinal Endoscopic Surgeons）のガイドラインにより，①内科的治療に失敗した症例，②年齢，治療期間，医療費など諸事情により内科的治療に成功しても外科治療が望ましい症例，③Barrett食道や狭窄，高度の食道炎を合併する症例，④巨大な食道裂孔ヘルニアによる出血や嚥下障害などの合併症を有する症例，⑤喘息，嗄声，咳嗽，胸痛，誤嚥などの非定型的な症状を有したり，24時間pHモニタリングで高度の逆流を証明しうる症例，としている[3]。傍食道型の手術適応は，①全胃が胸腔内に脱出している症例，②間欠的食道閉塞症例，③呼吸器症状を有する症例，④慢性の出血性貧血や胃軸捻転を有する症例などがあげられる。胃食道逆流症（GERD）診療ガイドライン2015（改訂第2版）によると，近年PPIの長期維持投与と最近の標準的外科的治療である腹腔鏡下GER防止手術を，安全性，効果の確実性，コストなどから比較した検討は数多くなされており，ほとんどにおいてPPIの長期必要例における外科的治療の適応が支持されている。

図2　Nissen法とToupet法

逆流防止手術の術式としては，腹部食道を全周性に巻きつけるNissen法，とくにfloppy Nissen法と，後壁中心に非全周性（270°）に巻きつけるToupet法が用いられる。

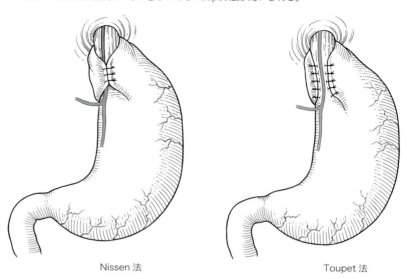

Nissen法　　　　　　　　　　　　　　Toupet法

　混合型は，滑脱型と傍食道型の両者を併せもつタイプである。

　また，軸捻転を伴ったupside down stomachは胃の脱出程度が高度で，胃全体が縦隔内に脱出した稀な病態であり，捻転形式は臓器軸性と間膜軸性に分類される。

　食道裂孔ヘルニアの手術法＊1は，解剖学的修復と逆流防止手術からなる。前者は①胃の腹腔内への還納，②腹部食道の露出，③食道裂孔の縫縮からなる。後者は逆流性食道炎手術に準じた逆流防止手術が行われる。逆流防止手術の術式としては，胃底部を用いて腹部食道を全周性に巻きつけるNissen法[1]，後壁中心に非全周性（270°）に巻きつけるToupet法[2]，前壁中心に非全周性に巻きつけるDor法，胃底部後壁を筋層まで含めて正中弓状靭帯に縫合固定するHill法，および短食道型食道裂孔ヘルニア症例に対して行われるCollis-Nissen法など，いくつかの術式が存在する。現在は逆流性食道炎の手術と同様にNissen法とToupet法が一般的に用いられ，これらの術式は通常，腹腔鏡下手術で行われている[3]［図2］。ガイドラインによると，開腹手術に比べ腹腔鏡下手術は有用であり，行うよう推奨すると記載されている[3]。

　本項では，食道裂孔ヘルニアに対する手術術式およびその手技の実際について概説する。

腹腔鏡による手術

Nissen法

- **体位**──開脚仰臥位とし，逆Trendelenburg体位とする。術者は患者の両脚の間に立ち，カメラ助手が患者の右側に，第1助手が患者の左側に立つようにする[4, 5]。
- **ポートの位置**──臍部よりopen methodで12mmトロッカーを挿入する。トロッカーの位置は図3のように挿入し，CO_2気腹圧は10mmHgとする。
- **肝左葉外側区域の挙上**──肝左葉の挙上は，リトラクターを用いてもよいが，ポートを1本省略するために，食道裂孔腹側の横隔膜に糸をかけ，ネラトンカテーテルを用いて腹壁より吊って肝左葉外側区域を挙上して視野の展開を図る[6]［図4］。これは

図3　腹腔鏡手術のポート位置

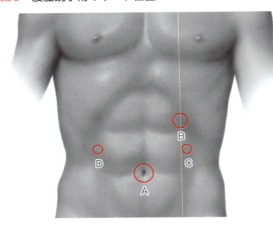

A：臍部（カメラ用12 mm）
B：左肋骨弓下前腋窩線上（術者右手用12 mm）
C：左側腹部乳頭線上（助手用5 mm）
D：右側腹部乳頭線上（術者左手用5 mm）

図4　肝左葉外側区域の挙上
食道裂孔腹側の横隔膜に糸をかけ，ネラトンカテーテルを用いて腹壁より吊って肝左葉外側区域を挙上し，視野の展開を図る。

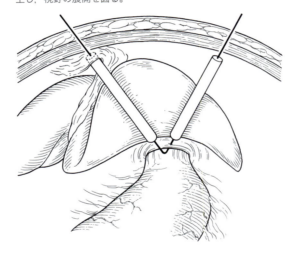

ネラトンカテーテルではなく，ペンローズドレーンを用いてもよい。

●**腹部食道の露出**──小網を切開し頭側に切開を進め，迷走神経肝枝を確認したら温存する。腹部食道の右側を剝離し，横隔膜右脚を露出する。迷走神経前幹を損傷しないように食道前面の横隔食道間膜を切離する。引き続き，食道左側の剝離を進め，横隔膜左脚を露出し右からの切開線と連続させる[図5]。

腹部食道を全周性に剝離ができたら，テープを用いて腹部食道を牽引する。食道を前方に挙上し，食道後面のwindowを作成する際に迷走神経後幹を温存する[図6]。

●**胃底部の授動**──噴門形成の際に胃底部が十分に授動できるように，必要に応じて短胃動静脈の頭側の2～3本を切離するが，切離不要なことも多く認める。

●**食道裂孔の縫縮**──食道裂孔の縫縮の際には，食道周囲に若干の余裕ができる程度にして，絞めすぎに注意する。食道裂孔の縫縮を行うために，2～3針程度の縫合を行う[図7]。これを締めすぎると術後の狭窄を起こすことになり，またあまり緩すぎると裂孔ヘルニアの再発を招く恐れがある。

＊2─手技のポイント

Nissen法による噴門形成術では，左右のラップの位置に注意する．左右のラップが同じ高さになるように十分に余裕を持ち，左側のラップが低くなりすぎないようにする．また，術後の嚥下障害を防止するために，術中食道拡張ブジーの挿入，あるいは術中内視鏡による確認をしておくことが有用である．胃底部の締めすぎ（tight Nissen），巻きつけが長すぎると術後のつかえ感やgas bloat syndromeを起こすことがある．

●**噴門形成術**──胃底部を食道の背側を通して右側に引き抜き，胃底部の縫合（巻きつけ）を行う．この際に腹部食道の背側に胃底部を通し，可動性に余裕があることを確認する［図8］．「靴磨き（shoe shine）」の要領で，術者の鉗子でラップを左右に滑らせてみることにより，ラップに緊張がかからないことを確認する＊2．つまり，shoe shine操作を行う．

胃底部の縫合の際には，術中内視鏡またはブジーを胃内まで挿入して絞めすぎのないことを確認しながら，胃底部が腹部食道を360°被覆するように縫合を行う．胃底部の締めすぎ（tight Nissen），巻きつけが長すぎると，術後のつかえ感やgas bloat syndromeを起こすことがある．最後に胃底部後壁を横隔膜に縫着，ラップと横隔膜脚の縫着を行い手術を終了する［図9］．

図5　食道裂孔周囲の剥離操作
①～③の順序で剥離し，迷走神経肝枝を温存し，横隔食道間膜を切離する．

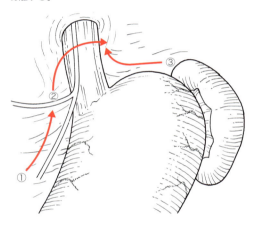

図6　腹部食道の露出
腹部食道を全周に剥離した後，食道全周にテープをかけ牽引する．

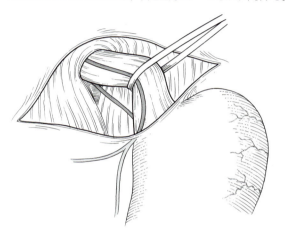

図7　食道裂孔の縫縮
食道の後方で迷走神経の損傷をしないように，食道裂孔の縫縮を2～3針程度行う．

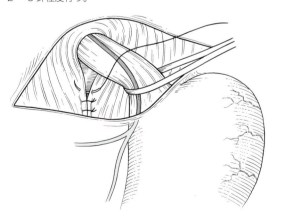

図8　「靴磨き」操作
腹部食道の背側に胃底部を通し，可動性に余裕があることを確認する．「靴磨き」の要領で，術者の鉗子でラップを左右に滑らせてみることにより，ラップに緊張がかからないことを確認する

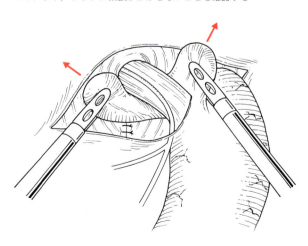

図9 胃底部後壁と横隔膜の縫着，ラップと横隔膜脚の縫着

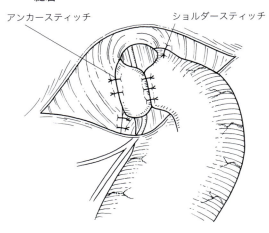

図10 Toupet法
胃底部を後壁中心に非全周性(270°)に巻きつけるため，胃底部同士を縫合するのではなく胃底部のラップを食道壁に縫着する。

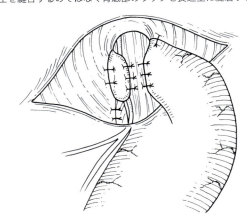

＊3―Nissen法とToupet法の比較ポイント

両術式の使い分けは，食道運動機能が正常でLESの機能不全が逆流の原因である症例にはNissen法を選択し，食道運動機能が低下している症例にはToupet法を選択するのが望ましいとされている。近年では腹腔鏡下手術における2つのメタアナリシスでは，両者で治療効果および安全性に差がなく，術後の嚥下障害や腹部膨満といった合併症は有意にToupet法で少ないことが示されている[3]。

Toupet法

- **体位，ポートの位置，腹部食道の露出～食道裂孔の縫縮** ―― 体位，ポートの位置はNissen法と同様である。そして，肝左葉外側区域の挙上および腹部食道の露出，胃底部の授動，食道裂孔の縫縮に至るまではNissen法と同様である。
- **噴門形成術** ―― Toupet法の場合には，後壁中心に非全周性(270°)に巻きつけるため，胃底部同士を縫合するのではなく，胃底部のラップを食道壁に縫着する[図10]。Toupet法では，約3～4cmのラップを形成する。さらに胃底部後壁を横隔膜に縫着し，ラップと横隔膜脚を縫着する。

Collis-Nissen法

縦隔内食道を十分に授動しても腹部食道が十分に確保できない場合には，食道の延長を行う。食道壁に沿って自動縫合器で胃噴門部へ5～6cmぐらい切り込み，胃切離端は漿膜筋層縫合を追加する。または，小切開を追加して21mm径の自動吻合器を挿入し，体上部に円形に打ち抜き，その孔より自動縫合器を用いて切離し，下部食道を形成する[図11]。噴門形成術はNissen法あるいはToupet法に準じて，作成された胃底部を延長された食道に全周性に巻きつける。被覆する長さは3cm程度である。

図11 Collis-Nissen法
食道壁に沿って自動縫合器で胃噴門部へ5～6cm切り込み，新たな胃底部を形成する。または，小切開を追加して21mm径の自動吻合器を挿入し，体上部に円形に打ち抜き，その孔より自動縫合器を用いて切離し下部食道を形成する。

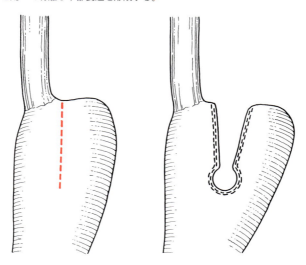

メッシュによる補強

混合型食道裂孔ヘルニアは，裂孔の開大が高度で横隔膜脚が脆弱であることも多く，縫縮部分にかかる緊張のため組織が裂けることで再発をきたす可能性が高いことが知られている。とくに，軸捻転を伴ったupside down stomachなどの巨大食道裂孔ヘルニアでは術後再発を認めることが報告されている[7～9]。そのため，メッシュの使用により再発率を低下させたというランダム化比較試験もあり[9]，裂孔の開大が高度であった場合は縫縮に加え，メッシュによる補強を検討すべきである。

腹腔鏡下手術のアドバイス

腹腔鏡下食道裂孔ヘルニア手術においては，日本内視鏡外科学会において技術認定制度が発足し，評価項目が設定されている[表1]。これらの内容を遵守し，それぞれの機器の操作や手技を習得し，より安全で高い治療効果を有することが重要である。

腹腔鏡下手術は高齢者にあってはその低侵襲性，若年者にあっては美容面や経済面などの点において優位性があると思われる。したがって，今後さらなる発展が望まれる治療法であるが，やはり手術に伴うリスクを常に念頭に置かなければならない。腹腔鏡手術に多い合併症である血栓症などは，肺血栓塞栓症の予防ガイドラインを参考にする。適応は慎重に検討し，患者にはそのメリット，デメリットを十分に説明して行うことが大切である。

表1　食道裂孔ヘルニアの評価項目（40点満点）

Category I　腹部食道の露出（12点）
（腹部食道の露出と胃穹隆部の授動は，どちらが先に行われても，点数に影響しない。）

I-1　神経の温存（全手技を通じて）

1）迷走神経前幹，後幹，肝枝の損傷がない。	4点
2）迷走神経の扱いが愛護的でない。	2点
3）迷走神経肝枝の損傷がある。	0点
4）迷走神経前幹または後幹の損傷がある。	落第

I-2　食道の露出

1）愛護的に行われている。	4点
2）食道壁の損傷はないが，非愛護的である。	2点
3）食道壁，胃壁の損傷がみられる（非全層性，非開放性）。	0点
4）開放性の食道壁，胃壁の損傷がみられる。	落第

I-3　食道の露出

1）全周性に剥離が行われ，緊張をかけない状態で3cm以上腹部食道が確保できている場合	4点
2）腹部食道の確保はできているが，不十分（3cm未満の場合）	2点
3）腹部食道の確保ができない（牽引を緩めると縦隔内に入る）	0点

Category II　胃穹隆部の授動（4点）
（短胃動脈を切離することに関しては，否定的な報告もあるので評価対象としない）

1）噴門形成時に緊張がかからないように，胃穹隆部の授動が行われている。	4点
2）授動は行われているが，授動が十分とは考えられない。	2点
3）授動が不良で，噴門形成部に過度の緊張がかかる。	0点

Category III　食道裂孔の縫縮（8点）
（前側からでも，背側からでもよい。）

1）裂孔の縫縮が適切に（約1cm前後の隙間を残して）行われている場合	8点
2）裂孔の縫縮がきつすぎる（隙間がない），または緩すぎると判断される場合	4点
3）裂孔の縫縮が行われていない場合	0点

Category IV　噴門形成術（12点）
（anchor stitch，shoulder stitchの手技はコンセンサスが得られていないので，評価の対象としない。噴門形成術の種類に関しては，標準的なNissen法以外にToupet法が用いられていても，同等の評価とする。）

IV-1　左右のwrapの位置

1）噴門形成が行われたとき，左右のwrapの位置がバランスよく選ばれている場合	4点
2）左右のバランスが悪い。とくに左側のwrapが低すぎる場合，または，傍食道型の食道裂孔ヘルニアで噴門形成が行われていない場合	2点
3）胃に変形や捻れが生じるほど，バランスが悪い場合，滑脱型，混合型で噴門形成が行われていない場合	0点

IV-2　噴門形成の長さや締めつけの程度

1）適度の長さ（Nissen法では2cm，Toupet法では4m），適度の締めつけ（Nissen法ではブジーなどの挿入が前提）である場合	8点
2）wrapの長さが短い場合，傍食道型の食道裂孔ヘルニアで噴門形成が行われていない場合，またはNissen法でブジーを挿入していないが締めすぎではないと考えられる場合，またはwrapの長さが長すぎる場合	4点
3）滑脱型，混合型で噴門形成が行われていない場合，またはNissen法でブジーを挿入せずに噴門形成術が行われた場合	0点

Category V　全体的な手技の習熟度（4点）

1）手技を十分習熟している。	4点
2）やや不慣れな点がある。	2点
3）手技を習熟していない。	0点

文献

1) Nissen R: Gastropexy and "fundoplication" in surgical treatment of hiatal hernia. Am J Dig Dis 1961; 6: 954-61.
2) Toupet A: Technic of esophago-gastroplasty with phrenogastropexy used in radical treatment of hiatal hernias as a supplement to Heller's operation in cardiospasms. Mem Acad Chir (Paris) 1963; 89: 384-9.
3) 日本消化器病学会編：胃食道逆流症（GERD）診療ガイドライン2015（改訂第2版），2015．
4) 宮崎達也，加藤広行，木村　仁，ほか：食道裂孔ヘルニアに対する腹腔鏡下手術の適応と限界．クリニカ 2004；31：25-8．
5) 中島政信，加藤広行，宮崎達也，桑野博行：【GERD治療の進歩】腹腔鏡下手術の適応．Mebio 2005；22：70-4．
6) Kato H, Miyazaki T, Kimura H, et al: A novel technique to facilitate laparoscopic repair of large paraesophageal hernias. Am J Surg 2006; 191: 545-8.
7) Hashemi M, Peters JH, DeMeester TR, et al: Laparoscopic repair of large type Ⅲ hiatal hernia:objective follow up reveals high recurrence rate. J Am Coll Surg 2000; 190: 553-60.
8) Champion JK, Rock D: Laparoscopic mesh cruroplasty for large paraesophageal hernias. Surg Endosc 2003; 17: 551-3.
9) Frantzides CT, Madan AK, Carlson MA, et al: A prospective, randomized trial of laparoscopic polytetrafluoroethylene (PTFE) patch repair vs simple cruroplasty for large hiatal hernia. Arch Surg 2002; 137: 649-52.

食道アカラシア手術

川久保博文，北川雄光　慶應義塾大学医学部一般・消化器外科

　食道アカラシアは，下部食道括約筋（lower esophageal sphincter；LES）の弛緩不全と，食道の蠕動の減弱ないし欠落による食物の通過障害や食道の異常拡張などがみられる機能的食道疾患である。頻度は10万人に対して0.4～1.2人でやや女性に多い。20歳代からの発症も認められる。病態として何らかの後天的な理由によるAuerbach神経叢の変性や神経節細胞の減少・消失が指摘されているが，確固たる原因はいまだ明らかではなく，自己免疫疾患やウイルス感染の可能性も考えられている。症状は嚥下障害，胸痛，吐逆，誤嚥などがみられるが，症状の進行は一般に緩徐であり体重減少は比較的軽度である。また，過半数の患者に胸痛がみられるが，高齢者では少ない傾向にある。アカラシア患者の食道癌併存率は3～5％であり，食道癌発生のリスクは一般人口と比較して7倍～33倍高くなると報告されている。

　食道アカラシアの手術は，1913年にEarnest Hellar[1]が筋層切開術の原型となる前後壁の筋層切開術を報告した。その後，GreoeneverldtやZaaijerにより一側の筋層切開術に改良が行われ，現在ではHellerの筋層切開術として普及してきている。1960年代には現在の噴門形成術の原型が登場し，代表的なものとしては，全周性の噴門形成術であるNissen法（1961年）[2]，後方2/3周性のToupet法（1963年）[3]，前方1/2周性のDor法（1962年）[4]が発表されている。1990年代に入って，アカラシアや逆流性食道炎に対する腹腔鏡下手術が報告され，現在では標準的な外科治療となった。わが国では1993年より腹腔鏡下食道アカラシア手術が行われるうようになり，開胸手術や開腹手術との比較における治療成績の同等性，安全性が確認され，術後創痛の軽減，在院日数の短縮により急速に進んでいった。米国消化器内視鏡外科学会（SAGES）の食道アカラシアの外科治療に関するガイドラインでは，腹腔鏡手術（筋層切開術と逆流防止術）が治療の第一選択として推奨されるようになった。一方で，2008年に井上により開発された経口内視鏡的筋層切開術（per-oral endoscopic myotomy；POEM）[5]は，体表に傷がないこと，必要に応じて腹腔鏡手術より長い筋層切開を置けることから，徐々に世界の標準治療となりつつある。

　本項では，著者らが施行している食道アカラシアに対する腹腔鏡下Heller and Dor手術を中心に解説する。

術前処置

　腹腔鏡下手術は全身麻酔を必要とするため，そのための評価が必要となるが，術前検査として特殊なものははい。重症例では誤嚥性肺炎などの呼吸器合併症を伴っていることも少なくないので，その管理が必要となる。また，食道内に食物残渣が貯留していることが多く，麻酔挿管時に誤嚥の原因となる。前日午後から禁食，点滴管理とし，手術当日朝に経鼻胃管を挿入している。

手術室の配置と患者の体位

手術体位は開脚位，上腹部の臓器を尾側に移動させるために頭高位で行う．腹腔鏡モニターは患者頭側に1台置き，術者・助手・スコピストが同じ画像を共有する．術者は患者の右側，助手は左側，スコピストは両脚間に立つ．図1に著者らのポート挿入位置を示す．臍部に腹腔鏡挿入用のバルーン付きポートを挿入する．右上腹部に5 mmトロッカー①，右中腹部に12 mmトロッカー②，左中腹部に5 mmトロッカー③，右上腹部に5 mmトロッカー④を挿入する．腹腔鏡鏡はオリンパス社製10 mmの3D軟性鏡を使用しており，臍下のポートから挿入する．CO_2で気腹し，頭高位にして手術を開始する．Endo Close™を用いてナイロン2-0にて肝円索と腹壁を固定し，肝臓を吊り上げる．上腹部正中から肝外側区を圧排用のリトラクター（Nathanson Hook Liver Retractors）を挿入し，肝外側区を圧排する．

手術手技

食道アカラシアに対するHeller-Dor法は，①腹部食道の露出，②胃穹窿部の授動，③筋層切開，④噴門形成の4つの手術手技により構成される．

食道の露出 [図2AB]

十分な長さの筋層切開を行うためには，縦隔内の食道を十分に剥離，露出する必要がある．迷走神経は必ず確認し温存する．胃横隔膜間膜右側を切離し，右横隔膜脚を

図1　ポート挿入位置
①右上腹部に5 mmトロッカー，②右中腹部に12 mmトロッカー，③左中腹部に5 mmトロッカー，④右上腹部に5 mmトロッカー，⑤腹腔鏡

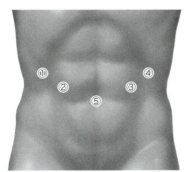

図2　食道の露出
A：テフロンテープを尾側に牽引し，腹部食道を露出する．
B：食道は食道胃接合部より約7 cm口側，胃は尾側に約2 cm剥離する．

A

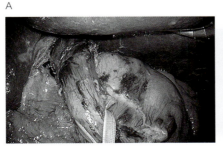

B

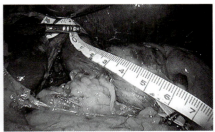

開放し食道裂孔に入り，腹部食道右壁を露出する．助手が胃体部を尾側に牽引し，腹部食道前後壁を露出し，腹部食道を周囲より全周性に剝離し，テフロンテープを通し把持する．食道の腹側と背側にある前迷走神経幹と後迷走神経幹を温存する．テフロンテープを尾側に牽引し，食道は食道胃接合部より約 7 cm 口側に剝離する．胃噴門小彎も尾側に約 2 cm 剝離する．

胃穹窿部の授動［図 3］

Dor 法による噴門形成術を施行するため，胃穹窿部の授動が必要になる．短胃動静脈を胃壁に沿って超音波切開凝固装置（LCS）にて切離する．この際，術者は脚間に立ち，スコピストは右側に立つ．胃横隔膜間膜左側を切離し，左横隔膜脚を開放し，先立って剝離した腹部食道につなげる．

筋層切開［図4ABC］

Heller の筋層切開術では，食道側 5 cm，胃側 2 cm の筋層切開を行う．上部消化管内視鏡を挿入し，食道胃接合部（esophago-cardiac junction：ECJ）の位置を確認し，ピオクタニンにてマーキングする．そこから口側に 5 cm の食道壁，尾側に 2 cm の胃壁にマーキングする．助手はテフロンテープを牽引し，食道を伸展させる．ECJ で電気メスで筋層を切開し，メリーランド型鉗子にて筋層，粘膜下層を剝離して粘膜を露出させる．粘膜を損傷しないように注意する．口側に向かって食道粘膜下層をメリーランド型鉗子にて剝離し，LCS にて筋層を切開する．この操作を繰り返し，口側のマーキングまで筋層切開する．LCS の active blade で粘膜を損傷しないように注意する．

図3　胃穹窿部の授動
短胃動静脈を胃壁に沿って LCS にて切離する．

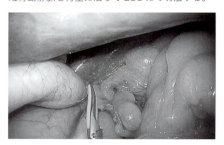

図4　筋層切開
A：食道側 5 cm の筋層切開を LCS にて行う．
B：胃側 2 cm の筋層切開をフック型電気メスで行う．
C：食道側 5 cm，胃側 2 cm の筋層切開．

A
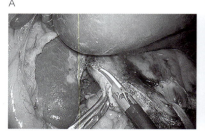

B
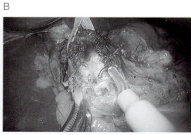

C
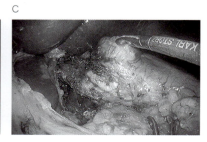

ECJ の肛門側，胃壁の筋層切開は若干難しい。食道と比較して，胃噴門部から体部の粘膜下層は剥離が難しいことと，この部位の胃の筋層は錯綜しており，血流が豊富で出血しやすいからである。著者らはフック型電気メスを使用している。食道側の筋層切開部から肛門側に向かって，少しずつ胃の筋層をフックで引っ掛けて切離する。肛門側のマーキングまで切離する。食道筋層の一部を切除して，術後に病理組織学的検索を施行している。

Dor 法による噴門形成術［図 5ABC］

　Dor 法では，胃穹窿部を用いて前側から筋層切開部を覆う。胃穹窿を授動して，緊張がかからない状態で筋層を覆えるかを確認する。緊張があれば短胃動静脈の切離をよりさらに下方まで進める。

　筋層切開部の左側と胃穹窿部の内側を Vicryl®3-0 にて結節縫合もしくは V-lock™ 3-0 にて連続縫合で吻合する。尾側から頭側に向かって縫合を進めていく。次に筋層切開部の右側と胃穹窿部の外側を Vicryl®3-0 にて結節縫合，もしくは V-lock™ 3-0 にて連続縫合で吻合する。頭側から尾側に向かって縫合を進めていく。胃のローテーションを防ぐために，胃穹窿部と右横隔膜脚に 1〜2 針の shoulder stitch を追加する［図 6］。

　上部消化管内視鏡を再度挿入して，食道胃接合部の通過状態，噴門形成による狭窄の有無を確認する。Shoulder stitch が狭窄の原因になることがあるので，内視鏡で挿入に抵抗を感じた場合は 1 針外すことで狭窄が解除されることもある。

　止血確認，洗浄して気腹終了。ドレーンは挿入せず，トロッカーを抜去して閉創する。

図 5　Dor 法による噴門形成術
A：筋層切開部の左側と胃穹窿部の内側の縫合。
B：筋層切開部の右側と胃穹窿部の外側の縫合。
C：Dor 法による噴門形成術の完成図。

A
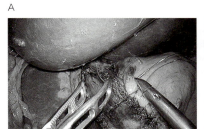

B
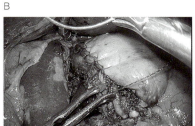

C
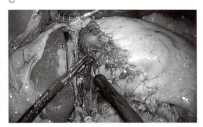

図 6　shoulder stitch
胃穹窿部と右横隔膜脚に 1〜2 針の shoulder stitch を追加する。

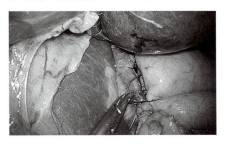

術後合併症

術翌日から飲水を開始する。術後透視をガストログラフィン®にて施行し，通過障害と逆流の有無を確認し，食事を開始する。術後は以下の合併症に注意が必要である。

- **嚥下困難**── ほとんどの症例で経口摂取を開始すると，嚥下困難の症状は劇的に改善する。術後3〜4日で一過性につかえ感が出現することがあるが，徐々に改善する。つかえ感が持続する場合は，噴門形成がきつすぎたか，筋層切開が不十分な場合がある。その症状も時間とともに改善することが多いが，持続する場合は内視鏡的にバルーンにて拡張する。

- **食道・胃穿孔**── Hellar-Dor手術では，筋層切開部を胃穹隆部にて被覆するため，術後の食道・胃穿孔は極めて稀である。しかし，粘膜損傷が原因で食道・胃穿孔による術後膿瘍形成を認める可能性はあるので，術後早期に発熱や疼痛，血液検査にて炎症所見を認めた場合はCT検査および食道造影検査を施行する。膿瘍を認めた場合には経皮的ドレナージを施行する。

- **胸痛**── 術前から胸痛を認める患者も，術後は徐々に改善することが多い。持続する場合は，Ca拮抗剤などによる内科的治療が必要な場合もある。

食道アカラシア手術は腹腔鏡手術により，開腹手術と比較してより低侵襲であることから急速に広まった。しかし，2008年により低侵襲な治療としてPOEMが発表され，最近10年で急速に広まっている。本術式のメリットは，筋層切開による逆流性食道炎を噴門形成によって予防できることである。POEMには胃酸逆流による発癌リスクなどの長期的な評価も必要であり，とくに若年者には有用な治療と考える。

文献

1) Heller E: Extramuköse Kardiaplastik einem Chronischen Kardiospasmus mit Dilatation des Oesophagus. Mitteilungen aus der Grenzgebiete der Medizin and Chirugie 1913; 27: 141-5.
2) Nissen R: Gastropexy and "fundoplication" in surgical treatment of hiatal hernia. Am J Dig Dis 1961; 6: 954-61.
3) Toupet A: Technique de oesophago-gastroplastie avec phréno gastropexie appliquee dans la cure raicale des hernies hiatales et comme complement de l'operation de Heller dans les cardiospasmes. Mem Acad Chir 1963; 89: 394-9.
4) Dor J et al: L'interet de la technique de Nissen modifiée dans la prévention du reflux après cardiomyotomie extra-muqueuse de Heller. Mémories de l'académie de Chirugie de Paris 1962; 27: 877-82.
5) Inoue H et al: Peroral endoscopic myotomy (POEM) for esophageal achalasia. Endoscopy 2010; 42: 265-71.

食道切除術

八木浩一，西田正人，瀬戸泰之　東京大学大学院医学系研究科消化管外科学

　消化器外科専門医修練カリキュラムにおいて，食道切除術（切除のみ）は中難度手術，食道切除再建術は高難度手術に分類されている．術者規定はないものの，消化器外科専門医を申請するにあたって，食道癌の手術を3例経験する必要がある．本書の基本理念は，消化器外科専門医受験直前までの習得すべき消化器外科標準手術を若手外科医へ向けて実践的解説を行うことであるが，消化器外科修練カリキュラムを考慮すると受験直前までに「習得すべき」術式ではないと考える．

　食道切除術の特徴は，他の消化器外科手術にない胸部操作が必要であることである．非常に侵襲の大きい手術であり，縫合不全，肺炎，反回神経麻痺からの誤嚥，胃管壊死などの合併症が起こると，急性呼吸窮迫症候群から挿管・人工呼吸器管理が必要となることがあり，さらに多臓器不全へと発展する症例も存在する．近年，胸腔鏡や腹腔鏡，縦隔鏡の使用による低侵襲化が試みられているが，現時点での胸部食道癌に対する標準術式は，右開胸開腹食道切除，3領域リンパ節郭清，胃管挙上再建である．胸部操作を先行する場合と腹部操作・頸部操作を先行する場合があり，再建経路や吻合部位，腫瘍の深達度などを考慮し，どちらの方法をとるか判断する．

　本項では主に開胸先行の場合の胸部操作について概説し，頸部操作・腹部操作・再建については割愛する．当科での標準的な手順に沿って，術者目線の図で概説した．

麻酔および体位

　麻酔は硬膜外麻酔と分離肺換気による全身麻酔で行う．マジックベッドで左側臥位をとる．著者らの施設では，中下縦隔操作は術者が患者左側，上縦隔操作は患者右側に立って手術操作を行っている．

皮膚切開［図2］

　左側臥位にした後に，第4肋間をマーキングする．男性はその尾側で皮膚割線に沿って約20 cm皮膚切開を置く．女性の場合は手術前に上半身を起こした状態で乳房下溝線（Inframammary fold）に予め行っておいたマーキングに沿って皮膚切開を置く．

開胸［図3］

　第4肋間前側方開胸を行っている．皮下組織を切離し，前鋸筋，大胸筋表面を露出する．大胸筋裏で小胸筋を切離し，肋軟骨部に到達する．広背筋は温存する．女性の場合は乳腺の背側を剥離し，大胸筋を露出し大胸筋裏を剥離する．前鋸筋を線維方向にスプリットして肋間筋を切離し開胸する．第5肋骨を前方（肋軟骨部）と後方（できるだけ背側）で切離する．開胸器を2個用いて視野を展開する．開胸器で皮膚を圧挫しないように皮膚との間にタオルを挟んで皮膚を保護する．また，手術の進行に伴い，少しずつ開胸創を開いていく．

図1 切除・郭清範囲

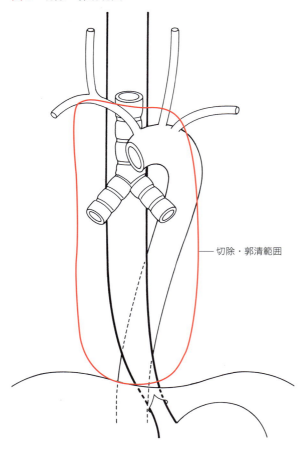

切除・郭清範囲

図2 皮膚切開

A：男性

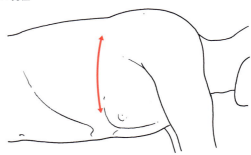

B：女性

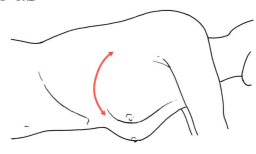

図3 開胸

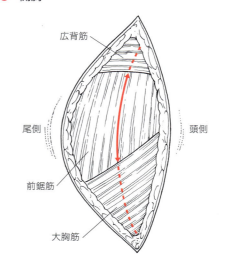

広背筋
尾側
頭側
前鋸筋
大胸筋

奇静脈切離，右気管支動脈切離，胸管切離 ［図4, 5］

　　　　　　　　　　　　術者が患者左側に位置しており，術者は左手を用いてオペーゼ越しに虚脱させた右肺を手前に牽引し，背側の壁側胸膜を切開し，奇静脈を奇静脈弓のすぐ末梢で2本別々に結紮切離する。奇静脈の表面の胸膜は切開し，結紮の際に距離がとれるようにしておく。壁側胸膜切開を尾側まで行い，胸管を同定し食道側に含むように下行大動脈壁を広く露出する。食道固有動脈は，クリップまたはエネルギーデバイスで焼灼し

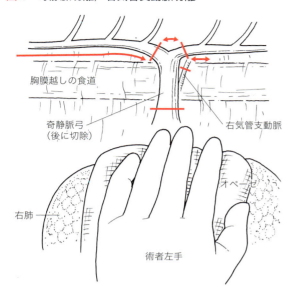

図4 奇静脈切離，右気管支動脈切離

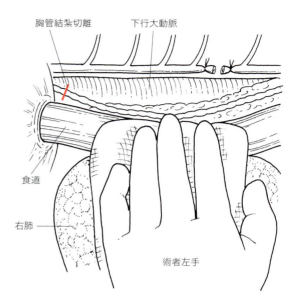

図5 胸管切離

て切離する．奇静脈切離部の背側で右第3肋間動脈から分岐する右気管支動脈を確認して，エネルギーデバイスで切離する．通常著者らは右気管支動脈を切離しているが，切離に伴う合併症はなく問題ないと考えている．胸管をできるだけ尾側（横隔膜近く）で結紮切離する．胸管を丁寧に露出する必要はなく，ある程度周囲の脂肪組織をつけて結紮してよい．横隔膜と食道の間を切離し，右肺靭帯を切離する．

No.112aoA，No.112pul 郭清 [図6, 7]

　術者が左手を用いてオペーゼ越しにさらに右肺と食道を手前に牽引することで，大動脈壁の奥で左胸膜まで到達することができ，No.112aoA 組織の郭清が可能である．横隔膜に沿って切離を進め，横隔膜上リンパ節（No.111）を郭清する．右肺靭帯を切離したラインから食道の腹側の右胸膜を頭側に切開する．胸管を切離した高さで，食道をテーピングする．このテープを牽引し食道を挙上して，心嚢と食道の間の疎な層の剥離を広く行う．心嚢と連続して右下肺静脈を露出し，この下縁に位置するNo.112pulR を郭清する．続けて左下肺静脈が同定されるが，左下肺静脈表面に沿って鉗子を挿入し剥離することで，左下肺静脈の下縁と左肺の間に位置するNo.112pulL を郭清することが可能である．なお，腹部操作での下縦隔操作を先行している際は，下縦隔操作で心嚢は露出され，No.111，No.112aoA は郭清されているため，噴門側胃を胸腔内に引き出して脱転させ，心嚢との間の剥離は容易に行うことが可能である．

No.107，No.109R，No.109L 郭清 [図8]

　術者は左手を用いてオペーゼ越しに右肺を手前に牽引する．中縦隔郭清に先立ち，奇静脈弓頭側の背側胸膜を切開して背側を剥離，腹側より気管と食道の間を剥離し，気管側から鉗子を通して食道をテーピングする．その後，奇静脈弓を中枢側で二重結紮して切除する．腹側の胸膜切開を，右肺靭帯切離から頭側に向かった胸膜切開のラインと連続させる．右迷走神経の走行を確認して，肺枝を分岐した末梢で右迷走神経を

図6 No.112aoA 郭清

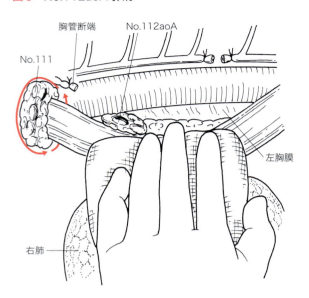

図7 No.112pul 郭清

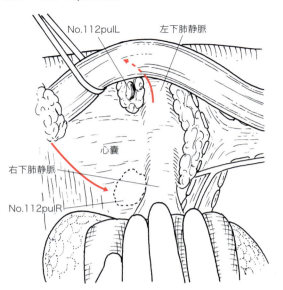

図8 No.107, No.109R, No.109L 郭清

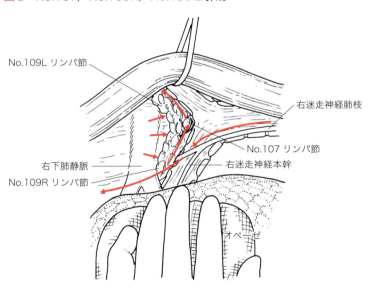

切離する．右気管支動脈の末梢側も切離する．ここで，左主気管支に沿って鉗子を通して食道をテーピングし直す．このテープを牽引することで，左主気管支の損傷を予防する．No.107，No.109 郭清の尾側と No.109R の右縁を決定して，さらに右主気管支壁から剥離し，挟み撃ちするように No.109R，No.107 を郭清する．気管分岐部には気管腹側から左気管支動脈の末梢が入り込むことが多いので，エネルギーデバイスで切離する．そのまま左主気管支壁に沿って剥離を進め，No.109L の郭清限界まで郭清する．この一連の操作で，気管分岐下リンパ節は食道についた状態で en-bloc に郭清される．さらに食道にかけたテープを牽引しつつ，気管心嚢を手前に牽

引すると，左迷走神経と肺枝で構成される索状組織（肺門板）が確認でき，食道枝を切離して中縦隔操作を終了する。

No.106recR 郭清 [図9]

ここで，術者と第1助手は立ち位置を交代し，術者は患者右側（背側）へ移動する。第1助手は左手でガーゼ越しに肺を手前に牽引する。腹側の胸膜を切開して，右迷走神経本幹を頭側寄りで血管テープを用いてテーピングする。背側からの胸膜切開のラインと連続させる。右迷走神経本幹を頭側に追って，右鎖骨下動脈に到達し，反転する右反回神経を同定する。郭清すべき No.106recR リンパ節は，神経の背側に存在している。郭清操作には電気メスは極力使用せず，処理が必要な小血管はクリップを用いる。右迷走神経からの食道枝を切離すると，郭清すべき No.106recR は食道に付いてくる。なお，頸部操作先行で No.101R，No.106recR 郭清している場合は，No.106recR は頸部操作でほとんど郭清されており，胸膜を切開すると郭清後の空間として確認できるはずである。

No.106recL，No.106tbL 郭清 [図10]

左反回神経の確認・同定・温存が重要である。食道を術者側に牽引し，電気メスは用いずに，尖刀を用いて気管壁を露出して剥離する。気管壁に沿って剥離すれば左反回神経を損傷することはない。気管膜様部を越えて気管軟骨，左気管壁が露出されたら，助手は左手を用いて気管圧排鈎を気管軟骨までかけて前方に圧排し，気管を転がすように気管と左肺を展開する。先端がずれて気管膜様部にかからないように注意が必要である。気管との間を剥離し No.106recL 郭清の奥（左側縁）を決定したら，左反回神経を同定し，神経を頭側尾側に露出する。交感神経枝と間違うことがないように注意が必要である。なお，左反回神経のテーピングは行っていない。郭清すべきNo.106recL 組織を神経の裏をくぐらせて，食道側（術者手前）に牽引して剥離し食道につけて郭清する。さらに左反回神経を尾側に追って大動脈反回部を確認し，神経に

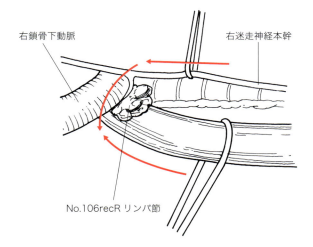

図9　No.106recR 郭清

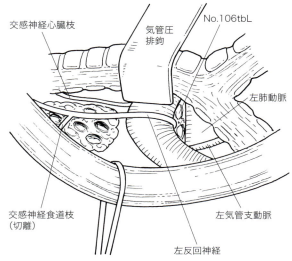

図10　No.106recL，No.106tbL 郭清

沿って剥離し奥で左肺動脈を確認する．大動脈弓，左肺動脈，左主気管支に囲まれた領域を No.106 tbL として郭清する．左気管支動脈を損傷しないように注意する．なお，頸部操作を先行している場合は，頸部操作で同定した左反回神経に血管テープをかけて残しておき，反回神経同定の一助とする．大動脈弓の頭側で胸管を結紮切離し，椎前筋膜と食道の間を用手的に剥離しておく．

再建（「食道再建術（再建のみ）」を参照）

胸腔内吻合の場合は，食道にタバコ縫合器をかけて食道切離し標本を摘出する．頸部吻合の場合はそのまま閉胸に移る．

閉胸 [図11]

止血を確認し，胸腔内を温生食で洗浄する．胸腔内吻合でない場合はドレーンを1本，胸腔内吻合の場合は吻合部と肺底に1本ずつ留置している．吻合部に留置する際は，吻合部に直接ドレーンが当たらないように注意が必要であり，また吻合部からずれないように近くの壁側胸膜に1針吸収糸で固定することにしている．第5肋骨骨折部の背側は肋骨ピン（FIXSORB®）を用いて固定する．背側と腹側の骨折肋骨同士を太い吸収糸で縫合し，第5肋骨と第4肋骨を3箇所縫合するが，肋間神経を巻き込まないようにするため，第5肋骨側は肋骨自体に小穴をあけて糸を通している．閉胸直前に麻酔科に右肺を加圧してもらい，肺葉のねじれがないこと，エアリークがないことを確認する．大胸筋，前鋸筋を縫合し，創洗浄を行ったあとに皮膚を縫合して胸部操作は終了する．エアタイトにすることにはこだわっていない．ドレーンは$-15\,\mathrm{cmH_2O}$で低圧持続吸引する．胸部操作終了後は速やかに仰臥位に体位を戻す．仰臥位に戻した後に，左胸腔にもドレーンを挿入し低圧持続吸引している．

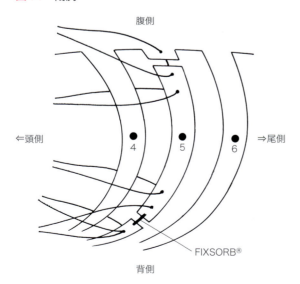

図11 閉胸

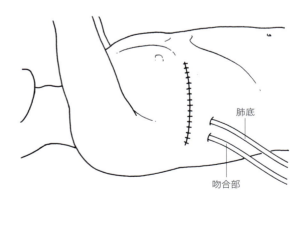

図12 ドレーン（胸腔内吻合の場合）

文献

1) 日本消化器外科学会ホームページ
   https://www.jsgs.or.jp/modules/gaiyo/index.php?content_id=53
2) 日本食道学会編：食道癌取扱い規約 第11版. 金原出版, 2015.
3) 日本食道学会編：食道癌診療ガイドライン 2017年版. 金原出版, 2017.
4) 瀬戸泰之, 山田和彦, 松原敏樹：食道切除術 3領域郭清. DS NOW 2 食道・胃外科標準手術 – 操作のコツとトラブルシューティング. メジカルビュー社, 2008, pp.8-25.
5) 篠原 尚, 水野惠文, 牧野尚文：食道癌根治術, イラストレイテッド外科手術 第3版. 医学書院, 2011, pp.152-82.
6) 山﨑 誠, 牧野知紀, 田中晃司, ほか：右開胸食道切除. 外科 2017；79：319-23.
7) 宇田川晴司, 木ノ下義宏, 上野正紀：胸部食道癌に対する縦隔郭清（開胸）. pp.116-32.

食道再建術（再建のみ）

渡邊雅之，問端　輔，上月亮太郎　がん研有明病院消化器外科

　食道再建術の成否は，食道癌手術の短期成績を左右するばかりではなく，長期にわたる患者のQOLにも影響する。食道再建に用いられる臓器としては胃が第一選択となるが，術中の状況によっては小腸や結腸による再建が必要となる場合もある。また，再建経路として，後縦隔，胸骨後，胸壁前（皮下），胸腔内の選択肢がある。術後合併症の発生を最小限にする適切な術式の選択と，確実な手術手技が求められる。本項では，食道再建術の基本である，開腹下の胃管による再建術について述べる[図1]。

再建臓器の選択

　胸部食道切除後の再建臓器としては，手技の簡便性と安全性から胃が第一選択として用いられる。胃癌の合併や胃切除の既往のために胃が使えない場合の選択肢は，有茎空腸または結腸による再建となる。有茎空腸や結腸による再建では血流が不十分になる可能性があり，血管吻合の可能性を考えて形成外科へのコンサルトなどの準備が必要である。

再建経路の選択

*1―再建経路選択のポイント
胸骨後経路と後縦隔経路の優劣については議論があり，各施設における経験や術者の好みによって第一選択が決まっていることが多い。チームとして習熟した手技を用いることが合併症の軽減には有用である。一方，それぞれの長所・短所を理解し，状況に応じたオプションを持つことも重要である。

　再建経路それぞれの長所と短所を表1にまとめた[*1]。
●**皮下経路再建**――安全性が高く，ハイリスク症例や血管吻合の追加を必要とする場合に選択されるが，美容上の問題もあるため，頸部吻合再建の経路としては胸骨後

図1　腹部操作の手順

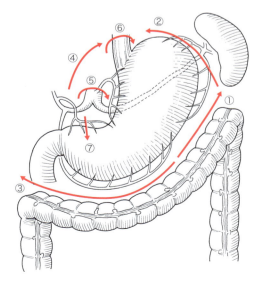

表1　再建経路の長所と短所

再建経路	長　所	短　所
胸壁前（皮下）	吻合操作が容易 縫合不全発生時の対処が容易 逆流が起こりにくい 再建臓器の二次癌への対処が容易	再建距離が長く縫合不全の頻度が高い 頸部食道が屈曲する 瘻孔の閉鎖に時間がかかる 美容上の問題
胸骨後	縫合不全が重篤化しにくい 再建距離は比較的短い 逆流が比較的少ない 再建臓器の二次癌への対処が容易	心臓の圧迫症状が出ることがある 胸骨後スペースが狭い場合に挙上困難
後縦隔・胸腔内	生理的で再建距離が短い 縫合不全の頻度が低い	縫合不全発生時に膿胸や気管瘻の危険性 コントロール困難な逆流が起こることがある 再建臓器の二次癌に対する対処が困難

経路か後縦隔経路が選択されることが多い。

● **後縦隔経路再建** —— 生理的であり，距離も短いため縫合不全の発生頻度が低い点が長所であるが，縫合不全が発生した場合には，膿胸や胃管気管瘻などの重篤な事態に発展するリスクがある。

● **胸骨後経路再建** —— 縫合不全に対する対応が比較的容易であることが長所であるが，胸骨後スペースが狭い症例では圧迫による胃管壊死のリスクが指摘されている。

麻酔および体位

＊2 —— 体位のポイント
頸部リンパ節郭清と頸部吻合のために頸部伸展位とする。頸部の過伸展は術後に上肢の痛みやしびれをきたすことがあり，注意が必要である。

麻酔は硬膜外麻酔を併用する全身麻酔が標準である。体位は頸部操作と同時進行で手術が行われることが多いため，両手を巻き込みとした頸部伸展の仰臥位［図2］とする＊2。

図2　体位　両手巻き込みの頸部伸展位で頸部と腹部操作を同時に行う

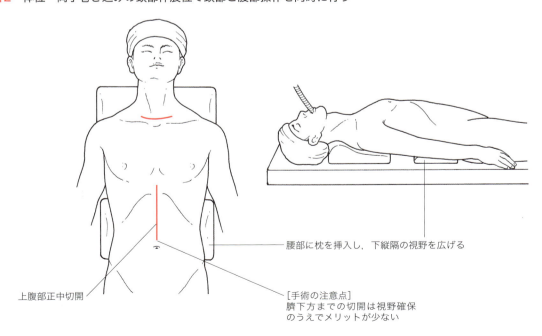

腰部に枕を挿入し，下縦隔の視野を広げる

上腹部正中切開

［手術の注意点］
臍下方までの切開は視野確保のうえでメリットが少ない

皮膚切開

剣状突起から臍上部の正中切開で開腹する。

開腹

開腹後はO字型のリトラクターを挿入して創縁を保護し，ケント鉤をかけて視野を確保する[図3]。脾臓後面に濡れタオルを挿入し，胃の牽引による脾臓からの出血を予防する。

手術操作

右胃大網動静脈の variation

胃管の血流は，主に右胃大網動静脈により供給される。左右の胃大網動静脈の交通パターンには，4つの variation が報告されている[1][図4]。

Aタイプのように完全な交通が認められる場合には，胃管の血流は良好に維持されるが，このタイプは日本人には少ないことが知られている。

C，Dのタイプでは，左右の胃大網動静脈の最終枝近傍の大網を残すことで交通枝を温存できる。

一方，日本人に比較的多いBタイプの場合には，胃管上部の血流は主に壁内の血管網により維持されることになる。開腹後には右胃大網動静脈の走行を確認するとともに，左右の交通の variation にも注意する。

大網左半の切離*3

大網の脾臓への癒着を切離し，胃の牽引による脾臓損傷を予防する。大網は左右の胃大網動静脈の交通を維持するとともに，のちに食道胃管吻合部の被覆に用いるため，可及的に胃につけて剥離する。助手に横行結腸を軽く牽引させ，大網の左半で結腸付着部を切離して網嚢腔に達する。大網の切離を左側に進め，脾臓の下極まで切離する。

*3 —手技のポイント
食道癌症例では過度の飲酒に伴う膵炎の既往により，網嚢内の癒着を伴う症例に遭遇する。このような症例では，胃大網動静脈と結腸間膜の癒着を伴う場合があり，胃大網動静脈の損傷に注意が必要である。大網を胃につけることにこだわらず，胃大網動静脈からの大網枝を1本ずつ処理して，網嚢内に入るほうが安全である。

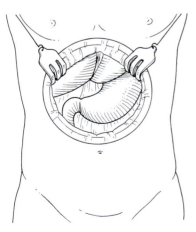

図3 開腹　O字型のリトラクターをかけケント鉤で視野を確保する

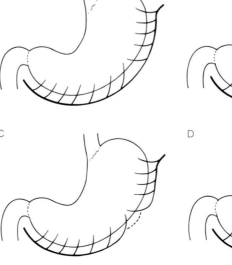
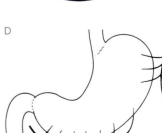

図4　胃大網動静脈の variation

左胃大網動静脈の処理

左胃大網動静脈を結紮切離する。

胃脾間膜の切離

術者の左手で胃を左側に牽引して短胃動静脈を確認し，超音波凝固切開装置やバイポーラデバイスを用いて胃脾間膜を切離する[図5]。

大網右半の切離

右胃大網動静脈を確実に温存しながら大網の切離を右方へ進める。大網と横行結腸間膜前葉の生理的癒着部位よりも右側では，結腸への血管と横行結腸間膜後葉を残すように結腸と大網の間を切離し，十二指腸下行脚の前面を露出する。

小網の切開

肝左葉を挙上し，小網を切開する。

腹部リンパ節郭清と左胃動静脈の処理

膵上縁のリンパ節郭清を行い，左胃静脈，左胃動脈をそれぞれ結紮切離する。この部分の操作については，胃癌の手術と同様に行われるので，胃癌の項を参照されたい。

食道裂孔部の剥離[*4]

右横隔膜脚に沿って後腹膜を切開し，腹部食道を露出する。次に食道前面から左側の腹膜を切開し，食道を全周性に剥離して食道を腹部に引き出す。後縦隔再建の場合には，食道断端に縫着された綿テープを確保し，右横隔膜脚を切離して裂孔を開大する。胸骨後経路，皮下経路で再建する場合には，食道裂孔を縫合閉鎖する。

右胃動静脈の処理

右胃動静脈は幽門輪より約2cmの部位で結紮切離する。右胃動脈の温存の有無は胃管血流に影響しない。

＊4―手技のポイント
肝左葉が肥大した症例では，食道裂孔部の視野確保が困難な場合がある。このような症例に対しては，左三角間膜を切離して左外側区域を脱転すると良好な視野が得られる。左葉の先端にあたる線維付着部には，肝実質を超えて胆管が走行している場合があり，切離により胆汁瘻を合併することがあるため確実に結紮する。

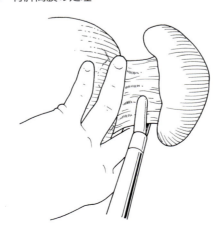

図5　胃脾間膜の処理

胃管の作成[*5]

胃管の作成法には主に大彎側細径胃管と，亜全胃管の2つがある[図6]。

大彎側細径胃管は，長い胃管が作成できる利点があるが，とくに左右の胃大網動静脈の交通が低位で欠損している症例においては，胃管先端部の血流障害が起こる危険性がある。

一方，亜全胃管は，胃体上部の壁内血流が維持されるためより高位まで胃管の血流が維持できる可能性があるが，胃管のボリュームが大きくなるため，胸骨上縁レベルでの縦隔スペースの狭い症例では挙上困難であったり，圧迫による胃管先端のうっ血が起こる危険性がある。症例に応じた胃管作成法の選択が必要である。

大網のトリミングと胃管先端への縫着[*6]

右胃大網動静脈から十分な血流のある大網の一部を大網弁として形成し，不要な大網は切除する[図7]。大網弁を胃管の先端に縫着し，頸部に挙上できるようにする。

胸骨後経路の作成

胸骨後経路再建の場合には，胸骨後経路の作成が必要である。腹部から腹膜前を用手的に剥離し，胸骨後スペースを可及的に剥離する。頸部からも用手的に胸骨後スペースを剥離する。腸ベラなどを用いて胸骨裏面に沿って剥離を進め，頸部からの剥離層に連続させる。再建臓器の挙上のため，綿テープを胸骨後経路に通しておく。

胃管の挙上[*7]

挙上の際に胃大網動静脈を損傷することを予防するために，胃管をビニール袋に入れて保護する。胃管先端に縫合糸をかけ，これと再建経路に通した綿テープを連結する。頸部から綿テープを牽引すると同時に，術者は用手的に胃管を押し込む。この際，胃管が捻じれないように注意が必要である。

＊5 ― 手技のポイント

胃潰瘍の既往や早期胃癌に対する内視鏡治療の既往がある場合，胃壁内の血管網が障害されている場合がある。とくに胃体上部の前壁や後壁に病変があった場合には，胃管を作成することにより思わぬ血流障害をきたすことがある。このような症例では，できるだけ亜全胃管を選択する。

＊6 ― 手技のポイント

大網はできるだけ血流の良好な部分を残すようにする。大網が多すぎると挙上の妨げとなったり，圧迫による血流障害をきたすため，不要な部分はできるだけ切除したほうがよい。

＊7 ― 手技のポイント

胃管の挙上の際は腹部から押しこむことを優先し，頸部からのテープの牽引は最小限とする。抵抗がある場合には挙上をやめ，再建経路の剥離を再確認する。それでも挙上困難な場合には，皮下経路への変更を躊躇しない。

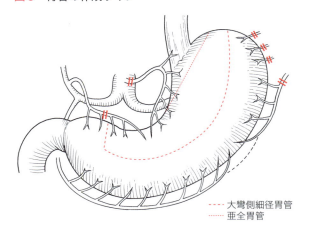

図6　胃管の作成ライン

--- 大彎側細径胃管
⋯⋯ 亜全胃管

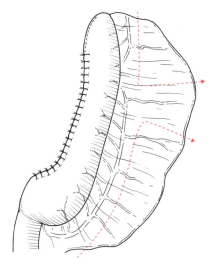

図7　有茎大網弁の作成と不要な大網の処理

食道胃管吻合[*8]

食道胃管吻合の方法には，主にサーキュラーステイプラーによる吻合，リニアステイプラーを用いた三角吻合やその変法，手縫い吻合がある．本項では，代表的な3つの方法を供覧する．

● サーキュラーステイプラーによる端側吻合[*9]［図8］

A：頸部食道の切離予定線に巾着縫合器をかけ，2-0プロリーン®の直針で巾着縫合をかける．
B：腸鉗子をかけて食道を切除したのち，食道の粘膜と外膜筋層がずれないように3-4針全層縫合をかける．
C：食道内にアンビルヘッドを挿入し，巾着縫合糸で固定する．
D：吻合は胃管の大彎側への端側吻合とし，可能であれば吻合部の先まで胃大網動静脈の分枝が残るようにする．
E：胃管の先端を切開し，自動吻合器の本体を挿入して食道胃管の端側吻合する．
F：胃管の先端をリニアステイプラーで閉鎖する．リニアステイプラーとサーキュラーステイプラーの間が虚血となることがあるため，両者の間は約2cmの距離を取るようにし，可能であればここに大網からの血流が残るようにする．

● リニアステイプラーによる三角吻合[*10]［図9］

A：胃管のステイプルラインがやや前壁となるように両端に支持糸をかけ，後壁に3針の全層縫合をかけて挙上する．

＊8―手技のポイント
食道再建術の成績向上には，手技の定型化が重要である．施設ごとに標準術式を決め，定型化を図ることが成績向上のコツである．

＊9―手技のポイント
サーキュラーステイプラーによる再建後の縫合不全は，胃管の盲端の血流不全で生じることが多い．サーキュラーステイプラーから盲端までの距離が短いと，虚血が起こりやすい．血流が良好な大彎で吻合を行い，盲端側の血流を維持することが重要である．

＊10―手技のポイント
三角吻合は，サーキュラーステイプラーや手縫いによる吻合に比較して，吻合部狭窄が少ないことが大きな利点である．三辺外翻とすることで，より狭窄の少ない吻合が可能である．

図8　サーキュラーステイプラーによる端側吻合

A：食道の切離予定線に巾着縫合器で巾着縫合をかける．
2-プロリーン®の直針

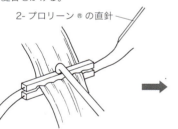

B：切離後，食道の粘膜と外膜筋層がずれないように3〜4針全層で縫合する．

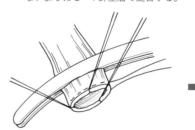

C：食道内にアンビルを挿入し，巾着縫合糸で固定する．

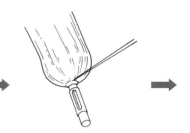

D：吻合は胃管の大彎側への端側吻合とし，可能であれば吻合部の先まで胃大網動静脈の枝を残すようにする．
胃管切開部

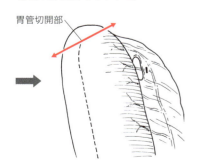

E

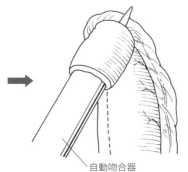

自動吻合器

F：胃管の先端をリニアステイプラー閉鎖する．

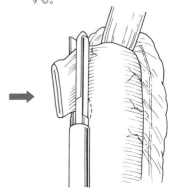

図9 リニアステイプラーによる三角吻合

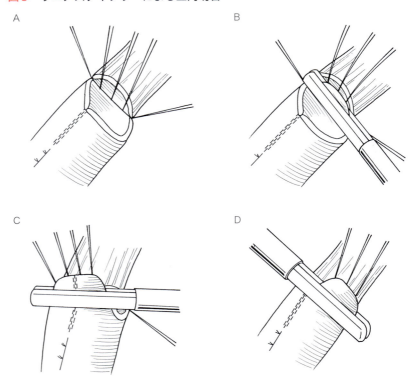

B：両側の支持糸を外側に牽引し，間の3本の支持糸を確実に切り取るようにリニアステイプラーで縫合する．

C：両端の支持糸は一度切離し，縫合線の両端を確実に縫合するよう支持糸をかけ直す．前壁の中央に支持糸をかけ，胃管のステイプルラインを挟むように2本の支持糸をかけ，4本の支持糸を切り取るように二辺目をリニアステイプラーで縫合する．

D：二辺目のステイプルラインの端に支持糸をかけ，経鼻胃管を挿入してもらう．残る2本の支持糸の間に1針支持を加え，三辺目をリニアステイプラーで縫合する．ステイプラー同士が重なる4点を全層縫合で補強する．

- **三辺外翻の三角吻合[図10]** ── 前述の三角吻合では，後壁のステイプルが吻合部内腔に露出することで術後狭窄をきたすことがある．また，後壁の内翻縫合と前壁二辺の外翻縫合の重なり部分で縫合不全をきたすことがあり，頸部食道の長さに余裕がある場合には三辺外翻とする．

A：食道と胃管の両端に支持糸をかけて吻合部を180°翻転する．

B：両端の支持糸の間に全層縫合を3針かける．

C：両端の支持糸を外側に牽引しながら，間の3針を確実に切り取るようにリニアステイプラーで縫合する．翻転をもとに戻し，前壁2辺は前述のとおりに縫合する．

- **三角吻合のピットフォール[図11]**

A：三辺目のリニアステイプラーが胃管側に切り込むことがあり，血流に乏しい胃管

図10　三辺外翻三角吻合における後壁外翻縫合

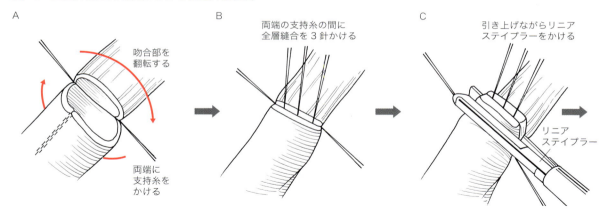

図11　三角吻合の pitfall

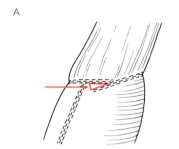
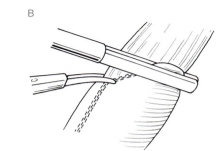
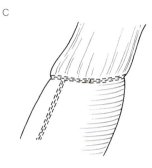

　　の小彎側に虚血域を形成することがある。
B：これを避けるためには二辺目のステイプルラインをモスキート鉗子で把持し，三辺目のリニアステイプラーが2辺目と直線になるように注意する。
C：二辺目と三辺目が直線化できるように縫合すると虚血域の形成を避けることができる。

●**手縫い縫合**［図12］　——　創傷治癒が起こる粘膜下層が広く接するように，層々2層の結節縫合とすることが望ましい。
A：食道に小児用腸鉗子をかけ，尖刃刀で食道筋層を切開して粘膜下層を露出する。
B：食道の粘膜下層が広く露出するように食道を離断する。
C：食道側は一部筋層に糸がかかるように層々で結節縫合する。
D：粘膜下層が広く接するようにイメージしながら吻合する。

リークテスト

　器械吻合ではステイプルの形成不全やステイプルの交差点での組織の脆弱化により，思わぬリークを認めることがあるため，リークテストを必須としている。吻合部が浸るように頸部創に生理食塩水を貯め，腹部で用手的に幽門部を圧迫しながら経鼻胃管から 50 ml の空気を一気に入れてもらう。吻合部が空気で張った状態で，吻合部からエアーリークがないことを確認する。リークが認められた場合には全層縫合を追加し，再度リークテストで確認を行う。

大網による吻合部の被覆

胃管とともに頸部に挙上した大網弁を用いて吻合部を被覆する。とくに後縦隔経路での再建では，吻合部が気管膜様部に直接接することがないように，膜様部との間に大網が入るようにする。

胃管の引きおろし

腹部から胃管を牽引し，吻合部が直線化するようにする。

栄養瘻の造設

食道癌術後の栄養管理には経管栄養が有用であり，手術の際に栄養瘻を造設する。空腸瘻が造設されることが多いが，空腸瘻は術後長期にわたって内ヘルニアが発生するリスクがある。このため，著者らは胃管から十二指腸へチューブを留置する胃管瘻を第一選択としている。胃管瘻は肝円索を用いて腹壁に固定する[2]［図13］。

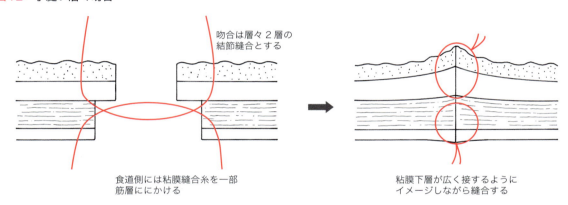

図12 手縫い層々吻合

吻合は層々2層の結節縫合とする

食道側には粘膜縫合糸を一部筋層にかける

粘膜下層が広く接するようにイメージしながら縫合する

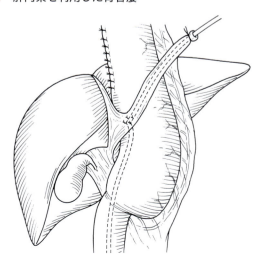

図13 肝円索を利用した胃管瘻

図14 幽門洞切除とRoux-en-Y法による胃管延長法
図2, 8, 10, 12, 13, 14は『がん研スタイル癌の標準手術　食道癌』（山口俊晴・監修，渡邊雅之・編）より引用

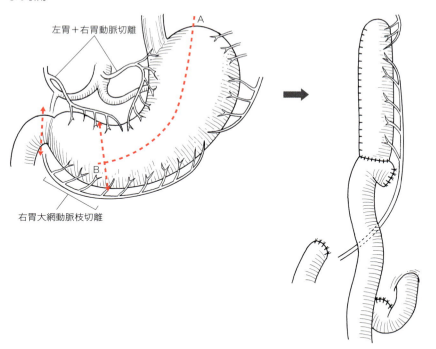

血管吻合を伴わない胃管延長法

　胃管の挙上が不十分な場合に，胃管延長が有用な場合がある［図14］。右胃大網動静脈のアーケードを温存し，幽門輪直下の十二指腸を離断して，幽門洞を切除する。胃管の遠位側にRoux-en-Y法で空腸を吻合することにより，約10〜15 cmの胃管延長が可能となる[3]。血管吻合が不要な胃管延長法として知っておくと便利である。

文献

1) Ndoye JM, Dia A, Ndiaye A, et al: Arteriography of three models of gastric oesophagoplasty: the whole stomach, a wide gastric tube and a narrow gastric tube. Surg Radiol Anat 2006; 28: 429-37.
2) Watanabe M, Etoh K, Nagai Y, et al: Feeding tube insertion through the round ligament of liver: a safe approach to placing a feeding tube for retrosternal gastric tube reconstruction after esophagectomy. J Am Coll Surg 2011; 213: e21-2.
3) Kosumi K, Baba Y, Watanabe M, et al: Pedunculated gastric conduit interposition with duodenal transection after salvage esophagectomy: an option for increasing the flexibility of the gastric conduit. J Am Coll Surg 2012; 214: e31-3.

食道瘻造設術

森田 勝，池部正彦，藤 也寸志　九州がんセンター消化管外科

　食道瘻造設術は，食道を切開または離断する術式である。その主たる目的は，唾液や食物を体外に誘導し，遠位の食道への流入，咽頭への逆流を防ぐことにある[1]。以前は食道瘻より栄養チューブを挿入することを目的に外科的に食道を切開し食道瘻を造設することもあったが，最近では経皮内視鏡的胃瘻造設術（PEG：Percutaneous Endoscopic Gastrostomy）の普及によりこの目的で行われることはほとんどない。また，PEGの実施が困難で考案された経皮経食道胃管挿入術（PTEG：Percutaneous Trans-Esophageal Gastro-tubing）は広い意味では食道瘻に入る。しかし，本項では消化器標準手術として行われる"食道瘻造設術"，すなわち唾液（または食物）を体外に誘導することを目的として，外科的に食道を離断し誘導する頸部食道瘻造設を解説する。

適応および手技の概要

　食道瘻造設術は，その適応として
① 遠位の胸部または腹部食道に瘻孔があり，肺炎や縦隔炎などの炎症を伴う場合
② 遠位の食道が閉塞をきたし，唾液の逆流により誤嚥を繰り返す場合
③ 高齢者や肝硬変患者などのハイリスク食道癌などで食道切除後に再建を行う二期分割手術[2]

がある[*1]。

　①では胸部食道の断端は閉鎖してもよいが，②で遠位食道が完全閉塞の場合，残存胸部食道の近位側が食道の粘液などのため圧が上がり，断端が離開する可能性があるため，ネラトンチューブなどを挿入し食道内を減圧したほうが安全である。③の場合，食道切除に伴い遠位の胸部食道は切除されることになる［図1］。

*1 — 適応のポイント

胸部食道切除を伴わない食道瘻造設術
食道癌，特発性食道破裂，医原性食道穿孔，食道大動脈瘻，腐食性食道炎などによる瘻孔・閉塞

ハイリスク食道癌に対する二期手術
全身的要因（超高齢者，肝硬変，糖尿病，ステロイド投与など）および手術的要因（血管吻合を伴う複雑な再建，何らかのリスクを伴うサルベージ手術など）

図1　食道瘻造設術の概要図

A：遠位食道の瘻孔による炎症に対する適応

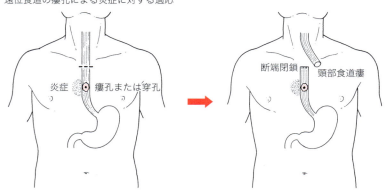

図1 食道瘻造設術の概要図（つづき）

B：遠位食道の閉塞に対する適応

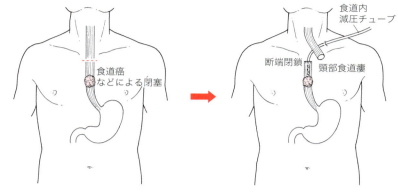

C：二期分割手術の一期目の手術

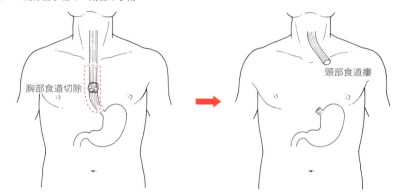

手術手技

麻酔および体位

　麻酔は通常，気管内挿管下の全身麻酔で行うが，とくに食道気道瘻がある場合は換気が十分行えないこともあり，事前に麻酔科と十分に協議する必要がある．体位は仰臥位で，肩の下に薄い枕を入れ頸部を軽く伸展させる頸部を伸展した甲状腺体位をとる．

頸部食道への到達経路

　食道はとくに気管後方で，正中より若干左側を走行していることが多い．さらに，反回神経は左側では気管食道溝（食道と気管の間）を上行するに対し，右側では食道と離れやや外側を上行することが多い．そのため，通常，アプローチが容易で反回神経の損傷がより少ない左側到達法を用いる［図2］．

皮切および広頸筋の切離

　皮切は鎖骨上より1.5横指程度頭側の正中から左側に弧状切開を置く［図3］．しかし，想定される食道瘻の位置との関係やリンパ節郭清の必要性を考慮して，症例ごと

図2　頸部食道への左側方到達経路
(DS NOW 10 鏡視下食道癌手術と肥満の外科治療．メジカルビュー社，2010, p.79, 図14を改変)

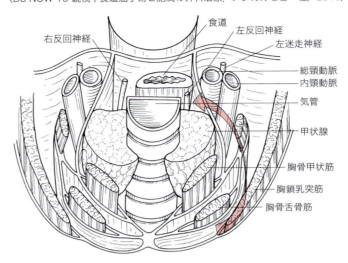

図3　頸部の皮切および食道瘻予定部位
(DS NOW 10 鏡視下食道癌手術と肥満の外科治療．メジカルビュー社，2010, p.79, 図13を改変)

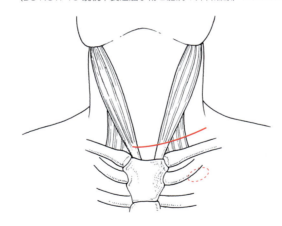

＊2 ─ 手技のポイント
頸部の創について，食道瘻に近いと汚染され術後の感染の原因となるため，皮切ラインは想定される食道瘻の位置との関係を考慮する必要がある．通常は図3で示すごとく鎖骨より尾側に置くことにより汚染は回避できる．しかし，胸部上部食道癌の二期手術においては残存食道の長さが短いため，食道瘻の位置が鎖骨上より上になる場合がある．その際は皮切をやや尾側に置くことにより，唾液による汚染を回避できる．

＊3 ─ 手技のポイント
反回神経は気管食道溝を走行している．左反回神経損傷麻痺を防ぐポイントをあげる．
①頸動脈と気管・食道の間の剥離はできるだけ外側，すなわち頸動脈の内側に沿って行う．
②神経近傍では電気メスなどの使用は避け，鋭的に行う．
③食道剥離とくに食道前面の剥離の際は，左反回神経を確認しつつ，神経を牽引しないように剥離を進める．
④通常の郭清と同様に，左反回神経をできるだけ尾側まで剥離遊離を進めておく．

に皮切ラインを変更する必要がある．皮切の後に広頸筋を切離し，同筋肉の背面で剥離を進め，前頸筋群(胸骨舌骨筋，胸骨甲状筋)，胸鎖乳突筋を露出する[＊2]．

頸部食道の露出および左反回神経の確認

前頸筋群の左外側を一部切離し，胸鎖乳突筋を外側に圧排しつつ，剥離を背側に進めると，内頸静脈の背内側に拍動する総頸動脈を認める．総頸動脈と甲状腺・気管の間を背側に剥離を進め，左右に展開すると椎体の前面，気管の背側に頸部食道を認める．このとき，総頸動脈にテーピングを行うと視野を確保できやすい．とくに，頸部リンパ節郭清を行う際は有用である．

左反回神経は気管食道溝を走行するので，必ず目視で確認する［図4］[＊3]．

頸部食道の剥離およびテーピング

　気管，左反回神経，食道を視認しながら頸部食道の剥離と露出を行う。まず，食道の左側を剥離する。とくに，尾側は左反回神経とともにできるだけ剥離を進める。次に食道後面の剥離を椎前筋膜で用手的に剥離する。この部は疎な結合組織のみで，用手的に剥離は可能である。次に食道前面（気管後面の剥離）に移るが，その際，左反回神経を確認し気管側に残しながら，食道前面に沿って少しずつ剥離を進めていく。ある程度，剥離が進んだところで，食道後方より左手示指を挿入し食道を左側に引きながら，示指をガイドに食道前面より彎曲鉗子を挿入し，食道に綿テープをかける。その綿テープを牽引しつつ，できるだけ尾側まで十分に食道を剥離する［図5］。

図4　頸部食道の露出および左反回神経の確認
（DS NOW 10 鏡視下食道癌手術と肥満の外科治療．メジカルビュー社，2010，p.81，図16を改変）

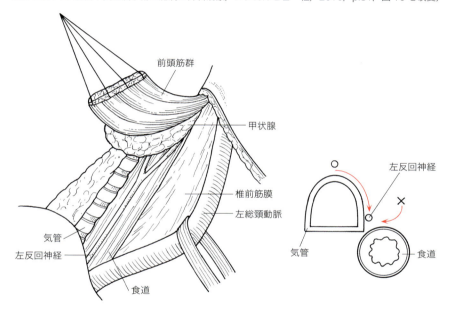

図5　頸部食道の剥離およびテーピング
（DS NOW 10 鏡視下食道癌手術と肥満の外科治療．メジカルビュー社，2010，p.82，図17を改変）

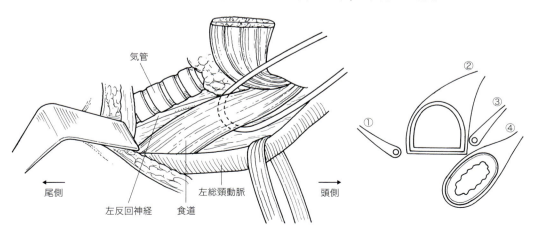

食道の離断および遠位側食道断端の処理

二期手術の一期目の手術の場合，すでに胸部食道が切除されているため，頸部食道を縦隔側に剥離を進めれば，頸部に食道を誘導できる。この際，頸部食道はできるだけ長く残したほうが再建に有利である。また，二期目の手術において頸部食道の剥離を容易にするため，頸部食道の周囲に合成吸収癒着防止材（セプラフィルム®）をまき癒着を防止するのも有用と報告されている[3]。

一方，食道切除を行わない食道瘻造設術では，頸部より食道切離と断端の処理が必要である。頸部食道にかけた綿テープを牽引しつつ，できるだけ尾側にて食道の切離を行う。切離は可能ならリニアステイプラーで行う。この際，口側および尾側の食道に支持糸をかけておくと切離しやすくなり，尾側の断端が縦隔側へ落ち込むのを防げ，断端の確認や埋没が容易になる［図6］。食道切離において，リニアステイプラーを挿入するのにスペースが確保できない場合は，鋭的に食道を切離した後に遠位食道にかけた支持糸を吊り上げ，断端を吸収糸で全層に縫合し閉鎖する。器械，手縫いのいずれにおいても，遠位側食道断端に漿膜筋層縫合にて埋没したほうが安全である［図7］。胸部食道が閉塞している場合は，減圧のため食道断端または断端近傍の食道壁よりネラトンチューブなどの減圧チューブを挿入する［図1］。この際，チューブ周囲を巾着縫合等で確実に閉鎖することが肝要である*4。

頸部食道の口側の剥離および皮下トンネルの作成

頸部食道の長さと血流を考慮し，頸部食道瘻の位置を決め，2cm程度の皮切を水平方向に加える。鉗子などを用い，頸部に向かい皮下トンネルを作成する。電気メスを用いるときは，皮膚の熱傷を起こさないよう注意する。頸部に向かい皮下トンネル内にアリス鉗子などで食道先端を把持し，皮膚まで誘導する［図8］。

閉創および頸部食道瘻の作成

洗浄後，頸部食道背側を通し，遠位側食道断端近傍に吸引ドレーンを挿入後，頸部創を閉創する。頸部食道の遠位端を切離し解放する。食道先端に血流が不良なところがあれば切除する。4-0吸収糸にて皮膚と食道を12針程度縫い固定する。この際，食道の粘膜および筋層に確実に糸をかける［図9］。

---

*4 — 手技のポイント

遠位の食道断端の処理は，本術式において最も困難な術式である。その理由は，頸部食道を切離する際に食道が短かすぎると，食道瘻が頸側に位置し管理が困難となるばかりでなく，皮膚を落とし込んで食道瘻を作成する必要が生じることがある。そのため，食道の切離はできるだけ縦隔側で行うが，その結果，遠位側食道断端が縦隔に落ち込み，スペースの確保が難しくなる。できるだけ食道にしっかりと支持糸をかけ，引っ張りながら処理をする。器械での食道切離が困難な場合，ためらわずに手縫いで閉鎖するように心がけたほうが無難である。

図6　リニアステイプラーによる食道の切離
（DS NOW 10 鏡視下食道癌手術と肥満の外科治療．メジカルビュー社，2010，p.83，図19を改変）

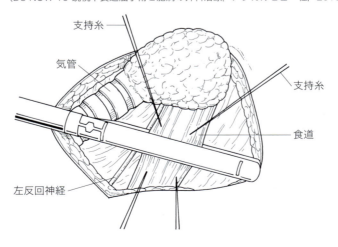

図7　胸部食道断端の埋没
（DS NOW 10 鏡視下食道癌手術と肥満の外科治療，メジカルビュー社，2010, p.83, 図20を改変）

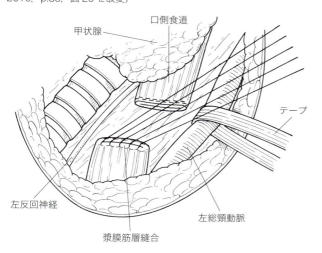

図8　皮下トンネルに食道を誘導

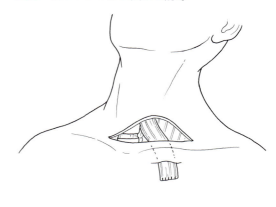

図9　頸部食道瘻を造設
4-0吸収糸にて皮膚と食道の全層を縫合。

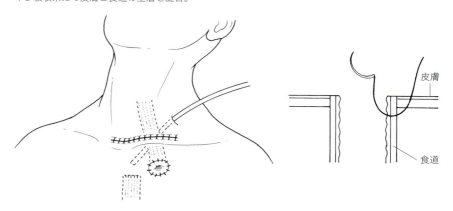

術後管理

　頸部食道瘻は，小児用採尿パックを用いると管理しやすい[1]。食道断端ドレーンは，通常，術後2日目に出血のないことを確かめて抜去するが，遠位食道に減圧チューブを挿入した場合は，断端の漏れのないことを確かめ，7日目頃に抜去する。二期手術の場合は，一期目，3週以降に全身状態が十分回復してから再建術を行う[2]。

文献

1) 末吉　晋，藤田博正，山名秀明，白水和雄：食道瘻．食道瘻造設術．外科 2002；64：430-4．
2) Morita M, Nakanoko T, Kubo N, et al: Two-stage operation for high-risk patients with thoracic esophageal cancer: an old operation revisited. Ann Surg Oncol 2011; 18: 2613-21.
3) 西田康二郎：二期分割手術の適応と手技．がん研スタイル　癌の標準手術　食道癌．メジカルビュー社，2016, pp.177-9．

食道憩室切除術

佐伯浩司, 中島雄一郎, 沖 英次　九州大学大学院消化器・総合外科

食道憩室(esophageal diverticulum)は，食道壁の一部が圧出もしくは牽引により，嚢状に外側に突出している疾患である．X線造影検査による食道憩室の発見率は0.5～1.3%と報告されており[1]，頻度自体は決してまれではない．しかし，ほとんどの症例では無治療で経過観察されているため，消化器外科医が臨床の現場で遭遇する機会は極めて少ない．ただし，有症状例では手術が必要とされることもあるため，その病態，臨床像，治療方針について，最低限のことは知っておく必要がある．

本項では，食道憩室を病態ごとに分類し，それぞれに応じた治療方針，実際の手術手技について概説したい．

食道憩室の分類

食道憩室は組織学的，発生原因，発生部位により分類される［表1］．組織学的には，他の消化管憩室と同じように，筋層を有する真性憩室と，有さない仮性憩室に分類される．成因によっては，食道内圧の上昇に伴うものを圧出性憩室，食道周囲の炎症などにより牽引されて生じたものを牽引性憩室とよぶ．圧出性は仮性憩室である場合が多く，逆に牽引性は真性憩室である場合が多い．

発生部位別に分類すると，咽頭食道憩室，気管分岐部憩室，横隔膜上憩室に大別される．それぞれ病態，臨床像，治療方針が異なるため，ここでは，発生部位による分類にしたがって述べていきたい．

咽頭食道憩室(Zenker憩室)

歴史

咽頭食道憩室(pharyngoesophageal diverticulum)は，1764年英国の外科医Ludlowによってはじめて報告されたが，その後1878年にドイツの外科医Zenkerによってその詳細な検討がなされたことより，"Zenker憩室"とよばれるようになった．

疫学

欧米人の中～高齢者に多いが，わが国における頻度は全食道憩室の10%と比較的

表1　食道憩室の分類

組織学的所見による分類
・真性憩室(true diverticulum)：粘膜，粘膜下層，固有筋層を有する．
・仮性憩室(pseudodiverticulum)：固有筋層を欠く．
成因による分類
・圧出性憩室(pulsion diverticulum)：食道壁内側からの圧により突出する．
・牽引性憩室(traction diverticulum)：食道壁が癒着により外方に牽引される．
発生部位による分類
・咽頭食道憩室(pharyngoesophageal diverticulum：Zenker憩室)
・気管分岐部憩室(midesophageal diverticulum：Rokitansky憩室)
・横隔膜上憩室(epiphrenic diverticulum)

まれな疾患である[2]。

病因・病態

　咽頭食道境界部には，境界部後壁を構成する下咽頭収縮筋と，輪状咽頭筋の間に Lennier-Hacker（Killan）間隙とよばれる抵抗脆弱部がある[図1]。この部の粘膜が圧出されて生じる圧出性憩室が Zenker 憩室である。その成因として，輪状咽頭筋の機能不全や攣縮などが言われているが，嚥下時における下咽頭収縮筋と輪状咽頭筋の収縮，弛緩運動の協調異常による咽頭内圧上昇が主な発生機序と考えられている。Zenker 憩室内に貯留した食物は，輪状咽頭筋により食道への流出口が狭窄した状態であるため，憩室内に貯留したままとなる。そのため，憩室炎や周囲への圧迫症状，嚥下困難感の原因となる。

　一方，輪状咽頭筋と食道縦走筋の間隙（Laimer 三角部）も抵抗が薄弱な部位である。そのため，まれではあるがこの部位にも咽頭食道憩室が発生しうる[3]。いずれから発生したかを術前に判別することは困難であるため，術中の注意深い観察が必要である。

臨床像

　最初は後側，大きくなると椎体を避けて左側に膨らむことが多い[図2]。多くは無症状であり，食道 X 線造影検査や上部消化管内視鏡検査時に偶然発見されることが多い。成書[4]に，"The presence of a diverticulum of the body of the esophagus is not an indication for operation unless important symptoms or complications are present."と記載があるように，無症状発見時には通常治療対象とはならない。しかし，嚥下困難，逆流，嚥下時の喉なり，誤嚥，口臭などの症状が継続的にある場合には，手術を検討すべきである。もともと無症状の場合であっても，憩室の増大や炎症に伴って急に症状を呈することもある。まれではあるが，消化管出血の原因になることもあるため，食道入口部近傍からの出血が疑われる場合には，憩室の存在を念頭に置いた詳細な観察が必要である。

図1　咽頭食道境界部における抵抗脆弱部
咽頭食道憩室は，咽頭収縮筋と輪状咽頭筋の間の Lennier-Hacker（Killan）間隙から主に発生するが，まれに輪状咽頭筋と食道縦走筋の間隙（Laimer 三角部）からも発生する。

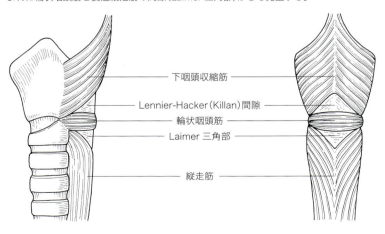

図2　咽頭食道憩室（Zenker 憩室）の発生メカニズム

輪状咽頭筋の弛緩不全が原因となり Lennier-Hacker (Killan) 間隙の内圧が上昇し，後壁側に小さな突起を形成する。憩室が増大すると，椎体を避けて左側に膨らんでくる（下段 CT 画像は自験例）。

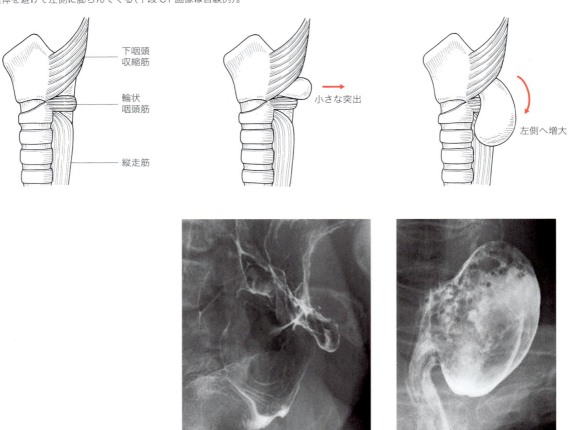

診断

　上部消化管内視鏡にて食道入口部直上に広い憩室内腔を認め，憩室粘膜のびらんや，食物残渣の停滞を認めることもある。食道透視では，輪状軟骨の高さを入口に造影剤の貯留を認める。通常，食道透視や上部消化管内視鏡検査[*1]で診断されるが，憩室の開口部が小さい場合には，診断が困難な場合もある。CT では，頸部食道に連続して囊胞状構造物を認め，内部の液体貯留，総頸動脈・内頸静脈・気管の圧排所見を認めることが多い。食道内圧検査で上部食道括約筋圧の上昇を認めることもある。

　Zenker 憩室と癌との関連性についても検討されているが，その頻度は 0.3〜0.7%と報告されている[4]。その危険因子は，高齢，男性，病悩期間の長さ，憩室の大きさなどが挙げられる。

治療

　外科手術では，甲状腺位の体位にて肩枕を入れ，頸部を十分伸展して手術を行う。図3 にあげる 4 つの術式があるが，いずれにおいても，左頸部に皮膚皺壁に沿う襟状切開，もしくは左胸鎖乳突筋に沿った皮膚切開を加え，術野を広く確保する必要がある。広頸筋を切離の後，左胸鎖乳突筋をテーピングして外側に牽引し，前頸筋群を

---

*1 ― 著者からのアドバイス

Zenker 憩室は固有筋層のない仮性憩室であるため，無理な内視鏡検査で穿孔を生じないよう，注意が必要である。

図3 咽頭食道憩室に対する外科的手術
A：憩室切除術：リニアステイプラーを用いる場合は，食道長軸方向に対して平行にかかるようにする。狭窄予防に術中内視鏡を用いるとよい。
B：輪状咽頭筋切開術：症例に応じて憩室切除に付加する場合と，輪状咽頭筋切開術単独の場合がある。
C：憩室固定術：消化管を開放しないため，ハイリスク症例に用いられる。
D：憩室反転術：憩室を食道内へ反転挿入方法で，憩室が比較的小さい場合に行われる。

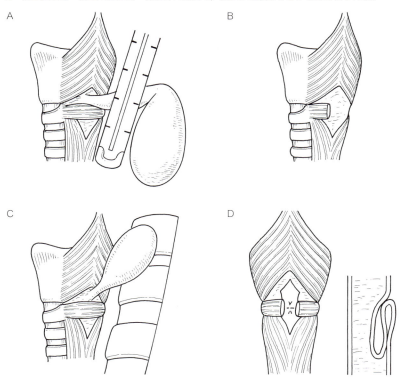

*2—助手のポイント
助手が，クーパー剪刃などを用いて甲状腺左葉を持ち上げるように（浮かすように）しながら内側に脱転すると，その背側に食道憩室が確認される。

*3—解剖のポイント
憩室と周囲組織との間の癒着を慎重に剥離するが，その際，甲状腺と憩室との間に存在する左反回神経を損傷しないように注意する。

*4—手技のポイント
頸部を仮閉めした際には，術中内視鏡にて食道内腔が確保されていることを確認し，食道狭窄を予防する。

切開・剥離して甲状腺を露出する*2。憩室が露出されたら，アリス鉗子で把持しつつ周囲組織から剥離すると，通常 Lennier-Hacker（Killan）間隙からの脱出部が確認できる*3。

● **憩室切除術（diverticulectomy）**——把持鉗子を用いて憩室底部を牽引し，憩室頸部までを十分に露出する。憩室頸部から数mm程度離して切離・手縫い縫合，もしくはリニアステイプラーを用いて憩室を切除する*4。リニアステイプラーは食道長軸方向に対して平行にかかるようにする。切除断端は，層々縫合で閉鎖・補強する。

● **輪状咽頭筋切離術（crycopharyngeal myotomy）**——咽頭食道境界部後壁正中において，輪状咽頭筋を切離する。憩室切除＋輪状咽頭筋切離術が標準術式との考え方もあるが[5]，輪状咽頭筋切開を併施するかどうかは一定の見解が得られていない。ただし，術前の食道内圧検査で上部食道括約筋圧の上昇を認める場合には，理論上輪状咽頭筋切離術を併施したほうがよいと考えられる。一方，2cm以下の小憩室であれば，輪状咽頭筋切離術のみで十分との意見もある。

● **憩室固定術（diverticulopexy）**——憩室を上方に牽引気味に持ち上げ，椎骨前面に縫合固定し，内容のドレナージを図る。食道内腔を露出しないので感染のリスクが低く，本術式は主にハイリスクの症例に適している。

● 憩室反転術(inversion or imbrication)―― 憩室を食道内へ反転挿入し，憩室頸部周囲を巾着に縫合閉鎖する。ただし，大きな憩室には不適である。

気管分岐部憩室（Rokitansky 憩室）

疫学

non-Zenker の食道憩室のシステマティックレビュー[6]によれば，気管分岐部憩室は Zenker 憩室以外の食道憩室の約 10% を占める。

病因・病態

結核性リンパ節炎の治癒過程などによって生じた牽引性，真性憩室である。まれに，肺や気管・気管支との間に瘻孔を形成する。

臨床像

多くは無症状で偶然発見される。しかし，気道瘻を形成した場合には難治性の肺炎をきたし，ときに重篤化する。まれに，憩室からの出血により治療を要する場合がある。

診断

気管分岐部憩室では，気管支瘻の合併の有無の評価が重要なポイントである。ただし，後天性食道気管支瘻の約 80% が悪性腫瘍に起因していると言われるため，悪性腫瘍との鑑別が重要である。

治療

牽引性憩室は一般的には経過観察が原則であるが，食道憩室と気管の間に瘻孔が形成されている場合には瘻孔閉鎖術が必要である。近年，気管分岐部憩室に対しても胸腔鏡下切除術の報告が認められるようになった[*5]。

*5 ―― 手技のポイント
憩室を十分に露出すること，憩室を残さず，かつ食道内腔の狭窄をきたさないよう憩室頸部で切除することが重要である。

横隔膜上憩室

疫学

本疾患は，X 線検査において 0.015% の頻度と言われている[8]。

病因・病態

嚥下による蠕動波と下部食道括約帯（lower esophageal sphincter：LES）の弛緩のタイミングのずれにより，内圧が上昇して発生する圧出性憩室である。多くはアカラシアやびまん性食道痙攣などの食道運動障害を伴う。

臨床像

50〜80% の症例では無症状か軽度の症状であり，治療の必要がない。男女比はほぼ同じ，平均年齢は 60 歳，併存する食道運動異常としてはアカラシアとびまん性食道痙攣がそれぞれ約 3 割，hypertensive lower esophageal sphincter が約 1 割である[8]。

診断

食道憩室そのものは，上部消化管内視鏡，食道透視，CT などにより下部食道に連

続する囊胞状構造物として容易に診断される[*6]［図4］。

治療

　手術としては，大きく経裂孔アプローチと胸腔アプローチに分けられる。いずれの方法においても，近年では鏡視下手術が行われることが多い。Hiranoらの報告[8]によれば，鏡視下手術が施行された133例のうち，14％が胸腔鏡アプローチ，84％が腹腔鏡アプローチであった。胸腔鏡アプローチが選択された理由としては，縦隔内の癒着，憩室の大きさ，腹腔鏡アプローチによる切除の困難性などがあげられる。侵襲性を考慮すれば，腹腔鏡アプローチが第一選択になるものの，憩室の部位や大きさおよび体型などを総合的に考慮して，アプローチ法を選択すべきと言える。

　また，8割以上の症例で，憩室切除のみではなく筋層切開術，噴門形成術などの手術が併施されていた。しかし，筋層切開術，噴門形成術の付加が必須かどうかについては一定の見解は得られていない。Nehraら[9]は，24時間モニタリングによる運動機能評価を行えば全例に食道運動異常を認めること，憩室切除のみでは憩室の再発の可能性があることから，筋層切開術，噴門形成術の付加を推奨している。

　腹腔鏡アプローチの実際の手術手技に関しては，諸家の報告[10]がある。食道アカラシアの手術と同様に，仰臥位，砕石位（もしくは開脚位），ヘッドアップの体位にて手術を行う。上腹部に5〜6ポートを置き，まずは肝を挙上し術野を確保する[*7]。腹部食道を全周性に剥離し，テーピングすることでその後の操作を容易にする。助手が

> **＊6 — 著者からのアドバイス**
> 横隔膜上憩室を認めた場合，高解像度マノメトリーやpHモニターなどにより，食道運動異常の併存をチェックする必要がある。

> **＊7 — 手技のポイント**
> 下縦隔操作が必要となるため，スコープは軟性鏡のほうが有利である。

図4　横隔膜上憩室の画像診断（自験例）
A：食道透視：下部食道右壁に長径約6 cm，入口部約3 cmの憩室を認める。
B：上部消化管内視鏡：門歯列より35 cmの右壁に内腔が広い憩室を認める。
CCT：下部食道の右側に，食道と連続する囊胞状構造物を認める。

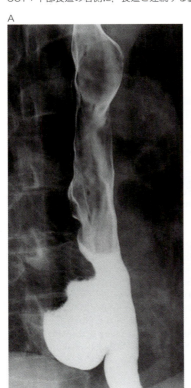
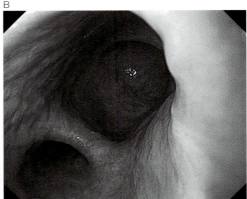
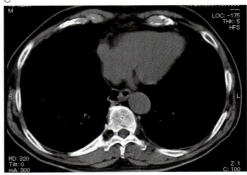

図5 横隔膜上憩室に対する腹腔鏡手術

憩室を周囲組織から剥離し，リニアステイプラーにて切除する．その後，食道と胃の前壁側の筋層切開を行う．噴門形成を付加する場合は，胃穹隆部で筋層切開部の右側，さらには憩室切離線まで可及的に覆うようにする．

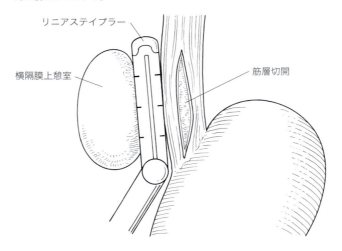

食道を尾側に展開しつつ憩室を周囲組織から剥離し，頸部を完全に露出する．憩室切除は，自動式リニアステイプラーを必要に応じて複数回用いて行う[*8]．引き続き，食道側に6cm程度，胃側に2cm程度，前壁側の筋層切開を行う[図5]．噴門形成を付加する場合は，胃穹隆部で筋層切開部の右側を覆い，さらに憩室切離線まで可及的に覆うとよい．

以上，食道憩室切除術について述べた．食道憩室は，発生場所によりアプローチ法や術式が多岐にわたるため，消化器外科医としてはその理論と実践を理解しておくことが望ましい．

> **＊8 ― 手技のポイント**
> リニアステイプラーを複数回用いる際は，ステイプルラインが確実に重なり合うように注意する．なお，切離中には食道内に内視鏡を挿入しておき，狭窄を予防する．

文献

1) 眞部紀明，春間 賢：Zenker 憩室．G.I.Research 2015；23：66-9．
2) 中村 努，井手博子：食道憩室．臨消内科 2009；15：749-55．
3) 安部俊弘，岡 正朗，丹黒 章，ほか：食道憩室の手術．手術 2001；55：1887-94．
4) Herbella FA, Dubecz A, Patti MG, et al: Esophageal diverticula and cancer. Dis Esophagus 2012; 25: 153-8.
5) 安田卓司，甲 利幸：Zenker 憩室に対する手術．Knack & Pitfalls 食道外科の要点と盲点．文光堂，2003，pp.246-8．
6) Chan DSY, Foliaki A, Lewis WG, et al: Systematic review and meta-analysis of surgical treatment of non-Zenker's oesophageal diverticula. J Gastrointest Surg 2017; 21: 1067-75.
7) Helft S, Sideridis K, Greenberg RE, et al: Mid esophageal diverticulum with a bleeding ulcer: case report and review. Gastrointest Endosc 2005; 61: 759-62.
8) Hirano Y, Takeuchi Y, Oyama T, et al: Minimally invasive surgery for esophageal epiphrenic diverticulum: the results of 133 patients in 25 published series and our experience. Surg Today 2013; 43: 1-7.
9) Nehra D, Lord RV, DeMeester TR, et al: Physiologic basis for the treatment of epiphrenic diverticulum. Ann Surg 2002; 235: 346-54.
10) Motoyama S, Maruyama K, Okuyama M, et al: Laparoscopic long esophagomyotomy with Dor's fundoplication using a transhiatal approach for an epiphrenic esophageal diverticulum. Surg Today 2006; 36: 758-60.

食道良性腫瘍摘出術

太田光彦，池部正彦，藤 也寸志　九州がんセンター消化管外科

　食道良性腫瘍は，食道癌と比較して非常にまれな疾患である。食道良性腫瘍は食道新生物の約1％未満で[1]，外科医が本疾患の外科治療に携わる機会はあまり多くはない。

　食道良性腫瘍のほとんどは粘膜下腫瘍で，その中で平滑筋腫が最も多く，食道粘膜下腫瘍の70～80％を占めている。頻度はかなり低いが，Gastrointestinal stromal tumor（GIST）が続き，さらに「食道癌取扱い規約　第11版」では神経性腫瘍として神経鞘腫，神経線維腫，顆粒細胞腫があり，その他として血管腫，リンパ管腫，脂肪腫などに分類されている[2]。

　食道良性腫瘍に対する手術の多くは，腫瘍核出術が適応されている。食道の部分切除として，頸部食道や下部食道の分節切除は行われることがあるが，上部食道や中部食道に対する部分切除は，その再建手技の煩雑さから行われることはほとんどない。胸部食道の腫瘍の場合，胸腔からのアプローチが必要となるが，これまでの開胸手術から胸壁破壊の少ない胸腔鏡下手術が広く行われるようになってきた。また，近年では消化管内視鏡下に粘膜下層内の腫瘍を核出する submucosal tunneling endoscopic resection（STER）が行われ，鏡視下腫瘍摘出術との比較もなされている[3]。

　本項では，最も頻度が高いと思われる胸部中下部食道に発生した粘膜下腫瘍に対する，胸腔鏡下腫瘍核出術について解説する。

非上皮性腫瘍の分類

- **平滑筋腫**——30～40歳代でやや男性に多く，約半数は下部食道に発生する。固有筋層の内輪筋由来のものが最も多いが，粘膜筋板からの発生もしばしば認められる。症状は非特異的であるが，腫瘍径によらず嚥下困難感，胸やけ，胸骨背部の痛みを認めることがある一方，検査で偶然発見されることも多い。一般に平滑筋腫の増大速度は遅く，大きさは5 cm未満で発見されることがほとんどである。治療の適応は腫瘍径による基準はないが，増大傾向がみられるもの，腫瘍径が5 cm以上，表面にびらんや潰瘍があるものは積極的な治療の対象となる[4,5]。
- **GIST**——食道原発のGISTは，全消化管GISTのうち数％程度である。年齢は60歳代に多く男女比は約2：1で，下部食道に発生することがほとんどで，嚥下障害を自覚する症例が多い。GISTと診断がつけば切除可能例では手術を行うが，リスク分類を参考に最適な治療を選択する。5 cm以下では，胸腔鏡下核出術が行われるようになっている。5 cm以上のGISTでは，被膜損傷や播種のリスクを避けるため食道切除が望ましいと考える。GISTは悪性のポテンシャルを有しているため，食道粘膜下腫瘍と診断したら，GISTを常に念頭に置くことが重要である[4,5]。
- **神経鞘腫**——食道非上皮性腫瘍の中ではまれな腫瘍である。あらゆる年代に発生し，やや女性に多い。上部から中部食道の発生例が比較的多く報告されている。食道悪性神経鞘腫の報告もあり，良悪性の鑑別には注意が必要である。臨床症状を認める場合や，悪性が疑われれば外科的治療の適応となる。神経鞘腫は予後良好で，鏡視下

の核出術が第一選択となる[4, 5]。
- **顆粒細胞腫**——40歳代の男性の発症が多い傾向にあり，下部食道，次いで中部食道に好発する。一般に良性腫瘍と考えられ，経過観察されることが多い。ただ，約5%に悪性例が認められており，また必ずしも腫瘍径と悪性所見が一致しないことは経過観察の際に注意が必要である。経過観察する場合は定期的に病理学的診断を行い，良悪性の鑑別を行うことが重要である[4, 5]。

手術適応

＊1――適応のポイント

腫瘍の食道における周在性や大きさにより，体位やアプローチが異なってくる可能性があり，手術に先立ち術前検査を参考に十分に検討しておくことが肝要である。大きい腫瘍では側臥位での開胸が考慮される場合もあり，下部食道で左胸腔に突出するような腫瘍は左胸腔からのアプローチも検討する[8]。

食道良性腫瘍において，各種画像検査により腫瘍存在部位，大きさ，形状，内部構造などを診断する。しかし，本疾患の臨床所見，内視鏡や透視所見は類似していることも多く，術前の確定診断あるいは良悪性の診断が困難なことも少なくない。超音波内視鏡下穿刺生検により，組織診断を行う場合もある。良性と確定診断された場合，または悪性と確定診断できない場合の手術適応は，嚥下障害や違和感などの自覚症状を有する場合，経過観察中に腫瘍の増大や形状変化が認められた場合と考えている。第一選択は鏡視下の核出術である。一方，治療前に組織学的に悪性の診断がついた場合，GISTの診断となった場合は食道切除術も考慮する＊1。

手術手技

麻酔および体位

胸部食道癌手術に準じて，分離肺換気による全身麻酔下で，体位は肺を圧排せずに縦隔の視野確保が可能な腹臥位としている。良性腫瘍でありリンパ節郭清の必要はないため，とくに中下縦隔の腫瘍であれば気管の展開はほとんど必要なく，換気法（両肺か分離か）や挿管チューブは各施設慣れたものでよいと考えている。また，術中は炭酸ガスの送気により6～8mmHgに胸腔内圧を維持することで，肺や横隔膜が圧排され縦隔も開大するため良好な視野が得られる[6]。基本的には右胸腔アプローチで行うが，腫瘍が食道左側壁に存在する場合や，胸部下部食道に存在する場合は左胸腔アプローチも考慮する。

ポート配置

トロッカー挿入部位を図1に示す。胸腔鏡下手術ではポートは肋骨により可動域が制限されるため，ポート位置決めは非常に重要である。その位置で手術の難易度は変

図1　ポート配置

まず第5肋間後腋窩線上に12mmトロッカーを挿入し，気胸併用下に胸腔鏡を挿入し胸腔内を観察する。第9肋間肩甲骨下角線上に12mmトロッカーを挿入した後，胸腔鏡を第9肋間に移し，第7肋間肩甲骨下角線上に5mm，第7肋間後腋窩線上に5mmトロッカーを挿入する。腫瘍が胸部上部食道に位置する場合は，必要に応じて第3肋間中腋窩線上に5mmトロッカーを追加する。

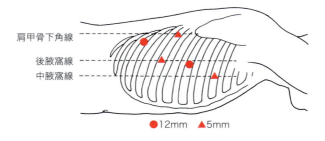

●12mm　▲5mm

*2 ─ 手技のポイント：
　　　ポート位置

最初のポート挿入は，胸腔内の癒着の状況がわからないこともあり，胸腔内臓器の損傷しないよう慎重に行う必要がある。著者らは，第5肋間後腋窩線上に最初のポートを置くことが多い。腹臥位でありポート位置は腹側になるほど肺損傷のリスクがあり，足側ほど横隔膜などの損傷に注意が必要である。挿入は直視下に行うか，ポート内筒内に胸腔鏡を装着し鏡視下に胸壁の各層を確認しながら挿入を行っている。

*3 ─ 手技のポイント：
　　　胸膜切開開始点

鏡視下で奇静脈弓の尾側で食道背側を観察すると，奇静脈が青く尾側から頭側へ走行し，その腹側にやや赤みを帯びた食道が観察される。両者の間に黄色の組織が存在しているが，これが胸管である。黄色の胸管を奇静脈側に残すように背側の胸膜切開を開始すると，胸管の損傷を避けることができる。適切な腹側へのカウンタートラクションをガーゼを用いて行うと，胸膜切開後は疎な結合組織が現れ，正しい剝離層であることが確認できる。また，背側の奇静脈横に胸管も確認できる。

わるため，患者の体形や腫瘍の位置に合わせて微調整しながらポート位置を決定する。
　通常は，まず第5肋間後腋窩線上に12mmトロッカーを挿入して気胸を開始し，肺を虚脱させる。胸腔鏡を挿入し胸腔内を観察しつつ，第9肋間肩甲骨下角線上に12mmトロッカーを挿入し，第7肋間肩甲骨下角線上に5mm，第7肋間後腋窩線上に5mmトロッカーを挿入する。腫瘍が胸部上部食道に位置する場合は，必要に応じて第3肋間中腋窩線上に5mmトロッカーを追加する。術者，助手，スコピストはいずれも患者右側に位置し，モニターは患者左側に設置する*2。

食道の剝離

　腫瘍の存在部位の縦隔胸膜を切開し，食道の剝離を行う[図2]。腫瘍が食道の右側壁に存在する場合は，直上の縦隔胸膜の切開を行い腫瘍にアプローチする。腫瘍が食道の前壁，後壁や左側壁に存在する場合は，腫瘍が正面視できるよう食道を長軸方向に回転する必要があり，食道前後の縦隔胸膜を口側肛門側に十分に切離しておくことが大切である。縦隔胸膜を食道壁に残すことで把持できるため，食道のローテーションが容易となる。また，食道は壁内の血流が良好であり，ある程度の長軸方向の剝離は可能である。縦隔胸膜切開の際には，食道とその背側にある奇静脈との間に胸管が走行しており，損傷しないよう食道背側辺縁に沿って胸膜を切開し，胸管を温存する[図3]*3。必要に応じてそのまま電気メスで剝離を背側左側へ進めると，大動脈が確認できる。大動脈と食道との間には食道固有動脈があり，食道の可動性をよくするためにVessel sealing systemなどを用いて切離してもよい。食道前面の胸膜も食道前壁に沿って口側肛門側に切離し，腫瘍近傍の食道を周囲組織から剝離しておく。
　腫瘍が奇静脈弓近傍にある場合は，奇静脈弓をリニアステープラーなどで切離すると視野が開ける。この際，奇静脈弓の裏に右気管支動脈が走行しており，剝離の際には損傷しないよう注意が必要である。可能であれば気管支動脈は温存する。

腫瘍の核出

　腫瘍を同定し，腫瘍直上の胸膜と食道外縦筋を長軸方向に切開し，腫瘍を露出させる[図4]。腫瘍被膜の損傷を起こさないよう注意しながら，腫瘍と筋層との間を剝離

図2　食道の剝離
腫瘍が食道の右側壁に存在する場合は，直上の縦隔胸膜の切開を行い腫瘍にアプローチする。食道の授動が必要な場合は，食道前後の縦隔胸膜を口側肛門側に十分に切離する。食道背側の胸管，奇静脈，腹側の肺や下肺静脈や左気管支など損傷しないよう注意する。

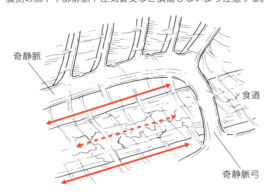

⟵⟶ 腫瘍が食道前壁・後壁・左側壁に存在する場合の胸膜切離線
⟵--⟶ 腫瘍が食道右側壁に存在する場合の胸膜切離線

*4 ― 手技のポイント：
　　カウタートラクション

腫瘍の食道壁からの剥離操作は，有効なカウンタートラクションをかけることが重要である。その際に，直接腫瘍を把持することは，被膜の損傷や腫瘍細胞の散布を引き起こすため勧められない。同様に，腫瘍に糸を穿通させ牽引することも腫瘍学的に勧められない。腫瘍周囲の結合織や胸膜を愛護的に把持したり，ガーゼや開いた鉗子で腫瘍を圧排あるいは挙上する方法が有効である。

する[*4]。続いて腫瘍と粘膜の剥離に移る[図5]が，この際に粘膜損傷を起こさないよう注意が必要である。ポイントは，極力剥離鉗子などで鈍的な剥離を行い，通電は短時間を心がける。粘膜を損傷した場合は，粘膜を吸収糸で縫合する。摘出した腫瘍は袋に入れて回収する[7]。

筋層の縫合

開放した筋層は，縫合閉鎖して術後の憩室出現を防止する。食道外縦筋の縫合は，長軸方向に吸収糸を用いて結節縫合を鏡視下に行う[図6]。短軸方向への縫合は，筋層が裂け縫合糸が引き抜ける可能性があり，内腔の狭窄に注意しながら長軸方向の縫合がよいと思われる。粘膜損傷が疑われる場合は，粘膜の縫合を筋層縫合に先行させ

図3　胸管の温存
通常，胸管は中縦隔では奇静脈に並走している。食道後壁に沿って縦隔胸膜を切開すると，気胸併用下ではガスが縦隔内に入りアワ状の疎な結合織が観察され，自然と胸管を温存する層が明らかとなる。胸管は食道背側かつ奇静脈腹側に，黄色の帯として縦隔胸膜越しに透見されることが多いので，そのつもりで観察するとよい。

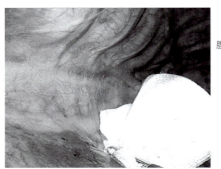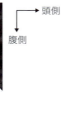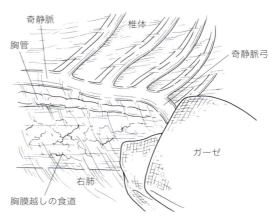

図4　縦隔胸膜の切離
腫瘍直上の縦隔胸膜を長軸方向に切離し，食道外縦筋を露出する。胸膜の切開は腫瘍径より長めに行うと，以降の操作がしやすくなる。

図5　腫瘍と粘膜の剥離
腫瘍と粘膜の剥離の際に，腫瘍は直接把持してはならない。カウンタートラクションをかけるには，腫瘍周囲の結合織を把持したり，ガーゼや鉗子で腫瘍を押すことが有効である。鏡視下に拡大視しながら，腫瘍を粘膜から鈍的鋭的に剥離する。

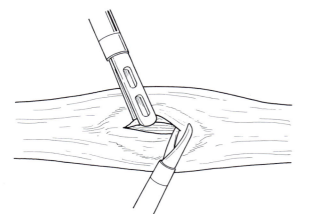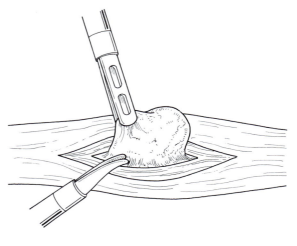

図6 縦走筋の縫合

腫瘍核出後，縦走筋の縫合は長軸方向に吸収糸を用いて，結節縫合を鏡視下に行う。短軸方向への縫合は，筋層が裂けて縫合糸が引き抜けやすいため，長軸方向に縫合する。

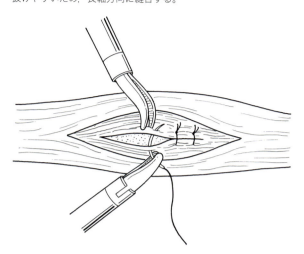

図7 ドレーン留置

第7肋間のトロッカーより右胸腔ドレーンを留置する。術中は右腕を挙げた体位をとっているので，術後に腕を戻すと第7肋間より尾側に皮切位置がくるため，肋間をずらさずにそのまま挿入している。術後は持続的に－5 mmH$_2$O で吸引する。

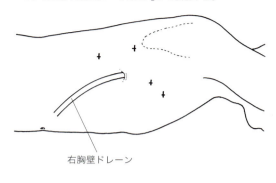

右胸壁ドレーン

る。また，閉鎖後に経鼻的に挿入した胃管チューブより，色素や空気にてリークテストを行い確認する。

ドレーン挿入および創閉鎖

胸腔内の止血を確認し，第5肋間のトロッカーより腫瘍を回収し，術後の出血や気道系の損傷の情報を得るため，第7肋間の5 mm トロッカーより胸腔ドレーンを挿入する。術中は右腕を挙げた体位をとっているので，術後に腕を戻すと第7肋間より尾側に皮切位置がくるため，肋間をずらさずにそのまま挿入している。各トロッカーは2層に縫合閉鎖して手術を終了する[図7]。

文献

1) Tsalis K, Antoniou N, et al: Laparoscopic enucleation of a giant submucosal esophageal lipoma. Case report and literature review. Am J Case Rep 2013; 14: 179-83.
2) 日本食道学会編：食道癌取扱い規約 第11版．金原出版，2015．
3) Chen T, Lin ZW, et al: Submucosal Tunneling Endoscopic Resection vs Thoracoscopic Enucleation for Large Submucosal Tumors in the Esophagus and the Esophagogastric Junction. J Am Coll Surg 2017; 225: 806-16.
4) 小澤壮治，木下芳一：⑤非上皮性腫瘍，特殊型食道癌．臨床食道学．南江堂，2015, pp.309-20.
5) 新井冨生，相田順子ほか：食道癌の病理 - 食道癌の病理学的分類 - 非上皮性良性・悪性腫瘍．日本臨床 2011；69：93-8．
6) Ozawa S, Ito E, et al: Thoracoscopic esophagectomy while in a prone position for esophageal cancer: a preceding anterior approach method. Surg Endosc 2013; 27: 40-7.
7) 小熊純也，小澤壮治ほか：食道粘膜下腫瘍に対する胸腔鏡下手術．手術 2014；68：785-8．
8) 中野静雄，夏越祥次ほか：食道粘膜下腫瘍．手術 2001；55：1915-21．

食道噴門形成術

宮崎達也[1,2]，宗田　真[2]，桑野博行[2,3]　[1]前橋赤十字病院外科，[2]群馬大学大学院総合外科，[3]福岡市民病院

＊1──適応のポイント
GERDの治療における外科治療の役割は，主たる治療である薬物療法でコントロールが困難な症例や，PPIの長期的維持投与を必要とするびらん性GERD[2]，薬物療法がそもそも成立しないコンプライアンスが悪い症例，合併症を併発するものが適応となる。拡張術の適応は，内視鏡的治療が困難で改善しない症例である[3]。

食道噴門形成術は，2つの異なった目的でなされる手術である。1つは，胃食道逆流現象を防止する目的の逆流防止手術である。もう1つは，狭窄などにより食道から胃への通過が滞っている症例に対し，通過を促進する拡張を目的とした手術である。前者の原因としては，胃食道逆流症（Gastro Esophageal Reflux Disease；GERD）[*1]や食道裂孔ヘルニアなどがある。後者の原因は，アカラシアや逆流性食道炎など炎症による瘢痕狭窄などがあげられる。

歴史的にさまざまな術式が報告されており，その手術術式は食道運動障害[1]や特発性食道破裂などの異なる病態の手術にも応用されている。本項では，代表的なNissen法，Toupet法，Heller-Dor法，Thal & Hatafuku法を中心に噴門形成術の実際を述べる。

共通する注意点

食道噴門形成術では，基本的に良性疾患に対する手術であり，機能の改善が求められる。愛護的に操作することはもちろんのことであり，手術操作の邪魔になる可能性があっても，必要のない組織の損傷を避ける。当然のことであるが，迷走神経本幹，肝枝を同定温存する。拡張，および逆流防止のwrapの締め具合で術後の機能が大きく左右されることを忘れてはならない。

麻酔および体位

麻酔は，気管内挿管麻酔および静脈麻酔を併用する一般的な全身麻酔で行う。開腹手術の場合，術後の疼痛管理として硬膜外麻酔も併用する。

体位は開腹手術の場合は仰臥位，腹腔鏡下手術の場合は仰臥位の開脚位として，ポート挿入後，術者は患者の両足の間に立って操作する［図1］。操作中はベッドをヘッドアップすると，視野を妨げる臓器が尾側に落ちて操作しやすい。

皮膚切開，ポート位置

開腹の場合，剣状突起より2〜3cm上方から臍上2〜3cmあるいは臍下までの上腹部正中切開で開腹する［図2A］。腹腔鏡下手術の場合，図2Bに示すポート位置で施行している[3,4]。

手術操作

視野展開

腹腔鏡手術の場合，ネイサンソンリバーリトラクターを用いて肝左葉外側区域を頭側へ圧排し，横隔膜と食道裂孔が観察できるように展開する［図3］。この視野展開が腹腔鏡手術では重要となり，横隔膜に糸をかけてネラトンチューブ[5]やペンローズドレーンを用いて展開する方法や，スネークリトラクターで展開するなどの方法を施設

図1 体位
腹腔鏡下手術の場合，仰臥位，開脚位にて行う．開腹手術の場合は仰臥位で行う．

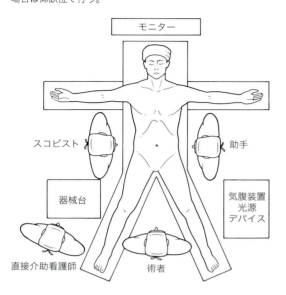

図3 操作周辺の解剖

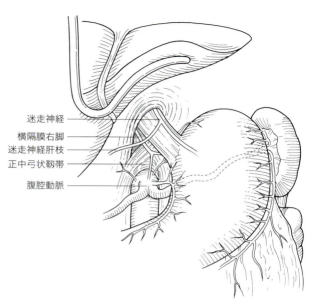

迷走神経
横隔膜右脚
迷走神経肝枝
正中弓状靱帯
腹腔動脈

図2 皮膚切開，ポート位置

A：腹部正中切開（開腹手術）

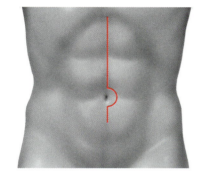

B：ポート挿入位置

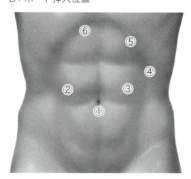

①臍部：腹腔鏡ポート 12 mm
②術者左手 5 mm
③術者右手 12 mm
④助手左手 5 mm
⑤助手右手 5 mm あるいはミニループリトラクター
⑥ネイサンソンリバーリトラクター

によってさまざまな工夫を行っている．

食道の剥離

　胃体部を把持して尾側に牽引し，迷走神経肝枝を温存しつつ肝食道間膜を切開し食道裂孔右側を解放する．次いで迷走神経前幹を温存しつつ横隔膜食道間膜を切開した後に食道周囲を剥離する．食道と横隔膜脚の剥離は鈍的に行うことが可能であり食道全周を左右から剥離して連続させ綿テープやペンローズドレーンで吊り上げる．迷走神経の後幹は食道と離れているため後腹膜側に落とすが前幹は食道と共にテーピングする．

胃底部の授動

胃横隔間膜を剥離して胃底部を授動する。短胃動静脈を切離しなくても wrap 形成は可能であるが，胃底部に緊張がかかる場合は短胃動静脈を頭側より 2～3 本処理する。

キャリブレーション

胃底部を腹部食道に巻き付ける際に，適度な締め付け具合を調節する目的で 40～50Fr の食道ブジーを挿入したり，術中内視鏡で確認することが有用である[*2]。

＊2─手技のポイント
術中内視鏡検査は，噴門形成術を行う際に，wrap の締め付け具合や粘膜面からの損傷確認に有効な手法である。Heller 法の際には，漿膜側からの観察と粘膜側からの観察を同時に行うことにより，食道胃接合部からどの範囲まで筋層切開ができているかを確認することができる。著者は送気を行い，食道内腔の拡張を指標にして wrap のキャリブレーションを行っている[6]。

逆流防止手術（Nissen 法，Toupet 法）

食道の背側から，腸把持鉗子を用いて胃穹窿部を把持して誘導する。この際に理想的な wrap の位置にするために，シミュレーションして胃底部の縫合予定部に色素でマークするとずれを修正できる。Nissen 法は全周性の wrap［図4］となり，Toupet 法は非全周性で約 270°の wrap である［図5］。Nissen 法では左右の胃壁および食道壁を縫合固定することで，wrap がずれる（slipped Nissen）ことを防止する。ゆとりのある wrap を形成する floppy Nissen 法が推奨される。wrap とともに食道裂孔ヘルニアを起こすこともあるため，wrap の左右両側（shoulder stich）や後壁を横隔膜に縫着することもある。Dor 法［図6］は前壁のみの wrap であり，逆流防止効果としては Nissen 法や Toupet 法より低いとされている。

図4 Nissen 法
食道の周囲に胃を襟巻のように全周性に巻くことにより，酸の食道への逆流を物理的に抑制することができる。

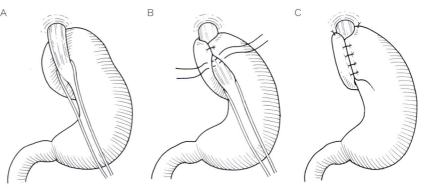

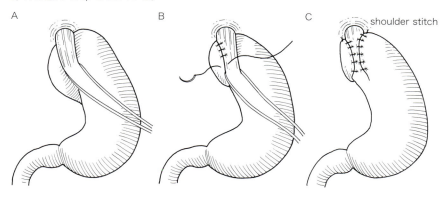

図5 Toupet法
3/4周程度のwrapとなっている。

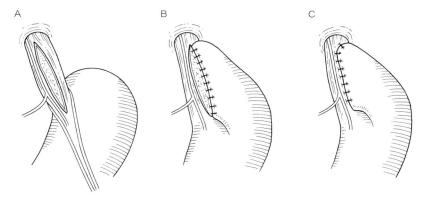

図6 Heller-Dor法
A：筋層切開術後。足側にテーピングを引くと十分な筋層切開が可能となる。迷走神経前幹および肝枝を温存している。
B：筋層切開の左側の筋層と胃の漿膜を縫着する。

Heller法

　アカラシアの手術法として有名なHeller手術は，1914年に粘膜外筋層切開術として報告された。原法は食道の狭窄のある前壁と後壁を切開する[図7A]というものであるが，現在では変法(Heller-Zaaijer法)として，前壁の筋層を切開することが多い[図7B]。アカラシア手術では，逆流防止の目的のfundic patchを併施したHeller-Dor法(Jekler-Lhotka法とも呼ばれる)を腹腔鏡下に行うことが標準的である[図6]。

Thal & Hatafuku法

　Fundic patch operationであるThal & Hatafuku法は，1965年に報告された。食道の遊離，開胸あるいは開腹経路で，迷走神経を温存して食道を十分に遊離する。
- **食道の切開**[図8A]——狭窄部の左側面に2本の支持糸を置き，その間で縦切開を行う。切開部は狭窄の位置や長さにより調節するが，食道胃接合部5～6cm，胃側に1～2cm置く。狭窄が高度の場合は，横縫合を加えて内腔を広げる。
- **食道胃接合部と胃底部の縫合**[図8B, C, D]——食道胃接合部と胃底部の間に平

図7 Heller法

A：Heller法（原法）前壁および後壁の筋層を切開する。

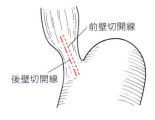
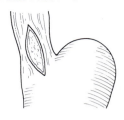
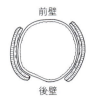

B：Heller-Zaaijer法（変法）。前壁のみの筋層を切開する。

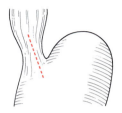
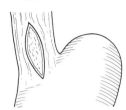
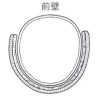

図8 Thal & Hatafuku法

A：狭窄部の左側面に2本の支持糸を置き，その間で縦切開を行う。

B：食道胃接合部と胃底部の間に平行した3本の縫合糸をかける。

C：追加縫合を加えて粘膜を反転させ，粘膜数壁（mucosal rosette）を形成する。

D：Cの断面図

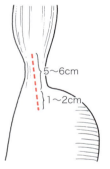
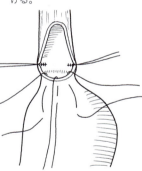
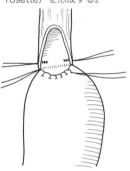
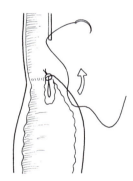

E：胃底部をバブコックで把持しつつ食道欠損部をカバーするように対称的に予備の縫合糸を3針置く。この際に食道ブジーを口より挿入して食道の狭小化を避ける。

F：胃底部の漿膜筋層と食道の全層創縁とを接合する。

G：食道のほぼ全周を胃壁で覆うように縫合固定する。

H：Gの断面図

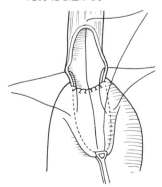
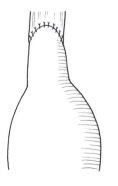
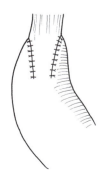
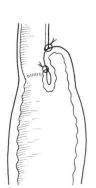

行した3本の縫合糸をかける．追加縫合を加えて粘膜を反転させ，粘膜数壁（mucosal rosette）を形成する．図8Dで断面図を示す．50Fの食道ブジーを口より挿入して，食道の狭小化を避ける．

● **Fundic patchの作成**［図8E，F］──── 胃底部をバブコックで把持しつつ，食道欠損部をカバーするように対称的に予備の縫合糸を3針置く［図8E］．これを結紮した後に，連続縫合にて胃底部の漿膜筋層と食道の全層創縁とを接合する．さらに強化のために数針の結節縫合を加える［図8F］．

● **胃底部と食道壁を縫着**［図8G，H］──── ここで38Fの食道ブジーに入れ替えて，胃内容物の逆流防止を目的に胃底部によって再建食道部を約2/3周性に被い，結節縫合にて胃底部と食道壁を縫着する．図8Hに断面図を示す．

文献

1) Kuwano H, Miyazaki T, Masuda N, et al: Long myotomy of the esophagus and gastric cardia with a complete fundic patch procedure for diffuse esophageal spasm. Hepatogastroenterology 2004; 51: 1729-31.
2) 日本消化器病学会編：胃食道逆流症（GERD）診療ガイドライン．南江堂，2009，pp.64-75.
3) 宮崎達也，桑野博行：Q26 どのような患者が外科治療の対象になりますか？その方法，予後についても教えてください．草野元康編：GERD+NERD 診療 Q & A．日本医事新報社，2011，pp.150-155.
4) 宮崎達也，加藤広行，木村仁ほか：食道裂孔ヘルニアに対する腹腔鏡下手術の適応と限界．クリニカ 2004；31：25-8.
5) Kato H, Miyazaki T, Kimura H, et al: A novel technique to facilitate laparoscopic repair of large paraesophageal hernias. Am J Surg 2006; 191: 545-8.
6) 宮崎達也，猪瀬崇徳，田中成岳ほか：食道．特集：外科医のための消化器内視鏡 Up-to-Date．臨床外科 2011；66：1597-601.

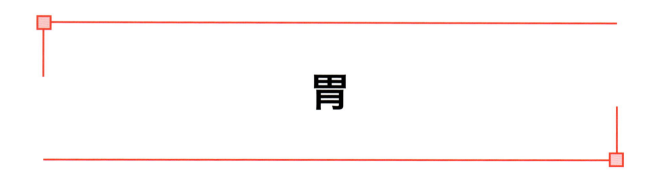

胃

胃切開縫合術

持木彫人　埼玉医科大学総合医療センター消化管一般外科

　胃切開縫合術は消化器外科手術においては基本的な術式であり，専門医にとっては習熟することが求められる。幽門側胃切除術や噴門側胃切除術，胃全摘における切除や消化管再建の基本的な手技が含まれている。本項では，胃切開縫合術が必要となる胃部分切除術を中心に解説する。

　胃部分切除術の適応は一部の胃癌や胃粘膜下腫瘍(SMT)であるが，胃癌に関してはESD技術の進歩によって適応は少なくなっており，SMT，とくにGastrointestinal stromal tumor（GIST）が現在において主な胃部分切除の適応になっている。「GIST診療ガイドライン　2014年4月改訂　第3版」では，腫瘍径が5.1 cm以上のSMTは手術適応であり，2〜5 cmの腫瘍はEUS-FNABで悪性所見やGISTと診断されれば手術適応となる[1]。切除の原則は肉眼的断端陰性の完全切除であり，被膜を損傷することなく，外科的に完全に切除することが必要となる。リンパ節郭清は不必要であるが，転移が疑われた場合はピックアップ郭清で十分と考えられている[1]。GISTの切除には臓器機能を温存した部分切除で根治が可能であるが，部分切除が不可能な場合は幽門側や噴門側胃切除が必要になる。

開腹による胃部分切除術

麻酔，体位および皮切

　麻酔は気管内挿管による全身麻酔で行うが，術後の疼痛予防のため硬膜外麻酔も併用する。近年は抗凝固，抗血小板療法を行っている症例が多いため，硬膜外麻酔の挿入，抜去の際にも注意が必要である。

　体位は仰臥位とし，深部静脈血栓予防のため間欠的空気圧迫法の導入も必要である。皮切は上腹部正中切開が一般的であり，剣状突起から臍上部までの切開で開腹することが多い[図1][*1]。

腫瘍占居部位の確認

　まず腫瘍の部位を触診や視認で確認する。触れにくい部位では，予め術前に内視鏡を用いて点墨等で印（マーク）をつけると見つけやすい。胃の後壁に腫瘍が存在する場合は，大網を切離しておくと触診しやすい。腫瘍の部位を確認したら，壁内性の場合，胃の漿膜面に針糸をかけ目印にしておく。

切除および縫合（占居部位別）

●胃底部——大彎に存在することが多く，腫瘍を直視下にできないことが多い。まず左噴門より横隔膜と胃の癒着を剥離し，頭側から短胃動脈を2〜3本切離すると腹側に脱転できる[図2A]。腫瘍を含む胃壁を腹側に反転することによって，自動縫合器で容易に切除可能となる[図2B][*2]。胃底部は内腔が広いので，長軸方向でも短軸方向でも切除可能である。腫瘍が十分に切除範囲に入るように，胃壁全層を縫合器で

---

*1——手技のポイント
不必要に大きくしないことが重要であり，最初は小さめに開腹し，必要に応じて長さを伸ばすようにする。頭側は剣状突起で切開部位が決められるため，尾側への延長が切開創の長さを決定する。

*2——手技のポイント
自動縫合器はステイプラーが3列のものを利用する。先端の方向が変えられるタイプの縫合器を用いると，切除方向を変えることが容易になる。近年は電動でステイプルが打針される縫合器が実臨床で用いられているが，手動に比べると切離縫合ラインが綺麗になる。

図1 開腹による胃部分切除の切開創
上腹部正中切開。

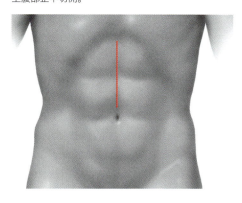

図2 胃底部の胃部分切除

A：胃底部と横隔膜の剥離。

B：手前に脱転した腫瘍を含む胃壁を，短軸方向で切除する場合，右側のポートから自動縫合器を挿入する。

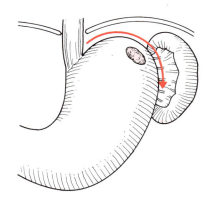 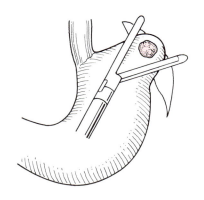

切除する。切除断端はステイプラーから出血することがあるため，電気メスや縫合によって止血する。

●**胃体部，前庭部（小彎以外）**──腫瘍が壁外性に発育している場合は，胃壁を含むように縫合器の方向を合わせれば容易に切除できる。切除の方向は，胃の変形が少ない方向を選択する。壁内発育型で胃の切除範囲が大きくなるような場合は，漿膜筋層を電気メスや超音波凝固切開装置などで切開し，粘膜，筋層を含む腫瘍を壁外に反転させ自動縫合器で切除する［図3A］。漿膜筋層の欠損部位は短軸方向を合わせるように，漿膜筋層縫合で閉鎖する［図3B］。大彎に腫瘍が存在する場合は，壁内性に発育していても多くの場合が自動縫合器で1～2回で切除が可能であるが［図4A］，変形が予想される場合は，楔状に切除することによって変形が最小限に防止できる［図4B］。

●**胃体部小彎**──腫瘍が胃体部小彎に存在する場合は，切除が難しい。小彎には左胃動脈の血管が分布しており，血流が多く出血しやすい。また，迷走神経胃枝が分布しており小彎を広範囲に剥離，切除すると胃の収縮機能障害を引き越し，術後に胃停滞が起こる。触診や術前のマーキングによって腫瘍の位置を正確に判断し，小網の切除は最小限にする。小彎は大彎に比べて可動性が悪く，腫瘍と胃壁を全層で切除する

図3　胃体部の胃部分切除

A：腫瘍周囲の漿膜筋層の切開。

B：縫合糸は 3-0 または 4-0 の吸収糸を用い，漿膜筋層縫合で閉鎖する。

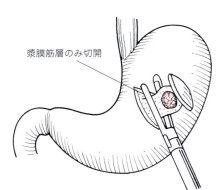
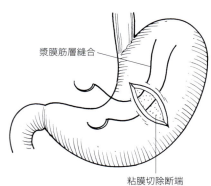

図4　前庭部の胃部分切除

A：自動縫合器による切除。

B：腫瘍を含む胃壁を手前に牽引しながら，両サイドから自動縫合器で楔状に切除する。切除の先端は弱いため，補強の縫合を追加しておくことが望ましい。

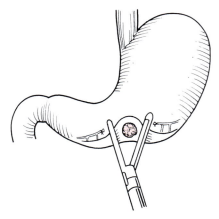
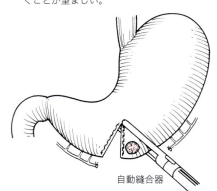

場合欠損が大きくなり，胃の変形が大きくなる。切除は短軸方向が基本であるが，斜方向で切除すると変形やねじれが防止できる場合がある。小彎の短縮は避けられないため，縫合器を仮閉鎖し変形の少ない切除方向を決定する。

● **噴門直下** —— 噴門直下の腫瘍切除が一番難しい。噴門近くは内腔が狭いため，変形によって狭窄が生じる。内腔および腫瘍の位置確認には，術中の内視鏡が必須となる。胃壁の切除を最小限とするため，内視鏡を補助とし直視下に腫瘍を含む胃壁全層を電気メスなどで切除する［図5A］。自動縫合器を使用すると切除範囲が広くなり，噴門にかかる場合がある。欠損部位は短軸方向を合わせるように縫合閉鎖する［図5B］。

図5　噴門直下部の胃部分切除

A：内視鏡で確認しながら腫瘍を全層で切除する。　B：欠損部は変形の少ない方向で縫合閉鎖する。

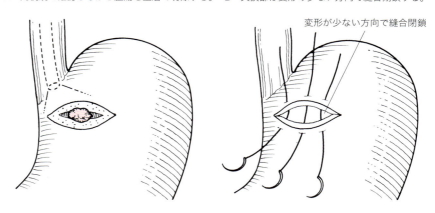

ドレーン留置と閉創

　胃の部分切除ではドレーンは基本的に挿入する必要はないが，挿入する場合は閉鎖式を選択し，術後早期に抜去する。挿入部位は切除部位を通過するように，左横隔膜下に留置する。

腹腔鏡による胃部分切除術

麻酔，体位および皮切

　麻酔は開腹による切除と同様であるが，体位は開脚位となる。腫瘍の大きさや部位にもよるが，5〜12 mmのトロッカーを図6の位置で挿入し，臍部のトロッカーはカメラ挿入に使用する。近年は臍部のみにトロッカーを挿入する単孔式も行われている。

腫瘍占居部位の確認

　腫瘍の占居部位の確認は触診が難しいため，術前の点墨と術中内視鏡が必要となる。術中内視鏡を用いる際には，空気による腸管の拡張を防止するため，上部空腸で腸鉗子を用いて内腔を遮断する必要がある[*3]。

切除および縫合（占居部位別）

● **胃底部**——開腹手術と同様に，噴門左側から超音波凝固切開装置などを用いて横隔膜との癒着を剥離する。胃底部から脾門部に至り，短胃動脈も1〜2本切離する。腫瘍を含めた胃を腹側に反転し，自動縫合器を用いて切除する。自動縫合器は右側のポートより挿入すると，短軸方向に切除がしやすい。

● **胃体部，前庭部（小彎以外）**——切除方法は開腹手術と同様であるが，自動縫合器の挿入方向はポートの位置により制限されるため，挿入するポートの選択が必要となる［図7］。短軸方向は左側から，長軸方向は右側から挿入することが多い。ポートの位置を変えても切除ラインが決められない場合，胃を動かすことによって自動縫合器の切除方向を変えることができる。

● **胃体部小彎**——小彎に存在する腫瘍を切除する際には，まず術前のマークを確認しながら小網を最小限の範囲で剥離する。腫瘍を含めた胃壁が十分に伸展可動することを確認する。腸鉗子などを用いて切除方向を決定する［図8A］。本症例では短軸方向より長軸方向の切除で変形が少ないと判断したため，自動縫合器を左側のポートよ

＊3──手技のポイント

術前のマーキングは点墨とクリップを用いることが多いが，クリップは必ずしも必要でなく，適切な部位に打たないと自動縫合器による切除の際に邪魔になることがある。術前にマーキングで墨汁などを注入する際には過量にならないように，また適切な深さで注入する必要がある。過量だとマークが大きすぎて腫瘍の正確な位置を判断できなくなる。深さが深いと腹腔内に注入液が漏れている場合がある。

り長軸方向に挿入し，2回のファイアーで切除した［図8BC］。縫合ラインを確認し，内視鏡で噴門や体部の狭窄がないことを確認する［図8D］。

● **噴門直下** —— 噴門直下は開腹と同様に難しい。内視鏡を併用して腫瘍の部位を正確に確認する。胃内視鏡操作で胃壁全層を切開し切除範囲を最小限にする方法や，一部を胃内視鏡で切開し残りを超音波凝固切開装置で切開するなど，腫瘍の部位大きさ

図6　トロッカー挿入位置
臍部はカメラポートとして12 mmを使用し，左右のポートも自動縫合器挿入のため1本は12 mmポートを用いる。

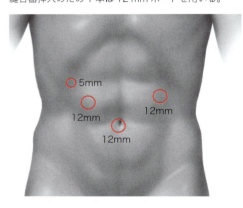

図7　挿入方向による切除の違い

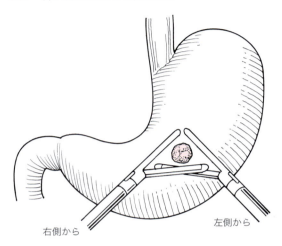

右側から　　左側から

図8　胃体部小彎の胃部分切除

A：鉗子を用いて切除方向を決定。

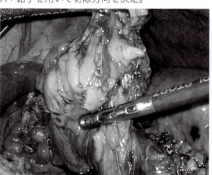

B：自動縫合器を長軸に合わせて1回目のファイアー。

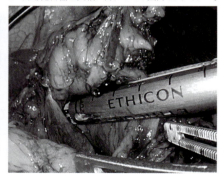

C：2回目のファイアーでは噴門にかからないように角度を調節する。

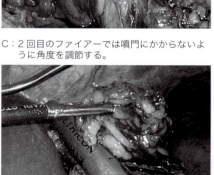

D：切除断端，長軸に向いている。

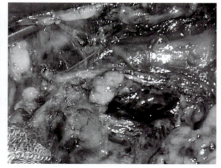

に応じた切除が必要になる[2]。切離後に欠損した胃壁は，狭窄が起きない方向で縫合閉鎖する[*4]。自動縫合器で一括して切除すると，狭窄が高率に起こる。

ドレーンと閉創

切除標本の回収は，バックに入れて摘出することが推奨されている[1]。開腹手術と同様に，ドレーン挿入の必要はない。挿入する場合は，ポートを介して閉鎖式を挿入する。

> ***4 ─ 手技のポイント**
> 腹腔鏡下の縫合は簡単ではなく，事前にドライボックスで練習する必要がある。まず正しい方向にそしてすばやく針を持針器で持つことが重要であり，さらに結紮ではC-loop作成が基本になる。

文献

1) 日本癌治療学会，日本胃癌学会，GIST研究会編：GIST診療ガイドライン　2014年4月改訂　第3版．金原出版，2014．
2) Hiki N, et al: Laparoscopic and endoscopic cooperative surgery for gastrointestinal stromal tumor dissection. Surg Endosc 2008; 22: 1729-35.

胃空腸吻合術

中島雄一郎, 佐伯浩司, 沖 英次　九州大学大学院　消化器・総合外科

　　　　胃空腸吻合術は, 一般的には胃癌に対する幽門側胃切除術後に残胃と空腸を吻合するRoux-en Y法, またはBillroth Ⅱ法として施行される頻度が高い胃切除後の再建手技のひとつであるが, 胃体下部から胃幽門部の狭窄を伴う切除不能進行癌に対する緩和手術としての胃空腸バイパス術においても行われる手術手技である. 胃癌に対する胃切除術後の再建術として施行される胃空腸吻合術については「幽門側胃切除術」の項に譲り, 本項では緩和手術としての胃空腸バイパス術における胃空腸吻合術について, 当施設で施行している腹腔鏡下手術としての手技を紹介する. 本術式は上部消化管外科領域において若手外科医が比較的早期に経験する手術であり, 本項がその理解・習得の助けとなれば幸いである.

術式の歴史的背景

　　　　1925年にDevineは切除困難な十二指腸潰瘍症例に対し, 胃を完全に離断した後に噴門側の胃に結腸前経路で挙上した空腸を側側吻合する胃空腸吻合を発表した[図1A][1]. このDevine原法は胃を完全に離断することで胃空腸吻合部へ癌の浸潤が波及しにくい利点があるが, 狭窄の進行により消化液や原発巣からの出血が盲端となる幽門側断端に貯留して拡張をきた来す欠点がある. これに対し, 幽門側断端にも胃空腸吻合を付加することにより, 遠位側断端の減圧を図るなどの手技の工夫がされてきた[図1B].
　　　　一方, 胃を完全に離断せずに胃小彎側の一部を残して胃を切離した後に, 噴門側の

図1　Devine原法

A：原法　　　　　　　　　　　　　　　　　　　B：原法＋空腸間置

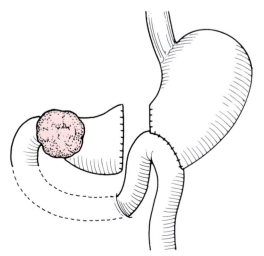 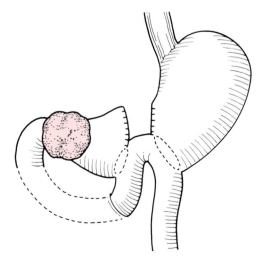

図2　Devine 変法

A：Billroth Ⅱ法

B：Roux-en Y法

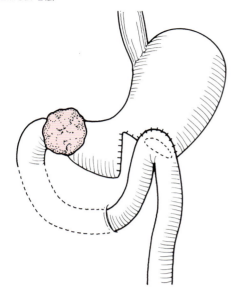
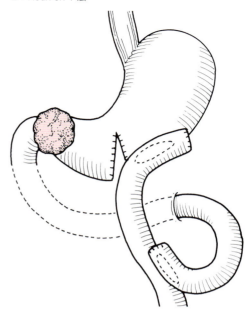

胃に空腸を Billroth Ⅱ法として側側吻合[図2A]，または Roux-en Y 法として側々吻合する手技[図2B]が開発された[2,3]。この Devine 変法では，小彎側に噴門側胃と幽門側胃の間の減圧路が温存されることにより，Devine 原法における幽門側胃と空腸との吻合が省略できるうえに，術後も内視鏡による原発巣の観察が可能となる。また，近年では内視鏡手術の普及に伴い，侵襲性が低く術後の回復も早い腹腔鏡下での胃空腸バイパス術が汎用されている。

当施設では，狭窄症状を伴う切除不能進行胃癌に対する姑息的バイパス手術として，腹腔鏡下に幽門側胃と空腸 Roux-en Y 脚を吻合する Devine 変法を採用している。

適応

緩和手術としての胃空腸吻合術は，腫瘍による狭窄や持続する出血などの切迫症状を有する治癒切除不能胃癌や膵癌，十二指腸癌に対して，これらの症状を緩和することを目的として施行される。胃空腸吻合術は胃体部大彎側と空腸の吻合となるため，吻合予定部となる胃体中部から上部の大彎に癌が浸潤していないことが条件となる。

また，腫瘍による症状（出血・狭窄・疼痛など）のない切除不能胃癌に対して，腫瘍量を減らし，症状の出現や死亡までの時間を延長することを目的として施行される減量手術については，日韓合同のランダム化比較試験（REGATTA 試験）によりその延命効果は認められなかったことから，「胃癌治療ガイドライン　第5版」において行わないことが強く推奨されている[4]。

2010年4月より，悪性胃十二指腸狭窄に対する内視鏡的胃十二指腸ステント留置術が認可された。胃空腸吻合術とステント留置術を比較する臨床試験をまとめたレビューによれば，前者は晩期の合併症が少なく，狭窄改善効果が長期間期待できるのに対し，後者は治療後の在院日数などを含む短期成績において勝るとされている[5]。切迫症状を有する切除不能症例の全身状態（全身麻酔に耐えられる予備力の有無）や，

術後の治療戦略（化学療法の予定の有無）や，予想される生命予後に応じて両者を使い分ける必要があると考えられる。

手術手技（腹腔鏡下胃腔腸吻合術）

術前処置

　一般的な幽門側胃切除術の術前管理に準じた前処置を行うが，本術式が適応となる症例は幽門前庭部の通過障害により，胃内容物の貯留や浮腫を伴う胃炎，さらには低栄養状態を呈していることが多い。したがって，治療方針が決定して手術予定日までの間に，必要に応じて経鼻胃管の留置による胃内腔の減圧と，中心静脈栄養管理による栄養状態の改善を図ることが望ましい。

体位およびポート配置

　開脚仰臥位とし，軽度の頭高位と患者を右側へ傾けるローテーションが可能となる体位を選択している。術者は患者右側に，助手は左側，スコピストは脚間に位置して手術を開始する。カメラは12 mmの45°斜視鏡を使用し，臍部にカメラ用の12 mmトロッカーを留置する。図3のように左右の肋弓下に5 mmのトロッカーを1本ずつ挿入し，左側および右側の上腹部に12 mmのトロッカーを1本ずつ挿入する[*1]。

> *1 ― ポート選択のポイント
> 左右の上腹部ポートから後の体腔内胃空腸吻合および空腸空腸吻合においてリニアステイプラーを挿入するため，同ポートは12 mmを選択する。

大網切離と胃大彎側の離断

　腫瘍の局在を胃壁越しに観察し，腫瘍から十分に離れた口側に離断の予定線を想定する。術者左手で胃体部前壁を挙上し，助手右手と左手で大網を2点把持して展開し，離断予定部の胃大彎に付着する大網を胃壁付着部で超音波凝固切開装置を用いて切離する［図4A］。出血させずに大網を切離するために，可能な限り胃壁の近傍で大

図3　ポート配置

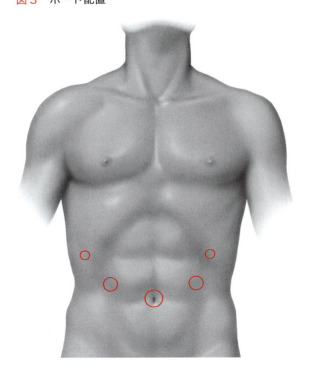

図4 胃大彎側の処理

A：胃壁の直近にて胃結腸間膜を凝固切開装置にて切離する。

B：小彎を約3cm残して胃大彎側をリニアステイプラーにて離断する。

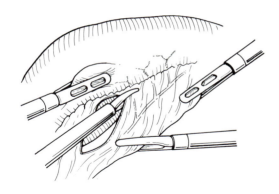
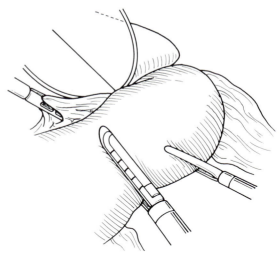

*2 —手技のポイント

胃壁への付着部では間膜内の脂肪量が少ないために胃壁へ流入する血管が固定しやすく，この部位で超音波凝固切開装置を用いて胃結腸間膜を切離すれば，不要な出血をきたすことなく処理できる。胃壁から離れた部位で同間膜を処理すると，不要な出血をきたすリスクが高くなる。

*3 —手技のポイント

胃体部大彎側の離断の際には，リニアステイプラーで胃壁を挟む前後において麻酔科医により経鼻胃管を動かすことで胃管をリニアステイプラーで挟んでいないことを確認する。

*4 —筆者からのアドバイス

吻合する空腸を挙上する経路として，横行結腸前経路と後経路が選択できる。横行結腸後経路を選択した場合，進行胃癌症例では横行結腸間膜への癌の進展や腹膜播種による挙上脚の狭窄をきたす恐れがあり，バイパス術の際には横行結腸前経路が望ましいと考える。

網を切離する*2。大網切離を左胃大網動脈支配領域まで進め，胃大彎側の授動性を確保する。

続いて左側上腹部の12mmのポートより60mmのリニアステイプラーを挿入し，想定した離断予定線において小彎側を3cm程残して胃体部の大彎側を離断する［図4B］*3。胃壁の離断面に対するステイプルラインの補強や，漿膜筋層縫合の追加は行っていない。

体腔内胃空腸吻合

横行結腸を頭側に翻転してTreitz靱帯を確認し，同靱帯から15cm〜20cm肛門側の部位で吻合予定部まで十分に挙上できる空腸を同定する。色素を用いて，空腸の口側と肛門側が認識できるように空腸の吻合予定部をマーキングする［図5A］。続いて離断した胃噴門側のステイプルラインの胃大彎側の断端を切り落として小孔を作成し，噴門側胃のリニアステイプラー挿入孔を作成する［図5B］。マーキングした空腸の腸間膜対側に小孔を開け，上腹部右側の12mmのポートから挿入した60mmのリニアステイプラーのカートリッジフォークを空腸の口側から肛門側方向へ挿入して横行結腸前経路で挙上し*4，アンビルフォークを噴門側胃の大彎側断端の小孔に挿入する。噴門側胃の大彎後壁寄りと，挙上空腸の腸間膜対側を重ねてファイヤーして側々吻合を作成する［図5C］。続いて，吻合部口側の空腸の腸間膜に小孔を開ける。左上腹部の12mmポートより60mmのリニアステイプラーを挿入し，吻合部口側の空腸とステイプラー挿入孔を含む胃壁を挟み，ファイヤーして挿入孔を閉鎖するとともに空腸を離断する［図5D］。空腸を離断せず側々吻合として胃空腸吻合を行い，口側空腸を手前に牽引することで支持糸をかけなくても胃と空腸の共通孔閉鎖を容易に行うことができる。空腸の吻合部口側断端には胃壁の断端が付着しており，これをリニアステイプラーで切離して新たな空腸断端を作成する。

体腔内腸腸腸腸吻合

胃空腸吻合部から約40cm肛門側の挙上脚となる空腸と，離断したTreitz靱帯側

図5 胃空腸吻合

A：無理なく挙上できる部位を同定し，吻合予定の空腸に口側（止め）と肛門側（伸ばす）が認識できるようにマーキングする。

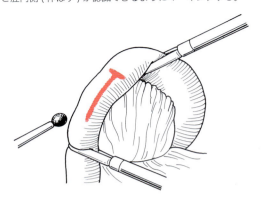

B：噴門側胃の大彎側断端を切り落とし，器械挿入孔を作成する。

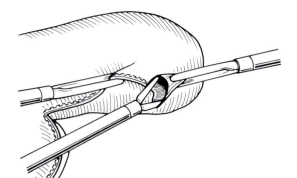

C：カートリッジフォークを空腸側にアンビルフォークを胃側に挿入し，空腸腸間膜対側と胃大彎側後壁寄りを側々吻合する。

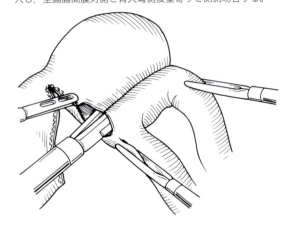

D：吻合部口側の空腸とステイプラー挿入孔を含む胃壁を挟み，ファイアーして挿入孔を閉鎖するとともに空腸を離断する。

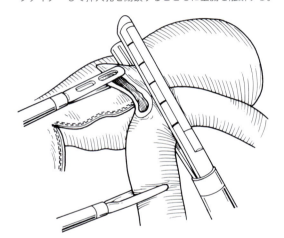

の空腸断端から約6cm口側の空腸のそれぞれ腸間膜対側に小孔を作成する．術者右手にて右上腹部の12 mmのポートから60 mmリニアステイプラーを挿入し，カートリッジフォークを挙上脚の空腸側に，アンビルフォークをTreitz靱帯側の空腸側に挿入し，腸間膜対側同士でファイアーして側々吻合にてY脚吻合を作成する．挿入孔は4-0モノフィラメント糸にて仮閉鎖した後に，術者右手にて右上腹部ポートから挿入した60 mmリニアステイプラーにて閉鎖し，Y脚吻合が完成する．

間膜の閉鎖

Roux-en Y再建後のY脚吻合部の間膜欠損部と，挙上脚の間膜欠損部で構成されるピーターセン間隙を鏡視下に4-0モノフィラメント糸にて可及的に縫合閉鎖し，後の内ヘルニアの発生を予防する．胃空腸吻合およびY脚吻合完成後の状態を図6に示す．右肋弓下の5 mmポート創から閉鎖式ドレーンを挿入し，胃空腸吻合部の近傍に留置して，手術を終了する．

当施設で施行している腹腔鏡下胃空腸バイパス術（Roux-en Y法を用いたDevine変法）を紹介した．胃空腸吻合術は必ずしも高度な技術を要する術式ではないが，担

図6　吻合完成図

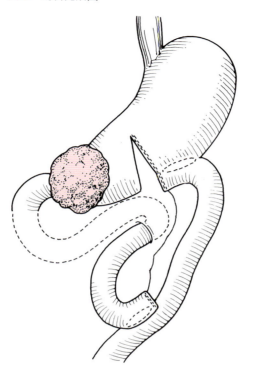

　癌患者の症状緩和を目的とした術式であり，術後に速やかに化学療法へ移行するためにも，安全かつ確実に遂行することが求められる．

文献

1) Devine HB: Basic principles and supreme difficulties in gastric surgery. Surg Gynecol Obstet 1925; 40: 1-6.
2) Kaminishi M, Yamaguchi H, Shimizu N, et al: Stomach-partitioning gastrojejunostomy for unresectable gastric carcinoma. Arch Surg 1997; 132: 184-7.
3) Ernberg A1, Kumagai K, Analatos A, et al: The Added Value of Partial Stomach-partitioning to a Conventional Gastrojejunostomy in the Treatment of Gastric Outlet Obstruction. J Gastrointest Surg 2015; 19: 1029-35.
4) 日本胃癌学会編：手術の種類と定義，胃癌治療ガイドライン　第5版．金原出版，2018, pp.8-9.
5) Miyazaki Y, Takiguchi S, Takahashi T, et al: Treatment of gastric outlet obstruction that results from unresectable gastric cancer: Current evidence. World J Gastrointest Endosc 2016; 8: 165-72.

胃瘻造設術

山崎悠太，松田佳子，掛地吉弘　神戸大学医学部附属病院食道胃腸外科

胃瘻造設術の種類・適応

　　胃瘻には，食道・噴門狭窄あるいは嚥下機能障害にて経口摂取が困難な患者に対する栄養目的のもののほか，通過障害や縫合不全のある者に対する胃内容の減圧目的のものがある。

　　経皮内視鏡的胃瘻造設術(percutaneous endoscopic gastrostomy；PEG)は，内視鏡を用いて局所麻酔下に胃瘻を造設できるため低侵襲である。PEG の幅広い普及によって手術による胃瘻造設は少なくなり，内科医が胃瘻造設を行うことも多くなった。しかし，PEG が困難な症例などでは依然として外科的手技が必要とされる。

　　本項では，開腹胃瘻造設術のほかに PEG の手法，および腹腔鏡補助下経皮内視鏡的胃瘻造設術(laparoscopic-assisted PEG；LAPEG)についても解説する。

術前に必要な検査

　　現在治療中の疾患の状態，既往歴(特に腹部手術の既往)を確認しておく。

　　観血的処置のため，血液検査(血算・生化学・凝固・血型・感染症)を行う。

　　上部内視鏡検査で，腫瘍性病変や潰瘍の有無を評価する。内視鏡が挿入できない状態では PEG は施行できないため，その他の方法を検討する。

　　腹部 X 線検査・腹部 CT 検査では，胃の位置，ヘルニアの有無，胃腹側の臓器(肝外側区域や横行結腸など)の位置および大きさ，腹水の有無などを評価する。

　　また，処置や胃瘻造設後の逆流により誤嚥性肺炎を発症する可能性があるため，あらかじめ胸部 X 線検査で肺炎像の有無を評価する。

経皮内視鏡的胃瘻造設術

　　代表的な 3 手法をあげるが，それぞれの利点・欠点を十分理解して適応を検討する必要がある。カテーテル自体にも，外部ストッパー（チューブ型／ボタン型）や内部ストッパー（バンパー／バルーン）の種別があり，それぞれ利点・欠点があるため理解しておく必要がある[2]。

　　また，実際に用いる器具によって詳細な手技は異なる。

　　開口障害がある場合は，経鼻内視鏡で行う。

術前処置

　　通常の上部内視鏡検査と同様に当日は絶食とし，結腸の膨満を避けるため下剤投与や浣腸を考慮する。抗血小板薬・抗凝固薬の休薬を検討する。誤嚥性肺炎予防のためにも口腔ケアは重要である。

穿刺部位の評価

　胃と周囲臓器および肋骨弓・剣状突起との位置関係を示す。体表から見て胃の一部は肋骨弓の下にあり，また肝外側区域が胃小彎の腹側を覆っていることが多い［図1A］。また，横行結腸も近接している。内視鏡を挿入し十分に送気すると胃は拡張し，周囲臓器を圧排して腹壁と接する面積が増す［図1B］。

- **胃の穿刺部位** —— 胃体部〜前庭部の前壁が望ましい。大彎あるいは小彎に寄りすぎると，流入血管を損傷する可能性がある。
- **体表の穿刺部位** —— 肋骨弓や剣状突起に近接していると，器具と接触し皮膚トラブルなどを起こしやすくなるため，少なくとも数 cm は離したほうがよい。仰臥位・側臥位・坐位で皮膚のしわや陥没が生じる部位では，胃瘻造設後に瘻孔周囲炎を発症しやすくなるため避けたほうがよく，術前に確認しておく。

内視鏡挿入〜穿刺

　術前に末梢点滴ルートを確保しておく。

　全身麻酔は必要ないが，患者の状態に応じて鎮静を行う。術直前に胃の蠕動を抑制する鎮痙剤を投与する。

　経口内視鏡を挿入し，胃を十分に拡張させ胃壁と腹壁を密着させる。体表から腹壁越しに内視鏡の透過光を目視する（イルミネーションテスト）。また，用指的に腹壁を圧迫して胃内から確認し，最終的に穿刺部位を決定する［図2］[*1]。上記の手法で穿刺部位に確信が持てない場合は，中止を考慮する。

PEG 造設

- **Introducer 法**［図3］—— 穿刺部位を試験穿刺後に，壁固定具（鮒田式胃壁固定具など）で2〜4針胃壁と腹壁を縫合固定する。固定部位の中心を皮膚切開・穿刺し，胃瘻カテーテル（原法ではバルーンチューブ型，変法ではバンパーボタン型）を挿入する。正しくカテーテルが留置されているか，出血がコントロールされているかを確認してから内視鏡を抜去する。本法では，内視鏡の挿入が1回で済む。また，観察のみであるため経鼻内視鏡でも施行可能である。胃壁固定が必須のため出血が多くなる可

＊1 ― 体位のポイント
内視鏡挿入時には左側臥位で開始することが望ましい。内視鏡が胃内に入って胃がある程度拡張してから体位を仰臥位とすることにより，横行結腸を胃の下に移動させ，他臓器を誤穿刺するリスクを軽減できる[3]。

図1　穿刺部位の評価

A：胃の一部は肋骨弓下に位置し，肝外側区域にも覆われている。また，横行結腸とも近接している。

B：内視鏡挿入後，胃は拡張し周囲臓器を圧排して腹壁と接する面積が増す。

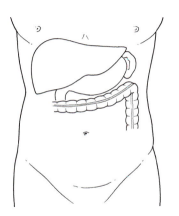
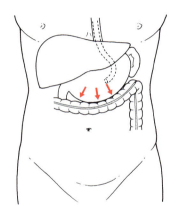

図2　内視鏡挿入
穿刺部位の決定。内視鏡からの送気で胃を十分拡張させ，透過光と指の圧迫により穿刺部位を決定する。

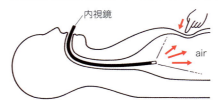

図3　Introducer法
(文献4)より改変

A：刺入点を中心に十分に局所麻酔を行う。穿刺部位を試験穿刺し，壁固定具(鮒田式胃壁固定具など)で2〜4針胃壁と腹壁を縫合固定する。
B：胃壁固定後，本穿刺する。
C，D：手順の通り胃瘻カテーテルを挿入する。器具や手法により手順は異なる。
E：適切な留置・出血のないことを確認して，内視鏡を抜去する。

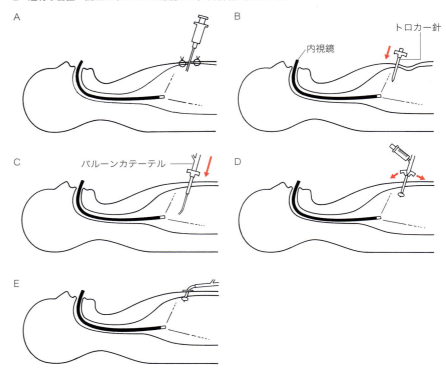

能性があるが，瘻孔形成前に事故抜去があっても腹膜炎をきたしにくい。Introducer変法ではカテーテル挿入時にダイレータで瘻孔の拡張を行うため，20〜24Frの太い径のカテーテルが挿入可能である。

●**Pull法**[図4]──穿刺部位を試験穿刺後に皮膚切開して本穿刺し，ループワイヤーを挿入する。ワイヤーをスネアで把持して口腔外へ引き出し，ワイヤー先端に胃瘻チューブを接続し，腹壁外まで引き込む。バンパーを胃壁に密着させて，腹壁に固定する。胃壁の固定は必須ではないため短時間で行え，残胃などでスペースが限定されている場合にも可能なことがある。胃瘻チューブが不潔な口腔内を通過するため，清潔操作ができない。開口障害や咽頭食道病変(腫瘍，静脈瘤など)のある患者では困難である。

●**Push 法**[図5]────Pull 法と同様に穿刺し，穿刺針からガイドワイヤーを挿入して内視鏡のスネアで捕捉し口腔外へ引き出す。ワイヤーに胃瘻チューブを通して，ワイヤー沿いにチューブを胃内へ送る。Pull 法同様に腹壁外へ引き出して固定する。胃壁の固定は必須ではない。利点・欠点は Pull 法と同様である。

術後処置

翌朝まで外部ストッパーとの間に Y ガーゼを挟み，軽く牽引とする。翌日以降，出血がなければストッパーと腹壁の間が 1〜1.5 cm となるようにし，過度の圧迫がかからないようにする。バルーンタイプでは，バルーンに注入した滅菌蒸留水が徐々に減量するため，週に1回程度は確認が必要である。

栄養は，術前どの程度消化管を使用していたかで開始時期を判断する。長期に絶食となっていた場合，下痢や嘔吐などの症状をみながら薄めの濃度から徐々に増量していく。

図4 Pull 法

A：試験穿刺後に皮膚切開して本穿刺し，挿入したループワイヤーをスネアで把持して口腔外へ引き出す。
B：ワイヤー先端に胃瘻チューブを接続し，腹壁外まで引き込む。
C，D：バンパーを胃壁に密着させて，腹壁に固定する。

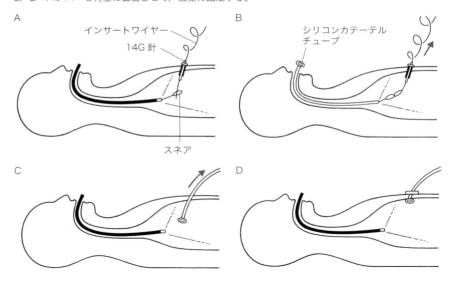

図5 Push 法

A：穿刺針からガイドワイヤーを挿入して内視鏡のスネアで捕捉し口腔外へ引き出す。

B：ワイヤーに胃瘻チューブを通して，ワイヤー沿いにチューブを胃内へ送る。pull 法同様に腹壁外へ引き出して固定する

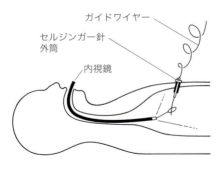
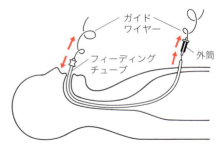

腹腔鏡補助下経皮内視鏡的胃瘻造設術

横行結腸が膨満したり鼓腸が高度な症例では，胃を拡張させても腹壁との間に別の腸管が介在し，腹壁から胃の穿刺が困難である．また，高度肥満症例などでは経皮的穿刺部位の決定が困難な場合もある．そのような場合に腹腔鏡補助下に PEG を行うことで，周囲臓器の除去と確実な胃壁穿刺が可能となる．腹水や術後の症例でも有効である[5]．

体位
仰臥位．必要に応じて head up とする．

ポート配置
臍部にカメラポート，術者用に最大 2 個のポートを設置する［図6］．

手技
気腹し腹腔内を観察する．大網・横行結腸を尾側に牽引して胃前壁を露出する．支障をきたすような癒着があれば，適宜剝離しておく．PEG を行う．気腹の影響で胃内への送気や胃の拡張が不十分な場合は，適宜気腹圧を調節する．胃壁と腹壁が密着し，他臓器の巻き込みがないことを確認して，手術を終了する．

開腹胃瘻造設術

開腹胃瘻造設術は，PEG や LAPEG が困難な場合や，他の開腹手術の術式と併施する場合などに行われる．以下に一般的に腸瘻造設術にも用いられる Witzel 法と Stamm 法を解説するが，その他に Janeway 法なども存在する[1]．

体位
仰臥位．

皮膚切開とチューブ挿入部位［図7］
胃瘻造設術のみを行う場合は，上腹部正中切開あるいは左上腹部傍腹直筋切開ある

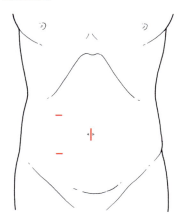

図6　ポート配置
臍部にカメラポート，操作用として 5 mm ポートを適宜留置．

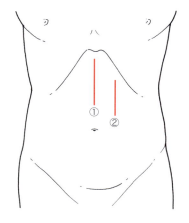

図7　皮膚切開とチューブ挿入部位
①：正中切開
②：傍左上腹部傍腹直筋切開

*2 ─ 手技のポイント
多くの場合大網が内臓を覆っているため，これを尾側に牽引して胃を露出する．その際には，周囲臓器との癒着を盲目的に裂かぬように注意する．

いは経腹直筋切開で開腹する*2．長期の摂食不良がある場合は胃が収縮し高位にあることがあり，事前に腹部CTなどで皮膚切開位置を確認しておくとよい．

　胃体部前壁をチューブ挿入位置とし，胃壁をBabcock鉗子などで把持して牽引し，腹壁に無理なく届くことを確認しておく．

● **Witzel法**［図8］── 挿入部位を決定し，その周囲に吸収糸で巾着縫合をおく．中心に小孔をあけてチューブを挿入し，巾着縫合糸を結紮してチューブを固定する．チューブ挿入位置からチューブ両脇の漿膜筋層を5〜6針ほど結節縫合し，胃壁トンネルを作成する．

● **Stamm法**［図9］── Witzel法と同様に，挿入部位を決定してその周囲に吸収糸で巾着縫合をおく．中心に小孔をあけてチューブを挿入し，巾着縫合糸を結紮してチューブを固定する．更にその外方に約1cm離して2回目，3回目の巾着縫合を追加して結紮し，胃壁に垂直となるようにチューブを固定する．

胃壁と腹壁の縫合

　開腹創および肋弓から離れていて，かつ胃と腹壁が緊張なく密着する部位で皮膚を

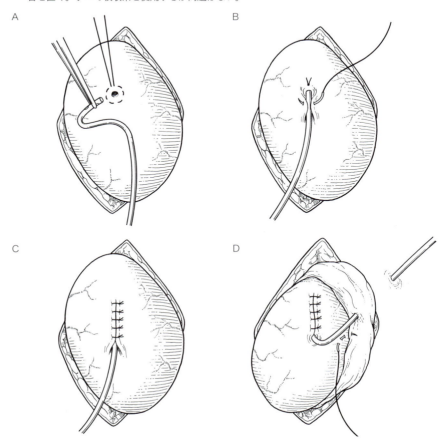

図8　Witzel法
A：胃瘻チューブの挿入．胃瘻チューブ挿入予定部を中心に径1.5cmの巾着縫合（吸収糸を使用している）を置き，中心に小孔を開け胃瘻チューブを挿入する．
B，C：胃壁トンネルの作製．胃瘻チューブを埋没するように漿膜筋層間の結節縫合を5〜6針置く．
D：胃瘻チューブの壁側腹膜への固定．切開創の左外側で胃瘻チューブを体外に誘導した後，腹壁を貫通するチューブ周囲の壁側腹膜と胃の漿膜筋層間に胃瘻チューブを覆うように3〜4針結節縫合を置く．すべて吸収糸を使用するが問題はない．

図9 Stamm法

A：胃瘻チューブの挿入。胃瘻チューブの挿入後，二重あるいは三重の巾着縫合にてチューブを固定する。

B：完成後の腹壁・胃壁の断面図。体外の挿入孔と胃壁孔が直線的であり，チューブ交換が比較的容易である。

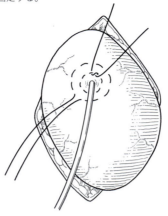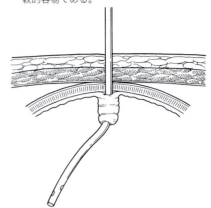

小切開し，ペアンで腹壁を通してチューブを体外に導出する。チューブを囲むように腹壁との縫合固定糸（吸収糸）を3〜4針かけていく。術者から見てチューブの背側となる糸から順にかけていき，全てがかかってから順に結紮する。結紮の際に助手は腹壁の外からチューブを緩やかに牽引し，胃壁と腹壁が密着し，かつチューブの余長がないようにする[*3, *4]。体外で皮膚と胃瘻チューブを縫合固定する。

合併症

- **処置中** —— PEGでの誤穿刺（横行結腸，肝臓など。腹膜炎がある場合は外科的処置を要する），出血など。
- **術後早期** —— 瘻孔周囲炎，胃食道逆流，誤嚥性肺炎など。
- **晩期** —— 早期合併症に加えて，バンパー埋没症候群や便通異常など。とくに外部ストッパーのないカテーテルでは，内部ストッパー（バルーン）が蠕動で幽門輪を超えてしまい，ball valve症候群となることがあり注意が必要である。

---

*3 ─ 手技のポイント
術者からみてチューブの背側（より深部）では，運針が難しいため最初にかける。結紮の際も同様である。

*4 ─ 助手のポイント
術者が胃壁と腹壁の固定糸を結紮する際には，助手は腹壁の外からチューブを緩やかに牽引し，胃壁と腹壁が密着し，かつチューブの余長がないようにする。

文献

1) Robert M Zollinger Jr, E Christopher Ellison: Zollinger's Atlas of Surgical Operations, 9th ed. 2010. McGraw-Hill Companies, Inc.［安達洋祐訳：ゾリンジャー外科手術アトラス 原著第9版．医学書院，2013，pp.36-37.］
2) 竜田正晴，東野晃治監：カラー図解PEG完全攻略－胃ろうの適応・禁忌から造設・管理・偶発症対策まで．金芳堂，2012．
3) 高橋美香子：内視鏡的胃瘻造設術のコツとトラブル対策．日本消化器内視鏡学会雑誌 2014；56：2198-210．
4) 多田正大，幕内博康編：消化管狭窄に対する内視鏡．消化器内視鏡治療ハンドブック．中外医学社，1999，pp.181-198．
5) Serrano Aguayo P, Gros Herguido N, Parejo Campos J, et al: New laparoscopic assisted percutaneous gastrostomy. Description and comparison with others gastrostomy types. Clin Nutr ESPEN 2016; 16: 24-9.

幽門形成術

岩田直樹，小寺泰弘　名古屋大学大学院医学系研究科消化器外科学

　幽門形成術は，幽門の通過障害に対して行われる術式であり，その目的は胃内容の十二指腸へのドレナージを促進することである。通過障害の原因は，潰瘍の瘢痕狭窄，迷走神経切離，先天性肥厚性幽門狭窄などがあげられる。近年，消化性潰瘍の治療成績が向上しているため，潰瘍に伴う瘢痕狭窄といった病態に遭遇することは激減している。また，医療の細分化に伴い先天性肥厚性幽門狭窄に対する手術は小児外科医により行われることも多く，一般消化器外科医が手がけることが減っている。さらに，通過障害に対する治療法として，バルーン拡張といった内視鏡治療も選択肢にあげられる。このような背景から，幽門形成術を施行する頻度は高くない。しかし，噴門側胃切除術や食道再建術における胃管作成といった迷走神経切離に付加する術式として，また本項の中で述べるように十二指腸潰瘍穿孔に対する術式，不測の事態に対するリカバリーショットの術式として，その手技を理解しておくことは有用であると考えられる。

　幽門形成術は，噴門形成術と同様に切開や吻合・縫合の違いによりさまざまな術式が報告されている。本項では，それらの術式を図示するとともに，その中でも最も一般的である Heineke-Mikulicz 法と Ramstedt 法について，また，ドレナージ効果の大きいとされる Finney 法について述べる。最後に，手術術式とは言えないが，臨床の場で広く知られている用手的幽門形成 finger bougie についても述べる。

幽門形成術の概念

　本術式は，狭窄部を切除・吻合することとも，バイパスを作成することとも異なっている。狭窄部を長軸方向に切開し，短軸方向に閉鎖することにより内腔を確保して狭窄を解除する。

　それぞれの術式の違いは，幽門括約筋のみの切開か，全層を切開するかに大別される。その切開を縫合閉鎖するか否か，閉鎖する場合にはその閉鎖の方法によって細分化されている。このように分類すれば，術式名を覚えることは困難であっても，手術術式そのものは理解しやすくなるだろう。

Heineke-Mikulicz 法

*1 ―コメント
術中は胃を十二指腸側に寄せることで縫合閉鎖が可能になり，一見すると十二指腸の授動が不要と思えるかもしれない。しかし，手を放してみると胃の重みで縫合閉鎖部に緊張がかかりはしないだろうか？十二指腸を授動することで，十二指腸を胃側に寄せるように縫合することが肝要だろう。

　幽門部を約 5 cm 長軸方向に全層切開し，短軸方向（腸管の長軸に直交する方向）に縫合閉鎖する方法である。

十二指腸の授動[*1]

　最終的に短軸方向に縫合閉鎖することになるため，縫合閉鎖部に緊張がかからないように十二指腸を授動しておくことが肝要となる。十二指腸起始部から下行部まで授動しておく。

*1―コメント（つづき）

痩せた方や，高齢者ではとくに十二指腸の付着が緩く，授動が必要ないこともあるが，まず十二指腸の可動性を確認し，授動することを考えてほしい．

*2―コメント

幽門の切開に際し，胃内容物の流出に注意する．経鼻胃管を吸引してもらい，可及的に胃内容を減らすとともに，流出に備えて切開部周辺をガーゼで覆うなどして汚染を最小限にすべく準備する．

*3―助手の役割

吸引を片手に胃内容の流出や出血に備える．溢れる内容物を吸引するために，吸引管を切開部に乱暴に挿入すると十二指腸を損傷しかねない．慌てずに対応したい．

*4―コメント

著者らは，口径の異なる腸管吻合や合わせるべき創の長さが異なる縫合を行う際には以下のように糸をかけている．
まず，それぞれの創のど真ん中（この場合は切離線の胃側と十二指腸側）に糸をかける．次に，この糸と創縁の真ん中に糸をかける．以下順に糸と糸の真ん中，糸と創縁の真ん中に糸をかけ続けていく．こうすることで均等に糸をかけることができる．一針ずつ結紮するのではなく，すべての糸をかけ終えて，バランスよく仕上がったことを確認してから結紮していく．

幽門部切開 [図1]*2, *3

切開は，幽門を中心に胃側・十二指腸側がおおよそ1：1となるように約5 cmにわたって全層切開する．胃側：十二指腸側が2：1という術式も報告されているので，あくまでも目安として理解しておけばよい．胃・十二指腸を観察すると，前壁中心からやや小彎側で血管が疎であることが見えるだろう．出血を減らすために，やや小彎よりに切開を設ける．

切開予定線を決定したら，その切離線の中心，つまり幽門の大彎側と小彎側の漿膜筋層に支持糸をかける．炎症で浮腫の強い症例では，針が浅くかかると支持糸で漿膜が裂けてしまうため，しっかりと筋層まで支持糸をかける．この支持糸を結紮することで，次の切開に際し出血を減らすことができるので，支持糸を結紮するよう記している手術書もあるが，浮腫んだ組織を支持糸でちぎらないように配慮する．

切開は電気メスで行っている．十二指腸は壁が薄いため，十二指腸で内腔に到達するのが一番簡単である．支持糸の牽引を調整しながら胃側に切開を延長していく．しかし，幽門が支持糸で牽引しても広がりにくく，展開が不十分であればケリー鉗子を挿入して視野を確保する．ケリー鉗子を少し広げて，腹側に引き上げておくと切開しやすいが，鉗子を広げ過ぎると十二指腸を裂いてしまうので鉗子の手前側にも注意を払う．

短軸方向の縫合 [図2]*4

支持糸を頭側と尾側方向にしっかり牽引して切開創を菱形に展開する．

原法はAlbert-Lembert 2層縫合であるが，Gambee 1層縫合でも構わない．慣れ親しんだ方法で縫合するべきだろう．一般的には，連続縫合より結節縫合のほうが内腔を広く保ちやすいと言われている．著者らは，糸は4-0PDSを，吻合はGambee 1層縫合で行っていることが多い．ドレナージが目的の術式であるため，連続縫合で糸を締めすぎて，吻合部狭窄をきたしてしまっては意味がない．胃壁と十二指腸壁とで厚さが異なるため，粘膜と漿膜筋層を適切に合わせることに注意を払う．最終的に

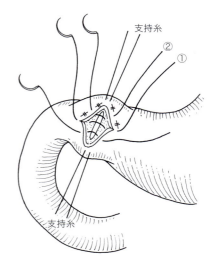

図1 幽門部全層切開
十二指腸起始部から下行部まで授動しておく．

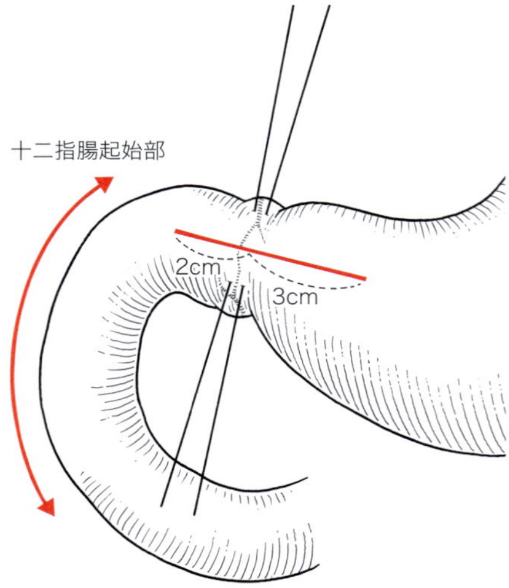

図2 短軸方向の縫合
①：真ん中　②：①と支持糸の真ん中

Dog-ear ができても，内腔を確保するために埋没せずに縫合を終了する。縫合に憂いがある場合には，大網で吻合部を被覆する。

Ramstedt 法 ［図3］

幽門筋切開術とも言われ，先天性肥厚性幽門狭窄症に対して一般的に行われている術式である。

成人に対して行う場合

幽門輪上から口側に向かって 5 cm ほどの切開を加える。漿膜筋層が切離できたら，モスキート鉗子などを用いて鈍的に剥離を進めて，粘膜下層まで到達する。粘膜下層にいたった点から，口側・肛門側に鉗子を這わせて，鈍的に剥離を進める。最終的に，先に決めた漿膜筋層の切開線の全長にわたって粘膜下層まで開放する。

本術式は筋層を切開するだけであるため，比較的簡便に行える。しかし，切開・吻合によって管腔を拡大する他の術式に比べれば，効果が限定的であることは理解できるだろう。

先天性肥厚性幽門狭窄症の場合

オリーブ大の腫瘤として触れる幽門輪を，創外に引き出す。この腫瘤を左手で把持して，幽門輪上，中心よりやや小彎寄りを長軸方向に口側に向けて切開する。モスキート鉗子などを用いて，愛護的に内輪筋層を離断すると粘膜が膨隆してくる。

本術式で注意すべき点は，十二指腸粘膜の損傷である。幽門内輪筋を切開すると，十二指腸粘膜が幽門の上に覆いかぶさるように出てくる（Dangerous point）［図4］。この状態から，さらに十二指腸側に鉗子を進めてしまうと，十二指腸粘膜を損傷して穿孔をきたす。

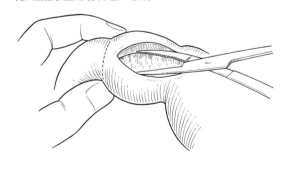

図3　Ramstedt 法
先天性肥厚性幽門狭窄症の場合。

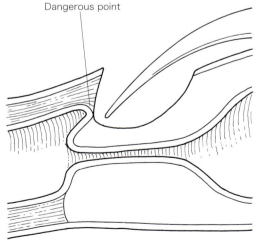

図4　Dangerous point

Finney 法 [図5]

　本術式の完成形は，胃・十二指腸の側側吻合とも言える。胃と十二指腸を約5cmにわたって吻合するため，大きな内腔が確保されドレナージ効果は大きい。

十二指腸の授動
　吻合部にかかる緊張を軽減するためには，十二指腸の授動を下行部までしっかりと，Heineke-Mikulicz法よりも十分に行っておく必要がある。

胃前庭部大彎側・十二指腸内側の漿膜筋層縫合
　切開予定線は，幽門輪を頂点として胃では大彎寄り，十二指腸では内側寄りを通り，口側・肛門側にそれぞれ5cmの長さの馬蹄形(逆U字型)とする。まず，幽門輪前壁に1針支持糸をかけ，予定切離線より1cm肛門側の十二指腸下行脚内側と，予定切離線より1cm口側の胃前庭部大彎側に刺通しこれも支持糸とする。これらの支持糸を牽引して，幽門輪小彎側から胃・十二指腸を合わせた支持糸までの間に数針漿膜筋層縫合を施す。幽門輪から最遠位の漿膜筋層縫合は，予定切開線よりも遠位に置く。切開線の方が遠位に及んでいる場合，吻合部最尾側にかかる緊張が軽減できない。
　十二指腸の授動と，これらの漿膜筋層縫合で吻合部にかかる緊張を軽減する。

胃・十二指腸の馬蹄形切開
　先に定めた切開予定線に沿って全層切開する。Heineke-Mikulicz法で述べたように，十二指腸で内腔を確認し，ケリー鉗子を用いて切開を延ばしていけばよい。しかし，切離長が10cmに及ぶ曲線であり，切離線がよれないように注意しなければならない。切開が胃では大彎側・十二指腸では内側に寄ってしまうと，漿膜筋層縫合に近接することになり後壁の縫合が行いにくくなる。しかし，切開線が前壁中心に近づくほど吻合部にかかる緊張が大きくなることも忘れてはならない。

図5　Finney法

A：逆U字全層切開　　　B：後壁全層縫合　　　C：完成図

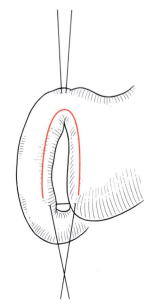
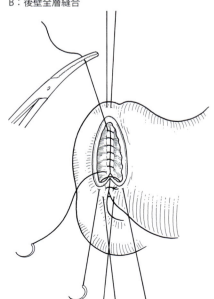
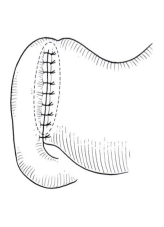

後壁・前壁全層縫合

　Heineke-Mikulicz 法で述べたのと同様に，慣れ親しんだ方法で縫合閉鎖すればよい．連続縫合のほうが狭窄しやすいと述べたが，本術式は 5 cm もの吻合口があるため，連続縫合に伴う狭窄を心配する必要はないであろう．

前壁漿膜筋層縫合

　十二指腸の授動が十分行われ，吻合部に緊張がかかっていないことが確認できれば，漿膜筋層縫合は省略してもいいかもしれない．しかし，炎症による浮腫，胃の重みに伴う緊張が気になる場合には，前壁にも漿膜筋層縫合を加えておく．また，先の尾側支持糸も結紮すると補強の一助となる．懸念があれば，これに加えて大網を被覆するなどの策を講じる．

その他の術式

- **Blake 法**［図 6］——Heineke-Mikulicz 法では幽門輪を中心に胃側・十二指腸側に切開を加えるが，本術式では幽門輪を中心に Y 字に切開を施し，V 字に縫合することで内腔を確保する．それぞれの辺の長さを同等にするよう，切開線をデザインする．
- **Moshel 法**［図 7］——Blake 法では縫合が V 字であり，この V 字の先端が血行障害に陥ることを避けるために U 字型の縫合にする術式である．曲線の縫合であり，きっちり創縁が合うように縫合する点がやや難しい．
- **Jaboulay 法**［図 8］——Finney 法では幽門を頂点とする馬蹄形の切開を施すが，

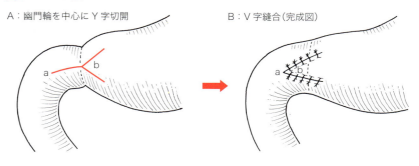

図 6　Blake 法
A：幽門輪を中心に Y 字切開　　　B：V 字縫合（完成図）

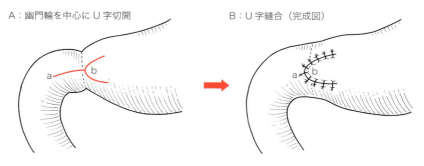

図 7　Moshel 法
A：幽門輪を中心に U 字切開　　　B：U 字縫合（完成図）

幽門(頂点部分)の切開は行わず，胃前庭部大彎側と十二指腸下行脚内側の側側吻合を行う．
- **Heineke-Mikulicz 法の応用**[図9] ── 十二指腸球部前壁に潰瘍が穿孔していて，予定切開線に近接している場合には，その潰瘍部を切除し短軸方向に縫合する．
- **Fredet 法**[図10] ── Ramstedt 法は漿膜筋層を切開して，創を開放のままにしておくが，本術式はこの創を短軸方向に縫合閉鎖する．
- **Nicoll 法**[図11] ── Ramstedt 法の長軸方向の切開とは異なり，Blake 法と同様に Y 字に切開を施す．また，漿膜筋層を一部切離して，V 字に縫合閉鎖する．
- **Aust 法** ── 前壁の筋層を切除して，短軸方向に縫合閉鎖する．

図8　Jaboulay 法

A：胃・十二指腸の全層縦切開　　　　B：胃・十二指腸側側吻合（完成図）

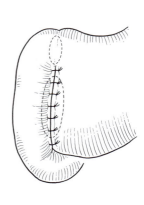

図9　Heineke-Mikulicz 法の応用

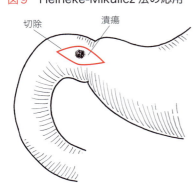

図10　Fredet 法

A：Ramstedt 法，開放のまま　　　　B：短軸方向に縫合（完成図）

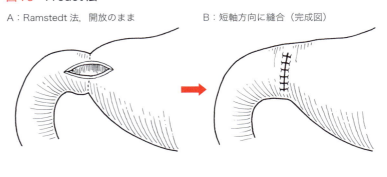

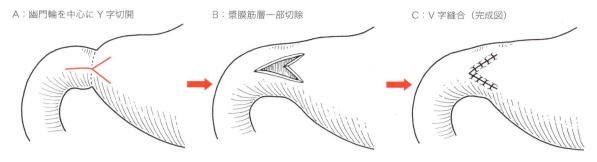

図11 Nicoll 法
A：幽門輪を中心に Y 字切開　　B：漿膜筋層一部切除　　C：V 字縫合（完成図）

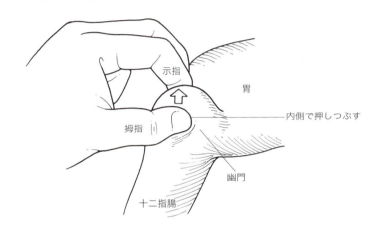

図12 Finger bougie

Finger bougie [図12]

　非常に簡便で，自分の手以外の道具を必要としない方法で，慣れてしまえば数分とかからない手技である．食道癌術後再建における胃管に関して調査した結果，従来の幽門形成術と遜色ない排泄能であったという報告もある．

　左手の拇指と示指で幽門輪を摘まむように確認する．症例による差はあるが，拇指と示指が辛うじて触れられる．筆者の個人的なイメージでは胃の中に「トローチ」があるような感じで触れる．

　幽門輪を拇指と示指で摘まんだら，拇指をそのまま示指に押し着けながら，腹側に引き上げる（掻き上げる）ようにして，幽門の筋層を離断する．このとき爪を立ててしまうと漿膜も損傷してしまうため，拇指の爪ではなく「内側」で押しつぶすようにする．慣れないうちは，筋層が離断できた感触がつかめないだろうが，幽門輪を摘まみ直した際に，丸い輪として触れず縦にスリットが入り，拇指と示指の距離が縮んでいれば十分である．

文献

1) Yamashita Y, Hirai T, Mukaida H, et al : Finger bougie method compared with pyloroplasty in the gastric replacement of the esophagus. Surg Today 1999; 29 : 107-10.

幽門側胃切除術

吉田和弘[1]，今井健晴[1]，山口和也[2]　[1] 岐阜大学大学院腫瘍制御学講座腫瘍外科，[2] 同低侵襲・がん集学的治療学講座

幽門側胃切除術は，5年でマスターすべき消化器癌の標準手術である．その中には，組織の剥離，結紮，切離，郭清，吻合といった手術の基本手技の繰り返しであり，確実に身につける必要がある．癌の手術と良性疾患の手術の違いは郭清の有無である．癌の手術においては血管を露出して切離することが目的ではなく，リンパ節郭清を行った結果，切離すべき血管が露出するのである．胃切除の手術手技を身につけるまでは，時間を要しても確実な郭清を行う手術を心がけるべきである（もちろん患者さんの全身状態次第ですが）．確実な郭清ができているかどうかは随所にポイントがあるため，その要点を紹介したい．

胃癌に対する手術は基本は開腹であるが，現在，早期胃癌に対するD1 + 郭清は腹腔鏡が許容されるようになった．ここでは，進行胃癌に対する標準手術である開腹幽門側胃切除，D2郭清について手術の要点を述べる．腹腔鏡下ではD1 + 郭清まで合わせて紹介する．本項を通じて，開腹手術のダイナミックな展開も，腹腔鏡手術の拡大視効果を利用した局所の展開も同じコンセプトで行っていることを理解していただきたい*1．

＊1──術前のポイント
上部消化管内視鏡検査や透視検査によって，腫瘍の位置を把握する．とくに食道胃接合部（以下，EGJ）からの距離が重要．進行癌では腫瘍から3～5cmの近位側断端を確保する必要があり，EGJにかかるようであれば胃全摘が必要となる．また，患者の全身状態の評価，とくに栄養状態の評価が必要である．低栄養である場合には，経口栄養剤を併用し，癌による狭窄をきたしている場合には経管栄養を併用し，積極的に栄養状態の改善を行う．

麻酔および体位

麻酔は硬膜外麻酔併用の全身麻酔で行う．
- **開腹手術**──患者を仰臥位にし，著者らは右上肢を体幹の側面につけ，左上肢を90°開いている．術者は患者の右側に，助手は左側に立つ．
- **腹腔鏡手術**──レビテーターを用いた載石位，頭高位で行う．術者の右手，助手の左手が大腿部に当たるため，開脚の際に大腿部が体幹よりも低くなるようにしている．

手術手順

基本的に開腹手術も腹腔鏡下手術も手順は同じである．大まかに，大彎操作，十二指腸切離，小彎操作，胃切離，再建の順に手術を進める．上記の手順で，開腹手術と腹腔鏡手術のそれぞれの手術操作について解説していく．

① 開腹，腹腔内の観察
② 網嚢解放，大網切離（No.4sb～4d）
③ 幽門下リンパ節郭清（No.6）
④ 十二指腸の離断
⑤ 幽門上リンパ節郭清（No.5）
⑥ 小網の切離（右横隔膜前縁の切離）
⑦ 膵上縁および固有肝動脈周囲リンパ節郭清（No. 8a～12a）
⑧ 腹腔動脈～左胃動脈周囲のリンパ節郭清（No.9～7～11p）
⑨ 小彎の郭清・胃切離（No.1，3）
⑩ 再建

⑪ドレーン挿入，閉腹

手術操作

開腹，腹腔内の観察

● **開腹手術** ── 剣状突起から臍下部までの上腹部正中切開で開腹する[図1A]。開腹後は，腹腔内を検索する。胃癌原発巣の局在や深達度，周囲臓器への浸潤の有無，腹膜播種結節の有無を確認する。進行癌の場合，左横隔膜下とDouglas窩（直腸膀胱窩）の2箇所にそれぞれ生食50 mLを注入して洗浄腹水を採取し，細胞診に提出する。吊り上げ式開創器と，ゴッセを用いて十分に術野を確保する。この際，開創器をかけるために肝円索は切除し，肝鎌状間膜は横隔膜下まで切り上げておく。脾臓後面を術者左手で愛護的に牽引し，ガーゼを挿入する（脾臓枕）。脾臓を体表に近づけることで，左胃大網動静脈周囲の郭清がしやすくなり，大網や横行結腸の牽引による脾臓下極からの出血の予防となる。

● **腹腔鏡手術** ── 5ポートとし，臍部縦切開からカメラポートを，操作用ポートは逆台形状の留置としており，肋骨弓下鎖骨中線やや外側に5 mmポートを，臍上部鎖骨中線上に12 mmポートを挿入している[図1B]。スコピストは開脚部に入り，術者が患者の右側，助手が左側に立つ。幽門下へのアプローチの際には，左右の立ち位置を交代している。

網囊解放，大網切離（No.4sb～4d）

● **開腹手術** ── 横行結腸の中間地点から，大網を横行結腸の付着部で切離開始する。腫瘍の網囊への浸潤がない限り，網囊切除は行っていない。いったん，網囊内に入っておくと切離操作がしやすい。第2助手が横行結腸間膜を扇状に牽引し，術者の左手は大網や胃を把持し，カウンタートラクションをかける[図2]。第1助手は凝固すべき小血管の把持や，カウンタートラクションの補助をし，術者の手術進行のサポートをする。脾下極まで大網切離を進め，左胃大網動静脈を同定し，本幹周囲まで郭清し，脾下極枝の温存を確認した後に結紮切離する。そこから大網切離を胃壁へ垂直にあて，左胃大網動静脈の末梢枝を分水嶺を右側へ越えるまで胃壁寄りに切離していく（No.4sb）。続いて，大網切離を横行結腸肝彎曲へ向けて右側へ進める。ここまでの大網切離によって右胃大網動静脈遠位に沿ったNo.4dは郭清される[図3]。

● **腹腔鏡手術** ── 早期胃癌が適応のD1＋郭清では，大網は温存する。助手の右手は胃前壁大彎を頭側・腹側に牽引し，左手で胃結腸間膜の温存側を把持し，胃結腸間

図1 上腹部正中切開と腹腔鏡手術のポート配置

A：開腹

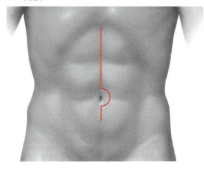

B：腹腔鏡

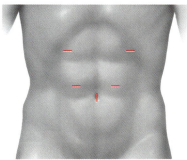

または術後開腹手術による処置を要した症例は185例(1.6%)であり[5]，その要因は穿孔部位不明，大きな穿孔，後壁への穿孔，高度な癒着，不安定な血行動態などがあげられる[6]。

臨床経過，腹腔内所見，全身状態を考慮して，開腹への移行を考慮する必要がある。

手術手技

体位［図1］

患者両脚を開脚し，患者右側に術者，左側に，脚間にスコピストが立つ。縫合・結紮の際は，術者が脚間に立つことで運針がしやすく有用なことがある。体位は頭高位を基本体位とする。極端な体位変換を行うことはないが，骨盤内の洗浄に備え頭低位や左右のローテーションなどが安全に行えるようにする[*2]。モニターは頭側左右に1台ずつ置く。

> **＊2──体位のポイント**
> 開脚位にすることで，術者が脚間に立ち縫合・結紮を行うことがある。また，縫合・結紮，洗浄などの場面に合わせて，頭高低位，左右のローテーションを適宜行い，術野の確保に努める。

ポート挿入［図2］

ポートは臍部からopen methodにより第1ポートを挿入する［図2①］。ポートの位置は諸家の報告が様々であるが，トライアングルフォーメーションをとりやすい位置を原則とする。左右季肋下［図2②③］，臍両側の左右鎖骨中線上［図2④⑤］から2〜4ポートを選択することが多いが，穿孔部位や腹腔内の汚染程度などを考慮したうえで，柔軟に対応する。

また，肝の圧排が必要な場合は心窩部から5mmポートを挿入し，術野を確保する［図2⑥］。本術式の基本操作である縫合・結紮，洗浄を考慮したポート位置にすべきであるが，ポート孔はドレーン刺入部にも利用できるため，ポートの位置は重要となる。ポートのサイズは，針の出し入れには10mm以上必要であるため，術者右手は12mmポートを挿入する。

腹腔内観察［図3］

腹腔内全体を観察し，洗浄前には汚染腹水を採取し細菌培養へ提出する。汚染腹水や白苔を洗浄，吸引を十分に行ったうえで汚染の程度を手がかりに穿孔部位を検索する。十二指腸潰瘍穿孔は，球部前壁が好発部位である。胃潰瘍穿孔は，深い潰瘍底を

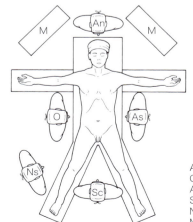

図1　手術室の配置

An：麻酔医
O ：術者
As：第一助手
Sc：スコピスト
Ns：直介看護師
M ：モニター

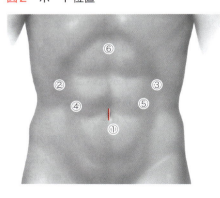

図2　ポート位置

図3 腹腔内観察

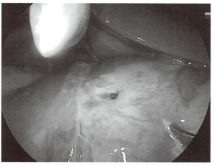
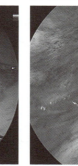
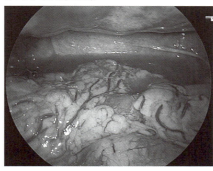
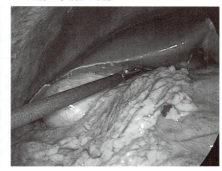

A：穿孔部の確認　　B：右横隔膜下の汚染
C：ダグラス窩の汚染　　D：大網の可動性の確認

形成する場合や，時折胃癌の穿孔の場合もある。穿孔部の大きさ，汚染の程度，癒着の程度など確認し，腹腔鏡でのアプローチが困難であれば速やかに開腹へ移行する。

すでに穿孔部が大網を含めた周囲臓器により被覆されていることも多くみられるが，自然に閉鎖することが期待できないこともあるため，必ず丁寧に剥離し穿孔部を十分に確認する。また，大網被覆・充填にあたり，大網の可動性を確認する。炎症の大網への波及により高度に短縮，硬化していることが多い。大網による被覆が困難である場合は，肝円索を用いた被覆なども行われる。

穿孔部閉鎖 [図4]

穿孔部に対する処置として，①穿孔部の縫合閉鎖，②大網による被覆，③大網の充填の方法がある。穿孔部が5〜10 mmであれば直接縫合閉鎖に大網被覆を加える。穿孔部周囲は炎症により組織が脆弱であり，縫合により組織が裂けることがあり注意を要する。十分に幅を取って縫合・閉鎖する必要がある。縫合糸は3-0の合成吸収性縫合糸（PDS®など）を使用する。

十分に組織が寄らない場合は，大網充填を行う。縫合は穿孔部の頭側より開始する。全層で通して針をいったん穿孔部より出し，十分かつ確実に全層にかかっていることを確認する。結紮は体内結紮が行えるよう，日ごろからドライボックスでのトレーニングが必要である。しかし，緊急手術であることを考慮して，手術時間の短縮と確実な結紮のためRoeder knotによる体外結紮を行う場合もある。いずれにせよ組織が断裂しないように縫合・結紮を行うことを心がける[*3]。

10 mm以下の穿孔であれば，2〜3針で縫合閉鎖できる。有茎大網をトリミングし，十分な可動性があることを確認し，穿孔部に被覆する。トリミングが広範囲に及

---

*3 — 手技のポイント
穿孔部は炎症により浮腫，組織の脆弱化を必ず伴うため，運針，結紮は通常の腹腔鏡手術に比べより愛護的に行う必要がある。常に組織の緊張を意識しながら縫合・結紮を行うように注意する。

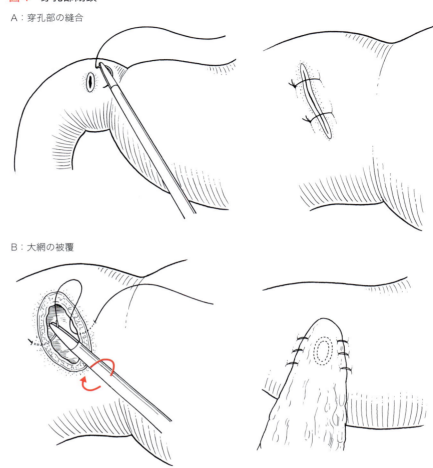

図4 穿孔部閉鎖
A：穿孔部の縫合
B：大網の被覆

ぶ場合や，炎症の波及により易出血性の場合は，超音波凝固切開装置を使用することもある。縫合閉鎖と同様，運針が難しい頭側から行う。助手は大網を把持して補助する。3〜4針で穿孔部周囲を固定する[*4]。

　10 mm以上の穿孔や浮腫や炎症により壁が非常に脆弱な場合は，大網充填が安全である。充填できる程度の十分な有茎大網を作成し，全層→大網→大網→粘膜面→漿膜面の順番で運針する。穿孔部口径がさらに大きい場合は，術中内視鏡を併用し十二指腸内腔から大網を引き込み充填させ，十分量の大網を充填する方法もある［図5］。

洗浄・ドレーン挿入［図6］

　腹腔鏡手術は腹腔内全体を観察するには適しているが，臓器を圧排して深部を洗浄することが困難な場合がある。汎発性腹膜炎の際は，不十分な洗浄により術後に遺残膿瘍を併発する可能性がある。開腹手術と同等に洗浄，吸引を行うためには工夫が必要である。洗浄・吸引を行う部位により，頭高位，頭低位，右側高位などの体位ローテーションを行う。とくに骨盤内などは小腸が骨盤内へ落ち込み術野が不十分になるため，汚染腹水の上澄み液のみを吸引しやすい。体位を変えるとともに，体幹をtappingし十分に汚染腹水を攪拌させ吸引を行うことで，確実な洗浄を行うことができる。ディスポーザブルの送水・吸引デバイスを用いることで，高速洗浄を短時間で

＊4 ─ 助手のポイント
十二指腸潰瘍穿孔では，球部前壁が好発部位ではあるが，周囲組織の癒着や潰瘍により可動性が不良となるため，術者の縫合・結紮手技が容易ではないことが多い。周囲組織の牽引や圧排を適宜行い，術者が手技を行いやすいように"move the ground"を助手が行うように努める。その際，周囲組織も炎症により組織が脆弱であるため愛護的な操作に努める。

図5 大網充填（内視鏡併用）

A：10mm 以上の穿孔部

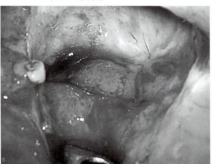

B：内視鏡による支持糸の把持

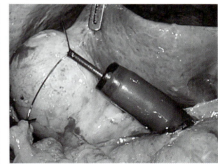

C：大網の充填

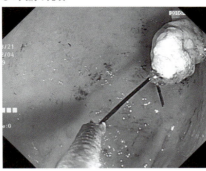

D：術後内視鏡検査

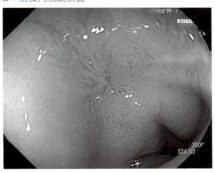

図6 洗浄・ドレーン挿入

A：右横隔膜下の洗浄

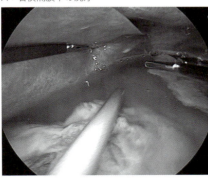

B：ダグラス窩の洗浄

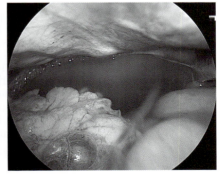

C：ドレーン挿入部位

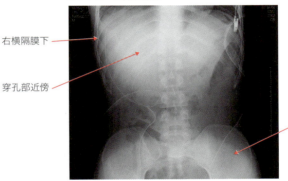

右横隔膜下
穿孔部近傍
ダグラス窩

行うことができる。汚染の程度によるが，通常3～5Lの生理食塩水で洗浄を行う。この際，汚染腹水を希釈，吸引するために十分に吸引したのちに生理食塩水を追加することを心がける。

　ドレーンの功罪はその他の消化器外科手術と同様ではあるが，発症から手術までの時間により，汚染の程度や化学性腹膜炎から細菌性腹膜炎への移行することがあるため，ドレーンの意義が異なってくる。ドレーン挿入は逆行性感染などのリスクや，十二指腸潰瘍穿孔の開腹手術ではイレウスを増加させるという報告もあることから[7]，不必要に留置せず必要最低限とする。腹腔鏡手術ではとくに縫合不全の頻度が高いことから，穿孔部近傍へ留置する。その他，腹腔内の汚染範囲に応じて，必要があれば右横隔膜下，左横隔膜下，ダグラス窩へ適宜追加する。発症からの経過が長い症例，併存疾患が多くリスクが高い症例，汚染の程度，範囲が高度の症例には，ドレーン挿入のためにポートを追加することを躊躇しない。術後は腹部所見，ドレーンの性状，発熱，炎症所見，培養結果を考慮して，不要なドレーンは順次速やかに抜去する。

　「消化性潰瘍診療ガイドライン」，「内視鏡外科診療ガイドライン」に基づき，消化性潰瘍穿孔に対する腹腔鏡下胃・十二指腸穿孔閉鎖術について，その適応と手術手技について述べた。腹腔鏡手術が普及し，本術式は広く行われている術式ではあるが，臨床経過，患者の状態，腹腔内の所見によって開腹へ移行することも考慮する必要がある。また，本術式を安全に行うためには内視鏡下の縫合・結紮の手技が必須であるため，日ごろからのドライボックスを用いたトレーニングで研鑽することが望まれる。

文献

1) 日本消化器病学会編：消化性潰瘍診療ガイドライン2015　改訂第2版．南江堂，2015．
2) Lau H: Laparoscopic repair of perforated peptic ulcer: a meta-analysis. Surg Endosc 2004; 18: 1013-21.
3) Lunevicius R, Morkevicius M: Systematic review comparing laparoscopic and open repair for perforated peptic ulcer. Br J Surg 2005; 92: 1195-207.
4) 日本内視鏡外科学会編：内視鏡外科診療ガイドライン 2014年版．日内鏡外会誌　2014．特別号．
5) 日本内視鏡外科学会編．内視鏡外科手術に関するアンケート調査−第13回集計結果報告−【1】腹部外科領域（その1）（その2）（その3）．日内鏡外会誌　2016；21(6)．
6) Katkhouda N, Mavor E, Mason RJ, et al: Laparoscopic repair of perforated duodenal ulcers: outcome and efficacy in 30 consecutive patients. Arch Surg 1999; 134: 845-8.
7) Pai D, Sharma A, Kanungo R, et al: Role of abdominal drains in perforated duodenal ulcer patients: a prospective controlled study. Aust N ZJ Surg 1999; 69: 210-3.

胃軸捻転手術

窪田　健，大辻英吾　京都府立医科大学消化器外科

　胃軸捻転症は，胃の全体あるいはその一部が生理的範囲を超えて病的に捻転をきたした状態で，日常診療では経験することの少ない比較的まれな疾患である．しかし，診断や治療時期の判断を誤ると致死的な経過をたどることもあり，治療方針の決定は重要である．

分類

　分類としては回転する軸の方向によって，①胃の幽門と噴門を結ぶ線を軸に捻転する臓器軸性捻転（長軸捻転）と，②大彎小彎を結んだ線を軸に捻転する間膜軸性捻転（短軸捻転）とに分けられる［図1］が，その混合型も報告されている[1]．

図1　回転軸による分類
A：臓器軸性捻転（長軸捻転）　　B：間膜軸性捻転（短軸捻転）

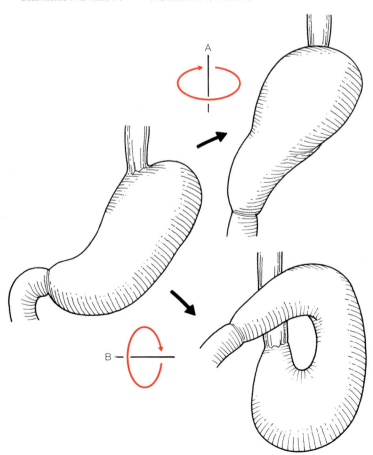

また，大彎，幽門部が前方に向かい小網の上に乗る前方型と，後方に向かい小網の裏に現れる後方型に分けられるが，ほとんどが前方型である。

原因

特発性のもの（胃固定靭帯の弛緩，胃下垂，瀑状胃，結腸ガスなど）と，二次性のもの（胃腫瘍，胃潰瘍，横隔膜ヘルニア，横隔膜弛緩症，周囲臓器との癒着，遊走脾，無脾症など）がある。成人発症例では横隔膜弛緩症や食道裂孔ヘルニアによるものが多い。また，高齢者の過食の関与も報告されている[2]。

症状

捻転の種類や閉塞の程度にもよるが，急性の場合は嘔吐，上腹部痛，膨満感等に引き続き，血流障害による壊死，穿孔，出血を引き起こす危険がある。Borchardt の 3 徴が有名で，①激しい心窩部痛および膨隆，②初期嘔吐に続く吐物のない嘔吐発作，③胃管の挿入困難をあげている[3]。

長軸捻転の場合は噴門が閉鎖しているためこの症状が典型的に現われるのに対し，短軸捻転の場合は噴門が開いているため胃管挿入が可能なことが多い。慢性の場合は，捻転が 180°以下であることが多いため症状は軽く，偶然発見されることも多い。

診断

腹部単純 X 線検査で胃の著明な拡張や二重鏡面像，胃透視検査で造影剤の異常な流れ，腹部造影 CT では胃の位置異常などが出現し，これら検査所見で胃の捻れの有無や程度を診断する。その際，胃の血流障害の有無にも留意する。

治療

治療方針としては，急性型に対しては外科的処置が一般的だが，状態が許されるならまず保存的治療を試みるべきである。とくに間膜軸性捻転の場合は，胃管による減圧により自然整復も期待できる。内視鏡による整復も期待できるが，穿孔例や大量出血例，臓器軸性捻転症で胃管，内視鏡の挿入ができないもの，保存的治療で改善しないものは緊急手術の対象となることが多い。また，保存的に軽快したとしても再発が多く認められるため，やはり外科的処置が必要となる。

手術手技

手術術式としては，まず軸捻転の整復を行った後に，視診，触診，内視鏡を用いて原疾患の有無を確認し，原疾患が存在する場合はそれに対する治療を行う。再発予防のための胃固定術が行われるが，壊死，穿孔，出血などがある場合には全身状態を考慮し，必要最低限の胃切除術や胃腸吻合術などが行われることもある。近年では腹腔鏡による低侵襲手術も報告されている[4]。内視鏡的に胃瘻を造設することにより胃固定とみなす報告もあるが，これのみでは固定が不十分な可能性がある。

胃固定術には確立されたものはないが，再発予防の観点から捻転先進部を必ず固定すること，そして点や線ではなく面での固定が重要であるため，3 点以上固定する報告が多い。ただし，胃の変形予防，内ヘルニアの予防，胃蠕動機能の維持のため，固定する場所と数に留意する必要がある。連続縫合を用いて固定した報告もある。病型により図 2 〜図 4 の固定法を組み合わせて実施するとよい[*1]。

> ***1―手技のポイント**
> 経鼻胃管を十分吸引して手術を開始するが，固定を行う際はむしろ胃管から空気を入れて胃を膨らませる，もしくは腹腔鏡下手術なら気腹圧を下げるなどして最適な固定部位を決定する。

図2　胃底部と横隔膜との固定

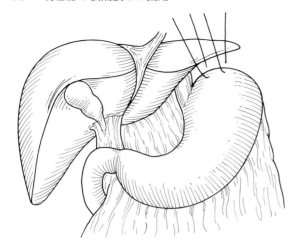

図3　胃前庭部後壁と横行結腸間膜起始部との固定

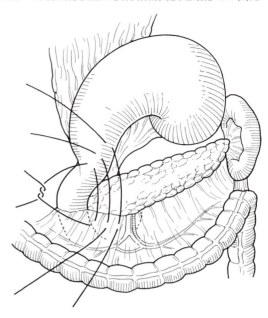

図4　胃体部・前庭部と腹壁との固定

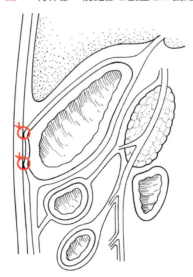

文献

1) Singleton AC: Chronic gastric volvulus. Radiology 1940; 34: 53-61.
2) 金井武彦：胃軸捻転について．胃と腸 1969；4：731-42.
3) Borchardt M: Zur pathologie und Therapie des Magenvolvulus. Arch Klin Chir 1904；74: 243-60.
4) 高橋宏明，若山顕治，ほか：腹腔鏡下胃固定術を施行した精神遅滞を伴う成人と特発性胃軸捻転症の1例．日外科系連会誌 2013；38：998-1004.

小腸・結腸

腸切開・縫合術

安藤幸滋,佐伯浩司,沖 英次 九州大学大学院消化器・総合外科

　腸の切開・縫合は消化器手術においては基本的手技であるが,基本的であるからこそ,確実な手技が必要である。腸管の縫合においては,一旦合併症が起きると重篤化する事態も起こり得る。縫合不全や創感染が起きれば,患者・家族だけでなく,医療スタッフにもストレスとなる。また,入院期間が延長し,医療費がそれだけ多くかかることとなり得る。

　血管を含めた腸間膜の処理,腸の把持,切開,自動縫合器の用い方,針糸の運針,結紮など一つ一つは基本手技であり,術者と助手の共同作業である。

　腸管の縫合には大きく分けて手縫い縫合と器械縫合の2つがある。

　本項では,腸管の切離および縫合について概説した。腸管縫合に関しては,腹腔鏡手術でよく用いられる器械を用いた機能的端々吻合および三角吻合を主に取り上げた。

腸管切離の準備

＊1―著者からのアドバイス
腸管壁と腸間膜の間にペアン鉗子を挿入する際には,腸管を示指と親指で挟みこみ,腸管を保護する形で2つの指の間にペアン鉗子を通す。こうすることで,腸管壁を破らずに鉗子を通すことができる。

＊2―助手のポイント
腸管と腸間膜の間を術者がしっかり確認できるように,切離予定の腸管を中心にしっかりと腸管および腸間膜を張ることが大切である。

　腸管の切離線を決めたら,まず,腸間膜の漿膜を電気メスで切離する。次に切離予定部位の腸管壁を露出する。腸管壁を露出した後,腸管壁に沿ってペアン鉗子を腸管壁と腸間膜の間に挿入し,腸間膜を処理していく[*1, *2]。挿入したペアン鉗子を腸間膜内の血管の先まで通し,腸間膜に孔をあける。その孔にもう1つのペアン鉗子を挿入し,その間の腸間膜をしっかりと挟む。2本のペアン鉗子で腸間膜を挟み,ペアン鉗子の間をメッツェンバウムなどで切り,腸間膜を結紮しながら処理することで,出血することなく腸管膜を処理できる。

　結腸の場合は脂肪垂も処理するが,脂肪垂内には直動脈からの血管の枝が分岐していることがあり,必要以上に処理しない。結腸は阻血に弱いために血流の保持が重要である。

機能的端々吻合 (functional end to end anastomosis)

　この吻合法は,1968年Steichenによりはじめて報告された[1]。形態的には側々吻合であるが,術後の造影では端々吻合に見え,機能的にも端々吻合に近い吻合法であるため,機能的端々吻合と呼ばれている。

使用する器械

　ETHICON社の自動縫合器(Powered ECHELON®)もしくはMedtronic社の自動縫合器(Signia™)などのリニアステイプル自動縫合器を用いる。どちらもステイプルが各3列になっており,その間を刃が走る構造となっている。腸管の吻合では,腸管の厚みに合わせてステイプルのカートリッジを選択する。結腸の吻合においてPowered ECHELON®ではブルーカートリッジ,Signia™ではパープルカートリッジ,

小腸においてはPowered ECHELONw®ではホワイトカートリッジ，Signia™ではキャメルカートリッジを用いることが多いが，詳細は各企業のウェブサイトなどを参照されたい（ETHICON：https://www.ethicon.jp/products/staplers/powered-echelonflex-GST.html，Medtronic：http://www.covidien.co.jp/medical/endo_gia_tri-staple）。

腸管の切離

　腸内容が漏れないように，温存腸管の腸間膜対側から腸鉗子で腸管をクランプする。クランプの位置は，吻合部予定部より3 cm程度離れていた方が後の操作が容易である。また，創縁や周囲が汚染されないように滅菌シーツを処理する腸の周囲に敷く。腹腔鏡手術の際には，臍部の延長した創に保護としてウンドリトラクター（Alexis® ウーンドリトラクター，Applied Medical社）もしくはスマートリトラクター（株式会社トップ）などをかけてそこに滅菌シーツを挟み，リトラクターを巻き上げて，創縁を完全に保護する［図1］。続いて，自動縫合器を腸間膜側から，腸管をしっかりと把持したことを確認後に切離する*3, *4。口側と肛門側の腸管を切離するので，この操作ではカートリッジを2本使用することとなる。

腸管の縫合の準備

　切離した腸管の腸間膜対側の端から約5～7 mmのところに支持糸をかける。支持糸をかけた後，自動縫合器を挿入する小孔を開ける。腸間膜対側の端から支持糸の部位まで電気メスにて腸管を切離する。この際，自動縫合器のステイプルに沿って行うと簡単である。支持糸のところまで切離した後，はさみでステイプルを切り取る。モスキートペアンで切離した小孔を拡げ，アリス鉗子もしくはバブコック鉗子で腸管の孔を把持する［図3］。この際に，腸管の中にアリス鉗子が入っていることを確認することが重要である。後に漿膜粘膜間に誤ってステイプルを挿入することを避けるため，鉗子を十分孔の中にまで入れ，鉗子を引き戻し粘膜を確認する*5。これを対側の腸管についても同じように行う。

腸管同士の縫合

　拡げた孔（挿入孔）に第1助手側から自動縫合器を挿入する。この際に，術者は腸間

＊3 ─ 著者からのアドバイス

この際のポイントとしては，自動縫合器を残存腸管の方に少し斜めに切離することにある［図2］。このようにすることで，腸間膜対側までの腸管の血流を保つことができる。

＊4 ─ 手技のポイント

腸間膜対側から自動縫合器をかけることが大切である。一度で切離できなくても，腸間膜対側からは吻合用の自動縫合器を挿入するので，切離できなかった部位があっても，気にすることはない。

＊5 ─ 助手のポイント

術者が小孔を作成する際には支持糸を腸管膜側へ引っ張り，十分なテンションをかけることが大切である。また，モスキートペアンで拡げた小孔に鉗子を入れる際には，しっかりと奥まで挿入し，引き戻すことで粘膜内に入っていることを確認する。

図1　腹腔鏡手術の際の創縁保護の方法
小開腹創にウンドリトラクターをかける。その上から孔を開けた滅菌シーツをかけ，ウンドリトラクターを巻き上げる。こうすることで創を保護できる。

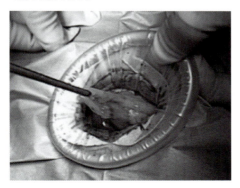

図2　自動縫合器による腸管の切離
腸管膜側から自動縫合器をかけ，腸管を切離する。ポイントとしては，自動縫合器を残存腸管の方に少し斜めに切離することにある。

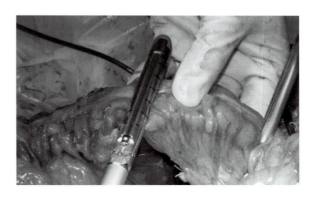

＊6 ─ 助手のポイント
この際，助手は支持糸をもう1人の助手がアリス鉗子を把持する。アリス鉗子は対側に引き，一直線とする。また，支持糸はステイプルラインが一直線にならないように若干斜めにする。

膜が対側にあることを確認する。第2助手はしっかりと支持糸を持ち，それぞれの支持糸を吻合線対側に持ってくる。自動縫合器で腸管を把持し，腸間膜対側の腸管同士を側々吻合する［図4］*6。この際に，脂肪垂や腸間膜が巻き込まれていないことを術者は確認する。

側々吻合した後，支持糸のない端（ステイプルラインの端）をアリス鉗子もしくはバブコック鉗子で把持する［図5］。その後，吻合部からの出血がないこと，ステイプルラインに異常がないか確認する。万が一，出血や異常が確認されたら，4-0吸収糸などによる全層縫合を追加する。挿入孔の閉鎖も自動縫合器にて行われることが多い。自動縫合器を挿入孔の水平面となるべく並行にかけ，挿入孔を閉鎖する［図6］。

機能的端々吻合の補強

側々吻合の先端（いわゆる「また」）は強度が弱いので，吸収糸にて2針ほど補強を加える。また，腸管切断端のステイプルラインがむき出しになり，この部位に他の腸管が癒着し，腸閉塞の原因となることがある。このため，脂肪垂などを用いてステイプルラインを被覆した方がよい。最後に腸間膜同士を合わせ，機能的端々吻合を終了する。慣れれば，5分〜10分程度で終了する手技である。

図3　機能的端々吻合の準備
切離した腸管の腸間膜対側の端から約5〜7mmのところに支持糸をかける。腸間膜対側の端から支持糸の部位まで電気メスにて腸管を切離する。その後，はさみでステイプルを切り取る。モスキートペアンで切離した小孔を拡げ，アリス鉗子で腸管の孔を把持する。

図4　機能的端々吻合における側々吻合
小孔（挿入孔）に自動縫合器を挿入する。この際に，腸間膜が対側にあることを確認する。助手はしっかりと支持糸を持ち，それぞれの支持糸を吻合線対側に持ってくる。

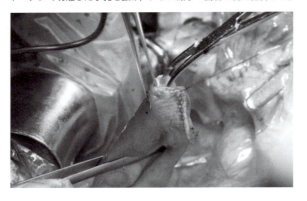
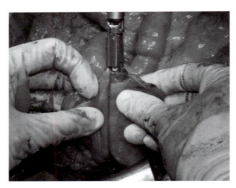

図5　挿入孔閉鎖準備
挿入孔のステイプルラインをアリス鉗子で把持する。その後，吻合部からの出血がないこと，ステイプルラインに異常がないか確認する。

図6　挿入孔閉鎖
自動縫合器を挿入孔の水平面となるべく並行にかけ，挿入孔を閉鎖する

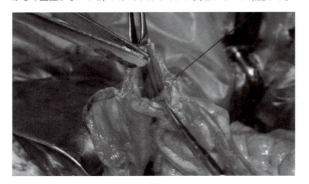
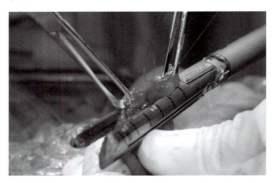

三角吻合（外翻三角吻合）

結腸−結腸吻合の際にこの手技を用いることがある。機能的端々吻合は容易ではあるが，ときに結腸壁の血流遮断するため，血流障害を引き起こす可能性がある。また，吻合腸管も十分な距離が必要である。本手技は血流に不安のある症例，再建を予定する腸管を十分剥離受動できない症例などにも活用できる。3辺すべてを外翻とすることで，吻合孔をなるべく広くすることができる。

腸管の切離

切離の準備は機能的端々吻合の項の「使用する器械」と同じである。本手技では腸管は自動縫合器では切離しない。切離線腸管を2本の腸管断端鉗子で挟み，先刃メスもしくは電気メスにて腸管を切離する[図7]。これを肛門側でも行う。腸内容が漏出しないように十分注意する。

腸管同士の縫合（1辺目）

腸鉗子で挟まれた口側および肛門側の腸管を寄せ[図8]，吸収糸にて3箇所に支持糸をかける[図9]。この支持糸の間を自動縫合器にて閉鎖し，まずは1辺目とする[図10]。この際のポイントとして，2本の支持糸の間隔は1〜2cm程度と短くてよ

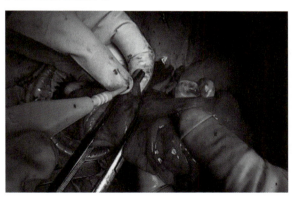

図7　三角吻合における腸管の切離
切離線腸管を2本の腸管断端鉗子で挟み，先刃メスもしくは電気メスにて腸管を切離する

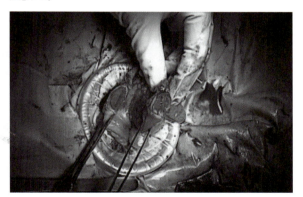

図8　腸管を並べる。
切離後に口側および肛門側の腸管を平行に並べる。腸管膜の向きに注意する。

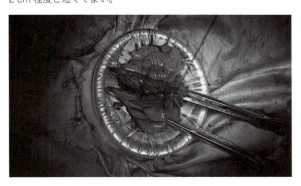

図9　1辺目の支持糸
吸収糸にて3箇所に支持糸をかける。2本の支持糸の間隔は1〜2cm程度と短くてよい。

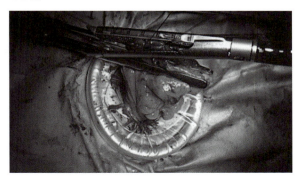

図10　1辺目の作成
かけた支持糸の間を自動縫合器にて閉鎖する。三角吻合の1辺目である。

図11　3辺目の作成
最後に，支持糸を残った部分にかけて，自動縫合器で閉鎖する。3辺目の完成である。

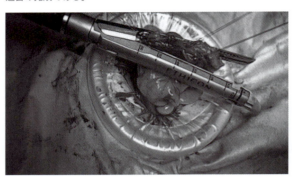

図12　三角吻合の完成

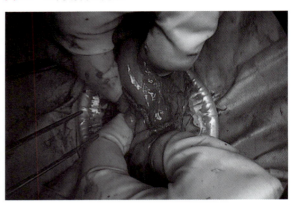

い。続いて，腸管を把持している腸鉗子の先端を軸に，1辺目をつないだ腸管を180°転換させる。こうすることで，縫合していない側の腸管同士が手前に向く。

腸管同士の縫合(2，3辺目)

1辺目のステイプル断端と少し離れた部位に支持糸をかける。この2本の支持糸の間を自動縫合器で閉鎖する。2辺目となる。2辺目の自動縫合器の端より少し手前に支持糸をかけ，1辺目の奥側のステイプル断端に支持糸をかけ，これらの間を自動縫合器で閉鎖する。これが3辺目となる[図11]。最後に，自動縫合器の交点を吸収糸にて補強する。この手技により，三角のすべての辺が外翻となる三角吻合が完成する[図12]。

この手技では自動縫合器のカートリッジは3個しか使用せず，機能的端々吻合の4個よりは経済的に優れている。

手縫い縫合

最後に手縫い縫合について述べる。器械吻合が主流となる中，やはり手縫い縫合は腸管の縫合の基本として重要な手技である。2通りの縫合がある。

- 漿膜接合型 —— Albert-Lembert縫合，Halsted縫合，Connell縫合
- 断端接合型 —— Gambee法，Olsen-Letwin法，Hepp-Jourdan法，layer-to layer法

治癒が早い腸管では，縫合の際には異物として残らない吸収糸が適している。とくに，糖尿病などの基礎疾患がある場合や，大腸，直腸などの下部消化管吻合では感染のリスクが高いため，ノンキャピラリーであるモノフィラメント吸収糸が推奨されている。

ここではAlbert-Lembert縫合について述べる。

Albert-Lembert縫合[図13]

本法は全層縫合であるAlbert縫合に漿膜筋層縫合であるLembert縫合を加えることで物理的結合力が増し，また，止血にも優れている。

①漿膜筋層縫合(後壁)：切離した腸管同士を，腸間膜の方向を合わせ捻じれがないように並べる。4-0吸収糸を用いて，腸管同士の両側端に漿膜筋層縫合をかけて支持糸とする。次に，中心にも漿膜筋層縫合をかけ，その間に均等に漿膜筋層縫合をかけていく。

図13 Albert-Lembert 縫合

全層縫合である Albert 縫合に，漿膜筋層縫合である Lembert 縫合を加えることで物理的結合力が増し，また，止血にも優れている。

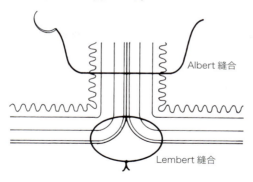

*7—著者からのアドバイス
後壁の全層縫合では，漿膜が脱落しやすいので注意する。また，前壁の漿膜筋層縫合の際には，dead space がないように注意する。

② **全層連続縫合（後壁）**：続いて，腸管同士の全層を連続縫合する*7。腸間膜対側から開始し，後壁の縫合を行う。片方の腸管の粘膜面（内）―漿膜面（外）―もう片方の腸膜面（外）―粘膜面（内）の順で縫合する。この際，約 3 mm 程度の縫い代と縫い幅を取る。

③ **全層縫合（前壁）**：腸管膜側まで達したら，前壁の連続縫合に移る。片方の粘膜面（内）にある針を一旦漿膜面（外）へ出した後，漿膜面（外）―粘膜面（内）―もう片方の腸管の粘膜面（内）―漿膜面（外）の順に縫合していく。

④ **漿膜筋層縫合（前壁）**：最後に前壁の漿膜筋層縫合を加える。

　腸管の切離および縫合を紹介した。ここに紹介した手技はあくまでも一部でしかなく，施設によって手技はさまざまである。

　消化器外科手術の基本である腸管の切離および縫合を確実に行うには，「あくまでも基本に忠実に行うこと」が大切であると考えている。また，腸管の状態や血流，腸間膜の位置など，術者，助手が共同して気を付ける必要がある。基本であるからこそ，合併症が起きた際には患者だけでなく，術者の落胆は大きい。簡単な手技ほど，気を抜かずに確実に行うことが重要である。

文献

1) Steichen FM: The use of staplers in anatomical side-to-side and functional end-to-end enteroanastomoses. Surgery 1968; 64: 948-53.

小腸部分切除術

小川博臣　群馬大学大学院医学系研究科総合外科学講座

解剖 [図1]

　小腸は口側より十二指腸，空腸，回腸に区分され，全長は5〜6mとされる。空腸は全長の約2/5を占め，残り約3/5は回腸である。空腸は回長に比し径がやや大きく，粘膜は厚くヒダがより目立つが，肉眼的に境界を識別するのは困難である。小腸間膜の後腹膜移行部は第2腰椎左縁から右仙腸関節付近へ斜線状となっており，腸間膜根とよばれている。

　空腸と回腸の血行は上腸間膜動脈により支配されている。上腸間膜動脈から10〜20本前後の小腸動脈が分枝し，互いにアーケード（動脈弓）を形成しながら多数の終末動脈（直動脈）が分枝し，腸管へ直角に流入する。小腸の位置によって直動脈の長さは異なり，上部空腸ではアーケードからの直動脈は長いが，下部空腸から回腸に移行するにつれて短くなる。回腸末端ではアーケードが消失して直動脈も疎になっている。小腸の血管走行はバリエーションに富み，個々の症例で十分確認する必要がある。術中には小腸を軽く挙上して腸間膜を緊張させ透光して観察するとよい。

図1　小腸の動脈

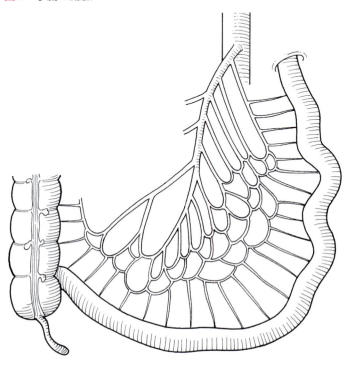

適応

　小腸切除術の適応疾患は，穿孔や出血，狭窄，閉塞（腸重積を含む），外傷による損傷，血行障害による腸管壊死（腸間膜動静脈血栓症や絞扼性イレウスなど），メッケル憩室炎，良性腫瘍（平滑筋腫，脂肪腫など），GISTを含めた悪性腫瘍などがあげられる。

　炎症性腸疾患（クローン病，腸結核など）は，保存的治療が第一選択であるが，狭窄や穿孔，瘻孔を形成した場合に手術適応となることがある。クローン病ではなるべく切除を避けて狭窄形成術を行い，形成術が困難な場合でも側々吻合を行い可及的に切除を回避する。

　また，腸管剥離術の際，とくに放射線腸炎などで剥離困難な場合に小腸切除の適応となることがある。

　このほか，下咽頭，頸部食道切除の再建に伴う遊離腸管採取や，噴門側胃切除に伴う空腸パウチの作成などがあげられる。

術式選択

　良性腫瘍や外傷に伴う穿孔や損傷に対しては，周囲腸管の状態（挫滅，浮腫，炎症の程度など）を考慮して，切除範囲は小範囲にとどめる。軽微なものでは楔状切除で十分なことも多い。必要に応じて小範囲切除を施行するが，血管処理は直動脈あるいは弓動脈のレベルで十分なことが多い。最近では鏡視下手術の進歩に伴い，腹腔鏡（補助）下小腸切除術が行われることも多くなっている。低侵襲であり，症例を正しく選択すれば有用な術式である。

　クローン病では難治性狭窄に対しては狭窄形成術が第一選択であり，小腸切除の適応は穿孔や瘻孔形成の場合の小範囲切除術に限られている。

　小腸癌に対してはリンパ節郭清を伴う小腸切除術が必要である。

　腸管壊死では壊死腸管を確実に切除し，血流の良好な部位での吻合を行う。血行障害の範囲の評価には，近年ではインドシアニン・グリーン（ICG）を用いた血流評価方法が用いられるようになり，有用とする報告がある。

　絞扼性イレウスでは絞扼を解除した後，しばらく温生理食塩水ガーゼなどで覆い血流の回復を待ち，切除範囲の決定を行う。

　上腸間膜動脈血栓症による腸管壊死では，腸管大量切除を余儀なくされることが多い。この場合，術後に短腸症候群をきたし，管理に難渋する事が多いため，正常小腸は可能な限り温存する。

術前検査

　現病歴，既往歴，薬物歴などは本人，場合によっては家族などからも詳細な聴取が必要である。一般的な全身麻酔手術時に関する検査の他に，腹部単純X線撮影，腹部超音波検査，腹部CT検査などを行う。

　腫瘍が疑われる場合は，内視鏡検査や小腸二重造影法などで診断を行うが，最近ではダブルバルーン内視鏡で腫瘍を直接観察し，組織採取を行い術前に確定診断を得ることも可能となっている。

　小腸出血の場合，出血部位同定に造影CT（動脈相），上腸間膜動脈造影，出血シンチグラフィーなどを行うが，出血部位の確定が困難な場合もあり，出血源が不明のまま手術に至ることもある。

　上腸間膜動脈血栓症を疑う場合は造影CT（動脈相）や血管造影を行い，診断とと

もに経カテーテル的に血栓溶解療法を試みることも可能であり，これにて奏効しない場合に緊急手術となる。

体位

通常は仰臥位で行われるが，器械吻合など経肛門的操作を行う可能性がある場合は砕石位で手術を行う。また，腹腔鏡を用いて腹腔内の観察や小腸切除を行う場合にも砕石位で行うことが多い。

開腹部位

一般的には正中切開で行う。とくに外傷に伴う小腸切除の場合，多発損傷の確認など腹腔内の十分な検索のため開腹創の延長が必要となることがあり，正中切開の方が汎用性が高い。腫瘍やヘルニア嵌頓などで病変部が特定されている場合は，傍腹直筋切開など限定的な開腹創が選択されることもある。また，鏡視下手術の場合，腹腔内の観察や小開腹創の位置などを考慮してポートセッティングを行う[図2]。

開腹手術に関連した腸管癒着は手術創の近くに多いため，以前の手術創がある場合は開腹時の腸管損傷を回避するため，創の上下あるいは左右から開腹することも考慮する。

剥離，展開

癒着があれば愛護的に剥離を行う。イレウスの手術などで絞扼が認められた場合，絞扼を解除する前に虚血腸管から循環血中にエンドトキシンや各種サイトカインなどが流出し全身状態の悪化をきたす恐れがあるため，drainage vein を把持・コントロールしてから絞扼の解除を行う。

腸重積の場合は，腸重積を整復した後に腸管の血流に十分注意して切除範囲を決定する。腸重積の整復は重積した腸管を引っ張り出すのではなく，先進部を用手的に押し出すように整復(Hutchinson 手技)を行う。整復が困難な場合は，重積部分を含めた最小限の小腸切除を行う。

腸管の剥離範囲は，吻合の際に吻合部に張力がかからないように十分に行う。とくに器械吻合や側々吻合の場合には吻合部で腸管が重なるため，やや広範囲に行っておくことが望ましい。

図2　開腹部位

A：開腹
①正中切開　②傍腹直筋切開

B：腹腔鏡
①臍下に 12mm ポートを挿入。
②〜⑤病変の位置や術式によって残りのポート (5mm または 12mm) を適宜選択して挿入する。

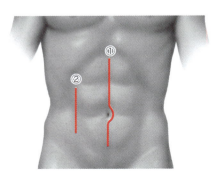
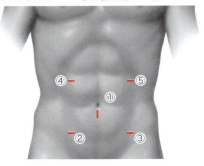

切除範囲と間膜処理

良性疾患の場合はなるべく小範囲の切除にする。クローン病に対して小腸切除を行う場合は，短腸症候群を生じないようになるべく小範囲の切除にとどめ，可能であれば切除は回避して狭窄形成術など腸管を温存する術式を選択する。

間膜処理をする際は，直動脈を斜めに切離して，腸管切離断端の血流が悪くならないように注意する。

小腸損傷の場合，間膜損傷の場合

小さい穿孔や腸管損傷の場合は，損傷部位の単純縫合閉鎖や楔状切除のみを行い，腸間膜処理を伴わない切除とする。

少し広い範囲の損傷の場合では，直動脈やアーケードを含めた小腸切除を行う。この場合でも，血流と腸管がなるべく温存されるように間膜処理には配慮を要する。

多発腸管損傷など複数の損傷部位の修復が必要な場合，個々に腸管切除を行うよりも損傷部位をまとめて区域性に切除を行った方が安全な場合があるが，その場合でも切除腸管は必要最小限にとどめるように努める[図3A]。

血腫を形成した腸間膜損傷は，血腫により血流が遮断されている範囲が広くなることもあるため，注意して腸管の血流評価が必要である。

血行障害による腸管壊死の場合

絞扼や血栓などの血行障害を認める腸管の生存度（viability）の確認は，腸管壊死による悪臭，血性腹水の有無，腸管蠕動の消失，腸管色調の変化，動脈の拍動で評価する。判断に迷う場合は，温生食で温めたガーゼで腸管を保護し，上記項目の回復状況を見て切除範囲を決定する。

腫瘍の場合

小腸腫瘍にはさまざまな組織型があり，想定される診断に基づいて切除範囲の検討が必要である。平滑筋腫やGISTなどの場合は基本的に腫瘍切除ができればよいため，最小限の腸管切除を行う。一方，術前に腺癌などの悪性腫瘍の診断がついている場合

図3 切除範囲と間膜処理

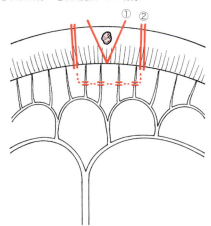

A：小範囲切除
①楔状切除　②直動脈までの切除

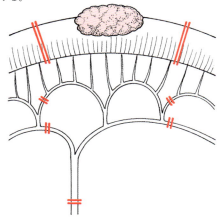

B：広範囲切除
悪性腫瘍や広範囲の血行障害では，小腸動脈のレベルで血管を切離する。

は，リンパ節郭清を含めた腸管切除が必要となる[図3B]。小腸癌に対して明確に定められた郭清範囲はないが，一般的には「大腸癌取扱い規約」に準じてリンパ節郭清を行うことが多い。すなわち，腫瘍部から口側，肛門側とも10 cm以上の切除断端をとり，リンパ節の転移状況によっては上腸間膜動脈根部までを郭清する。

腸管切離

　腸管を切離する際は，前もって覆布を用いて腹腔内と腸管操作部を隔てるなど，術野の汚染を最小限にとどめるようにする。とくに手縫い吻合を行う場合は腸管内腔が露出するため，これらの注意を怠らない。腸管切離は原則的に直動脈に平行，すなわち腸管長軸に対して垂直に切離する。腸管断端の血流が不安な場合や，吻合する腸管の口径差が大きい場合は，腸間膜対側を短くするように腸管を斜めに切離して，腸管血流の確保や吻合径をなるべく揃えるようにする[図4]。

吻合

　大量小腸切除となる場合を除き，できるだけ血流や状態のよい腸管で吻合を行う。断端の血流が十分でない場合は，追加切除をためらってはならない。消化管の自然な流れに正確に戻るので端々吻合が望ましいが，吻合する腸管の口径が著しく異なることがあるので側々吻合も知っておく必要がある。また，最近では器械吻合が増加し手縫い吻合をする機会が減っているが，吻合の基本は手縫い吻合であり，なお且つ，器械吻合時におけるトラブルに対応するためにも，手縫い吻合を可能であれば2通り以上習得することが望ましい。

Albert-Lembert吻合

　1880年にCzernyらによって報告された，全層縫合（Albert）および漿膜筋層縫合（Lembert）による内翻2層縫合であり，消化管吻合の基本手技である[図5]。確実な断端止血と吻合部の強度が得られるが，狭窄をきたしやすいなどの欠点もある。基本的には3〜4 mm間隔のpitch, biteで縫合し，atraumaticな4-0針付き吸収糸を用いることが多い。

　漿膜筋層縫合は縫い代は小さく深さは筋層に届くようにする。結紮時に，助手は糸を強く締めすぎると血行障害や組織損傷をきたすため，強く締めすぎないように注意

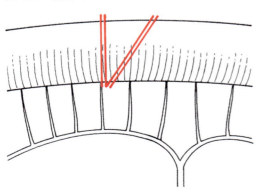

図4　腸管切離
血流が不安な場合や口径差のある場合は，腸間膜対側が短くなるように斜めに切離する

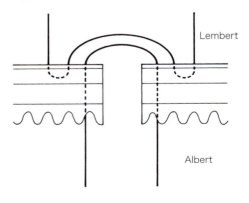

図5　Albert-Lembert吻合
全層縫合（Albert）および漿膜筋層縫合（Lembert）による二層吻合

を要する。吸収糸は緩みやすい特徴があるため，4回以上の糸結びを行う。

Gambee 吻合

　消化管の創傷治癒の主体は粘膜下層であるとの観点から考えられた吻合方法であり，断端接合型の1層吻合の中では消化管吻合の基本手技の一つである。後壁は垂直マットレス縫合を行い，前壁は Gambee 縫合を行う［図6A］。

　まず，後壁の縫合から行う。吻合口の両端にそれぞれ Gambee 縫合（漿膜側から針を刺入して全層を通し，そのすぐ断端側の粘膜側から針を刺入して粘膜下層に針を出す。次に，対側の腸管断端の粘膜下層から針を刺入して粘膜側に出し，最後に粘膜側から漿膜側に針を刺入して全層を通す）をかけ，結紮せずに鉗子で把持しておく。4〜5 mm の間隔で後壁に垂直マットレス縫合をかけて鉗子でそれぞれを把持し，後壁すべてに針糸をかけた後，順に結紮していく［図6B］[*1]。前壁は両端から Gambee 縫合をかけていき，すべてかけ終わった後に助手が鑷子で粘膜を確実に内翻させながら順に結紮していく［図6C］。確実な漿膜接合面と吻合部の十分な抗張力をもたらすためにも，漿膜を確実に針糸でかけることが肝要である［図6D］。

層々 (layer to layer) 吻合

　断端接合型の2層吻合で，粘膜と粘膜下層，漿膜筋層をそれぞれ別々に縫合する方法である。創傷治癒の中心となる粘膜下層がしっかりと合わさった上に，内翻される

*1 ─ 助手のポイント
助手は腸管にかけた糸が絡まないように，リスター鉗子などを用いて順番になるようにまとめておく。

図6　Gambee 吻合

A：後壁は垂直マットレス縫合を行い，Gambee 縫合を行う。

B：後壁縫合

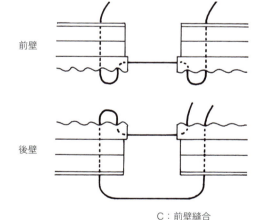

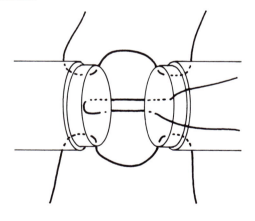

C：前壁縫合

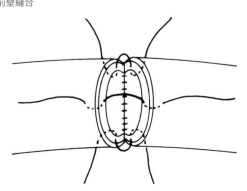

組織が大きくならないため狭窄をきたしにくいとされる．縫合数が多くなるため，慣れていないと組織の挫滅や乾燥が1層縫合より多くなるという欠点もある．

粘膜粘膜下層縫合は atraumatic な両端針付吸収糸を用いて縫合を行う．粘膜側から針を刺入して粘膜下層に針を出し，対側の粘膜下層から刺入して粘膜側に運針する．両端針付吸収糸の真ん中で結紮する［図7A］．この対側の位置で粘膜粘膜下層に針付吸収糸で同様に縫合糸をかけ，結紮せずペアンで把持しておく．両端針付吸収糸の一方を用いて後壁の粘膜粘膜下層縫合を連続で行う［図7B］．1運針ごとに術者は適度に糸を締め，助手は緩まない程度にこれを牽引する．対側の縫合糸まで進めたところで縫合糸を結紮し，さらに運針してきた両端針付吸収糸とも結紮する［図7C］．両端針付吸収糸をロックして固定してもよい．結び目は腸管内腔側にできているため，最後の結紮のために片側の腸管に刺入して吸収糸を粘膜下層側に出しておく．

引き続きもう一方の両端針付吸収糸で前壁を連続吻合するが，こちらも結び目は腸管内腔側にあるため，針を一度粘膜下層側に刺入してから，粘膜粘膜下層縫合を連続で行う［図7D］．後壁縫合の端まで前壁縫合が進んだ時点で，両端針付吸収糸を結紮する．

漿膜筋層縫合は，はじめに吻合口の両側端で漿膜筋層に縫合糸をかけて支持糸とする[*2]．支持糸の間に漿膜筋層縫合を3〜4mm間隔でかけていき，順に結紮する．片側の漿膜筋層縫合が終わったら，腸管を裏返して反対側の漿膜筋層縫合を同様に行う［図7E］．小腸切除であれば腸管が反転できないことは少ないが，腸管を反転することが難しい状況であれば，先に後壁側の漿膜筋層縫合を行い，続いて粘膜粘膜下層縫合をした後に前壁の漿膜筋層縫合を行ってもよい．

*2 —術式のポイント
吻合部の両側端となる部分がやや不安定な縫合になりやすいため，前後壁の移行部分は間隔をわずかに狭めるなど慎重に縫合する．

図7　層々吻合

A：粘膜粘膜下層縫合（後壁開始時）

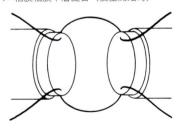

B：粘膜粘膜下層縫合（後壁縫合）

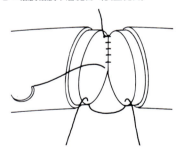

C：粘膜粘膜下層縫合（後壁終了時）

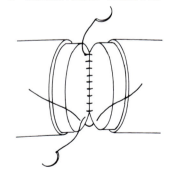

D：粘膜粘膜下層縫合（前壁縫合）

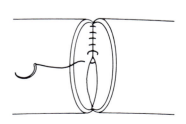

E：漿膜筋層縫合

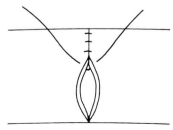

器械吻合

　消化管吻合で用いられる器械吻合の中でも，現在主に行われている吻合方法はDouble stapling technique（DST），functional end to end anastomosis（FETEA），circlar stapler 法，三角吻合法などである。ここでは，小腸切除で最も頻繁に用いられている FETEA を解説する。

　1968年に Steichen らによって開発された方法である。実際の吻合操作は側々吻合であるが，でき上がった吻合形態と腸管内容の移送の面から，機能的には端々吻合と同等と考えられることからこの名称が用いられている。側々吻合であることから，口径差のある腸管吻合にも有用な方法である。また，手縫い吻合と比較して手術操作時間の短縮や術後感染の減少などの長所があげられるが，悪性腫瘍の場合は癌細胞の implantation などを問題視する報告もある。

　腸管の切離は自動縫合器を用いて行う［図8A］。吻合部は腸間膜対側にできるため，腸管切離断端近傍の直動脈切離は行わなくても構わない。腸間膜対側がそれぞれ内側

図8　器械吻合

A：腸管切離

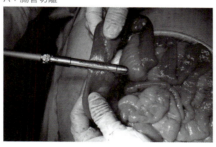

B：腸管を並べる

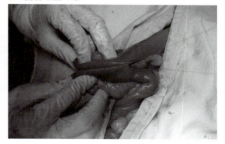

C：腸管吻合

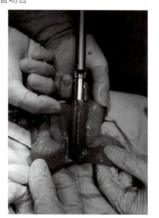

D：挿入口の仮閉鎖

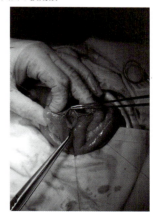

E：挿入口の閉鎖

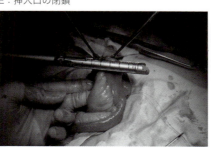

F：挿入口閉鎖後の完成図

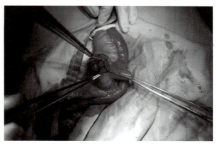

に向くようにならべ[図8B],断端から6cmほど離れた腸間膜対側に支持糸をかける。腸間膜対側の切離断端に小孔を開け,アリス鉗子などで把持して孔を開くように展開し,自動縫合器を片側ずつそれぞれの腸管に挿入する。縫合ラインに腸間膜を巻き込まないようにするだけでなく,縫合部に均等に血流が流れるように,できるだけ腸間膜の正反対側で縫合するように位置を調整し縫合を行う[図8C]。縫合した後は必ず縫合部粘膜面を確認し,出血があれば縫合糸をかけて止血する。縫合器挿入口を閉鎖する際は,縫合線のステイプルラインがV字に開く方向に挿入口を展開し,さらに腸管切離断端と縫合線のステイプルがいずれも重ならないようにずらして仮閉鎖しておく[図8D]。仮閉鎖の糸とアリス鉗子を用いて挿入口を挙上し,自動縫合器で完全に閉鎖する[図8E][*3]。このとき,あまり挿入口を大きく切除すると吻合口径が小さくなり狭窄の原因となるため,切除する部分は必要最小限にとどめる[図8F]。

＊3―術式のポイント
腸管浮腫などにより腸管壁が肥厚している場合は,ステイプラーの仕上り高が厚くなるようなカートリッジを選択し,漿膜損傷を回避する。

腸間膜列隙の閉鎖

切離した腸間膜の間に腸管が入り込み内ヘルニアを起こさないようにするため,腸間膜列隙を連続あるいは結節縫合で閉鎖する。この際,血管を損傷しないように注意が必要で,漿膜にかけるだけでも十分である。

文献
1) Robert M Zollinger, Jr. E.C. Ellison：小腸切除,ゾリンジャー外科手術アトラス.安達洋祐訳,医学書院,2013,pp.112-9.
2) 大塚幸喜ほか：腸切開・縫合術・吻合,DS NOW 1 小腸・結腸外科標準手術－操作のコツとトラブルシューティング.メジカルビュー社,2008,pp.48-55.
3) 安部俊弘,岡正朗：小腸切除術.消化器外科2002年6月臨時増刊号.へるす出版,2002,pp.918-24.

結腸切除術（腹腔鏡手術を含む）

白下英史，衛藤剛，猪股雅史　大分大学医学部消化器・小児外科学講座

　結腸癌に対する切除術式は，腫瘍の占拠部位により切除範囲が異なり，処理する血管と切除する腸管の範囲により，①結腸右半切除術，②横行結腸切除術，③結腸左半切除術，④S状結腸切除術などがある[図1]。結腸切除術の基本は，リンパ節郭清を伴った主幹動脈の切離と，切除腸管の周囲組織からの剝離授動，腸管切除と吻合からなる。これらの手術をマスターするためには，各部位の支配血管の分岐と走行，周囲臓器，とくに後腹膜臓器との位置関係などの解剖を十分把握することが重要である。

　本項では，卒後5年目でマスターすべき結腸手術として，開腹による結腸右半切除術，結腸左半切除術，S状結腸切除術および腹腔鏡下結腸右半切除術，腹腔鏡下S状結腸切除術について，その要点を概説する。なお，開腹手術に関しては結腸の授動を先行した外側アプローチ，腹腔鏡手術に関しては血管処理を先行させる内側アプローチを基本としている。

結腸右半切除術

皮膚切開および腹腔内の検索

　上腹部から臍下部までの約15cmの正中切開にて開腹する[図2]。通常，肝円索の

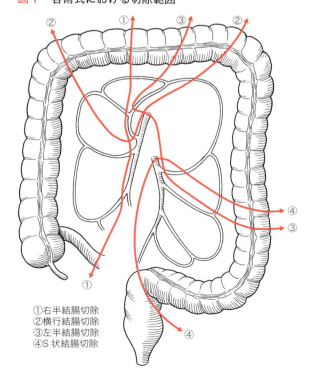

図1　各術式における切除範囲
①右半結腸切除
②横行結腸切除
③左半結腸切除
④S状結腸切除

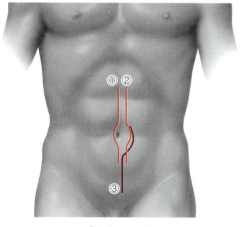

図2　各術式における皮膚切開
①右半結腸切除
②左半結腸切除
③S状結腸切除

＊1 ― 手技のポイント
後腹膜の切開部分が腸管から離れると容易に背側（深い）の層に入るので，腫瘍が浸潤していない限りは腹膜の切開部分は結腸のすぐ外側にて行い，剥離の際結腸間膜後面から離れない層を保つようにする。

＊2 ― 助手のポイント
助手は愛護的に結腸を把持して，適切な緊張を加えるようにする。尿管や性腺血管が確認できたら後腹膜を背側尾側方向に引き，緊張をかける。

右側にて腹膜を切開する。開腹後，腫瘍の局在や腹膜播種の有無，肝転移の有無，他病変の有無などを確認し，ドレープを用いて創縁を保護する。

盲腸および上行結腸の授動

盲腸および回腸末端を左頭側に牽引し，回盲部の後腹膜付着部である white line に沿って腹膜を電気メスにて切開する。近位側は小腸間膜基部まで剥離し，回盲部を遊離する［図3］。腹膜の切開を肝彎曲部まで進め，肝結腸間膜を切離し十二指腸下行脚に達しておく。回盲部から右結腸を左側に牽引して Toldt fusion fascia を内側方向に剥離し，後腹膜下筋膜を背側に落とす。腸管を内尾側に牽引して剥離を進め，十二指腸前面の層につなげ，膵前筋膜前面に至る［図4］。この層は無血管野であり，剥離層を間違えなければ電気メスによる剥離にて出血はほとんどなく，右尿管と右性腺動静脈も背側に温存される［図5］*1, *2。

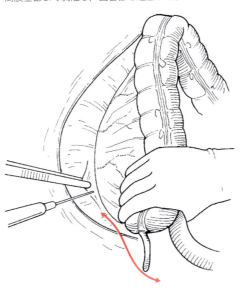

図3 盲腸および上行結腸の授動
盲腸および回腸末端を左頭側に牽引し，回盲部の後腹膜付着部である white line に沿って腹膜を電気メスにて切開する。近位側は小腸間膜基部まで剥離し，回盲部を遊離する。

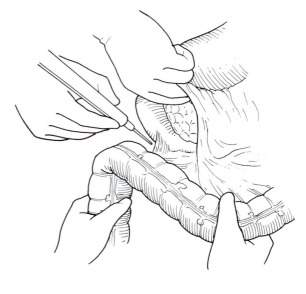

図4 肝彎曲部・横行結腸の授動
腸管を内尾側に牽引して剥離を進め，十二指腸前面の層につなげ，膵前筋膜前面に至る。

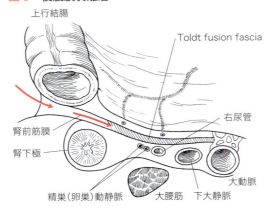

図5 後腹膜剥離層

中枢血管の処理

胃を助手に挙上させ，胃大網動脈を温存しつつ大網を切離して左側に進める．横行結腸間膜前葉を膵下縁のレベルで切開し，上腸間膜静脈を確認する．Henle の胃結腸静脈幹から副右結腸静脈が確認できたら，これを結紮切離しておく［図6］．右結腸を右側に拡げ，内側にて上腸間膜動静脈の走行を確認する*3．回結腸動脈の尾側で腸間膜を切開し，漿膜の切開を surgical trunk (SMV) 前面まで行う．剥離鉗子にて血管周囲の結合組織をすくい，電気メスにて切離し surgical trunk を露出する．Surgical trunk の左縁に沿って漿膜を切開し，surgical trunk を頭側に露出していく．回結腸動静脈，右結腸動静脈の根部を露出して結紮切離し，中結腸動静脈は右枝のみを切離する［図7］．

腸管の切離

腸管の切離線を決めて腸間膜を切離し，辺縁動静脈を結紮切離し腸管壁に達し，横行結腸，回腸を自動縫合器にて切離し，結腸右半切除が完了する［図9］．

腸管吻合および閉腹

回腸結腸吻合は，自動縫合器を用いた機能的端々吻合にて行う［図10］．腸管膜対側のステイプラー近くに電気メスにて孔を開け，自動縫合器を挿入しファイヤーする．自動縫合器の刺入部を仮縫合閉鎖し，自動縫合器を用いて縫合閉鎖する*4．腸間膜の欠損部を縫合閉鎖して止血を確認し，腹腔内を約3Lの温生食にて洗浄，右下腹部より Winslow 孔に閉鎖式ドレーンを留置する．癒着防止シートを創直下に貼付した後，閉創は2層にて行う．腹直筋鞘，腹膜は1号吸収糸で縫合し皮下を洗浄，皮膚は吸収糸による連続の埋没縫合を行い終了する．

＊3 ― 手技のポイント
術前の画像にて回結腸動脈 (ICA) と上腸間膜静脈 (SMV) との位置関係を把握しておくことが重要で，ICA が SMV の腹側に存在する場合 SMV を頭側に剥離し，SMV 前面で ICA を処理する．一方，ICA が SMV の背側を走行する場合には，SMV 右側で ICA を処理する［図8］．

＊4 ― 手技のポイント
自動縫合器の刺入部を閉鎖する際には，最初に打ち抜いた縫合のラインが重ならないようにずらして行う．

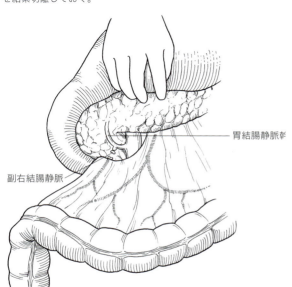

図6 横行結腸間膜前葉の切離
横行結腸間膜前葉を膵下縁のレベルで切開し，上腸間膜静脈を確認し，Henle の胃結腸静脈幹から副右結腸静脈が確認できたら，これを結紮切離しておく．

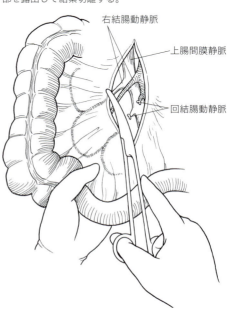

図7 中枢血管の処理
surgical trunk を頭側に露出し，回結腸動静脈，右結腸動静脈の根部を露出して結紮切離する．

図8 回結腸動静脈の処理位置

Aの場合，上腸間膜静脈を頭側に剥離し，上腸間膜静脈前面で回結腸動脈を処理する．一方，Bの場合には，上腸間膜静脈右側で回結腸動脈を処理する．

A：回結腸動脈が上腸間膜静脈の腹側を走行

B：回結腸動脈が上腸間膜静脈の背側を走行

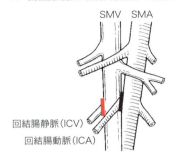
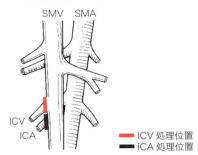
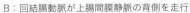

図9 腸管の切離

腸管の切離線を決めて腸間膜を切離し，辺縁動脈を結紮切離し腸管壁に達し，横行結腸，回腸を自動縫合器にて切離し結腸右半切除が完了する．

図10 機能的端々吻合

腸間膜対側のステイプラー近くに電気メスにて孔を開け，自動縫合器を挿入しファイヤーする．ステイプルラインが接しないように自動縫合器の刺入部を少しずらして仮縫合閉鎖し，自動縫合器を用いて縫合閉鎖する．

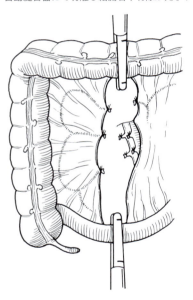
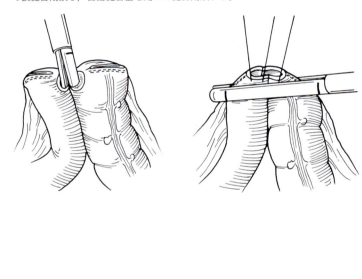

結腸左半切除術

皮膚切開

術者は患者の右側に立ち，剣状突起から3横指下から臍下5cmにかけて臍の左側を通る正中切開にて開腹する［図2］．結腸右半切除術の際と同様に腹腔内の検索を行う．

左側結腸の授動

S状結腸を助手が右頭側に挙上し，SD junction付近にて壁側腹膜との癒着部を剥離する［図11］．その後電気メスにてwhite lineを切離し，脾彎曲部に向かう．さらに下行結腸を右側に牽引しつつ，後腹膜下筋膜前面の層を電気メスにて剥離する．剥離は尾側は左総腸骨動脈，内側は腹部大動脈左縁まで進めてS状結腸を完全に授動しておく［図12］．正しい層で剥離すると左尿管，性腺動静脈は背側に温存される．

脾彎曲部の授動

腎の頭側では下行結腸に沿って腹膜の切開および背側の剥離を進め，脾彎曲部に至る*5。左横隔結腸靱帯，脾結腸靱帯を切離する［図13］。大網の癒着などにより脾彎曲部の層の把握が難しい場合には，横行結腸中程で大網を切開し網嚢腔の開放を先行させた方が剥離層がわかりやすい*6。

血管処理

脾彎曲部まで行った後腹膜の切開を膵下縁に沿って右側に進めると，下腸間膜静脈が確認できるのでこれを結紮切離する．さらに右方で中結腸動静脈を確認し，その左

> *5 ―― 手技のポイント
> 脾下極には大網が癒着していることが多く，大網や結腸の牽引により脾の被膜損傷をきたすことがあるので十分注意が必要である．

> *6 ―― 著者からのアドバイス
> 大網を切離する際，①大網を温存する方法と，②大網を合併切除する方法がある．大網を温存する術式の方が脾損傷の危険性が少なく操作時間も短いが，脾彎曲部付近の癌で漿膜浸潤の可能性がある場合には大網を合併切除する必要がある．

図11　S状結腸・下行結腸外側の授動
S状結腸を助手が右頭側に挙上し，SDjunction 付近にて壁側腹膜との癒着部を剥離する．

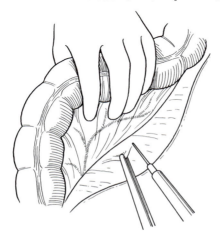

図12　後腹膜下筋膜前面の剥離
下行結腸を右側に牽引しつつ，後腹膜下筋膜前面の層を電気メスにて剥離する．剥離は尾側は左総腸骨動脈，内側は腹部大動脈左縁まで進めておく．

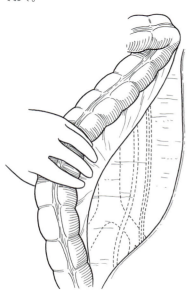

図13　脾彎曲部の授動
左横隔結腸靱帯，脾結腸靱帯を切離する．

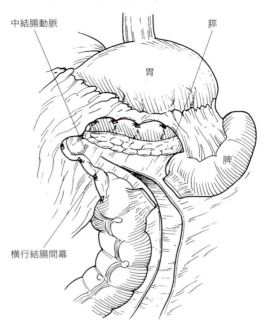

図14 中結腸動脈左枝の切離

後腹膜の切開を膵下縁に沿って右側に進めると，下腸間膜静脈が確認できるのでこれを結紮切離する．さらに右方で中結腸動脈を確認し，その左枝を結紮切離する．

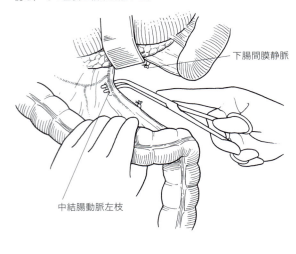

図15 左結腸動脈の切離

下腸間膜動脈根部を露出し，No.253リンパ節郭清を行う．通常，下腸間膜動脈本幹を温存し，左結腸動脈を根部で切離する．

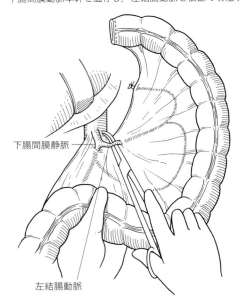

＊7 ─ 手技のポイント

腫瘍の局在やリンパ節転移の状況により，S状結腸動脈や下腸間膜動脈を切離することもある．下腸間膜動脈を切離した場合には肛門側からの血流を考慮し，S状結腸を十分切除（肛門側を腹膜翻転部から15～20cmあたりの直腸S状部で切離）する必要がある．

枝を結紮切離する[図14]．下腸間膜動脈根部を露出しNo.253リンパ節郭清を行う．通常，下腸間膜動脈本幹を温存し，左結腸動脈を根部で切離する[図15]*7．

腸管の切離と吻合

口側腸管は横行結腸中程で，肛門側腸管は下行結腸下端で自動縫合器を用い切除する．再建は自動縫合器を用いた機能的端々吻合にて行う[図10]．洗浄，止血を確認の後，ドレーンを左傍結腸溝に留置し閉創する．

S状結腸切除術

体位と開腹

体位は砕石位とし，両側の下肢を下げて手術を開始する．術者は患者の左側に立ち，恥骨上縁から臍の左を回る下腹部正中切開にて開腹する[図2]．結腸右半切除術の際と同様に腹腔内の検索を行う．小腸を柄付きガーゼを用いて愛護的に上腹部に収めて，十分な視野を確保する．

S状結腸の授動

S状結腸を助手が右頭側に挙上し，SD junction付近にて壁側腹膜との癒着部を剥離する．その後，電気メスにて後腹膜下筋膜前面の層を電気メスにて剥離する．正しい層で剥離すると左尿管，性腺動静脈は背側に温存される．white lineを切離し，脾彎曲部に向かう．さらにS状結腸を右側に牽引しつつ，腎前筋膜前面を剥離する．頭側は十二指腸水平脚，尾側は岬角，内側は腹部大動脈右縁のレベルまで剥離しておく[図16]．大動脈前面では，上下腹神経叢を確認し損傷しないよう注意する．

S状結腸間膜内側からの処理

　S状結腸を左腹側に牽引し，大動脈右縁にてS状結腸間膜を電気メスにて切開し，先ほどの剥離層につなげる．大動脈前面の神経叢を温存しつつ，尾側は岬角のレベルまで，頭側は十二指腸水平脚まで剥離しておく．下腸間膜動脈を根部にて結紮切離する．さらに腹膜切開上端を左方向に進め，下腸間膜静脈を確認して動脈と同じ高さで結紮切離する［図17］*8（MP以下の症例や高齢者などでD2郭清を行う場合には，左結腸動脈を分岐した末梢で下腸間膜動脈を処理する）．

腸管の切離と吻合

　腫瘍から10 cm離れた部位を肛門側の切離線と決め，直腸固有筋膜と仙骨前面の間の剥離を鈍的に行う．直腸間膜の処理を行い，上直腸動静脈は結紮切離，直腸周囲の間膜組織は電気メスにて処理し，自動縫合器を用い肛門側腸管を切離する［図18］．
　腫瘍から10 cm離れた部を口側切離線とし，腸間膜の処理を行う．左結腸動静脈および辺縁動脈の結紮切離し，腸管に巾着縫合器をかけ巾着縫合器に沿って腸管を切離し，標本を摘出する［図19］．吻合は自動吻合器を用いたdouble stapling technique（DST）にて行う．口側切離端を4本のアリス鉗子にて把持し，器械吻合器のアンビルヘッドを挿入して巾着縫合を行う．肛門より吻合器の本体を挿入して，腸管断端の中央やや後方よりにセンターロッドを出す．これをアンビルヘッドと結合させ，腸管の捻れのないことを確認して，ゆっくり締め込み吻合を行う［図20］．

ドレーン挿入と閉腹

　止血を確認後，腹腔内を3Lの温生食で洗浄し，左側腹部より吻合部後面に向けて閉鎖式ドレーンを留置し閉腹する．

＊8─解剖のポイント
左結腸動脈は下腸間膜静脈に沿って上行することが多いので，下腸間膜静脈の際に左結腸動脈も切離する．

図16　後腹膜下筋膜前面の剥離
S状結腸を助手が右頭側に挙上し，SDjunction付近にて壁側腹膜との癒着部を剥離する．その後white lineに沿って腹膜を切離し，後腹膜下筋膜前面の層を剥離する．頭側は十二指腸水平脚，尾側は岬角，内側は腹部大動脈右縁のレベルまで剥離しておく．

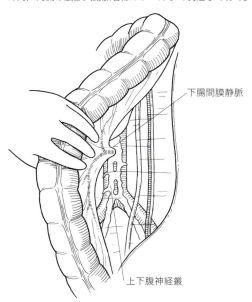

図17　下腸間膜動静脈の処理
下腸間膜動脈を根部にて結紮切離する．さらに腹膜切開上端を左方向に進め，下腸間膜静脈を確認して動脈と同じ高さで結紮切離する．左結腸動脈は下腸間膜静脈に沿って上行することが多いので，同じレベルで切離する．

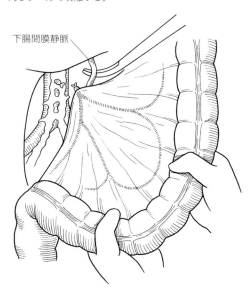

図23　中枢血管の処理
Surgical trunk の左縁に沿って腹膜を切離し，頭側へ剥離を進める．右結腸静脈があればこれを処理する．胃結腸静脈幹および中結腸静脈を確認し，胃結腸静脈幹に流入する副右結腸静脈が確認できれば切離する．

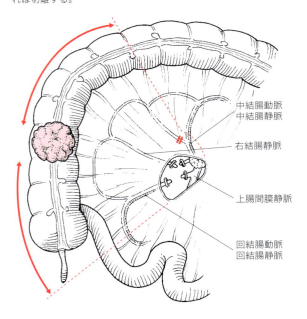

図24　中結腸動静脈右枝の処理
中結腸動脈を確認し右枝をクリッピング切離する．

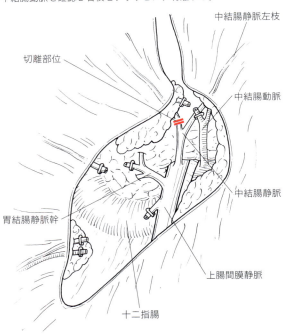

図25　外側アプローチ

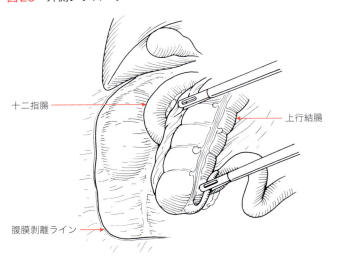

腹腔鏡下 S 状結腸切除術

体位およびポート位置

　膝の挙上を軽度にした砕石位とし，頭低位および右下位に傾斜させる．通常臍下に 12 mm，臍を挟むように 4 本のトロッカーを留置する［図26］．術者右手トロッカーは 12 mm とし，それ以外は 5 mm とする．

内側アプローチによるS状結腸の剥離，授動

横行結腸および大網を頭側へ圧排し，小腸中程から回腸末端までの小腸を頭側右側へ圧排する．助手がS状結腸間膜〜直腸間膜を挙上した状態で上直腸動脈の背側の腹膜を切離し，後腹膜下筋膜前面の層に入り，骨盤底に向けて剥離を進める[図27]*12．さらに，S状結腸間膜後葉に沿って剥離層を外側に向けて剥離を進める*13, *14．

中枢側血管の処理

大動脈前面を下腹神経を温存するレベルで剥離し，下腸間膜動脈の根部へ至る[図28]．

下腸間膜動脈（IMA）周囲を剥離し，No.253を郭清した後，IMAを根部または左結腸動脈分枝後のレベルにてクリッピング切離する．さらに後腹膜下筋膜前面の層の剥離を外側に進め，左尿管および左性腺動静脈を背側に落としておく．下腸間膜静脈をIMAと同じレベルでクリッピングの後，切離する．

*12―解剖のポイント
腸骨動脈前面は層の認識が難しく剥離しにくいことが多いので，尿管や性腺血管の損傷をきたしやすい．頭側の剥離後や中枢血管処理後に行った方が安全である．

*13―助手のポイント
助手の左右の鉗子によるS状結腸間膜の腹側牽引と面の形成，腸間膜の牽引の減弱による上直腸動脈背側のくぼみの形成，剥離に伴う助手の腸間膜の段階的牽引が重要である．

*14―手技のポイント
内側アプローチの剥離開始は，岬角から2，3cm尾側で，腸間膜と後腹膜との境（くぼみ）から1cm腹側にて開始し，腹膜切開後はair signにより粗な層を参考に直腸間膜をみつけ，下腹神経を確実に背側に落とす．

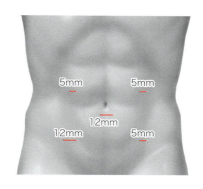

図26 体位・ポート位置

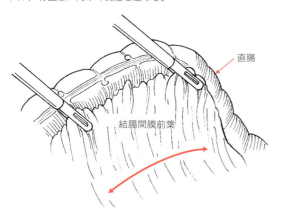

図27 内側アプローチ
上直腸動脈の背側の腹膜を切離し，後腹膜下筋膜前面の層に入り，骨盤底に向けて剥離を進める．

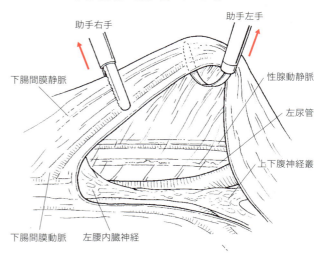

図28 下腸間膜動静脈の処理
左尿管および左性腺動静脈を背側に落としておく．

図29　外側の剥離
S状結腸の壁側腹膜付着部を切離し、S状結腸間膜を切離し、内側アプローチの剥離面と連続させる

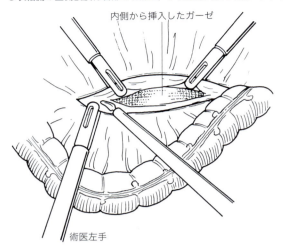

図30　肛門側腸管のトリミングおよび切離
腸間膜を処理し、自動縫合器にて腸管を切離する。腸管の2時方向から剥離を開始し、早めに直腸壁を露出し、直腸壁に沿って間膜を処理すると効率的である。

A：肛門側腸管のトリミング　　B：切離

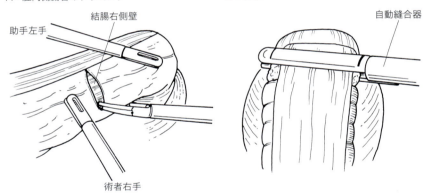

*15 ─ 手技のポイント
頭側の剥離の際には、腸管壁から離れないように剥離を進め、尾側（直腸側）の後腹膜の切離の際には内側アプローチの層を確認しながら進める。

*16 ─ 助手のポイント
RS左側から腹膜翻転部までの切離線を一直線とするよう右手で頭側、左手で腹側に牽引することが重要である。

*17 ─ 手技のポイント
腸管の2時方向から剥離を開始し、早めに直腸壁を露出し、直腸壁に沿って間膜を処理すると効率的である。

外側アプローチによる剥離

　S状結腸の壁側腹膜付着部を切離し、S状結腸間膜を切離し、内側アプローチの剥離面と連続させる［図29］。さらに下行結腸まで授動する*15。尾側の腹膜切離および直腸間膜後面の剥離を岬角を十分越えた位置まで行っておく*16。

肛門側腸管の切離

　肛門側の切離予定線を腫瘍の10cm肛門側に決め、腸間膜を処理し自動縫合器にて腸管を切離する［図30］*17。

小開腹操作（口側腸管切離とアンビルヘッド装着）

　左下腹部のトロッカー創を5cmに延長して小開腹し、口側腸管を体外に引き出す。腫瘍の口側10cmの位置にて辺縁動脈を処理し巾着縫合器をかけ切離する［図19］。口側腸管にサーキュラーステープラーのアンビルを装着する。

再気腹，吻合および閉創

再気腹後，DSTにより吻合する［図20］．洗浄後，左上トロッカー挿入部より閉鎖式ドレーンを吻合部後面に留置する．トロッカーを抜去し創を閉鎖し[*18]，手術を終了する．

> **＊18 — 手技のポイント**
> 吻合前に捻れのないこと，吻合部に他の組織が挟まれてないことを確認する．

文献

1) 山口明夫，五井孝典，石田　誠：結腸切除術．卒後5年でマスターする消化器標準手術．メジカルビュー社，2006，pp.142-52.
2) 白石憲男，猪股雅史：消化管がんに対する腹腔鏡下手術のいろは．メジカルビュー社，2012.
3) 白石憲男，二宮繁生：一般消化器外科手術達人へのSuccess Road．メジカルビュー社，2017.
4) 猪股雅史，白下英史，北野正剛：腹腔鏡下右結腸切除術．臨床外科 2016；71：135-42.
5) 衣笠祐介，日野仁嗣：腹腔鏡下結腸右半切除術．消化器外科 2016；39：610-6.
6) 小川真平，亀岡信悟：結腸右半切除術．消化器外科 2011；34：788-95.
7) 山口茂樹，田代　浄，石井利昌：回盲部切除・結腸右半切除．DS NOW 9　下部消化管の腹腔鏡下手術−正確な手術を行うためのコツ．メジカルビュー社，2010，pp.18-35.
8) 中村隆俊，渡邊昌彦：腹腔鏡下S状結腸切除術．DS NOW 9　下部消化管の腹腔鏡下手術−正確な手術を行うためのコツ．メジカルビュー社，2010，pp.56-9.
9) 白下英史，衛藤　剛，猪股雅史他：腹腔鏡下S状結腸切除術．臨床外科 2015；70：120-5.

虫垂切除術

藤田文彦, 赤木由人　久留米大学医学部外科学講座

　虫垂切除術は, 鼠径ヘルニアや内痔核手術とともに, 消化器外科医になったばかりの若い外科医が執刀する機会の多い術式である. しかし, 「たかがアッペ, されどアッペ」と言われるように, 高度の炎症を伴った症例では途端にその手術難度は高くなる. あらゆる症例に対応できるようにするためには, 豊富な経験も必要であるが, まずは基本的な手術手技を身につけておくことが最も肝要である.
　本項では, 虫垂切除術に必要な局所解剖と開腹手順, 詳細な手術操作について述べ, さらに腹腔鏡手術の手技についても解説を加える.

虫垂の解剖とその位置関係

　虫垂は通常右下腹部に存在しており, 盲腸の端より突出した管腔臓器である. 虫垂根部は, 3本の結腸ヒモ(自由ヒモ, 間膜ヒモ, 網膜ヒモ)が合流するところに位置しているため, 虫垂切除術の際にはこれらの結腸ヒモが収束するところを目安に探索する[図1]. 虫垂の支配血管である虫垂動脈は, 回結腸動脈から分岐し虫垂間膜の中を通る. この虫垂間膜は, 回腸末端の裏側に存在しているが, それと連続するように回腸末端へ付着しているヒダ状の脂肪片が存在する. これは下回盲ヒダあるいはileocecal bandなどと呼ばれており, これも結腸ヒモと同様に虫垂探索の目印となる. また, 虫垂は腹腔内に遊離して存在しているだけでなく, 盲腸の背側に潜り込む形で存在していることも多い[図2]. そのため, 盲腸背側に位置する虫垂が炎症を起こした場合には, 腹膜刺激症状に乏しく, 確定診断がついたときには膿瘍形成や穿孔など

図1　回盲部の解剖
虫垂は自由ヒモ, 間膜ヒモ, 網膜ヒモが交流したところに虫垂根部が存在する. 下回盲ヒダが回腸末端部に存在しており, これが虫垂間膜へとつながる.

A：回盲部前面　　　　　　　　　B：回盲部背面

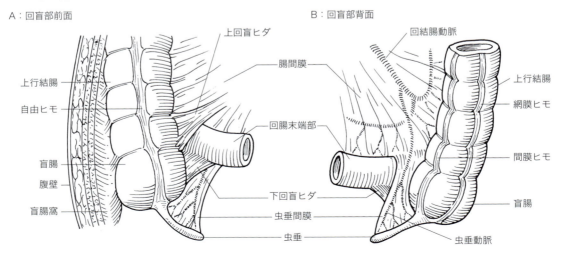

図2　虫垂の走行

虫垂先端の位置はさまざまで，とくに上行結腸背側に位置し癒着ている場合は，手術中の難儀が予想される。

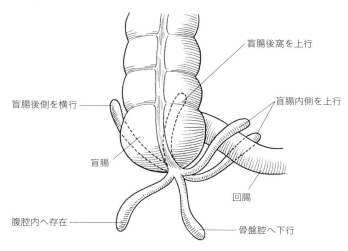

炎症が進行していることがある。このような症例では，手術の際に後腹膜と強固に癒着し，虫垂の同定や切離に難渋することがある。

開腹手術

　腹腔鏡手術が普及してきた現在では，開腹手術の適応となる虫垂炎は，高度炎症を伴った重篤な症例が多い。炎症の程度によっては，盲腸切除や回盲部切除となるような症例もあるため，開腹方法や術式など術前から計画的に選択すべきである。以前は創の大きさ小さくすることで外科医の腕を競うような風潮も見られたが，手術操作が困難な場合や高度な炎症のある症例では躊躇なく開腹創を拡げるべきである。逆に言うと，創を拡げれば何でもできることを認識しておくべきであろう。

開腹部位と開腹法

　開腹部位は，虫垂の位置と炎症の程度から決められる。虫垂の位置としてはMcBurney点やLanz点などが有名だが，決め打ちで開腹すると虫垂が離れたところに存在していて同定できず，手術が難航することにつながる。開腹部位は，圧痛の最も強い位置を確認し，術前に超音波検査やCT検査などの画像診断で正確な位置を把握してから決めるべきである。

　最も代表的な開腹法として，交差切開法（Mcburney-Sprengerl法）と傍腹直筋切開法（Lennander法）がある。いずれの開腹法でも開腹時に見られる腹壁の筋肉の構造を十分に理解しておく必要がある［図3］[*1]。腹壁の構造物を認識せずに間違った位置で開腹すると，閉腹操作が複雑になってしまうことがある。また，交差切開法では皮切をLangerの皮膚割線に沿って行うことが多く整容面で優れているが，中等度から軽度の虫垂炎で選択した方がよい。高度炎症を伴っているような症例では，皮膚切開を延長することも多く，傍腹直筋切開法を選択した方が無難である[*2]。術者は皮下の脂肪層，筋層をペアン鉗子で分けるように拡げ，助手はそれにタイミングをあわせて組織間へ筋鉤を挿入し術野を展開する［図4A］。最終的に伸縮性のある白い腹膜が見えてくるので，これをペアン鉗子や鑷子で持ち上げ，腹腔内臓器を損傷しないように

＊1―解剖のワンポイントアドバイス

交差切開法ではMcBurney点を中心にするのではなく，やや正中寄りに開腹した方がやりやすい。あまり外側で開腹すると腹膜外腔へ入ってしまい，なかなか腹腔内へ到達できないことがある。また，逆に正中に寄り過ぎると腹直筋にかかってしまうため，閉腹が複雑になる。

＊2―手技のワンポイントアドバイス

開腹時の腹膜切開は小さくても，十分に術野は確保される。腹膜を広く切りすぎると，閉腹の際に縫合しにくくなることがあるので注意が必要である。

図3 開腹法別による腹腔内到達経路
それぞれの切開方法により，到達する腹壁の筋膜や筋肉が異なる。

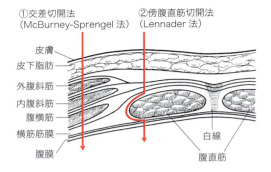

図4 交差切開法による開腹操作
A：術者はペアン鉗子で組織を拡げ，助手は筋鉤で術野を展開する。　　B：白い伸縮性のある腹膜を認めたら，持ち上げながら開腹する。

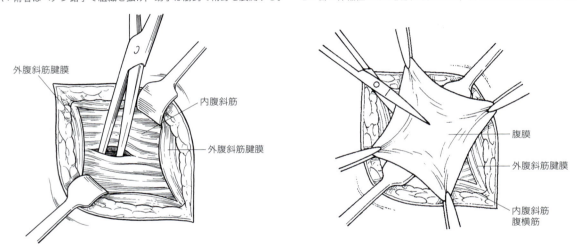

気をつけながら切開を加えて腹腔内へ到達する[図4B]。腹膜を適度な大きさにメイヨ剪刀で切開して，腹腔内の手術操作を行う前に創のサイズにあったウーンドリトラクターを装着し，創縁を保護するとともに感染予防に努める。

虫垂の同定

　虫垂切除の最初のステップである。開腹創直下に虫垂が同定できればよいのだが，そのような幸運はあまりない。先に述べた虫垂周囲の解剖を十分に理解しておくことが重要である。開腹創直下には大網が寄ってきていることが多いため，これを出血させないように丁寧によけ，その下に見えてくる腸管を見極める。小腸をできる限り正中側へ排除し，術野の妨げになるようであれば筋鉤やガーゼで圧排して術野を確保する。次に結腸を同定し，結腸ヒモからたどるようにして虫垂根部を探索する。結腸は最も外側，後腹膜側に存在しているため，助手に筋鉤で腹壁を外側へ牽引させ，腹壁に沿うような形で結腸を探す[図5]。どうしても結腸が同定できない場合は，小腸側から探すことになるが，このとき下回盲ヒダをみつければ回腸末端であることが認識できる。虫垂が炎症により周囲に癒着し，創部へ上がってこない場合は，指を入れて

愛護的に剥離する。

虫垂切除・根部処理

　虫垂が同定できたら，虫垂を創外へ誘導して虫垂間膜の処理を行う［図6A］。虫垂動脈を結紮切離すると，虫垂が体外へ容易に誘導されてくるため，虫垂根部がしっかり認識できるようになる[*3]。次に虫垂根部を結紮切離するが，このときペアン鉗子で虫垂根部を圧挫しておくと結紮糸が締めやすくなる。虫垂切除後は，虫垂根部周囲に巾着縫合をかけて虫垂断端を埋没させるように結紮する。

　壊疽性虫垂炎など高度な炎症を伴った症例では，虫垂が後腹膜側に強固に癒着していて虫垂の先端が確認できない場合がある。ここで虫垂全体を無理に引き出そうとすると，虫垂壁の損傷や虫垂間膜から出血をきたすことがあるので注意が必要である。このようなときは，先に虫垂根部を切離してその後虫垂間膜を処理しながら虫垂の先端へ向かうとよい（逆行性虫垂切除術，retrograde appendectomy）［図6B］。虫垂の

> ***3 ― 手技のワンポイントアドバイス**
> 開腹創が小さい場合など，虫垂先端は見えるが虫垂根部までは確認できないことがある。そのような場合は，虫垂先端側から虫垂間膜を少しずつ結紮切離していくと徐々に虫垂が体外へ誘導されるようになり，最終的に虫垂根部の処理ができることがある。

図5　虫垂の同定
筋鉤をかけ腹壁を外側へ牽引し，腹壁に沿うようなかたちで腹壁に沿いながら盲腸〜上行結腸を探索する。

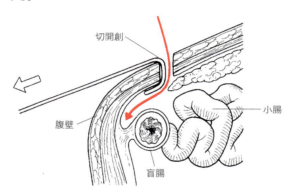

図6　虫垂間膜の処理
A：虫垂根部に近いところで虫垂間膜を結紮・切離して，虫垂根部を全周性に明らかにする。

B：逆行性虫垂切除術。虫垂根部で虫垂を結紮切離した後に虫垂間膜を処理し，虫垂先端へ向かう。

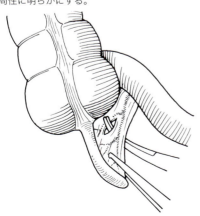
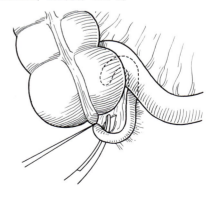

炎症が盲腸まで及んでいた場合は，盲腸切除や回盲部切除へ術式を変更することも検討する。

腹腔鏡手術

急性虫垂炎に対する腹腔鏡下虫垂切除術は，1983年にSemm[1]が初めて報告した。腹腔鏡手術は低侵襲で創感染が少ないことに加え，腹腔内を広範囲に観察できるなどの利点があり，他臓器手術と同様に今日では広く普及している。腫瘤（膿瘍）形成性虫垂炎のような高度な炎症を伴った症例では，腹腔鏡手術では手術操作が難しく開腹手術が選択されることが多かったが，保存的に膿瘍を沈静化させてから待機的に虫垂切除を行うLaparoscopic interval appendectomy の有用性も報告されるようになり，その適応は拡大している[2]。

また，1992年にはPelosi[3]により単孔式腹腔鏡下虫垂切除術が報告され，わが国でも徐々に導入されるようになった。臍部1箇所からアプローチするため整容面においてさらに優れており，適応症例を選択すれば有効な術式である[4]。本項では，3ポートによる腹腔鏡下虫垂切除術について解説する。

図7 患者体位・ポートの位置

A：術者は①，③，内視鏡は②から挿入する。癒着など必要に応じて④より補助ポートを追加する。5mmや3mmの内視鏡を用いる場合は，②のポートサイズを適宜変更する。

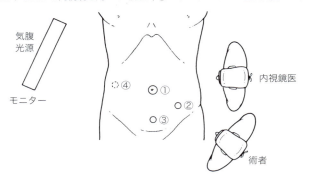

B：術者は脚間に立って②，③のポートより操作する。内視鏡は①から挿入する。④は補助用の追加ポート。②，③のポート創が下着に隠れるため，整容性に優れる。

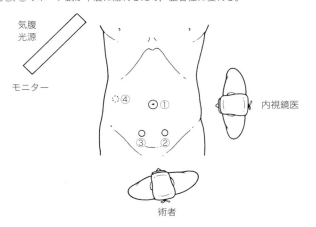

患者体位・ポートの位置

患者体位やポート位置は，各施設や術者によってさまざまである．ここでは代表的な例を示す[図7]．

患者体位は通常仰臥位で可能だが，術者が患者の脚間に立つ場合には開脚位とする．また，手術中の体位変換などが予想される場合には，患者の体幹を固定する．

3ポートで手術を行う場合は，臍部より12 mmのポートをOpen法（Hasson法）で挿入し，手術終了時には標本摘出創としても使用する．他の2つのポートは，使用する鉗子や内視鏡のサイズによって5 mmや3 mmのものを選択する．また，高度炎症や術野展開不良など状況に応じてポートを追加してもよい．

虫垂間膜切離と虫垂根部処理

最初に腹腔内全体の観察と虫垂の状態を十分に観察し，虫垂切除の手順を確認する[図8A]．虫垂動脈はクリッピングなどによる結紮を必要としないことが多い．クリッピングする場合は，クリップがその後の手術操作の妨げとなることもあるので，計画的に使用する．虫垂間膜切離は，超音波切開装置やベッセルシーリングシステムなどのエネルギーデバイスを用いると比較的容易であり，手術時間の短縮にもつながる[図8B]．この場合，コストの面での問題はあるが，高度炎症のある症例や回盲部

図8　虫垂および虫垂間膜の観察
A：虫垂間膜および虫垂処理などの手術手順を確認する．
B：ベッセルシーリングシステムによる虫垂間膜の切離．
C：自動縫合器による虫垂根部処理．
D：虫垂切除後の虫垂断端．埋没縫合は加えていない．

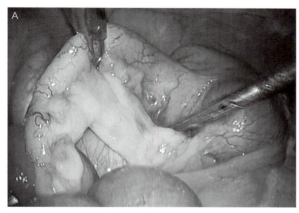
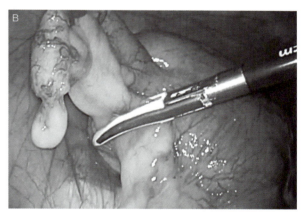
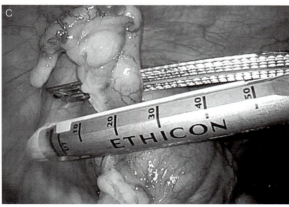
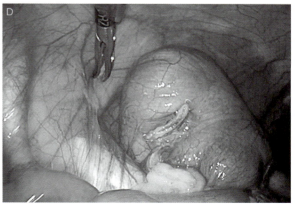

切除症例では使用した方が無難である．虫垂根部の処理は，自動縫合器を使用した場合は埋没縫合を加えなくてもとくに問題とはならない[図8CD]．自動縫合器による切離以外にも，エンドループ®を用いて結紮する方法や，開腹手術と同様に虫垂を切離し，断端を盲腸壁に埋没させる方法なども可能である．

虫垂の回収と洗浄

　軽度な虫垂炎では，切除後の虫垂をそのままポートから回収することも可能だが，創感染を予防する観点から回収用のバックで摘出する方が望ましい．右側腹部やダグラス窩を十分に洗浄し，出血などがないことを確認する．膿瘍形成や虫垂穿孔などがあった症例では，ポート孔を利用してドレーンを挿入する．

文献

1) Semm K: Endoscopic appendectomy. Endoscopy 1983; 15: 59-64.
2) 小林慎二郎，大島隆一，片山真史，ほか：成人膿瘍形成性虫垂炎に対するLaparoscopic interval appendectomy (LIA) の治療成績．日消外会誌 2012；45：353-8．
3) Pelosi MA: Laparoscopic appendectomy using a single umbilical puncture (minilaparoscopy). J Reprod Med 1992; 37: 588-94.
4) 宗方幸二，清水潤三，三宅正和，ほか：急性虫垂炎に対する単孔式経臍腹腔鏡補助下虫垂切除術212例の検討．日臨外会誌 2013；74；339-45．

ストーマ造設術・閉鎖術

田島雄介, 天野邦彦, 石田秀行　埼玉医科大学総合医療センター消化管・一般外科

ストーマ造設の目的・ストーマの種類

目的

　何らかの原因で便(あるいは腸内容)を一時的あるいは永久的に自然肛門から排泄することができない場合,あるいは排泄を一時的に回避するために腸管を腹壁に誘導・固定し,便(あるいは腸内容)を排泄することを目的に造設される。

種類

　造設のタイミング(緊急,待期的),部位(小腸,結腸),排泄口の数と形態(双孔式,単孔式),目的(一時的,永久的)などによって分類される。日常診療で造設されることが多いのは以下のストーマである。

- **結腸単孔式ストーマ**——腹会陰式直腸切断術やHartmann手術時に造設されることが多い。通常結腸の肛門側断端を腹壁に誘導し,開口させる。
- **結腸双孔式ストーマ**——直腸癌などによる腸管閉塞・狭窄による切迫性腸管穿孔症例などで一時的に造設されることが多い。結腸ループを腹壁に誘導し,口側・肛門側を各々開口させる。
- **回腸双孔式ストーマ**——下部直腸癌に対する括約筋温存術(低位吻合),内括約筋間切除術など,あるいは潰瘍性大腸炎・家族性大腸腺腫症に対する大腸全摘・回腸嚢肛門(管)吻合術などの術式において汎用される。縫合不全を予防するエビデンスには乏しいが,縫合不全が生じた場合の程度や骨盤腹膜炎の軽減を目的として一時的に造設される。回腸の口側・肛門側断端を腹壁に誘導し,開口させる。

ストーマサイトマーキングの実際 [図1]

　ストーマ造設の位置は,術後に患者自身が管理するためには非常に重要である。位置が悪いストーマでは合併症を伴いやすく,管理に難渋することが多い。ストーマサイトマーキングの原則として,Cleaveland Clinicの位置決定基準[1]が有用である。

図1　ストーマサイトマーキング

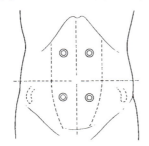

① 腹直筋の位置より内側に印がつけられているか。
② 肋骨弓にかかっていないか。
③ 臍,皺,瘢痕,術後創部を避けた位置にマーキングしているか。
④ 腸骨棘にかかっていないか。

① 臍より低い位置が望ましい（利点として平面が得られやすく、衣類の上からも目立ちにくい）
② 腹直筋を貫通する位置（ヘルニアを合併しないために必要）
③ 腹部脂肪層の頂点（座位でもストーマが隠れにくい）
④ 皮膚の陥凹、皺、瘢痕、腸骨棘付近を避けた位置（ストーマ装具が安定し、排泄物が漏れにくい）
⑤ 患者本人が見ることができ、セルフケアがしやすい位置

著者らの施設では、外科病棟の看護師もしくはWOC（Wound/Ostomy/Continence）看護認定看護師がストーマサイトマーキングを行い、それを医師がチェックするというダブルチェック方式を採用している。

ストーママーキングに必要な物品は、
① マーキングディスク（成人7cm、肥満体型成人7.5cm、小児6cm）
② マジックペン
③ アルコール綿
④ ノギス
⑤ 記録用紙
などである。

単孔式ストーマ造設術（S状結腸ストーマの場合）

皮膚切開 [図2]

左下腹部のマーキングした部位をコッヘル鉗子でつまみ上げ、直径約3～5cmの円形皮膚切開を置く。皮下脂肪を切離し、腹直筋前鞘を十分に露出させる。

腹直筋前鞘～腹直筋～腹直筋後鞘・腹膜の切開 [図3]

腹直筋前鞘を縦切開し、腹直筋を露出。腹直筋にペアン鉗子を垂直に挿入して腹直筋を縦方向にsplitし、さらにそれを筋鉤で拡げて腹直筋後鞘が露出する。腸管損傷に注意し、腹直筋後鞘と腹膜を切開し、腹腔内に到達する。

腸管の固定・ストーマ作成 [図4]

S状結腸断端を切開した部位から腹壁外に約5cmの高さまで誘導する。断端を開放した後、上下左右の4点を皮下組織、腸管の漿膜、腸管断端の順番で糸を運針し、

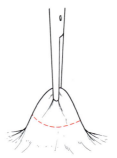

図2　皮膚切開
マーキングした部位に直径3～5cmの円形皮膚切開を置き、皮下脂肪を切離し、腹直筋前鞘を十分に露出させる。

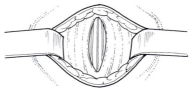 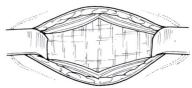

図3　腹直筋前鞘～腹直筋～腹直筋後鞘・腹膜の切開
腹直筋前鞘を縦切開して腹直筋を露出させる

腹直筋をsplitして筋鉤で拡げ、腹直筋後鞘を露出し、腹直筋後鞘と腹膜を切開して腹腔内に到達する。

図4 腸管の固定・ストーマ作成
S状結腸を腹腔外に約5 cmの高さまで挙上させ，固定。断端を開放し，上下左右の4点を皮下組織，腸管の漿膜，腸管断端の順番で運針し，それを軸にして腸管を反転させ固定する。その後4点間をそれぞれ2針ずつ縫合しストーマを造設する。

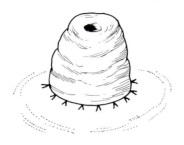

それを軸にして腸管を反転し固定する。その後4点間をそれぞれ2針くらいずつ皮下組織，腸管断端の順番で運針して固定し，ストーマを作成する。

双孔式ストーマ造設術（回腸ストーマの場合）

皮膚切開，腹直筋前鞘〜腹直筋〜腹直筋後鞘・腹膜の切開については，単孔式ストーマ作成で述べた方法と同様に行う。

腸管の固定，ストーマ作成［図5］

一時的に造設することが多い回腸ストーマでは，後日腸管の再建を行う予定があるのでバウヒン弁から少なくとも20〜30 cm口側の回腸をストーマ造設部位とすることが多い。ストーマ造設する回腸を切開創から腹腔外に挙上し，口側腸管を尾側，肛門側腸管を頭側になるように固定する。このとき，現在はあまり行われていないが，回腸が再び腹腔内に脱落しないようにネラトンカテーテルを腸間膜に貫通させて仮固定する方法もある。口側腸管を尾側にした場合の注意点は，腸管の捻じれに注意する。なお，一時的に造設するストーマでは口側が頭側でも構わないが，その際口側腸管が十分な高さになるよう注意する。図5のように挙上した腸管の肛門側で切開し，上下左右の4点から6点を皮下組織，腸管の漿膜，腸管断端の順番で糸を運針し，そ

図5 腸管の固定，ストーマ作成

回腸を腹腔外に挙上し，口側腸管を尾側，肛門側腸管を頭側に位置させて固定する。

挙上固定した回腸の肛門側で切開し，上下左右の4〜6点を皮下組織，腸管の漿膜，腸管断端の順番で運針し，それを軸にて反転固定。その間を皮下組織，腸管断端の順番で運針し，ストーマを造設する。

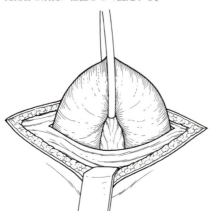 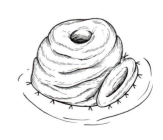

れを軸にして腸管を反転し固定する。その後，固定した間を皮下組織，腸管断端の順番で運針して固定し，ストーマを作成する。

回腸の双孔式一時的ストーマで起きやすいとされている outlet obstructive syndrome にはとくに注意が必要である。ストーマ造設した直後に両方の腸管に指を挿入し，腹壁を通過して腹腔内に至るまで通過障害がないことを必ず確認する。

ストーマ閉鎖術

ストーマ閉鎖の合併症として創感染が，比較的高い頻度で生じることが知られている。海外では皮膚閉創方法について完全閉鎖と環状縫合のRCT[2〜5]が行われており，環状縫合群のSSI発生率は0〜8%であったのに対し，完全閉鎖群では10〜39%と完全閉鎖群で高い結果であった。環状縫合は創感染に対しては有利であるが，整容性の点からは若干の工夫が必要である。著者らは完全閉鎖でも若干の工夫（後述）を行うことで感染率を低く抑えることができると考えている。

以下の方法は，回腸の双孔式ストーマの閉鎖について記述する。

皮膚切開〜腸管剥離 [図6]

まず便漏出を防止するために，図6のようにストーマ周囲の皮膚に運針を進め，ストーマを閉じる。その周囲数mmの部位に楕円形の皮膚切開を置く。

腸管を損傷しないように注意しながら，皮下脂肪，筋膜，腹膜との間を剥離していき，腹腔内に到達する。腸管吻合が可能な程度に腹腔内の癒着を剥離しておく。

吻合〜腹壁閉創

著者らの施設では，基本的には自動吻合器を用いた機能的端々吻合を行っている。吻合する腸管が創外に十分授動できるよう，癒着剥離を行う必要がある。腸管長が十分確保することが難しい場合には，手縫いによる端々吻合を行う。腸管を吻合した後，腹腔内に戻し，ヘルニアにならないように腹膜，筋膜をしっかり閉創する。

図6 皮膚切開〜腸管剥離
便の漏出を防ぐために，非吸収糸でストーマ周囲の皮膚を運針してストーマを埋めてしまう。そのとき，皮膚をあまり余分にとって縫合してしまうと，その後の皮膚切開の範囲が大きくなるため，極力ストーマの傍の皮膚で縫合する。

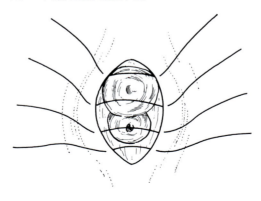

図7 環状縫合

吸収糸を用いて皮下を環状縫合し，作成する。開放する部分を直径5〜10 mmくらいにする。それよりも広いと治癒期間が長くなり，それよりも狭いと放射状の皺が目立ち美容的に悪くなってしまう。

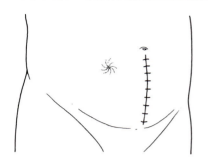

図8 皮膚閉創

生理食塩水で創下を洗浄した後，創下にペンローズドレーン（6 mm）を留置し皮膚を閉創する。

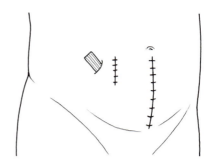

皮膚閉創

まず環状縫合について説明する［図7］。開放する部分を直径5〜10 mmくらいにすることが重要であり，それよりも広いと治癒時間が遷延し，逆に狭すぎると放射状の皺が目立ち，術後長期間にわたり整容性が損なわれる。

単純閉創では皮膚閉創を行う前に，十二分に生理食塩水（およそ2000 ml）で洗浄を行う。創下にペンローズドレーン（6 mm）を留置（創縁もしくは別の創から誘導）し，皮膚を閉創して終了となる［図8］。ペンローズドレーンは，術後2日目に抜去している。

文献

1) Turnbull, RB: Selecting Site for the stomal siting. C.C.F.E T Program 1981.
2) Camcho-Mauries D, Rodriguez-Diaz JL, Salgado-Nesme N, et al: Randomized clinical trial of intestinal ostomy takedown comparing pursestring wound closure vs conventional closure to eliminate the risk of wound infection. Dis Colon Rectum 2013; 56: 205-11.
3) Klink CD, Wünschmann M, Binnebösel M, et al: Influence of skin closure technique on surgical site infection after loop ileostomy reversal: retrospective cohort study. Int J Surg 2013; 11: 1123-5.
4) Lee JT, Marquez TT, Clerc D, et al: Pursestring closure of the stoma site leads to fewer wound infections: results from a multicenter randomized controlled trial. Dis Colon Rectum 2014; 57: 1282-9.
5) Lopez MP, Melendres MF, Maglangit SA, et al: A randomized controlled clinical trial comparing the outcomes of circumferential subcuticular wound approximation (CSWA) with conventional wound closure after stoma reversal. Tech Coloproctol 2015; 19: 461-8.

腸閉塞症手術

小練研司，森川充洋，五井孝憲　福井大学第一外科

腸閉塞の原因として，開腹手術後の癒着，内ヘルニア，腫瘍，食餌や異物，婦人科疾患に対する放射線照射などがある。そのうち開腹術後の癒着に起因する場合が最多であり，約14％の頻度で生じると報告されている[1]。大腸への腸液流入量は1日当たり1,500～2,500 mLであり，小腸が部分的もしくは完全に閉塞した場合，大量の腸液が小腸内に貯留することにより血管内脱水を生じる。血液検査で脱水や腎機能障害を確認した後に造影CTを行い，腸管壁造影効果の減弱，内ヘルニア，closed loop singやwhirl signを認めた場合には絞扼性腸閉塞と考え，緊急手術を要する。それ以外ではイレウス管を挿入するが，経鼻内視鏡を用いて十二指腸3rd portionまで先端を挿入すれば時間短縮ができ，放射線被爆も最小限に抑えられる。イレウス管による減圧が不良な場合や留置後5日程度で解除が得られないときは，原則として手術が必要である[*1]。

> **＊1 — 手術適応のポイント**
> CTなどの検査所見において腸管の血行障害を伴う場合，または疑われる場合に加えて，腹部所見，血液検査所見に十分に注意を払い，機を逸することのない配慮が不可欠である。また，繰り返し発症することによりQOLが損なわれる場合にも，手術を考慮する必要がある。

麻酔と体位

腹腔鏡下手術の場合は，全身麻酔に加えて閉創時の局所麻酔を行う。開腹手術の場合は，全身麻酔と硬膜外麻酔で行う。

体位はほとんどの場合，仰臥位で対応可能である。発症からの経過日数，最終食事摂取量と日時，脱水と腎機能障害の程度，誤嚥性肺炎の有無，胃や腸管の拡張程度，イレウス管挿入の有無，中心静脈路確保の要否を麻酔医へ必ず伝達する。とくに誤嚥性肺炎がみられるときは，挿管のままでICU管理を要する場合もあり，事前の連絡を行う必要がある[*2]。

> **＊2 — 手術前のポイント**
> 腸閉塞症の位置の確認の他，発症時期，減圧状態の有無，脱水状態，輸液状況や各臓器障害を含めた全身状態を十分に把握する。また，麻酔科，集中管理室との連携を図っておく。

皮膚切開とアプローチ

腹腔内全体を観察できることから基本的には正中切開が望ましいが，複数回の開腹術後の場合など，状況によっては傍正中切開や傍腹直筋切開を行う。前回手術瘢痕の近隣領域には腸管や肝が癒着していることが多いため，手術瘢痕を一部含め，頭側もしくは尾側で瘢痕のない部分を切開し腹腔内に至るようにするとよい［図1AB］。

開腹後はいきなり腸管剥離を行うのではなく，癒着がないなるべく大きな腔へ到達することを第1目標とする。癒着の少ない腔に到達できれば，癒着した腸管の首をつかむ要領で指にて軽く牽引をかけ腸管と腹壁の癒着剥離を行う［図1C］。剥離が終了した腹壁に切開を加え，必要なところまで創を拡大する。

癒着剥離

腹壁との癒着が広範で強固な場合には，腸管を牽引して腹壁との境界領域を見極めた上で，メッチェンバウム剪刀の先をわずかに開いて，小さいストロークで少しずつ鋭的に切離し剥離を進めるとよい［図2A］。癒着が高度の場合，鈍的剥離を行うと強い腹壁に弱い腸壁の一部が付着したまま剥離され，認識されないままに漿膜や筋層を

図1　皮膚切開とアプローチ
A：手術瘢痕の尾側で癒着の少ない腹腔内に到達した後，頭側へ癒着剥離を進める（→）。
B：手術瘢痕の頭側で癒着の少ない腹腔内に到達した後，頭側へ癒着剥離を進める（→）。
C：癒着の少ない腔に到達した後，癒着した腸管の首をつかむ要領で牽引し剥離する。

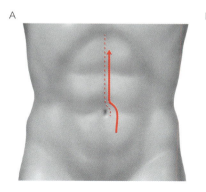
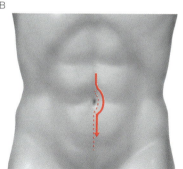
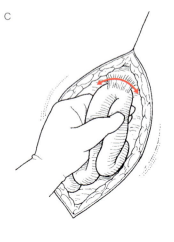

図2　癒着剥離
A：剪刃の先を大きく開かず，小さいストロークで少しずつ鋭的に癒着を剥離する。強い癒着の場合には鈍的剥離は行わない。
B：広範な癒着の場合は腹壁（腹膜・筋膜）を腸管側につける形で剥離する。

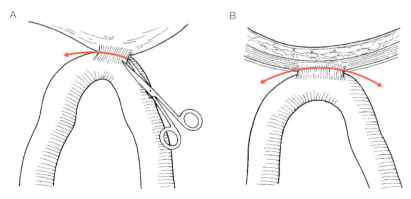

＊3─開腹手術中のポイント
腹壁と腸管，腸管と腸管との境界をしっかり見極め，メッチェンバウム剪刀にて小さいストロークで鋭的に切離し剥離を進める。腸管が「団子状」となっている部分は，内腔が通過可能と判断すれば，完全な一本化を追い求めない方が無難なことも多い。

損傷することがあり注意が必要である。腸管壁を広範に損傷しそうな場合には，あえて腹壁側で腹膜や筋膜に入って剥離するか，腸管切除を検討した方が安全である［図2B］。腸管同士の癒着についても同様の手技を用いて切離を進めるが，いわゆる「団子状」となっている部分に関しては，内腔が通過可能と判断すれば，完全な一本化を追い求めない方が無難である[＊3]。イレウス管が留置されている場合は閉塞部分まで先端が進んでいることも多く，責任部分を明らかにするうえで有用な情報となる。剥離後にイレウス管をできるだけ遠位まで進めておくと，再癒着による腸閉塞の再発の予防となる。

腸管切除と吻合

腸管切除の適応は，
① 腸管壊死をきたしている場合
② 剥離の際に小範囲に複数箇所の損傷をきたした場合

図3　機能的端々吻合術

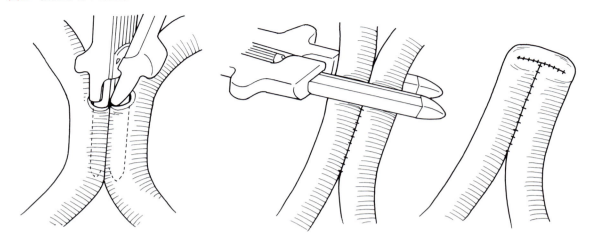

　③癒着剥離しても瘢痕性狭窄をきたしている場合
　④腸間膜の血管を損傷し血流障害をきたす場合

があげられる．絞扼された腸管を切除するかどうか判断に迷う場合は，10〜20分程度温生食で温めた後に，腸管の色調，腸間膜動脈の拍動，腸管蠕動の有無を判断材料とする．しかし，判断に迷った場合は，残存腸管が十分残せるようであれば，後の腸管壊死や虚血による瘢痕狭窄の危険を考えると切除する方が安全と考える．

　吻合は端々吻合も考慮されるが，当科ではリニアステイプラーを用いた機能的端々吻合を行うことが多い．とくに，腸閉塞の場合は切除腸管の口側と肛門側で口径差を生じる場合が多く，その場合でも機能的端々吻合術[図3]であれば問題は生じない．

　切除不能な腫瘍，放射線性腸炎，骨盤内臓全摘後などによる剥離困難な腸閉塞の場合は，閉塞部の口側小腸と閉塞部の肛門側小腸，あるいは大腸でバイパス手術が考慮される．しかし，バイパス手術は blind loop 症候群をきたす可能性が高く，癌性腹膜炎のように一時的な経口摂取を目的とする場合は別であるが，癒着が原因の場合は，可能な限り一塊となった小腸を短腸症候群をきたさない範囲で切除すべきと考える．

腹腔鏡下腸閉塞症手術[図4]

　腹腔鏡手術は近年拡大傾向にあり，腸閉塞手術にも応用されてきている．腹腔鏡手術は腹壁切開部の縮小により，新たな癒着発生部位の軽減につながる手術と考えられる．しかし，拡張した腸管により視野の確保や working space の確保に問題が生ずるため，long tube により減圧を行ったうえで手術が行われることが望ましい．また，狭窄部の確認は開腹手術ほど確実には行い難く，術前にイレウス管造影によるしっかりとした閉塞部位の同定，可能であれば他の部分の狭窄のないことも確認することが必要である．

　手術は仰臥位で行い，術前画像で癒着がないと考える部位に，腸管損傷を避けるために必ず open 法で第1ポートを挿入する．腹腔内を観察した後に鉗子用ポートを2本追加し，通常は3ポートで手術を行うが，必要に応じてポートを追加する．腹壁への癒着の場合は，気腹により狭窄部位が腹壁に吊上がり同定しやすく[図4A]，さらにカウンタートラクションも自然にかかり腹腔鏡の利点が生かせる状態である[図4B]．剥離の際は熱損傷を避けるべく，可能な限り剪刃を用いている[図4C]．

大網切離などにて超音波凝固切開装置や電気メスを使用する状況もあるが，拡張腸管は脆弱化しており容易に損傷される危険があり，取り扱いには細心の注意が必要である。また，腸鉗子で腸管を把持することも同様に危険であり，可能な限り腸間膜を把持し操作を行う必要がある。術中に，腸管切除が必要な場合，腸管損傷をきたした可能性がある場合，閉塞部位の同定に不安が残る場合は，迷わず小開腹を併設して手術を行うことが安全である[*4]。

＊4—腹腔鏡下手術中のポイント

腸管損傷を避けるために必ずopen法で第1ポートを挿入後，鉗子用ポートを追加して手術を行う。しかし，視野の確保やworking spaceの確保が難しい場合は迷わずポートを追加する。腹壁との癒着剥離は，可能な限り剪刃を用いる。さらに，拡張腸管は脆弱化しており容易に損傷される危険があり，取り扱いには細心の注意が必要である。腸管切除が必要な場合，腸管損傷をきたした可能性がある場合，閉塞部位の同定に不安が残る場合は，迷わず小開腹を併設して安全に手術を行う。

図4　腹腔鏡下腸閉塞手術

A：腹腔鏡下手術における小腸と腹壁の癒着。
B：気腹により狭窄部位が腹壁に吊上がり同定しやすく，さらにカウンタートラクションもかかりやすい。
C：剥離の際は熱損傷を避けるため，可能な限り剪刃を用いる。

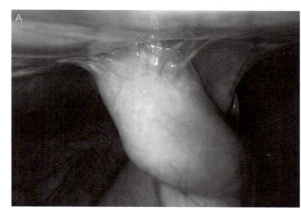
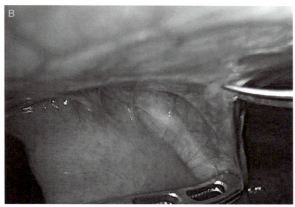
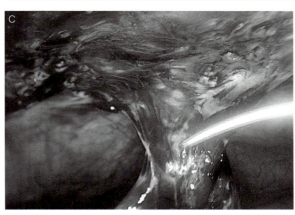

再発防止策

　癒着剥離した部位は再度癒着する可能性が高いため，癒着剥離の範囲は屈曲や捻じれが著しい必要最小限にとどめるべきである．また，剥離の際は愛護的な操作により，壁側腹膜，臓側腹膜の損傷を最小限にとどめる注意が必要である．出血塊や組織片も癒着の原因となりうるため，確実な止血，十分な洗浄が重要である．癒着防止のために，現在，合成吸収性癒着防止材(セプラフィルム®，アドスプレー®，インターシード®)が使用可能であり，小開腹創周辺とともに腹膜欠損部に貼付することが有用と考える．腸管吻合部には縫合不全の発症の危険を高める可能性があり，貼付しない．

　また，癒着防止剤を用いることによる癒着・腸閉塞予防以外の効果として，癒着の程度と範囲を軽減することにより，再度開腹時に癒着剥離の操作が容易となる可能性もある[2,3]．

　癒着剥離が広範にわたり，再度高度に癒着することが確実な場合は，腸管固定法の施行が考慮される．腸管固定法は，

①Noble 手術[図5][4]
②腸間膜刺通法(Mesenteric catheter 法[5]など)
③腸 splinting 法[図6][6]

があげられる．これらのうち腸 splinting 法は経鼻ロングチューブを回腸末端まで誘導するのみで簡易であり，当科で腸管固定法を行う場合は選択する機会が多い．また，術中に経鼻からロングチューブを Treitz 靱帯まで誘導することが難しい場合や，経鼻からの長期間の留置を避けたい場合は，空腸起始部付近からチューブを挿入し盲腸から引き出す方法も用いられる．

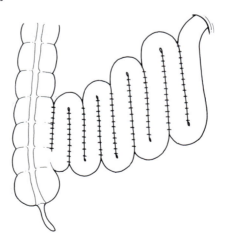

図5　Noble 手術

図6 腸splinting手術

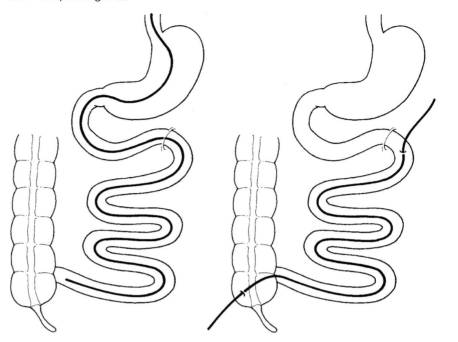

文献

1) Miller G, Boman J, Shirier I, et al: Natural history of patients with adhesive small bowel obstruction Br J Surg 2000; 87: 1240-7.
2) Kusunoki M, Ikeuchi H, Yanagi H, et al: Bioabsorbable hyaluronate-carboxymethylcellulose membrane(Seprafilm) in surgery for rectal carcinoma: a prospective randomized clinical trial. Surg Today 2005; 35: 940-5.
3) 松井あや, 細井勇人, 鯉沼潤吉, ほか：合成吸収性癒着防止剤(セプラフィルム)の大腸癌術後腸閉塞に対する発症予防効果. 日消外科学会 2017：50：339-49.
4) Noble TB: Plication of small intestine as prophylaxis against adhesions. Am J Surg 1937; 35: 41-4.
5) Trinidad Vazquez M, Ruiz Speare O: A new technique for mesenteric catheter plication for recurrent advanced obstruction of the small intestine. Surg Gynecol Obstet 1985; 161: 289-90.
6) White RR: Prevention of recurrent small bowel obstruction due to adhesions. Ann Surg 1956; 143: 714-9.

回盲部切除術

山口茂樹，石井利昌，平能康充　埼玉医科大学国際医療センター下部消化管外科

　回盲部切除術は最も基本となる大腸手術のひとつであり，疾患としては盲腸癌，上行結腸癌が最も多く，日本ではまだ少ないがクローン病でもよく行われる手術である。結腸切除術は，
　①腸管および結腸間膜の剥離授動
　②血管処理およびリンパ節郭清
　③腸切離・吻合

の3つのパートに分けられる。計画的に手順を追って，ひとつひとつの操作を確実に行っていくこと，またそのパートで何に注目し，何に注意を払うべきかを常に考えて進めていくことが重要である[*1]。腹腔鏡手術が増加した今日，開腹手術で行う回盲部切除は高度の炎症や癌の浸潤を伴うなど，やや困難な症例が多いかもしれない。そういった症例の対処法なども含めて，開腹による回盲部切除について述べる[図1]。

＊1―術前診断のポイント
術前CT画像から病変の進展状況，とくに周囲臓器との関係を把握しておくことが重要である。尿管への進展はないか，十二指腸周囲に変化はないか，腎周囲被膜や腸腰筋など病変周囲への進展あるいは浮腫がないかなど，手術操作の及ぶ範囲をチェックしておく。

麻酔および体位

　気管内挿管による全身麻酔で行う。開腹手術では創が大きいため硬膜外麻酔を併用し，術後疼痛管理にも利用する。体位は仰臥位で，肺塞栓予防のため間欠的空気圧迫のための下肢圧迫ポンプを装着する。術者は患者右に立って行う場合が多いが，上行結腸外側の授動は左側からの操作が容易なこともしばしばあるので，適宜移動して行うとよい。

図1　切除範囲

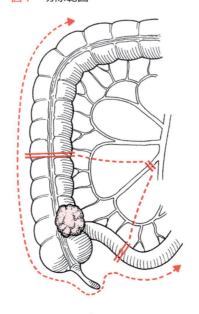

図2　皮膚切開
①正中切開　②傍正中切開　③経腹直筋切開

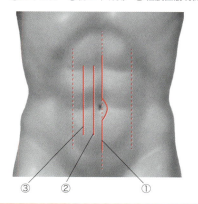
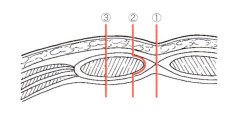

皮膚切開

- **方法** ── 臍部を中心に，頭側尾側にわたる正中切開で行うのが一般的である。右側よりの縦切開には傍正中切開，経腹直筋切開などの方法もあるが，それらの場合は腹直筋の前鞘，後鞘をそれぞれ切開し，それぞれ閉鎖する必要がありあまり行われない[図2]。ただし，正中に著しい瘢痕や瘻孔などの炎症がある場合，高度の癒着が想定される場合などには有用な方法であり，必要に応じて選択すべきである。
- **切開の大きさ** ── 開腹手術では，皮膚切開が視野の善し悪しを左右するので，十分切開を置くべきであるが，頭側方向はとくに上行結腸や肝彎曲授動，尾側方向は回盲部の授動が目的である。また，腫瘍が大きければ当然大きな切開が必要となる。一般にはとくに頭側方向に十分な切開が必要になることが多いが，過不足ない皮膚切開とするためにまず一定範囲の切開を行い，必要に応じて頭側，あるいは尾側に延長するとよい。

開腹

＊2―開腹後の確認のポイント

癌の手術では，はじめに根治手術が可能か，転移の有無を確認し，次いで原発巣の進展状況，そして手術操作が及ぶ部位を確認する。進行を妨げるような癒着があれば，あらかじめ剥離しておく。たとえば，大網が回盲部前面を被うような癒着や浸潤があれば，はじめにこれを切離しておく。

十分な開腹創を得たら腹腔内を観察する。大腸癌では肝臓表面，Douglas窩を触診し転移の有無を確認する。創縁ガーゼや創縁シートで切開した腹壁を保護し，開創器で腹壁を十分開大する。当院ではケント式吊上げ鉤を右側に2本立てて牽引し，良好な視野展開に努めている。開大する創縁プロテクターも市販されているので，これを利用してもよい。小腸は腹腔内左側および骨盤内に排除し，大ガーゼや自由鉤などを利用して回盲部の十分な視野を確保し，余裕を持って操作できるようにする。病変を確認し触診による可動性などから，腹壁，後腹膜，大網や横行結腸など周囲への浸潤や癒着，これから処理する小腸・結腸間膜や腸管の状態を確認しておく[*2]。

手術操作

回盲部腸管および腸間膜の授動

- **回盲部腸管の授動** ── 回盲部の外側で腹膜切開を行い，これを上行結腸外側の頭側方向へ進める。また，小腸を十分腹側に引き上げて，小腸間膜付着部を十二指腸方向に腹膜切開を進める[図3]。助手が腹膜に十分な緊張をかけた状態で，電気メスを用いて切開する。腹膜がたわんでいると操作が進まないだけでなく，尿管など後腹膜臓器を損傷するリスクもある。

図3 回盲部腹膜切開

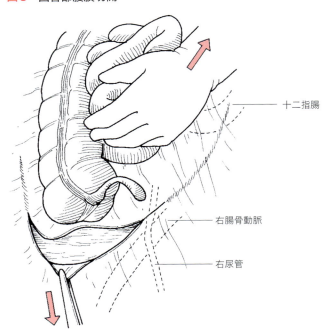

- 十二指腸
- 右腸骨動脈
- 右尿管

＊3 — 後腹膜からの剥離授動のポイント

結腸間膜を腹膜下筋膜，膵前筋膜から剥離してゆき，上行結腸外側の腹膜を切開してゆくと，肝弯曲まで結腸が授動できる。内側では十二指腸，膵頭部から剥離されるが，膵頭部には副右結腸静脈と前上膵十二指腸静脈の分岐がしばしば存在し，損傷すると大量出血につながるので注意を要する。

- **結腸間膜の剥離授動** —— 後腹膜の剥離層を認識した後，その筋膜を破壊しないように丁寧に剥離授動を進めていく＊3。Gerotaの筋膜と考えられる腹膜下筋膜を確認しながら背側に落としてゆくとよいが，腸間膜側の筋膜も確認しながら進めるとよい。これらの筋膜は細かい血管網を含んでいるので，それを意識すると剥離層に沿った授動を行いやすく，ずれが起きた場合も修正しやすい。剥離授動を進めていくと性腺血管，尿管は背側に温存され，十二指腸，膵頭部の前面に至る。十二指腸は膵前筋膜に被われており，この近傍に癌や炎症がなければこの膵前筋膜を背側に残してゆくと，十二指腸や膵を損傷することなく安全に授動ができる［図4］。
- **回盲部の腫瘤が大きい場合** —— 大きな回盲部腫瘤が存在すると，外側からの授動は容易ではない。その場合は回腸切離を先行するとよい。終末回腸から10 cmの小腸間膜を切開し，自動縫合器を用いて腸切離を行う。腫瘤から離れた部位ではその影響が少なく授動しやすいことが多い。後腹膜組織を背側に温存しながら十二指腸の前面に至って，血管処理を行う［図5］。

回結腸動静脈切離とリンパ節郭清

- **回結腸血管の解剖** —— 回結腸動脈は上腸間膜動脈から分岐する。その後，上腸間膜静脈の腹側または背側を走行して回盲部に向かう。腹側，背側を走行する頻度はほぼ同程度であるが，やや背側が多いともいわれる。回結腸静脈は動脈と伴走し，上腸間膜静脈に流入する。回結腸静脈の根部は，十二指腸前面から下縁あたりに存在することが多い。大部分の回盲部切除では，回結腸動静脈を切離すれば中枢側の血管処理が完了するが，ときに上行結腸枝が根部近くから分岐することがある。その場合は，この血管も切離しておく必要がある［図6］。回結腸血管のリンパ流は主に上腸間膜静脈前面を頭側に向かうと考えられており，それゆえ回結腸静脈から膵前面の胃結腸静脈幹までの上腸間膜静脈はsurgical trunkと呼ばれる。

図4 結腸間膜の剥離授動

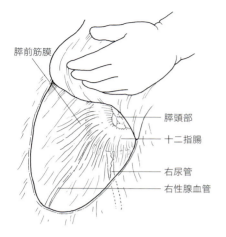

図5 回腸切離を先行した剥離授動

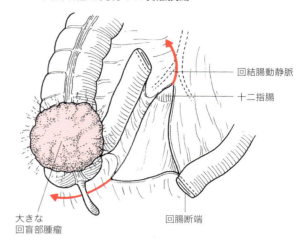

図6 右側結腸血管の解剖

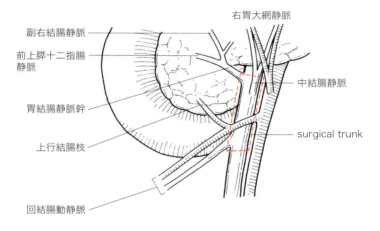

＊4 — リンパ節郭清のポイント

右側結腸のD2郭清は結腸間膜の全切除，D3郭清は支配血管根部周囲組織の切除となる。当院の回盲部切除におけるD3とD2の違いは，回結腸血管の切離とともに上腸間膜静脈の露出まで行うか，否かの差としている。この部分の郭清範囲については議論の余地があり検討課題である。

- **回結腸動脈が上腸間膜静脈の背側を走行する場合**——「大腸癌取扱い規約」のD3郭清では回結腸動脈根部までの郭清を意味するが，前述のリンパ流の考えから回結腸静脈根部および上腸間膜静脈前面までの郭清を行ってD3としていることが多い[＊4]。静脈前面は比較的粗な結合織で上腸間膜静脈を露出しやすく，剥離後に前面の組織を切除して回結腸静脈根部を結紮切離する。すると，背側に伴走する回結腸動脈が現れるので，これは上腸間膜静脈の右縁で切離する［図7］。

- **回結腸動脈が上腸間膜静脈の腹側を走行する場合**——回結腸動脈は周囲に神経組織や小血管を伴うことが多い。また，これらが上腸間膜静脈と癒着している場合もある。上腸間膜静脈を露出して，回結腸動脈を剥離して上腸間膜静脈左縁で結紮切離するが，癒着が強ければ周囲組織を郭清し，動脈は無理にはがさずに上腸間膜静脈の右縁で結紮すればよい［図8］。

腸切離と回腸結腸吻合

- **機能的端々吻合**——現在最も行われている方法である。吻合名に反して実際には

＊5―吻合のポイント

機能的端々吻合の増加により，口径差の大きな吻合も問題なく行えるようになった。消化管吻合で重要なことは，血流と緊張である。回腸の血流は良好なことが多いが，結腸の血流には十分注意を払う。また，右側結腸は憩室を伴うことも多いので，腸管の状態を確認し縫合線にかからないよう注意する。

側々吻合であり，口径差の大きい回腸と結腸を吻合するのに適している[＊5]。また，リニアステイプラーによる吻合は時間短縮とともに安定した吻合が得られる。

①4ステイプラー法：癌から10cmの位置で結腸間膜を切離し，辺縁動静脈は結紮切離する。回腸，結腸を各々リニアステイプラーで切離し，標本を摘出する。少数ながらステイプラーラインの吻合部再発が報告されているので，当院では肛門側のステイプリング前に小孔を開けて生食綿球を挿入しステイプラーで打ち抜く部分の粘膜の擦過を行っているが，科学的根拠はない。次いで吻合腸管の断端に各々小孔を開け，粘膜面を再び生食綿球擦過の後にリニアステイプラーで側々吻合，最後に断端をステイプラーで閉鎖して完了である［図9］。リニアステイプラーは

図7 回結腸動脈が上腸間膜静脈背側の場合

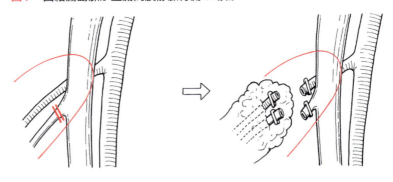

図8 回結腸動脈が上腸間膜静脈腹側の場合

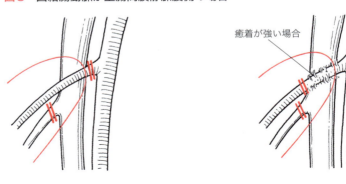

図9 機能的端々吻合（4ステイプラー法）
①〜④の順にステイプラー使用

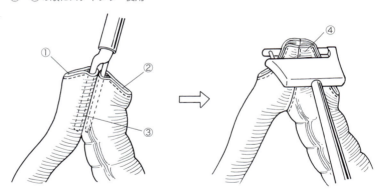

3列の60 mmが用いられる。

②2ステイプラー法：標本の切除と吻合を同時に行う方法で，ステイプラー2本で完了するのでコストも節約される。回腸，結腸の切離線を決定し，各々の辺縁血管まで処理する。切離線の1 cmほど切除標本側にそれぞれ小孔を開け，粘膜面を生食綿球で擦過後，側々吻合を作成，次いで小孔を切除標本側に含め，リニアステイプラーで断端を形成すれば吻合の完成とともに標本も摘出される[図10]。この方法では80 mmのリニアステイプラーを使用する。

● **手縫い端々吻合** —— 端々吻合では径が異なるために，回腸の間膜対側に切開を入れて口径を合わせる。Albert-Lambert法が広く行われており，全層縫合（Albert法），その外側で漿膜筋層縫合（Lembert法）を行うものである。詳細は吻合の他項にゆずるが，狭窄や炎症による浮腫状の腸管は器械吻合には不向きであり，手縫い吻合は身につけておく必要がある[図11]。

● **間膜の閉鎖** —— 吻合後にできる間膜の欠損の閉鎖については議論の余地がある。腹腔鏡手術の増加に伴い閉鎖せずに開放とする施設も多い一方，内ヘルニアの報告もあり，原則閉鎖している施設もある。小さな欠損は入り込むと腸閉塞になる可能性があるため，行う場合は確実に閉鎖する必要がある[*6]。当院では，D1郭清のように間膜の欠損が小さい場合には連続縫合にて閉鎖している[図12]。

> *6 ── **腸閉塞後の一期的吻合判断のポイント**
> 大腸癌の腸閉塞の場合，ステントなどによる減圧治療が奏功しなければハルトマン手術または一時的人工肛門を造設することが多いが，回盲部切除では一期的切除吻合も考慮される。その場合，回腸を長めに切除して安全な吻合を心がけるなど，配慮が必要である。

図10　機能的端々吻合（2ステイプラー法）

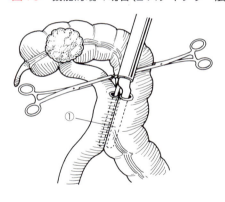
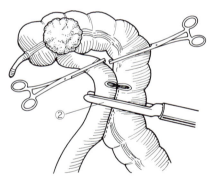

図11　手縫い端々吻合

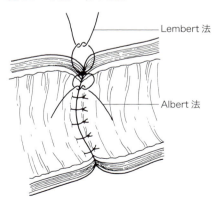

図12　間膜の閉鎖

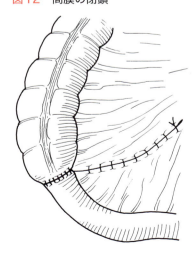

閉腹

　吻合が完了し，不潔操作の終了後，不潔操作に使用した鉗子類は器械台から下ろし，術者，助手，看護師ともにグローブを交換する。腹腔内を 2,000 cc ほど洗浄した後，筋膜，皮膚の順に腹壁を閉鎖する。ドレーンは通常不要であるが，術後出血や腸管の状態に不安があれば右側腹部や肝下面に留置する。

文献

1) 高橋　孝：結腸癌手術／右半・横行・左半結腸切除術．消化器外科　手術のための局所解剖アトラス 1983：6：920-35．
2) 山口茂樹，小澤修太郎，ほか：回盲部切除術．DS NOW No.1　小腸・結腸外科標準手術－操作のコツとトラブルシューティング．メジカルビュー社，2008，pp.68-79．

直腸・肛門

痔核根治術

赤木一成　辻仲病院柏の葉肛門外科・骨盤臓器脱センター

初学者でも合格点が取れる痔核根治術の手順を解説する。

一般的な痔核根治術の手順

はじめに，多くの書籍で示されている一般的な痔核根治術の手順を示す[図1]。
① ブレード型肛門鏡（宇井式肛門鏡など）を留置してテンションをかけ，痔核にエピネフリン加生食を局注してバルーンアップし，メスで肛門周囲皮膚を切開してドレナージを作る[図1A]。
② 鋭的に口側に向かって剥離していく[図1BC]。
③ 痔核の上極まで剥離が完了したら根部を結紮し，創を肛門縁まで縫合する（半閉鎖法）[図1D]

この術式は一見シンプルに思えるため，若手消化器外科医の入門手術として位置づけられていることが多いが，実際には色々なピットフォールがある。

初学者が陥りがちな4つのピットフォール[図2]。

① 剥離層が深くなりやすく，皮下外括約筋を露出[*1]して瘢痕を作ったり，最悪の場

> **＊1―手技のポイント**
> 筋肉表面のシマシマ模様が見えてくるのでそれとわかる（図2A 矢印）。

図1　一般的な痔核根治術の手順
A：痔核にエピネフリン加生食を局注してバルーンアップし，メスで肛門周囲皮膚を切開
B，C：鋭的に口側に向かって剥離
D：根部を結紮し，創を肛門縁まで縫合

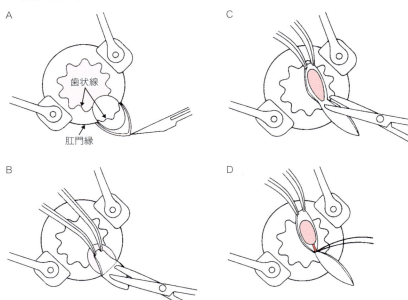

図2　初学者が陥りがちな4つのピットフォール

A：剥離層が深くなりやすい

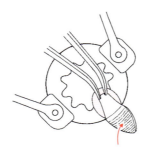

B：剥離幅が広くなりやすい

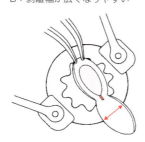

C：痔核上極付近の取り幅が「山の裾野」様に広がってゆく

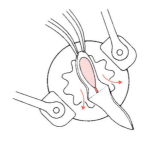

D：痔核上極まで剥離できずに途中で結紮してしまう

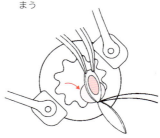

合，内外括約筋に切り込んでしまう。ここは皮下外括約筋の表面に軟部組織のクッションを残す層が，正しい剥離層である［図2A］。

②剥離幅が広くなりやすく，肛門上皮（肛門縁〜歯状線の間の領域）が不足し，難治創や狭窄の原因となる［図2B］。

③痔核上極付近の取り幅が「山の裾野」様に広がってゆき，ここを根部結紮するとテンションがかかって出血や狭窄の原因となる。ここは痔核上極に向かって切離幅を狭くしていく必要がある（切りせばめ）［図2C］。

④痔核上極まで剥離できずに途中で結紮してしまい，結紮部位より高いところ（口側）に内痔核を取り残して再発する［図2D］。

この「一般的なやり方」では，初学者が「適切な層で，適切な取り幅で，適切な高さまで」剥離する技術を体得するまでに，一定の修練を要するということである。だが，総合病院勤務の若手外科医が，それだけの痔核手術の修練を積むのは難しい。短期間で合格点の剥離技術を体得する方法はないのだろうか。

著者が常用している痔核根治術の手順

解決策の一案を示す。これは実際に著者が常用している方法である。

体位・術野確保

手術は低位腰椎麻酔下にジャックナイフ体位で行う。

臀部をガムテープで左右方向に牽引して術野を確保する。

手術手順

●肛門鏡留置，痔核バルーンアップ —— スリット付きの筒形肛門鏡（辻仲式肛門鏡など）を使用する［図3A］。肛門鏡を留置し，痔核にエピネフリン加生食を局注してバ

ルーンアップする[図3B]。

- **痔核の把持，切除** —— 彎曲した鉗子（ケリー鉗子など）を肛門縁のカーブに沿わせて痔核をはさむ[図4]。

肛門鏡を押し込んだら肛門縁に軽くテンションがかかるので，この状態で鉗子をパクパクと何度かはさみ直せば，鉗子が下の筋層を巻き込むのを防止できる。

鉗子の表面に沿って（点線矢印），メッツェンバウム剪刀で痔核をカットする。

カットする領域を歯状線（実線矢印）の少し手前までにとどめておけば，鉗子を外しても出血はほとんど起こらない[*2]。

このやり方で，「クッションを残す剥離層」を強制的に出すことができ，さらに適切な剥離幅もオートマチックで決めることができる。

- **ここまでの操作の断面図**

図5A：痔核でもっともよくあるタイプの「内外痔核」について示す。矢印が歯状線。
図5B：エピネフリン加生食を局注しバルーンアップする。
図5C：肛門縁の彎曲に沿ってケリー鉗子で痔核をはさむ。パクパクと何度かはさみ直すことで，皮下外括約筋を噛まないようにする。
図5D：鉗子の手前側を剪刀でカットすることで（点線矢印），皮下外括約筋が露出せず，クッションを強制的に残せることになる。また，適切な剥離幅も強制的に設定できる。カットするのは歯状線の少し手前までにとどめておく。

- **切除領域の確認** —— 把持した痔核を，図6の方向へ牽引してみる。カットした領域の先端（矢印）が，歯状線の少し手前まで到達していることを確認する。

- **左右創縁の把持** —— この段階で肛門鏡を外し，左右の創縁をペアン鉗子で把持する。

「痔核を把持した鉗子」を術者左手で牽引し，「左右の創縁を把持した鉗子」を助手に牽引させ，図7のように正三角形方向へトラクションをかける。

肛門鏡を留置したまま剥離を進めていくより，この方が剥離層が分かりやすい。

- **剥離操作** —— 剪刀で鋭的剥離を奥へ進めていく[図8]。

ここでの剥離操作は，「左右を切って（点線矢印）→中央を落とす（実線矢印）」という作業を繰り返すことで，正しい剥離層で進めていくことができる。

左右の創縁を少し切ると，中央に付着している組織がテント状に持ち上がって剥離境界が明瞭となるので，この境界を鋭的に落とす。

また，左右を少し切って中央を落とす。この作業の繰り返し。

- **根部結紮の見極め** —— 痔核に内括約筋（矢印）がテント状に付着している間は，根

*2 ― **手技のポイント**
ここで歯状線より奥まで切り込んでしまうと，コントロールしづらい出血が起こることがある。切除するのは歯状線の少し手前までにとどめておく。

図3　肛門鏡留置，痔核のバルーンアップ

A：スリット付きの筒形肛門鏡（辻仲式肛門鏡など）

B：痔核にエピネフリン加生食を局注してバルーンアップ

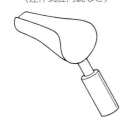
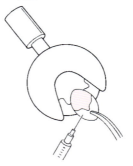

図4　痔核の把持，切除

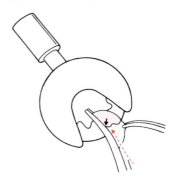

図5　ここまでの操作の断面図

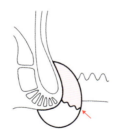

A：内外痔核

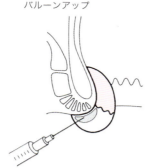

B：エピネフリン加生食を局注しバルーンアップ

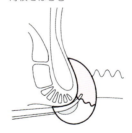

C：肛門縁の彎曲に沿ってケリー鉗子で痔核をはさむ

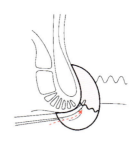

D：鉗子の手前側を剪刀でカット

図6　切除領域の確認

把持した痔核を矢印方向へ牽引する。

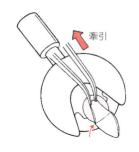

図7　左右創縁の把持

左右の創縁をペアン鉗子で把持し、それぞれ矢印の方向に牽引して三角形にトラクションをかける。

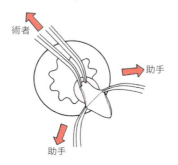

図8　剥離操作

左右を切って（点線矢印），中央を落とす（実線矢印），操作を繰り返す

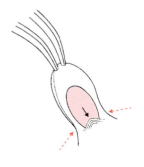

---

*3 ― 手技のポイント

痔核をどこまで剥離完了したか分かりづらい場合には，把持している痔核を反対側（助手が牽引している方向）へ倒して観察してみるとよい。

このように正三角形方向にトラクションをかけつつ剥離を進めていくことで，痔核上極付近の取り幅が「山の裾野」様に広がるのを防止でき，「切りせばめ」を行うことができる（図10 点線矢印）。さらにこの操作で痔核上極まで確実に剥離を完遂できる。

部結紮を行ってはいけない［図9］。高位（口側）に内痔核を取り残すことになる。

● **剥離完了** ―― 「左右を切って→中央を落とす」作業を繰り返すと，ある時点で付着している内括約筋がすべて落ちて，牽引している痔核が手前にぐっと伸びてくる［図10］。

これで痔核上極まで剥離が完了したことになるので，この時点で根部結紮に移る[*3]。

● **根部結紮，創縫合** ―― ここから根部結紮および創縫合の操作に移る。

根部結紮および創縫合のやり方は，施設によってさまざまでどれも大差ないと思っているが，ここでは著者が普段行っている方法を示してみる。

根部結紮は，痔核根部をケリー鉗子ではさんでから，絹糸で結紮する方法を用いている［図11］。納得いく結紮位置が定まるまで何度でもやり直せるのが，この方法の

図9 根部結紮の見極め
痔核に内括約筋（矢印）がテント状に付着した状態で根部結紮は行わない。

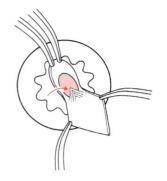

図10 剝離完了
内括約筋がすべて落ちると，痔核が手前にぐっと伸びてくる。

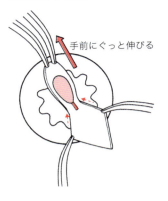

図11 根部結紮
痔核根部をケリー鉗子ではさんでから，絹糸で結紮する。

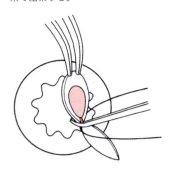

図12 痔核切離
結紮部からある程度離れた位置で（7 mmくらい離す）痔核を切離する。

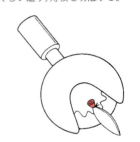

図13 2回目の根部結紮
痔核動脈を二重に結紮することになる。

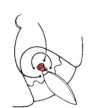

図14 半閉鎖の操作
ケリー鉗子で痔核をはさんで切離することによって，適切な取り幅が確保されているため半閉鎖は無理なく行うことができる。

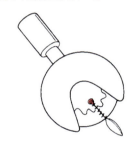

長所である。手前すぎる位置（剝離した痔核側）で結紮すると，結紮部が脱出してくる可能性が懸念される。一方，奥すぎる位置（口側）で結紮すると，結紮部にテンションがかかって出血や狭窄の原因となる。

- **痔核切離** —— 根部結紮を終えたら，結紮部からある程度離れた位置で（7 mmくらい離す）痔核を切離する［図12］。ギリギリで切離すると，結紮糸が脱落しやすくなる。根部の結紮を終えて痔核を切離したら，再度筒形肛門鏡を留置する。
- **2回目の根部結紮** —— 吸収糸（3-0 バイクリル®など）を用いて，痔核根部を囲うようにZ縫合を行う［図13］。口側の痔核動脈を拾って結紮できるよう，針糸はある程度深くかける。この糸を結紮することで，痔核動脈を二重に結紮することになる。
- **半閉鎖の操作** —— Z縫合を行った糸で，引き続き肛門縁まで半閉鎖を行っていく［図14］。ここはインターロック縫合で行っている。ケリー鉗子で痔核をはさんで切離することによって，適切な取り幅が確保されているため半閉鎖は無理なく行うことができ，つっぱりのない自然な形で縫っていけるはずである。肛門縁に到達したらこの糸を結紮し，一連の作業が完結する。

痔核が複数ある場合には，同じ作業を繰り返す。

- **創の状態チェック**［図15］ —— すべての痔核を切除したら，臀部を左右に牽引しているテープを外し，自然な肛門の状態に戻して創の状態をチェックする。

図15 創の状態チェック

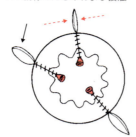

A：創縁のたるみおよび接触

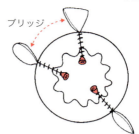

B：トリミング＋ドレナージ作製

牽引していたときには分からなかった「創縁のたるみ（図15Aの実線矢印）」，および「ドレナージ創の左右の創縁の接触（図15Aの点線矢印）」がこの時点で明らかになるので，トリミングにて適切な状態に仕上げていく。

●**トリミング＋ドレナージ作成**[*4]　[図15B]──①まず，創縁のたるみをトリミングして平坦な形に仕上げていく。この作業を怠ると術後の腫れおよびスキンタグをきたす。

②続いてドレナージ創の左右の創縁が接触しそうになっていれば，ドレナージ創の左右を切り足して接触しない形に仕上げる。この作業を怠ると難治創の原因となる。

③左右方向のドレナージ創の形状は紡錘状のままで問題ないが，前後正中方向では，紡錘状のドレナージだと創縁の左右が接触しやすくなる。このため，前後正中方向のドレナージ創は「左右非対称の三角形」に仕上げることで，左右の創縁が接触するのを予防する。

この「トリミング＋ドレナージ作成」を行うことで，十分なブリッジ幅を確保できそうにない場合には，もう一歩踏み込んだ技術が必要となる。紙面の都合上ここでは解説できなかったので，詳細は著書[1]をご覧いただきたい。

ここまでで痔核根治術の一連の作業は完了である。

> **＊4─手技のポイント**
> この「トリミング＋ドレナージ作成」の作業で注意すべきことは，「ブリッジ幅が狭くならないよう，十分な幅を確保すること」である。作業を終えた時点で，なるべく1cm以上のブリッジ幅を残すよう心がける（図15Bの点線矢印）。

晩期大量出血をゼロにする方法

内痔核成分が大きく，歯状線が肛門縁より外側に脱出してくるタイプの痔核であれば，ここまでで解説した「痔核上極まで剥離して結紮する方法」にて痔核を処理する必要がある。この方法では一定の割合で，晩期大量出血を生じるリスクがある。

一方，歯状線が脱出してこないタイプ（外痔核メイン）の痔核では[図16]，晩期大量出血のリスクをおかして歯状線（実線矢印）より口側まで切り込む必要はない。

●**痔核の把持，切除**──このような場合には，痔核をケリー鉗子ではさんで，剪刀にて歯状線の手前で切り落とすだけで目的を達することができる[図17]。

先述したように，歯状線より奥へ切り込まなければ，出血をきたす可能性はほとんどないわけである。

●**創の上縁固定**──痔核を切り落とした後にできた創の上縁を，創縁固定の目的で1針固定する[図18]。

口側に内痔核成分（矢印）が残ってあとで脱出してきそうな場合には，ここにALTA療法（ジオン®注）を行う（ただし，ジオン®注を使用するには「内痔核治療法研究会」の「四段階治療法講習会」を受ける必要があり，講習会の受講資格として一定

図16 歯状線が脱出してこないタイプの痔核

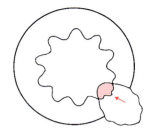
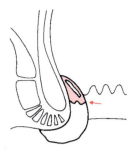

図17 痔核の把持,切除

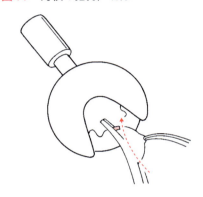

図18 創の上縁固定

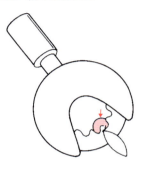

の要件を満たす必要がある．詳細は研究会のサイト[2]を参照のこと）．

文献
1）赤木一成，辻仲康伸：よくわかる肛門外科手術マニュアル．中外医学社，2011．
2）四段階治療法講習会について．内痔核治療法研究会，http://zinjection.net/index.html

直腸肛門周囲膿瘍切開術

赤木一成　辻仲病院柏の葉肛門外科・骨盤臓器脱センター

切開・排膿の適応

直腸肛門周囲膿瘍は保存的治療では改善しない．
自壊して自然排膿しない限り，状況は悪化していく．
よって全例が緊急切開排膿の適応となる．
抗菌薬で経過観察してはならない．

膿瘍のタイプ

　国内では隅越分類が広く用いられる．膿瘍のタイプによって対処法が異なってくるので，膿瘍がどのタイプに該当するかを判断する必要がある．

　低位筋間膿瘍であれば容易に診断できることが多いが，その他のタイプの膿瘍は念入りに触診しないと見落とされやすい．

　「直腸肛門の痛み・直腸肛門の重苦しい感じ・発熱」といった症状がある患者で，触診しても異常が見つからない場合には要注意である．疑わしい場合には画像診断を行い，それでも確診が得られない場合には専門医への紹介も考慮する．

　直腸肛門の解剖[図1A]および直腸肛門周囲膿瘍のタイプ[図1B〜F]を示す．
歯状線に存在する肛門陰窩から矢印のルートを通って細菌が侵入し，膿瘍を形成す

図1　膿瘍のタイプ
A：直腸肛門の解剖　①歯状線，②内肛門括約筋，③外肛門括約筋(下から順に，皮下外肛門括約筋，浅外肛門括約筋，深外肛門括約筋)，④肛門挙筋，⑤坐骨直腸窩，⑥骨盤直腸窩
B：低位筋間膿瘍(ⅡL)　C：高位筋間膿瘍(ⅡH)　D：坐骨直腸窩膿瘍(Ⅲ)　E：挙筋穿破型骨盤直腸窩膿瘍(Ⅳ)　F：筋間上行型骨盤直腸窩膿瘍(Ⅳ)

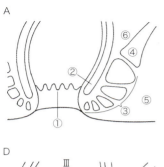
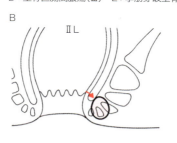
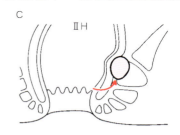
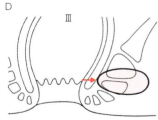
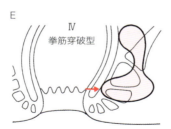
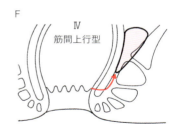

ることになる[図1B～F]。

低位筋間膿瘍（ⅡL）[図1B]

膿瘍の大部分はこのタイプである。肛門縁近くの浅い位置に，丸く限局した膿瘍を触れる。

高位筋間膿瘍（ⅡH）[図1C]

頻度は高くないうえに，注意して触診しないと見逃されやすい。直腸壁に緊満した隆起を触れる。

坐骨直腸窩膿瘍（Ⅲ）[図1D]

低位筋間膿瘍の次に頻度が高い。膿瘍が肛門後方を中心に馬蹄状に広がることが多い。拇指と示指で肛門挙筋をはさむと，ここを分厚く触れる。

骨盤直腸窩膿瘍（Ⅳ）

骨盤直腸窩膿瘍では，直腸後壁を板状に硬く触れるのが特徴的である。

骨盤直腸窩膿瘍には2つの進展ルートがある。坐骨直腸窩に貯まった膿瘍が肛門挙筋を穿破し骨盤直腸窩に至るタイプ（挙筋穿破型，図1E）と，膿瘍が内外括約筋間を上行して骨盤直腸窩に至るタイプ（筋間上行型，図1F）である。

触診

示指を直腸に挿入し，示指と拇指で肛門縁をはさんで肛門全周を念入りに触診していく[図2A]。これを怠ると，坐骨直腸窩膿瘍や小さい低位筋間膿瘍を見逃す可能性がある。

続いて示指をもう少し奥まで進めて直腸全周を触診していく[図2B]。これを怠ると，高位筋間膿瘍や骨盤直腸窩膿瘍を見逃す可能性がある。

熟達すれば触診だけで膿瘍のタイプを判断できるようになるが，深い膿瘍（坐骨直腸窩膿瘍・骨盤直腸窩膿瘍）が疑われる場合には，画像診断を行った方が確実である。

図2 触診法

A：示指を直腸に挿入し，示指と拇指で肛門縁をはさんで肛門全周を念入りに触診する。

B：示指をもう少し奥まで進めて直腸全周を触診する。

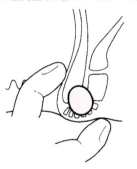
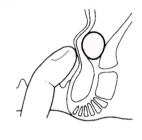

画像診断

画像診断の手段として，①肛門エコー，②CT，③MRI の 3 つがある。

肛門エコーは簡便に行える一方で，CT・MRI と比べて客観性に劣り，かつ肛門挙筋上（骨盤直腸窩膿瘍）の病変描出が不得手という短所がある。肛門エコーのエキスパートがいるならまだしも，そうでない大多数の施設では CT・MRI を用いるのが現実的であろう。

MRI は CT と比べ空間描出能に優れ，膿瘍と筋肉を明瞭に区別できる。CT では膿瘍と筋肉の density が同じで区別がつけにくく，慣れを要する。

画像診断には MRI が最善ということになるが，これも施設の状況によるだろう。

MRI 読影の手順

直腸肛門周囲膿瘍の MRI 読影に必要な最低限のポイントのみ示す。

撮影は加川らの方法[1]に倣って，腰下に枕を置いて臀部を持ち上げたジャックナイフ体位で行っている。

読影は T2 強調画像が分かりやすい。T2 強調画像において，内肛門括約筋（以下「内括約筋」）・外肛門括約筋（以下「外括約筋」）・肛門挙筋は低信号域として黒く描出される一方，膿瘍は高信号域として白く描出される。

全体像を把握するには冠状面（coronal）が適しているので，筆者は冠状面からみていくようにしている。

図3 と図5 の冠状面の画像が分かりやすいので，これらを参照しつつ以下の解剖を確認してほしい。

縦に並んで見える黒いラインが，内括約筋（●）および外括約筋（▲）である。内外括約筋の間に細く見える白っぽいラインが，内外括約筋間となる。外括約筋の黒いラインを頭側にたどっていくと，外括約筋に連続するように，細くて黒いラインが左右斜め上方向へ V 字型に伸びていく。これが肛門挙筋である（▼）。

MRI 画像で得られる情報はたくさんあるが，最低限押さえておく必要があるのは，「膿瘍は肛門挙筋上にないか・あるか」「膿瘍は坐骨直腸窩にあるか・内外括約筋間に

図3 坐骨直腸窩膿瘍

A：冠状面

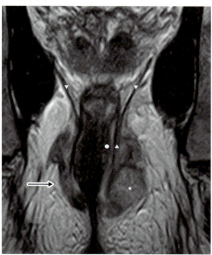

B：水平面（冠状面の矢印の高さ）

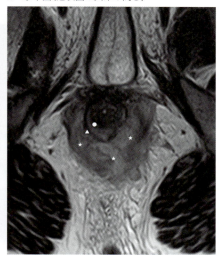

あるか」の2点である。

　冠状面で全体像を把握したら，続いて水平面(axial)をチェックする。水平面では内括約筋・外括約筋の輪切り断面図をみることができるので，先述した「膿瘍は坐骨直腸窩にあるか・内外括約筋間にあるか」をより詳細に判断できる。
　ここまでチェックした段階で，膿瘍がどのタイプに該当するかを判定する。
①膿瘍が肛門挙筋上になく，坐骨直腸窩(外括約筋の外側)にある→坐骨直腸窩膿瘍
②膿瘍が肛門挙筋上になく，内外括約筋間にある→高位筋間膿瘍
③膿瘍が肛門挙筋上にあり，坐骨直腸窩にもある→挙筋穿破型骨盤直腸窩膿瘍
④膿瘍が肛門挙筋上にあり，内外括約筋間にある→筋間上行型骨盤直腸窩膿瘍
(注：低位筋間膿瘍はほとんど触診で診断でき，普通は MRI を行わないので，ここでは言及しない)
　最後に矢状面(sagittal)もチェックして，膿瘍の立体像をより正確にイメージする。

膿瘍のタイプ別 MRI 画像

　紙面が限られているので，各タイプの典型的な画像を一つずつ示すことにする。
　●が内括約筋，▲が外括約筋，▼が肛門挙筋，★が膿瘍を示す。
- **坐骨直腸窩膿瘍**[図3] —— 冠状面では，膿瘍は坐骨直腸窩(外括約筋の外)にあり，肛門挙筋上にはない。冠状面の矢印の高さでスライスした水平面を右に示す。膿瘍は外括約筋の外にあり，馬蹄状に広がっているのが分かる。
- **高位筋間膿瘍**[図4] —— 冠状面では，膿瘍は内括約筋と外括約筋の間に位置しており，肛門挙筋上にはない。水平面では，膿瘍は内括約筋と外括約筋の間に位置している。
- **挙筋穿破型骨盤直腸窩膿瘍**[図5] —— 冠状面のみ示す。坐骨直腸窩にある膿瘍が肛門挙筋を穿破し，骨盤直腸窩に及んでいるのが分かる。
- **筋間上行型骨盤直腸窩膿瘍**[図6] —— 冠状面では，肛門挙筋上に広範囲の膿瘍を認める。内括約筋と外括約筋の間にも小さい膿瘍が認められる(このタイプの膿瘍では，内外括約筋間の膿瘍が分かりづらいこともよくある)。図6B は実線矢印の高さでスライスした水平面。肛門挙筋上の膿瘍が直腸を囲んでいるのが分かる。図6C は

図4　高位筋間膿瘍

A：冠状面　　B：水平面

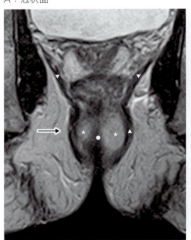
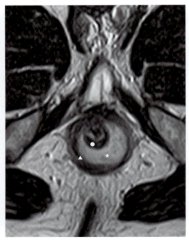

図5　挙筋穿破型骨盤直腸窩膿瘍

冠状面

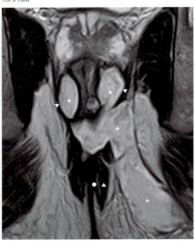

図6 筋間上行型骨盤直腸窩膿瘍

A：冠状面

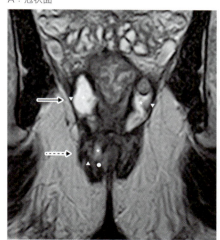

B：水平面（実線矢印）

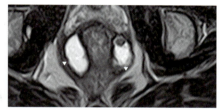

C：水平面（点線矢印）

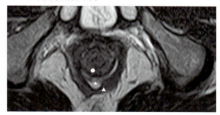

点線矢印の高さでスライスした水平面。水平面の方が，内外括約筋間の小さい膿瘍が分かりやすい。

処置

麻酔法の選択

　低位筋間膿瘍で膿瘍が浅い位置にあれば，局所麻酔で十分である。

　それ以外のタイプの膿瘍は脊椎麻酔で行っている。ただし，低位筋間膿瘍であっても，肥満で視野がとりづらい場合や，恐怖心が強い場合には，脊椎麻酔を考慮すべきである。

膿瘍のタイプ別処置のポイント

低位筋間膿瘍

　このタイプの膿瘍に対する排膿処置は，外来で局所麻酔下に行われることが多いため，この手順について述べる。もちろん脊椎麻酔下の処置でも基本は同じである。

- **視野確保**［図7］── 処置を行う際には，挿入した示指で膿瘍を手前に引き付け，助手に肛門縁を外側に牽引させた状態で操作すると良好な視野が得られる。
- **麻酔**［図8］── 皮下に局所麻酔を行う。膿瘍に局麻薬を注入しても麻酔効果は得られない［図8A］。正確に皮下に注入し，皮下を薬液で膨隆させる［図8B］。
- **切開・排膿**［図9］── 膿瘍の中心に紡錘状の切開を加える[*1]［図9A］。直線状に切開するだけだと，創縁がくっついてドレナージが効かなくなるため，創縁がくっつかないよう紡錘状にするわけである[*2]。膿が流出したら，pean鉗子で創を広げて十分に排膿する［図9B］。
- **経過** ── 排膿後1カ月ほど待つと炎症が取れ，痔瘻の瘻管の有無が明らかとなる。瘻管を認める場合には［図10］，改めて痔瘻の根治手術が必要となる。明らかな瘻管が認められなければ経過観察してもよい。

高位筋間膿瘍［図11］

- **切開・排膿** ── 排膿は直腸内腔からアプローチする方法（直腸壁を切開して直腸内

---

*1 ── アドバイス
膿瘍が前方後方の正中に位置している場合には，正中を避けた位置で切開するよう心がける。理由は2つ。
① 正中に創をつくると創縁がくっついてふさがりやすいため。
② 後日痔瘻根治手術を行う場合，正中の創だと難治化しやすいため。

*2 ── アドバイス
創縁がくっついてふさがりやすい状況でない限り，ガーゼドレナージは必要ない。ガーゼドレナージを留置するとしても，ぎゅうぎゅうに詰め込んではいけない。要は創縁がくっつかずドレナージの効いた状態を保てればよいわけである。

図7　視野確保（低位筋間膿瘍）

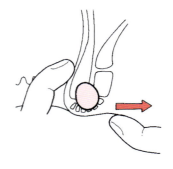

図8　局所麻酔（低位筋間膿瘍）

A：膿瘍に局麻薬を注入しても麻酔効果は得られない。
B：正確に皮下に注入し，皮下を薬液で膨隆させる。

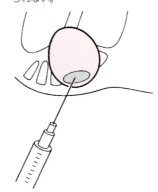
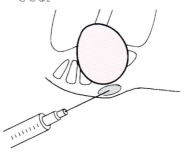

図9　切開・排膿（低位筋間膿瘍）

A：紡錘状の切開　　B：排膿

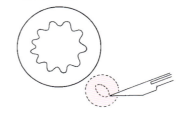
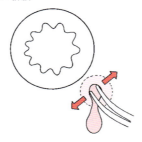

図10　瘻管（低位筋間痔瘻）

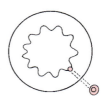

図11　切開・排膿（高位筋間膿瘍）

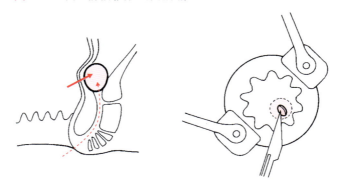

*3 ─ アドバイス
もうひとつ，内外括約筋間からアプローチする方法（内外括約筋間を分け入って膿瘍に達する：点線矢印）もある。このアプローチでは止血に難渋することはないが，内外括約筋間を正確に剥離する技術が必要となる。

へ排膿する：実線矢印）が一般的である。このアプローチは出血しやすいという短所があるが，手技的には容易なので，慣れないうちはこちらを推奨したい。排膿処置は肛門の奥の方で操作を行う必要があるため，脊椎麻酔下に行った方がやりやすい。肛門鏡を留置して視野を確保し，膿瘍の中心を狙って切開する*3。

坐骨直腸窩膿瘍［図12］

- ●切開・排膿 ── 膿瘍の中心部を狙って切開するのは低位筋間膿瘍と同じ。前後正中に創をつくらないよう注意するのも同様である。鉗子で探ってゆき，坐骨直腸窩の膿瘍腔に到達すると膿が流出してくる。このタイプの膿瘍は低位筋間膿瘍より深い場所に位置しており，容易に膿瘍腔に到達できないこともあるが，鉗子を膿瘍腔より奥へ深く突っ込んで肛門挙筋を損傷しないよう注意して操作を行う。左手の示指で肛門挙筋を触れながら膿瘍腔を探るようにすれば，肛門挙筋の損傷を回避できる［図12A］。
- ●ドレナージ ── このタイプの膿瘍は，馬蹄状に広範囲に広がっていることが多い。範囲が広い場合には，drainageを十分に効かせるために，vessel tapeやPenrose drainをループ状に留置しておく［図13］。

骨盤直腸窩膿瘍

先述したように，骨盤直腸窩膿瘍には「挙筋穿破型」と「筋間上行型」という2つのタイプが存在する。

挙筋穿破型骨盤直腸窩膿瘍

- ●切開・排膿［図14］ ── 創は坐骨直腸窩膿瘍のときより大きくする。鉗子で探ってゆき，坐骨直腸窩の膿瘍腔に到達すると排膿が認められる。鉗子先端で膿瘍腔の中を慎重に探っていくと，肛門挙筋に穴が開いており（穴は肛門の斜めうしろ方向＝5時

図12　切開・排膿（坐骨直腸窩膿瘍）

A：左手の示指で肛門挙筋を触れながら膿瘍腔を探る　　B：排膿

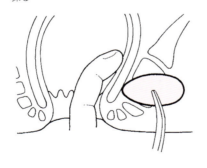
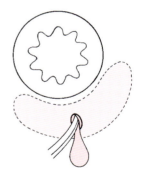

図13　ドレナージ（坐骨直腸窩膿瘍）

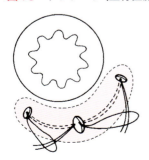

図14　切開・排膿（挙筋穿破型骨盤直腸窩膿瘍）

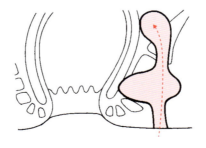
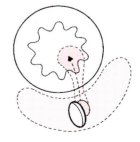

または 7 時方向にみつかることが多い），そこから膿瘍腔が肛門挙筋上に伸びていくルートがみつかる。坐骨直腸窩だけでなく，この挙筋上の膿瘍も十分に排膿しておく。

MRI を行っていれば，この肛門挙筋に穴が開いている場所の見当がつけやすい。

筋間上行型骨盤直腸窩膿瘍

直腸肛門周囲膿瘍の中で，対処が最も難しいタイプである。

十分な経験がなければ，画像診断無しでこのタイプの膿瘍を診断するのは難しいだろう。そして，排膿処置はさらに難しい。

まず，皮膚を切開して坐骨直腸窩に到達し，そこからさらに深く進んで肛門挙筋を開いて骨盤直腸窩の膿瘍腔に到達しなければならない。深い場所にある膿瘍を安全に排膿するのは容易でなく，下手すると直腸壁を損傷しかねない。さらに排膿処置の巧拙が，根治手術のやりやすさにも影響する。

このタイプの膿瘍が疑われたら，処置は熟達した専門医に委ねるべきと考える。

文献

1) 加川隆三郎，野村英明，ほか：MRI で解析した坐骨・骨盤直腸窩痔瘻の進展のルール．日本大腸肛門病会誌　2008；61：151-60．

痔瘻根治術

山本　学，蘆田啓吾，藤原義之　鳥取大学医学部病態制御外科

　痔瘻根治術をはじめ肛門手術は，術後の排便機能に直結するため，専門的な知識と術式への習熟が求められる。2014年に「肛門疾患（痔核・痔瘻・裂肛）診療ガイドライン2014年版」が刊行され[1]，若手外科医や一般外科医において，肛門診療を行う際の参考となっているのが現状である。

　本項では痔瘻の病態，診断の際のポイント，および手術手技について解説する。

痔瘻の病態

　痔瘻の成因は，一般的にはcrypt glandular infectionによるものとされている。まず感染源が原発口である肛門陰窩（anal crypt）より侵入し，内外括約筋間にある肛門腺（原発巣）に感染を生じる。この炎症が周囲へ波及して膿瘍形成し，これが自然に自壊あるいは切開されることにより肛門周囲の皮膚（二次口）へ瘻孔形成をきたしたものが痔瘻である。痔瘻の手術においては，感染の原因となった原発口，さらに炎症の母地となった原発巣に対し適切に対処することが重要である［図1］*1。

*1 ─ポイント
原発口，原発巣が正しく処置されないと，炎症の再燃から再発をきたすことになる。

痔瘻の分類

　痔瘻の分類は，わが国においては隅越分類が用いられていることが多い[2]。まず，肛門管上皮および皮膚，内肛門括約筋，外肛門括約筋，肛門挙筋による境界空隙で構成される肛門管を4つの部位，Ⅰ：皮下あるいは粘膜下，Ⅱ：内外括約筋間，Ⅲ：肛門挙筋下，Ⅳ：肛門挙筋上，に分類する。さらに歯状線より低位（L）あるいは高位（H）に分け，瘻管がどのスペースを走行するかによって詳細に分類する。臨床的には低位筋間痔瘻（ⅡL型）の発生頻度が最も多く，次いで坐骨直腸窩痔瘻（Ⅲ型）が多い。この分類により治療方法が変わるのが特徴である［図2］。

図1　痔瘻の病態

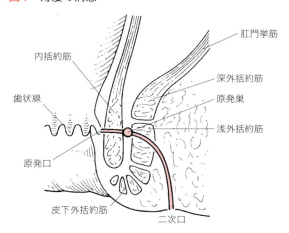

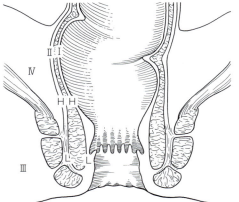

図2 隅越分類
Ⅰ：粘膜，または皮膚と内括約筋との間の腔　Ⅱ：内，外括約筋の間の腔
Ⅲ：肛門挙筋下腔　Ⅳ：肛門挙筋上腔
H：歯状線より上方　L：歯状線より下方

```
Ⅰ 皮下または粘膜下痔瘻
  L  皮下痔瘻
  H  粘膜下痔瘻
Ⅱ 内・外括約筋間痔瘻
  L  低位筋間痔瘻 { S 単純なもの / C 複雑なもの
  H  高位筋間痔瘻 { S 単純なもの / C 複雑なもの
Ⅲ 肛門挙筋下痔瘻
  U  片側のもの   { S 単純なもの / C 複雑なもの
  B  両側のもの   { S 単純なもの / C 複雑なもの
Ⅳ 肛門挙筋上痔瘻
```

痔瘻の診断

視診，指診が診断の中心であり，補助診断法としてCT，MRI，あるいは瘻孔造影などが行われる。

視診，指診

まず，視診にて二次口の開口部を確認する。二次口より排出される内容物に注意が必要である。炎症があればクリーム色の膿が排出されることがあり，またゼリー状粘液の分泌を認めた場合には，痔瘻癌の可能性を考慮する。

次いで指診[*2]を行う。単純な低位筋間痔瘻であれば，二次口を牽引することで瘻管が硬結として触知する。瘻管を触知しない症例は，複雑性痔瘻か坐骨直腸窩痔瘻の可能性がある。肛門管内に示指を挿入すると，原発口は硬い凹みとして触知する。肛門内に示指を挿入したまま拇指を肛門縁にあてて行う双指診にて，炎症の広がりなどを診断する。双指診にて肛門挙筋を硬く触知する場合，坐骨直腸窩痔瘻と診断できる。

さらに肛門鏡にて原発口も確認するが，無麻酔での診察では確認できないことも多い[*3]。これらの診察にて，痔瘻のタイプをできるだけ正確に見極め，後に述べる術式の選択に繋げる必要がある。

CT，MRI

CTは膿瘍の存在部位や，直腸周囲の状況を把握するのに有用である。MRIの冠状断あるいは矢状断像により瘻管の走行が明らかとなり，高位，低位の鑑別や複雑性痔瘻の診断に有用となることがある。

瘻孔造影，色素注入

透視下に二次口よりガストログラフイン®を瘻孔に注入し，瘻管の走行を確認する。また，術中にインジゴカルミンを注入して原発口から色素が排出されるのを確認する方法もある。いずれも二次口が開いている場合しか行えず，また原発口が確認できないことも多い。あくまで補助診断として行われる。

---

*2─ポイント
痔瘻の診断で最も重要なのが指診であるが，正確な診断には熟練を要する。肛門診察は羞恥心もあるため，手早く行うべきである。普段から肛門診察時に解剖や周囲の組織の硬さなどを意識して，慣れておく必要がある。

*3─ポイント
炎症があり，痛みが強い場合には無理をしない。麻酔がかかり，痛みと緊張が取れたところで改めて診察し，診断するのがよい。

痔瘻に対する手術

麻酔・体位

原則として腰椎麻酔(サドルブロック)下に行う。体位はジャックナイフ位*4 をとり，臀部の両側にテープを貼り，左右に牽引することで視野を確保する。

*4 ―ポイント
術中の視野をしっかり確保するため，体位の調整は非常に重要である。肛門手術で頻用されるジャックナイフ位を手早く安全に行えるように習熟が必要がある。

痔瘻手術の実際

痔瘻は，以下の理由から基本的に全例手術適応と考えられる。
① 自然治癒は期待できない。
② 保存的治療では炎症の再燃を繰り返し，複雑化していく。
③ 長期間(通常は10年以上)の病悩期間で，悪性化する可能性がある。

痔瘻手術においては，術後の排便機能を十分考慮する必要がある。括約筋の損傷をできる限り抑えつつ，原発口，原発巣を含めた瘻管を確実に処理する必要がある。つまり，痔瘻の根治性を保ちつつ，肛門機能を落とさないための適切な術式選択および手術手技が重要である。

痔瘻の基本手術は，開放術式(Lay open法)，括約筋温存術(Coring out法)，およびSeton法の3つである。近年では肛門機能の温存や再発率の低下を目指し，それぞれの術式の改良が報告されている。3つの基本術式について，それぞれの特徴，基本的考え方や手術手技について述べる。

本項では，単純な低位筋間痔瘻の治療法を中心に述べる。複雑な痔瘻は安易に未熟な外科医が処置すべきではなく，専門的に行っている習熟医が行うべきである。

Lay open法

主に後方(5時～7時)の低位筋間痔瘻に対して行われる，最も基本的な術式である*5。

まず二次口からゾンデを挿入し，瘻管の走行を確認する。原発巣まで抵抗なく挿入できれば，そのまま貫通させる。抵抗があれば無理をしない*6。ゾンデをガイドにしつつ，ゾンデに沿って瘻管前面の組織をすべて電気メスにて切離し，瘻管を開放させる[図3A]。

原発巣には不良肉芽が存在し，これはできるだけ鋭匙や電気メスにて除去する[図3B]。

最後にドレナージ創を作成するため，瘻管底部と創縁を吸収糸で縫合固定する。ドレナージ創の作成が不十分な場合，有効なドレナージが得られず，創の底部に汚物が貯留し，感染が遷延して治癒が得られないため，しっかりとしたドレナージ創を作成する必要がある[図3C]。

*5 ―ポイント
再発率は低いが，括約筋のダメージが大きいため，前側方の痔瘻に対してこの術式を行うと肛門の変形が強くなり，肛門機能の低下を招く。

*6 ―ポイント
無理にゾンデを挿入すると，原発口以外にゾンデが挿入され，正しく原発口の処理ができないことになる。ゾンデの挿入に抵抗がある場合，抵抗のあるところまで切開し，さらに挿入，切開を繰り返す。原発口まで正しく切開開放して処置することが重要である。

Seton法

前側方の低位筋間痔瘻，あるいは坐骨直腸窩痔瘻に対して主に行われる術式である*7。今回は低位筋間痔瘻での方法を述べる。

まず二次口からモスキート鉗子を通し，貫通が容易にできればこのままseton(ゴム輪)を留置する。setonは絹糸で結紮する[図4]。

二次口が開通していない，あるいは瘻管が細くて鉗子を挿入できない症例では，二

*7 ―ポイント
再発率は低く，肛門機能障害も少ないが，治癒するまでに長期を要するのが欠点である。

図3　Lay open法

A：瘻管の開放

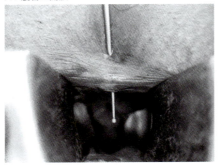

B：不良肉芽の除去

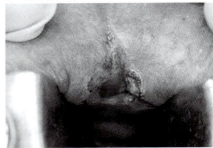

C：ドレナージ創の作成

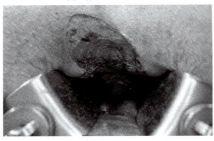

図4　Seton法

A：二次口からのモスキート鉗子挿入，seton留置

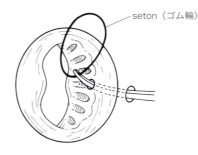

B：setonを絹糸で結紮

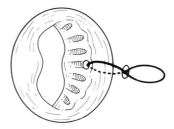

seton（ゴム輪）

次口周囲に切開を加え瘻管の剥離を行い，ある程度剥離したところで瘻管を切開して同様にモスキート鉗子を挿入する．剥離した瘻管は切離しておく．二次口側から瘻管の内腔が確保できなければ，剥離した瘻管を牽引することで原発口のくぼみを見つけ，原発口からモスキート鉗子を通す方法もある［図5］．

2〜3週ごとにsetonを締め直し，自然脱落するのを待つ［図6］*8．

Coring out 法

前方あるいは側方の低位筋間痔瘻に対して行われる，括約筋温存手術である*9．

二次口周囲を切開し，瘻管に沿って剥離を行う．内括約筋手前になると，瘻管を牽引することで原発口が確認できる．原発口から粘膜を切除し，同様に瘻管に沿って慎重に剥離を進め，内括約筋まで切離し瘻管を一括に摘出する．内括約筋の欠損部は吸収糸で縫合閉鎖する．原発口付近の粘膜も縫合するが半閉鎖とし，ドレナージ孔を作成しておく［図7］．

＊8─ポイント

setonはきつく締め過ぎると痛みを生じたり，早期の脱落により肛門の変形をきたしたりする．また，緩くし過ぎると治癒するまでかなりの時間を要することになる．組織に軽く緊張がかかる程度に締めるのがポイントである．

＊9─ポイント

技術難易度が高く，再発率も高い．熟練した肛門専門医が行うべき術式である．

図5　Seton法

A：二次口の切開，瘻管の剝離

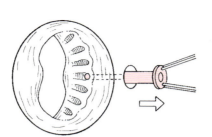

B：二次口からのモスキート鉗子挿入，seton留置

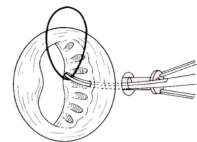

C：原発口からのモスキート鉗子挿入，seton留置

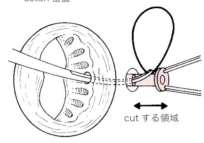

cutする領域

図6　Seton法
2〜3週ごとにsetonを締め直し，自然脱落するのを待つ。

A

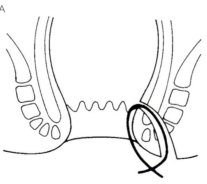

B

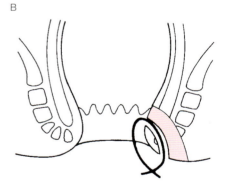

C

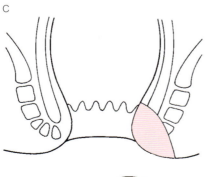

図7 Coring out 法

A：原発口から粘膜を切除し，同様に瘻管に沿って慎重に剥離を進め，内括約筋まで切離し瘻管を一括に摘出する。

B：原発口付近の粘膜も縫合するが半閉鎖とし，ドレナージ孔を作成する。

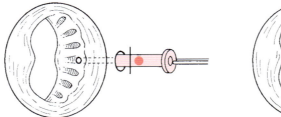
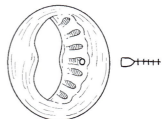

術後管理

術後は鎮痛剤をしっかり使用し，疼痛管理を十分に行う。特に排便時の強い痛みは排便に対する恐怖が強くなるため，緩下剤を用いて排便コントロールをするなどの工夫が必要である。術後2～3日目から入浴を許可し，創部を洗浄してもらう。

痔瘻の分類と治療について概要を述べた。痔瘻は，日常診療で頻回に認める疾患である。ただ患者の羞恥心より重症化して来院することが多く，適切な診断と治療が患者のその後の生活の質に大きく関与してくるのが実情である。確かな診療技術の習得が必須であり，安易に治療を行うことなく，躊躇せず専門的な施設を紹介することも重要と考える。

文献

1) 日本大腸肛門病学会編：肛門疾患(痔核・痔瘻・裂肛)診療ガイドライン2014年版．南江堂，2014．
2) 隅越幸男，高野正博，岡田光生，ほか：痔瘻の分類．日本大腸肛門病会誌，1972；25：177-84．

直腸脱手術

岡本春彦[1]，畠山勝義[2] [1]新潟県立吉田病院外科，[2]新潟大学名誉教授

　直腸脱の手術法は多岐に渡り［表1］[1), 2)]，一般外科医が生涯に経験する症例数よりも術式数が多いのではないかと思われる程である。一方，本疾患に対する手術は機能を重視したものであり，細かな手技の差異が結果に大きく影響を及ぼす可能性がある。したがって，施行される術式は必然的に数種類に絞られ，実際には侵襲が少ない経肛門手術が第一選択で行われることが多くなる。

　ここでは，わが国で最も多く行われている Gant-三輪法と Thiersch 法，および欧米で主流の Delorme 法について解説することとする。開腹術は手技的にはそれほど難しくはないが，他の術式に比べると侵襲が大きく，また，術後の排便機能を考慮したコツと経験が必要となる点で難しい術式といえる。研修医で修得することは難しく，助手として遭遇する機会もまれである。したがって，ここでは簡単に紹介するにとどめることとする。

直腸脱 rectal prolapse

分類

　肛門から直腸が翻転脱出する病態を直腸脱と呼ぶ。内痔核の脱出により肛門管粘膜が全周性に脱出するものは脱肛，肛門脱（anal prolapse）である。直腸脱の分類をシェーマで示す［図1］。直腸壁の全層が脱出するものを完全直腸脱，粘膜のみが脱出するものを不完全直腸脱（直腸粘膜脱）と呼ぶ。前者は直腸が5～6 cm 以上脱出し同心円状・輪状の溝を形成するが，後者は肛門周囲皮膚に放射状の溝を形成する。図1A は粘膜のみの脱出で肛門脱である。図1B は Tuttle Ⅰ型の完全直腸脱で，Douglas 窩の腹膜は脱出せず脱出直腸と肛門周囲皮膚との間に深い溝を認めないもの

表1　直腸脱に対する手術術式

- 肛門輪の縮小を図る手術
    Thiersch 法，Sarafoff 法
- 脱出直腸に対する手術
    Rehn-Delorme 法および David 変法，Gant-三輪法
- 直腸・結腸の挙上・固定を図る手術
    Ekehorn 直腸固定術，Tuttle 法，Lockhart-Mummery 法，Jeannel 法，Kummell 法，Sudeck 法，Bacon 法，Orr 法，Moore 法，Pemberton-Stalker 法，Martin 法
- Douglas 窩の閉鎖あるいは挙上を図る手術
    Moschcowitz 法，Graham 法，Mayo 法
- 骨盤底の形成あるいはその補強を図る手術
    直腸皺襞形成，肛門挙筋形成術，Poppert 法，Ripstein 法，Goligher 法，Moshcowitz-Graham 手術，Brintnall 法
- 腸管切除術
    Mikulicz 法，Miles 法，Cunningham 法，Buie 法，Altemeier 法，Dunphy 法
- 直腸逆重積法
    Devadhar 法
- polyvinyl alcohol sponge 法＊
    Wells 法，Goligher 法

＊polyvinyl alcohol sponge とは ivalon（polyvinyl alcohol）のシートを指す。その他，テフロンメッシュやマーレックスメッシュなどを用いることもある。

図1　直腸脱の分類(Tuttle分類)
A：不完全直腸脱：粘膜のみの脱出で肛門脱に相当し，本来の直腸脱ではない。
B：完全直腸脱(Tuttle I 型)：Douglas窩の腹膜は脱出せず脱出直腸と肛門周囲皮膚との間に深い溝を認めない。
C：完全直腸脱(Tuttle II 型)：Douglas窩の腹膜が脱出し脱出直腸と肛門周囲皮膚との間に深い溝を認める。
D：完全直腸脱(TuttleIII 型)：重積下降するも先進部は直腸内に留まっている．不顕性直腸脱ともいう。

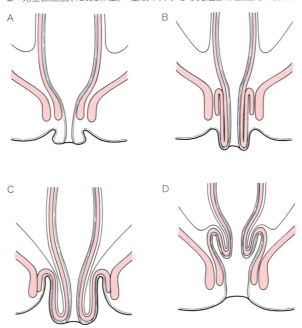

を指す．図1CはTuttle II 型の完全直腸脱で，Douglas窩の腹膜が脱出し脱出直腸と肛門周囲皮膚との間に深い溝を認めるものを指す．図1DはTuttleIII型の完全直腸脱で重積下降した先進部が直腸内に留まっているものを指し，不顕性直腸脱ともいう。

症状

　排便時の直腸の翻転脱出で始まり，進行すると排便時以外でも腹圧が上昇すると容易に脱出するようになる．嵌頓はまれであるが，用手還納が難しくなり常時脱出したままの状態に進行すると，脱出腸管にびらんなどの炎症を伴い，粘液や血性分泌物で下着が汚染されるようになる．括約筋機能不全を伴い便失禁を認めることもある。

治療

　手術が唯一の治療法である．低侵襲かつ再発の少ない手術が望ましいが，数多い術式の中から病態に応じ適切な術式を選択することが最も重要なポイントである[表1]．まずは開腹手術以外の低侵襲な術式を考慮すべきである．わが国ではGant-三輪法とThiersch法を組み合わせた術式が広く行われているが，欧米はDelorme法が主流である．前者の再発率は低くはないが，簡便な術式であり再発した場合も再施行が可能であることが，わが国で広く行われている理由と考えられる[3]．経肛門操作や会陰操作で修復できない場合は，開腹手術を考慮する。

*1―助手の手技・ポイント

結紮糸の締め加減に注意する。強く締めすぎると粘膜が裂け，絞り込み効果が薄れる。粘膜の厚さ，浮腫の有無や脆弱性を判断し，それに応じた適切な力でかつスピーディーに結紮しなければならない。

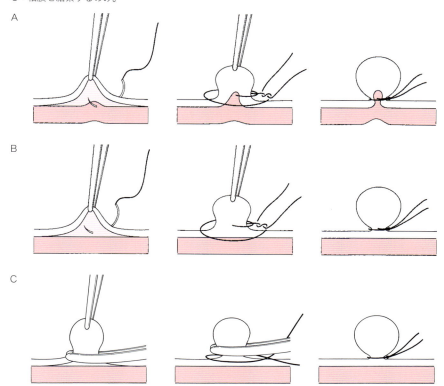

図2　Gant-三輪法における結節の作製方法*1
A：筋層の一部に針糸をかけ貫通結紮する。
B：粘膜のみ針糸をかけ貫通結紮する。
C：粘膜を結紮するのみ。

術式

Gant-三輪法

絞り染めを行うように多数の結節を粘膜面に作製し，脱出した腸管壁を短縮・還納させる簡便な術式である。

● **麻酔および体位** ―― 通常，手術時間は2時間を超えることはないため，麻酔は仙骨ブロック（マーカイン®注脊麻用0.5％高比重1.5～2 mlを用いる）のみで問題なく手術を施行することができる。仙骨ブロックを施行できない症例では，Thiersch法の糸を通す肛門縁皮膚に局所麻酔を行うだけでも手術可能な場合が多い。括約筋が緩く，括約筋を含めた広範囲の局所麻酔が不要な症例が多いからである。砕石位は最も直腸の脱出が顕著となる体位であり，経験の少ない術者であっても過不足なく処置を行い易い。ジャックナイフ位等の他の体位では，脱出が不十分になる可能性がある。

術者は患者に向かって左側，助手は右側に座るが，患者の両足の間のスペースが狭い場合は立ったままで操作することも多い。

● **操作** ―― まず，最も口側の腸管から処理するため，臓器把持鉗子などを用いて脱出腸管を可能な限り牽引し引き出しておく。

結節の作製法には2種類の方法がある。鑷子でつまみ上げた粘膜を鉗子で挟み，絹糸を用いて結紮するのみとするか，吸収糸による針糸結紮を行うかのいずれかにより大豆大の結節を作っていく［図2，3］。著者らは簡便な前者の方法を好んで用いてい

*2 ─ 手技のポイント

同心円上の結節数は3〜4個で，その同心円から長軸方向に約1cm離れた同心円上に次々と結節を作製していく。また，異なる同心円上の結節が長軸方向の直線上に並ばないようにする。示指を挿入し，狭窄の有無を確認しながら作製していく。示指が少し抵抗を感じる程度の内腔径が適切である。内痔核より口側の粘膜までに止め，肛門管上皮である移行・扁平上皮を結紮しないよう注意する。

*3 ─ 著者からのアドバイス

粘膜を鉗子で把持する際，粘膜の厚さや脆弱性を考慮し，有効な絞り込み効果が生ずるように適切に挟む。可能な限り大きな結節を作製するように鉗子で把持することがコツである。薄く脆弱な粘膜を無理に牽引すると，粘膜が裂けて出血する。また，狭窄を生じずに還納するためには，結節の間隔と結節を作製する範囲が重要であり，ある程度の経験が要求される。助手での手術経験も重要となるため，術者は意識して指導するようにする。

*4 ─ 解剖のポイント

歯状線から内肛門括約筋と皮下外肛門括約筋が接するHilton線（白線，括約筋間溝）の間の領域は肛門管皮（ペクテン；pecten）と呼ばれ，肛門縁より外側の肛門周囲皮膚（perianal skin）と異なり，毛，毛孔，汗腺を欠く角化の少ない重層扁平上皮からなる肛門上皮（anoderm），肛門皮（anal skin）である。その周囲の上皮は，年齢，個体間，あるいは同じ個体でも管周の部位により様々な形態をとる。移行帯が存在せず扁平上皮から円柱上皮に突然移行する場合や，歯状線を越えて扁平上皮が口側に広がるもの，またその境界で島状あるいは半島状に入り組んでいるものなどがある。年齢と共に扁平上皮が口側に伸び，内痔核の表面を白色調の扁平上皮が覆っているのを見ることが多い。

図3　Gant-三輪法*2

結紮糸は通常20〜30本に及ぶ。結紮糸を切って軽く押し込むと容易に還納される。

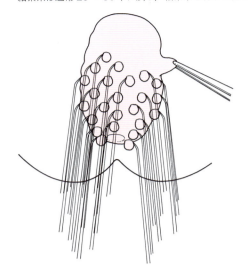

る。針糸結紮を行う際は，粘膜だけに針糸をかける方法と筋層の一部もかける方法があるが，いずれも異物として残る可能性があるので吸収糸を用いる。

　結節を作製する間隔は，腸管の太さや粘膜の厚さに応じ適切にしなければならない*3。腸管の短縮効果が不十分では困るが，密に作製しすぎて狭窄を生じないように注意する。通常，同心円上の結節数は3〜4個で，その同心円から長軸方向に約1cm離れた同心円上に次々と結節を作製する。また，異なる同心円上の結節が長軸方向の直線上に並ばないようにする。示指を挿入し，狭窄の有無を確認しながら作製していく。示指が少し抵抗を感じる程度の内腔径が適切である。

　順次同じ操作を繰り返していくが，肛門側の肛門管上皮である移行・扁平上皮を結

図4　肛門管付近の解剖*4

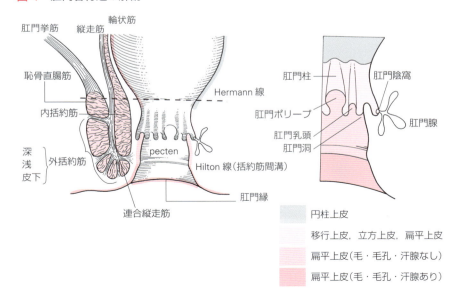

紮しないように，結節の作製は内痔核より口側の粘膜までに止めるように注意する。そのためには肛門管の解剖を理解する必要がある[図4]。内痔核が目立たない場合は歯状線が目安になるが，肛門陰窩が分かりづらく歯状線を確認しにくい症例も少なくない。その際は，肥大乳頭や肛門ポリープを目安に歯状線を確認する。また，扁平あるいは移行上皮からなる肛門管上皮は，年齢と共に口側に進展するため，内痔核をほぼすべて被うまで伸びてくることも多い[4]。肛門管上皮に操作が及ぶと疼痛を生ずるので，結紮操作は少なくとも内痔核の上縁より口側までに止めることが重要である。

操作途中で結紮した糸を適宜切っていくこともあるが，すべての結紮が終了した時点で結紮糸を切り軽く押すと，脱出腸管は容易に還納される。

Thiersch 法

肛門管下縁の皮下に太い糸や鋼線をリング状に挿入し，肛門縁を狭小化することにより脱出を防ぐ術式である。Thiersch 法を単独で行うことは少なく，Gant-三輪法に追加する場合がほとんどである。

Gant-三輪法の対象は肛門括約筋機能の弱い症例が多い。Gant-三輪法のみ施行した場合，直腸膨大部が筒状となり，それまでは直腸脱の状態になるとそこで便が止まって出にくくなっていた状態が解除され，直線的に便が下降し便失禁が現れることがあるので，Thiersch 法が追加されることが多い。

● **麻酔および体位** ── Gant-三輪法に準ずる。
● **操作** ── 12時と6時方向の肛門縁の皮膚に約5mmの皮膚切開を置き，彎曲の強い鉗子などを用いて，1号以上の太い非吸収糸を皮下にリング状に埋め込む[図5]*5。

Thiersch 原法は銀線を用いる術式であるが，鋼線の結び目部分が皮膚に露出し早期に除去せざるをえなくなることが多いため，鋼線はあまり用いられなくなった。より長期間埋め込まれたままでいるように，機械的炎症を起こしにくい柔らかい合成非吸収性の素材が用いられることが多くなった。テフロンテープやポリエステルテープ

＊5 ─ 著者からのアドバイス

結紮糸のリングの大きさが最も重要であり，Gant-三輪法を行った距離とできあがりの腸管の太さ，肛門括約筋の機能，排便の状況，便の硬さなどを考慮して決める。通常は示指の太さ程度に締めるが，再脱出の可能性がある状態あるいは便が緩いような場合は少しきつめに，Gant-三輪法のみで再脱出の可能性があまりない場合や便が緩くないような場合は少し緩めにする。

＊6 ─ 助手の手技・ポイント

糸を結紮する際，術者が挿入した示指よりやや太い程度のリングが形成されるようにする。その際の締め具合が最も重要なポイントとなる。術者が挿入した示指の感覚を助手に伝え，ゆる過ぎずきつ過ぎず適当に締めて結紮するように指示する。

図5　Thiersch 法*6
A：6時と12時に約5mmの皮膚切開を加え，彎曲の強い鉗子などを挿入し太い非吸収糸を皮下に埋め込む。糸を結紮する際，術者が示指を挿入し，助手が示指よりやや太い程度のリングを形成するように結紮する。
B：小切開部で結紮するが，結紮部位が皮膚縫合部に当たらないように糸を引っ張り少しずらす。

A　　　　　　　　　　B

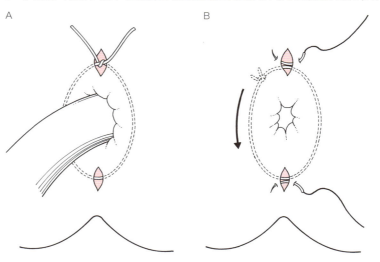

を用いたり，そこに伸縮性を加えたりする工夫の報告もある[5]。また，吉田らは[6]，採取した自己の大腿外側の広筋膜を用い良好な結果を得たと報告している。著者らは，非侵襲性と簡便性を考慮し，太いナイロン糸等の非吸収性合成糸を用いている。

2個所の皮膚切開創はそれぞれ1針で縫合閉鎖できるが，埋め込んだ糸の結紮部位が皮膚縫合部に当たらないように，糸を引っ張り少しずらすようにする。

Delorme法

Delorme法は，脱出した直腸粘膜を筒状に切除し，切除粘膜断端同士を縫合し腸管を短縮する術式である[7]。

- **麻酔および体位** ── Gant-輪法と同じで，仙骨ブロック，砕石位で行う。
- **操作** ── 脱出腸管の粘膜を肛門管上縁の約2cm口側から切除する。内輪筋が露出する層で脱出腸管の口側端まで粘膜下層を剥離し，筒状に粘膜を切除する。15～20cm程度の粘膜を切除するが，粘膜下に生食水を注入しながら剥離すると，筋層を損傷することなく適切な層で粘膜切除を行うことができる[*7]。

止血を確認した後に，粘膜断端同士を結節縫合で吻合する。その際剥離した腸管の長さに応じて，2～4個所ずつ筋層に縫合糸をかけることもある。縫合が終了後，粘膜縫合部を口側に押して戻すと腸管は還納される［図6，7］。

---

*7 ─ 著者からのアドバイス

通常，脱出した直腸は浮腫を伴っているため，粘膜下を剥離する操作は比較的容易に行えるが，粘膜が薄い場合や炎症性の線維化を生じている場合などは，粘膜下に生理食塩水を局注すると剥離層が分かりやすく操作が容易になる。

図6 Delorme法
A：内痔核より口側の粘膜に環状の切開を加える。
B：脱出している腸管の粘膜を剥離していく。
C：粘膜切離が終了した図。
D：口側と肛門側の粘膜を縫合する。筋層2～4個所に針糸をかける。
E：筋層が重積する形となり，脱出腸管が短縮される。

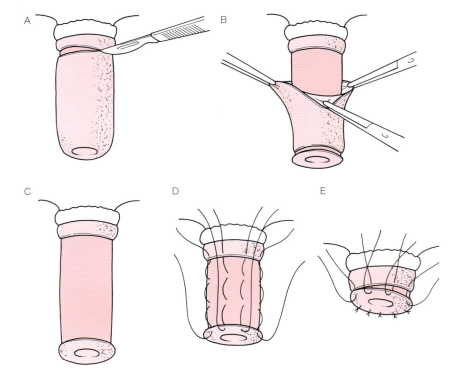

*8 ──助手の手技・ポイント
助手は剥離した粘膜を把持鉗子で保持し，広い剥離面を確保するように努め，術者が連続的に剥離操作を行うことができるようにする。

図7　Delorme 法断面図*8
筋層が折りたたまれ腸管が直線化される。

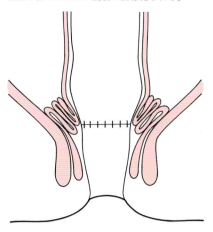

図8　Ripstein 手術
直腸前方から被せた mesh を仙骨前面に縫合固定し直腸を挙上する術式。

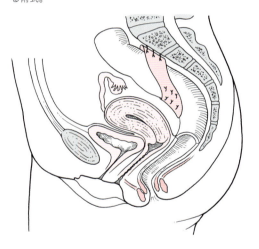

図9　Wells 手術
直腸後方の仙骨前面に mesh を固定し，直腸前壁に巻き付ける術式。

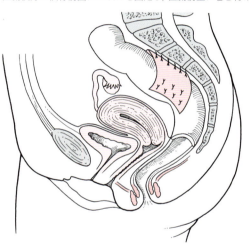

開腹手術

　Ripstein 法［図8］は，直腸を遊離し直腸前方からかぶせた合成繊維の mesh を仙骨前面に縫合固定し直腸を挙上する術式である[8]。Wells 法［図9］[9]や Goligher 法は，Ripstein 法と逆に直腸後方の仙骨前面に固定した mesh を，直腸前壁に巻き付ける方法である。

　いずれも直腸の吊り上げと巻き付ける mesh の締め具合が重要なポイントで，経験を要す術式である。吊り上げ過ぎあるいはきつく巻き付け過ぎると，直腸が細く直線的になるため，便の貯留能が低下することになる。括約筋機能の悪い症例では，術後の便失禁が問題になることが少なくないので注意する。とくに便の性状が軟便傾向の症例の場合，適応を慎重に考慮しなければならない。また，Thiersch 法や postanal repair 法等の追加を考慮することもある。

文献

1) 池田典次：直腸脱の手術．現代外科手術学体系 第13巻B，直腸・肛門の手術．中山書店，1980．p.47-104．
2) 戸塚守夫，石山勇司，中山 豊：新外科学大系 第24巻B，直腸・肛門の外科Ⅱ．中山書店．1992．p.301-14．
3) 荒川広太郎：直腸脱の現況 – 最近10年間の本邦全国集計．日本大腸肛門病会誌 1979；32：224-29．
4) 小平 正，渥美和郎：現代外科学大系 第37巻．直腸・肛門，大腿ヘルニア．中山書店 1973． p.3-21．
5) 岩垂純一，高橋知子，山名哲郎：伸縮性ポリエステルテープを用いたGant-三輪-Thiersch法．日本大腸肛門病会誌 2005；58：452-3．
6) 吉田鉄郎，笹口政利，吉田英毅，ほか：直腸脱に対するGANT-三輪-Thiersch法 – 吉田変法の術式と遠隔成績．日本大腸肛門病会誌 2001；54：156-60．
7) Watkins BP, Landercasper J, Belzer GE, et al: Long-term follow-up of the modified Delorme procedure for rectal prolapse. Arch Surg 2003; 138(5).: 498-502.
8) Ripstein CB, et al: Etiology and Surgical therapy of massive prolapse of the rectum. Ann Surg 1963; 157: 259-64.
9) Wells C: New operation for rectal prolapse. Proc R Soc Med 1959; 52: 602-3.

直腸切断術

棟近太郎[1]，吉松軍平[2]，長谷川傑[1]　[1]福岡大学医学部消化器外科，[2]再生・移植医学

腹会陰式直腸切断術（abdominoperineal resection；APR）は，括約筋間切除術（intersphincteric resection；ISR）などの肛門温存術式の普及や早期診断に伴う内視鏡的治療などにより頻度が減ってきているものの，癌の深達度や肛門縁からの距離などから APR でしか根治性を望めない症例や，耐術性の問題や ADL 低下などで肛門温存術の適応とならない症例などにおいて，依然として必要となる手技である。

腹腔内操作と会陰操作の 2 チームに分かれ，並行して手術を行うことも多く，施設によっては比較的若手の医師が会陰操作を施行する可能性もあると思われる。よって，会陰解剖の正確な理解が必要になる手術である。

「高位前方切除」の項目で上方向の郭清と直腸周囲の剥離操作に関しては記載があると思われるので，そちらを参照いただくとして，本項では下部直腸周囲および肛門管周囲の剥離操作に重点をおいて解説する。また，著者らは腹部操作のみならず会陰操作も多くの場合内視鏡下に行っているので，術式の解説やイラストなどはそれに基づいたものになることを了承頂ければ幸いである[*1] [1), 2)]。

*1―コラム

直視下での会陰の操作は視野が悪く，とくに前壁側において解剖の認識が困難で，出血も多い手術であった。会陰部からも鏡視下で操作をするようになり，一番のメリットとしては前壁側の視野がよく見えることがあげられる。出血量を減らせるのみでなく，最小限の創での手術が行えるため，感染の予防や疼痛の軽減の意味でも利点であると考える。また，拡大視効果により腫瘍学的あるいは機能的予後にも良好な成績がもたらされることが期待される。

適応

直腸癌や GIST，NET などの腫瘍性病変が適応となることが多い。肛門側のマージンを十分取ることができない症例，腫瘍の浸潤などにより外肛門括約筋や，肛門挙筋など術後の肛門機能を維持する組織が残せないと予想される症例を適応としている。また，ADL や体術能が低いなどの理由で無理に肛門の温存を希望しない患者も適応となる。

体位

体位は砕石位で行う。頭低位での手術が必要になるため，当科では陰圧式固定具マジックベッド™ を使用し，両手巻き込みで行っている。会陰操作を行う際のために，体位をとる前に肛門の位置を確認し，会陰操作のときにベッドが邪魔にならないように臀部を移動してから固定する。かなり頭低位になるため，肩にもずれを防止するために固定具をつけているが，圧迫による神経障害には注意をする。両下肢はレビテーターを使用し，腹腔内操作を行っている際は下げておき，会陰操作に移行する際は挙上し対応する。長時間の手術になるので，腓骨神経麻痺を回避するために定期的な減圧や，クッションによる除圧が必要になる。術中はドレープがかかり視認できないため，著者らはリスクの高い症例の場合，レビテーターと足の間に圧感知のセンサーを使用し，適宜確認を行っている。

手術手技

術前

人工肛門造設が必要であるため，ストマサイトマーキングを行っておく。消毒前，

皮膚に 2-0 絹糸をかけておくと，消毒によりマーキングが消えても目印として残すことができる。APR は術後の創感染が多いことが知られているので，確実な肛門の閉鎖と十分な消毒を心がける。

また，視野確保のために肛門を広げるように左右の臀部をテープで固定しておくとよい。男性で陰嚢が垂れ下がり邪魔になる場合は，こちらも挙上するように固定しておく。これらの視野確保に関しては，一度手術が始まってしまってから行うことは難しいため，事前の準備が重要である。

腹腔内操作

開腹で行うにしろ腹腔鏡で行うにしろ，total mesorectal excision（TME）を意識した膜の解剖の理解が重要である。図1のように皮切およびトロッカー挿入を行う。郭清に関しては No.253 のリンパ節まで行う。CT・MRI で術前に検討を十分行い，確認しておく。

以下，中枢側の郭清に関しては他項を参照いただくとして，骨盤内操作を中心に解説する。

直腸背側の剥離

直腸の剥離においては，術者と助手の協調作業で術野に適切な緊張をかけて，解剖学的剥離層を明らかにすることが重要になる。助手に直腸を腹側に挙上させることで，泡状の剥離層を出す。左右の下腹神経を同定し，走行に注意しながら U の字を描くように泡の層を鋭的に切離していく。仙骨は緩やかにカーブしているので，剥離の方向も変化することに注意する［図2A］。ある程度剥離を進めていくと背側に緊張がかからなくなるため，側方の剥離に移行する。

側方の剥離

側方の剥離に関しては，tissue triangulation を意識する。通常自律神経や血管の微小な枝が直腸間膜側に入っていき，剥離層の同定は背側ほど容易ではないことが多いが，適切な緊張をかけると神経と間膜の間の剥離層が認識可能である。

背側の剥離

側方の固定が外れると，背側面に再度緊張をかけることができるようになる。層を

図1　腹部の皮膚切開ライン
○ストマサイトマーキング

A：開腹

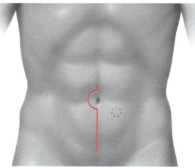

B：腹腔鏡

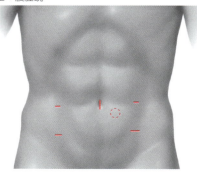

図2 直腸の剥離層

A：矢状断面。尿道括約筋や尿道，前立腺などの重要な臓器が前方に位置していることを再確認する必要がある。

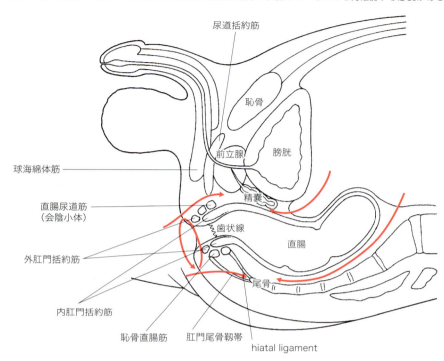

B：前額断面。腹腔側からの操作を進め挙筋まで到達した際に，そのまま剥離を進めると腫瘍に近づき過ぎてしまう。これはいわゆる"waisting"と呼ばれるくびれで，CRM陽性となってしまう原因となるので注意が必要である。坐骨直腸窩の脂肪織切離は，病変の状況に応じてa，b，cのようにさまざまなルートを選択しうる。

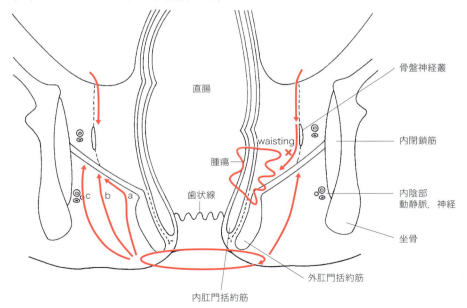

誤認しないよう剥離を進めていくと，左右の背側方に骨盤内臓神経が同定できる。さらに尾側に剥離を進めると，endopelvic fascia に覆われている尾骨筋と肛門挙筋が同定できる。APR の際には，とくに腫瘍の近傍において，直腸間膜と挙筋の間を剥離し過ぎて CRM が陽性にならないように気をつける必要がある（waisting）[図2B]。引き続き腹腔鏡にて肛門挙筋の切開を行うことも可能である。

前方の剥離

前壁の剥離にあたり，前壁の腹膜（女性であれば子宮）を糸で吊り上げ視野を保つ。左右の腹膜の切開ラインを繋げ，前方の剥離を開始する。助手が腟や前立腺などの背面に緊張をかけ，術者が直腸前壁に緊張をかけると，通常泡の層が認識可能となる。前壁の剥離を側方向に進めると，先ほどの背側からの剥離ラインとの関係が明らかになる。NVB（neurovascular bundle）が精嚢・前立腺あるいは腟の横を通り，尾側に走行していくことを念頭に置く。NVB と直腸間膜の間に比較的大きな血管が走行していることがあるため，出血に注意する。

会陰創との交通

背側に関しては尾骨先端，側方に関しては腫瘍の進行度や部位に応じて挙筋を剥離する範囲を決めている。前壁側では，患者の体型や腫瘍の状態にもよるが，男性の場合には前立腺付近まで行うと，角度的に腹腔側からは剥離操作が難しくなってくるので，ここからあとは会陰側からの操作で行う。

腸管切離

会陰操作も終わり，標本が摘出できる状態になった際には，ストマ造設予定部にテンションがかからず挙上できることを確認のうえ，腸間膜および腸管の切離を行う。テンションがかかる場合は，外側の剥離や脾彎曲部の授動を考慮する必要がある。標本の摘出を行った後に腹腔内を十分洗浄する。切離断端をストマサイトマーキングを行った腹壁から挙上した状態で，閉創に移行する。

閉創

ドレーンは骨盤内に挿入。腹水の貯留がないように心がける。直腸の剥離を行った後腹膜には，癒着防止を行っておくと術後のトラブルが少ないと思われる。適宜閉創を行う。人工肛門の造設方法においては各施設の方針があると思われるので，割愛する。

会陰操作

皮膚切開

術前に肛門を太いモノフィラメント糸で，巾着縫合をかけ閉鎖しておく。確実に閉鎖するために，通常二重に閉鎖している。皮膚切開に関しては腫瘍の大きさにより変更する必要があるが，断端確保のために問題がない範囲でなるべく欠損が少ないように心がけている。ただし，とくに直視下の手術を行う予定であれば，あまり切開が小さいと十分な視野が得られず操作に難渋する場合があるので，必要があれば創部を大きくすることに躊躇してはならない。一方，内視鏡下の手術であれば小さな創部でも良好な視野展開が得られるのが利点と考えている[図3]。

図3　会陰部の皮膚切開ライン
腫瘍の浸潤の状況に応じて，皮膚切開の大きさを決める．視野を保つために左右に広げたり，陰嚢が落ちてこないように固定をしたりすることが重要になる．

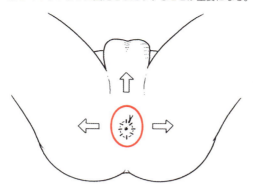

肛門周囲・背面の剥離

　皮膚切開を行い，外肛門括約筋の外側の皮下脂肪を切離していく．ある程度皮下脂肪の剥離が済んだら，内視鏡操作用の Single port device を装着する．著者らは通常 GelPOINT® Mini を使っている．切開した皮膚に巾着縫合をかけておき，軽く締めてデバイスを装着することにより air leak を防ぐことができる．

　APR においては，坐骨直腸窩の脂肪組織の切離ラインはいくつかの候補があるが，著者らは腫瘍のマージンが確保されるのであれば，できるだけ死腔を減らすために外肛門括約筋に沿った剥離層を選択することもある．その場合には，電気刺激で括約筋が収縮するのを目印にしている．外肛門括約筋は前後方向に涙状に広がった形態をしており，前方では球海綿体に連続，背側では尾骨方向に伸び肛門尾骨靭帯として認識できる［図4］．奥に剥離を進めていくと，左右外側にて坐骨結節方向に向かう横紋筋繊維が同定される（会陰横筋）．この筋束は，前方臓器との境界をなすランドマークとなる．背側方の脂肪組織を切離していくと，尾骨まで到達することができる．尾骨は背側剥離の重要なランドマークであるが，内視鏡下の操作では触診が困難なので，必要なら GelPOINT® を外して直接触診に尾骨の位置を確認しておく．この際，尾骨背側に剥離操作が向かわないよう注意する．

　尾骨先端レベルから左右側面の坐骨直腸窩の脂肪組織の剥離操作を続けると，骨盤側壁方向に向かうシート状の肛門挙筋が同定されるので，背側方において十分に露出しておく［図5］．ここでは内陰部動静脈から分枝する下直腸動静脈が走行しており，出血には注意が必要である．

　再度背側に戻り，尾骨の先端付近で肛門挙筋を左右方向に切離すると，その奥に肛門挙筋を覆う白色の Endopelvic fascia が同定される．正中では結合組織が肥厚しており hiatal ligament と呼ばれる．これらの構造を切離すると，TME の背側の剥離層につながるが，直腸間膜は仙尾骨のカーブに沿って大きく背側に落ち込むようになっているため，腹腔鏡での背側の剥離操作がまだ十分でない際には，TME の層を温存しながら間膜に切り込まないよう注意し剥離していく．通常この段階で腹腔鏡の操作の術野と交通するようにしている．ただし，会陰操作を直視下で行っている場合には交通させると気腹が保てなくなるため，注意が必要である．この段階で，両側の骨盤内臓神経の立ち上がりを確認しておくことが重要である．

図4 肛門側の剥離層

坐骨直腸窩の脂肪を切離していく。外肛門括約筋は前方で球海綿体筋と連続している。背側では尾骨方向に伸びる肛門尾骨靭帯として認識できる。これを目印に剥離していくと尾骨に到達できるが，尾骨後面に付着しているため，背側に入りすぎて尾骨筋の損傷がないように注意が必要である。

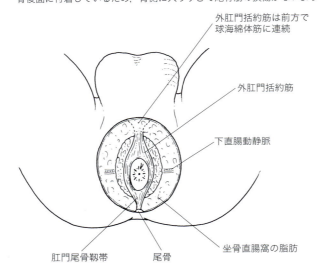

図5 肛門挙筋付近の解剖と挙筋の切開ライン

挙筋は背側から切開していく。切開ラインは，病変の進展により適宜調整が必要である。とくに進行癌の場合，腫瘍から十分な距離を離して切離ラインを決定する必要がある。直腸前方の剥離は，左右から進めてきた切開創を繋げる形で前方の剥離を行う。腹腔側から前立腺が見えていれば，剥離ラインのイメージを持ちやすい。

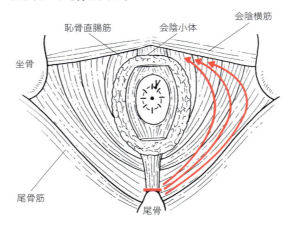

側方の剥離

　正中背側の剥離を行った後に，肛門挙筋の切開を側方向に広げていく。この際，骨盤内自律神経や直腸間膜を損傷しないように注意する。自律神経は，背側に比べると側方では肛門挙筋に近くなっていることを念頭に置く必要がある。腹腔鏡のアシストも有効であるが，先述したように腹腔鏡であまり挙筋と直腸間膜との間の剥離を進め過ぎると，腫瘍に剥離ラインが近づいていわゆる"waisting"になってしまうので，注意が必要である[図2B]。

前方の剥離

　左右を剥離した後に，前方の剥離に移行する。前壁側は解剖学的に特に難しい。先述した骨盤側壁から肛門管前方に伸びる筋線維（会陰横筋）を意識する。会陰横筋は泌尿生殖器と直腸を分けるランドマークになるので，そのすぐ背側にて剥離を進めるが，正中では直腸の外縦筋層が前方の尿道括約筋方向に伸展しており，剥離層が分かりにくい（直腸尿道筋あるいは会陰小体）。やみくもに剥離を進め，前方に行き過ぎると尿道損傷をきたし，逆に背側に行き過ぎると直腸壁に切り込んでしまう。その左右には，背側から前方方向に走行する太い筋束である恥骨直腸筋が認識可能である。側方で進めてきた肛門挙筋の切離ラインから連続させるように，この恥骨直腸筋の切開を進める。この際に腹腔鏡との共同作業により，経会陰的に前立腺背面のレベルが同定されれば，前立腺の輪郭のイメージがつくようになるので，尿道損傷や出血などの重篤な合併症を防ぐことが可能である。腹腔内で前立腺が同定できていれば，その位置から尾側方向つまり会陰小体の方向に剥離を進めることで安全な剥離層を把握できる。直視下に会陰操作を行う場合には，通常指診などで前立腺の位置を同定してから，会陰小体に指を引っかけて切離することも多いと考える。

標本摘出

　会陰の剥離が終了すると，標本が取り出せる状態になるため，腹腔内で腸間膜の処理および腸管切離を行う。肛門閉鎖部を把持し，引き抜くことで会陰創から標本を摘出する。標本摘出後の腹腔側，会陰側から見た模式図を提示する［図6，7］。

図6 標本摘出後の術野のシェーマ（腹腔側より）

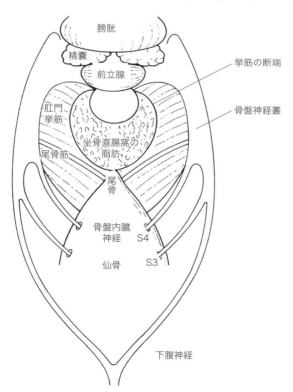

図7 標本摘出後の術野のシェーマ（会陰創より）

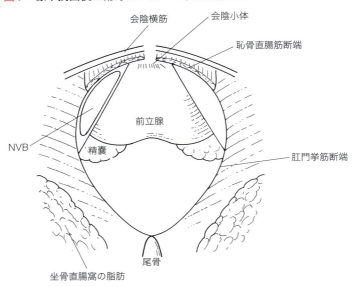

閉創

会陰からも十分洗浄を行い，感染の予防に努める。左右の坐骨直腸窩の脂肪を吸収糸で結節縫合を行い，寄せることで死腔を可能な限り縮小する。ドレーンに関しては，通常腹腔側からの留置のみで十分と考えている。皮膚縫合も感染のリスクが高くない場合には，吸収糸での埋没縫合で行っている。

術後

会陰創の感染や死腔炎に関しては，十分注意する必要がある。皮下の感染があれば，可能な限り早く抜糸を行いドレナージする。腹腔内ドレーンを抜去する前に，CTで確認を行っておくと，不顕性の感染を早期に発見できてよいのではないかと考える。神経を十分注意し温存していたとしても，排尿障害をきたすことが多いため，尿道カテーテル抜去のタイミングも注意が必要であると考える。

文献

1) Hasegawa S, et al: Transanal Total Mesorectal Excision for Rectal Cancer: A Video Demonstration of Rectal Dessection. Dis Colon Rectum 2016; 59: 157.
2) Yasukawa D, et al: Trans-perineal minimally invasive surgery during laparoscopic abdominoperineal resection for low rectal cancer. Surg Endosc 2018 Jul 9; doi: 10.1007/s00464-018-6316-8.

高位前方切除術

奥谷浩一,沖田憲司,竹政伊知朗 札幌医科大学消化器・総合,乳腺・内分泌外科

　高位前方切除術は,直腸のRSもしくはRaの病変に対し,腹膜翻転部より口側で腸管を切離し吻合する術式である。RSは岬角の高さより第2仙椎下縁の高さまで,Raは第2仙椎下縁の高さから腹膜翻転部までと定義されている[図1]。

　腸管の切離範囲は腸管傍リンパ節郭清のため,RSとRaでは腫瘍の肛門縁から3cmと「大腸癌取扱い規約」で規定されており,直腸の切離範囲よりも肛門側に授動することが切除マージンを確保するために必要である。

　「大腸癌治療ガイドライン医師用2016年版」[2]では,リンパ節転移のないcT1(SM)癌はD2郭清,cT2(MP)はD2もしくはD3郭清を行い,リンパ節転移が疑われる症例やcT3以深ではD3郭清を行うことを推奨している。

　直腸癌手術では,直腸間膜を包む直腸固有筋膜を損傷しないように全て切除するTME(total mesorectal excision)により,局所再発率が低下する[3]。RSやRa直腸癌では完全な直腸間膜切除は必要なく,腫瘍の肛門側3cmまでの直腸間膜切除で十分であり,TMEと区別してTSME(tumor specific mesorectal excision)とする[4]*1。一方,結腸癌ではTMEと同様の概念として全結腸間膜切除(complete mesocolic excision;CME)があり,胎生期の発生過程で膜に覆われた結腸間膜を損傷しないように切除することである[5]。これらのTME/TSME,CMEを完遂するための剥離,授動操作と,郭清領域の責任血管を根部で切離する(central vascular ligation;CVL)操作を意識して手術を行う。

　本項では,RS直腸癌に対する高位前方切除術について概説する。

＊1―解剖のポイント

直腸間膜を包む膜が直腸固有筋膜で,これを損傷せずに切除することが直腸癌術後局所再発の予防につながる。本来TMEとは,肛門挙筋に至る全直腸固有筋膜を切除することだが,腫瘍下縁から3cm肛門側まで切除すればよく,腫瘍の部位に応じた範囲での直腸固有筋膜切除をTSMEという。

図1　直腸の分類

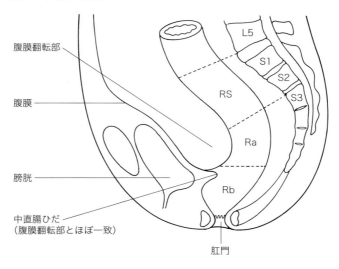

RS:岬角の高さより第2仙椎下縁の高さ
Ra:第2仙椎下縁の高さから腹膜翻転部
Rb:腹膜翻転部から恥骨直腸筋付着部上縁

体位および開腹

*2—体位のポイント
高位前方切除術はレビテーターを用いた開脚位で行うが、正しく使用しないと腓骨神経麻痺の原因となる。また、股関節の過度な屈曲や外旋が坐骨神経麻痺の原因となるので、注意が必要である。

体位はレビテーターを用いて開脚位とする*2。

皮膚切開は臍切開を加えるように、臍上部から恥骨上までの腹部正中切開で開腹する[図2]。臍を切開した正中切開法は臍をよける手技と比較して、SSIなど合併症に差がなく整容性に優れている[6]。

肝転移や腹膜播種の有無を視診、触診で検索する。サージカルドレープで腹壁創を保護し、小腸をガーゼや臓器圧排用スポンジを用いて上腹部に納めて術野を確保する。

S状結腸の授動

*3—手技のポイント
直腸間膜を切離する際は、腸管壁に沿って鉗子を通してから切離する。この操作を繰り返し、腸管壁損傷がないように全周性に切離する。また、血流温存のため直腸間膜の肛門側は不用意に把持しない。直腸を一度切離すると剝離の追加は困難なので、切離前に腫瘍の位置と切離線をしっかりと確認する。

*4—助手のポイント
第1助手は、常に術者の正面で術者をサポートする役割である。第2助手は、術者と第1助手をサポートする役割なので、第1助手と第2助手は同じ操作をしてはいけない。臓器を把持・牽引する際は愛護的に、かつ術者と協調してカウンタートラクションをかけると、剝離や切離操作を安全に行うことができる。

S状結腸の授動は、S状結腸の外側からの剝離を先行して行う外側アプローチもしくは、大動脈の右側からS状結腸を先行して授動する内側アプローチで行われる。内側からの剝離はS状結腸間膜と下腹神経前筋膜〜腎前筋膜との間で行い、外側からの剝離はS状結腸間膜と腹膜の間にある癒合筋膜(Toldt fusion fascia)で行う。これらの剝離層にはずれがあるため、腹膜を切開して連続させるという操作が必要である*3。

腹腔鏡下高位前方切除術では、内側アプローチで行われることが一般的だが、卒後5年目までにマスターすべき手術として、本項では解剖が理解しやすい外側アプローチによる授動を説明する。

術者は患者左側、第1助手は患者右側、第2助手は脚間に立ち、外側アプローチを開始する*4。第1助手と第2助手がS状結腸を右側に、術者が腹膜を左側に牽引してS状結腸外側の腹膜(white line)を切離する。癒合筋膜を剝離し、腹膜を切開すると腎前筋膜の前面の層となり、尿管や性腺動静脈が温存される[図3]。この層での剝離を進め、大動脈前面の腰内臓神経、総腸骨動脈分岐部前面の上下腹神経を温存して、大動脈右縁を越えるまでS状結腸を授動する。授動は腫瘍の位置により異なるが、頭側は下行結腸の半ば、尾側は岬角まで行う。

図2 皮膚切開
臍上部から恥骨上までの下腹部正中切開で開腹する。

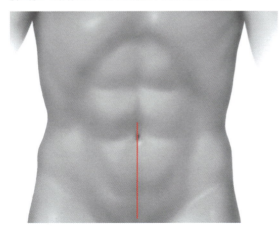

図3 S状結腸の授動
第1助手と第2助手でS状結腸を右に牽引し、S状結腸間膜後葉と腎前筋膜の間を剝離し、尿管や性腺血管を背側に温存する。

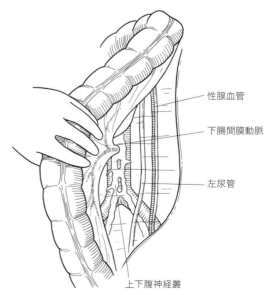

中枢郭清

　リンパ節郭清の手技で重要なのは血管を切離することだけではなく，郭清するリンパ節を破壊することなく，適正な範囲の腸間膜を en bloc に切除することである[7]。

　第1助手は左手で Treitz 靱帯近傍の小腸を頭側に圧排し，第2助手が授動した S 状結腸を左側へ牽引する。大動脈右側で S 状結腸間膜を切開し，外側アプローチの剥離層と連続させる[図4]。D3 郭清では Treitz 靱帯の尾側まで腸間膜を切離する。

　下腸間膜動脈は血管鞘に包まれているので，切開し左右腰内臓神経を温存しながら下腸間膜動脈周囲の大動脈壁を露出し，血管鞘ごと周囲組織を en bloc に切除する[8]。動脈は根部から5mm程度末梢側で結紮すると安全である[9]。第2助手は結腸間膜を広げるように牽引して，外側方向に腸間膜を損傷しないよう切離し，動脈切離と同じ高さで下腸間膜静脈および左結腸動脈を結紮切離する[図5]。

　D2 郭清を行う際は，下腸間膜動脈から分岐する左結腸動脈を同定し，分岐のすぐ末梢で切離する。下腸間膜静脈の切離は，動脈切離と同じ高さで行う。

　口側の腸管切離ラインは腫瘍から10cm離れた部位として，S 状結腸間膜を中枢側からこの切離線に向かって扇状に切離する。辺縁血管のアーケードを損傷すると，血流不全により縫合不全の原因となるため，確実に温存しながら腸間膜を切離する。

　巾着縫合鉗子をかけ，2-0モノフィラメント糸で巾着縫合し，少し離れた腸管にリスター鉗子をかけてから切離する[図6]。断端をアリス鉗子で3箇所把持し，自動吻合器のアンビルを挿入し巾着縫合糸で結紮固定する。

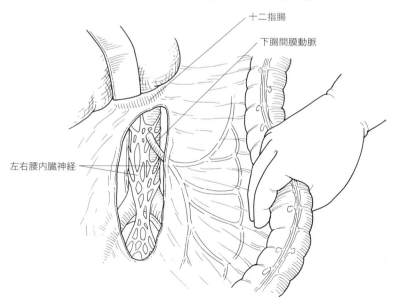

図4　下腸間膜動脈根部周囲の腸間膜切除
内側から S 状結腸間膜を切離し，左右腰内臓神経を温存して下腸間膜動脈を露出する。Treitz 靱帯の尾側で腸間膜を切離して，リンパ節を含んだ組織を en bloc に切除する。

図5 脈管処理

下腸間膜静脈は，下腸間膜動脈の切離部と同じ高さで切離する．D2郭清では，左結腸動脈の分岐直後で切離する．

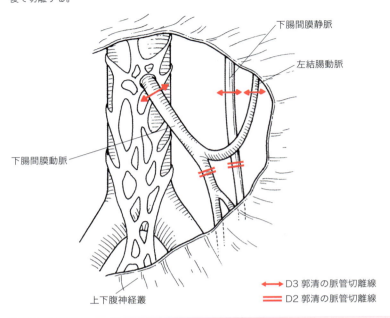

図6 口側腸管の切離

腸間膜および辺縁血管を切離し，腫瘍から10 cm離して巾着縫合器をかける．

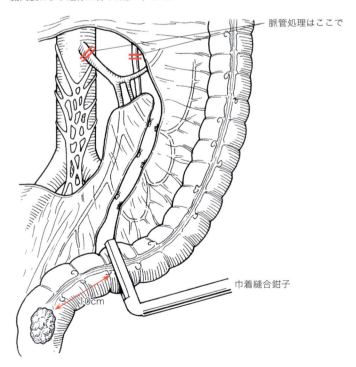

直腸の授動

　S状結腸間膜を授動した層を保ちながら直腸を授動する．直腸切離予定線より数cm尾側まで行うと，腸管切離や吻合時に過緊張とならない．直腸後方の剥離時は，

第2助手が骨盤鉤で直腸後面を尾腹側に引く．岬角前面で上下腹神経を確認し，その尾側の左右下腹神経を確認しながら，直腸固有筋膜と下腹神経前筋膜の間にある疎性結合組織を切離すると，直腸固有筋膜と左右下腹神経の両方を温存できる［図7］．

腹膜の切離を尾側に延長し，腫瘍の局在がRaであれば腹膜翻転部を切開する．直腸後方の正中で剥離を進めてから直腸側方を剥離すると，左右下腹神経を温存する剥離層を認識しやすい［図8］．

図7　直腸後方の剥離
直腸を骨盤鉤で尾側に牽引し，直腸固有筋膜と下腹神経前筋膜の間を剥離する．

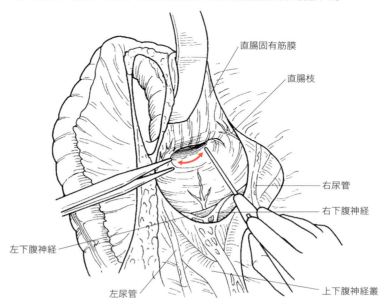

図8　直腸側方の剥離
腹膜翻転部まで腹膜を切開し，直腸後方の剥離層と連続させるように側方の剥離を行うと，左右下腹神経の走行が理解しやすい．

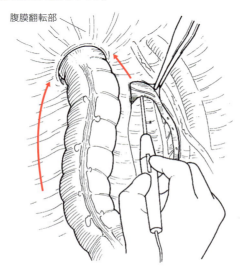

直腸切離

　腫瘍下縁の 3 cm 肛門側を切離予定線とし，直腸間膜を全周性に切離する（TSME）。はじめに腸管の側壁に沿って直腸間膜を切離してから，後壁の間膜を切離する[*3]。

　切離線と腫瘍の間で直角鉗子をかけ，遊離癌細胞を除去し，吻合部再発を防止するため生理的食塩水 1,000 mL で腸管内を洗浄してから，リニアステイプラーを用いて直腸を切離する［図9］。

吻合

　腹腔内を生理的食塩水で洗浄し，止血を確認する。消化管吻合は自動吻合器を用いて，double stapling technique（DST）法で端々吻合を行う。肛門より自動吻合器を挿入し，直腸断端の中央後壁側よりトロッカーを貫通させ，アンビルを本体に取り付ける［図10］。本体を締め込み余分な組織が入っていないことや腸管の捻れがないこ

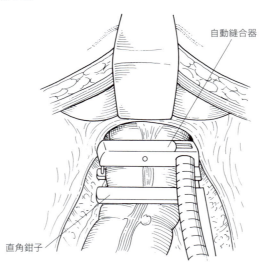

図9　直腸の切離
腫瘍から 3 cm 離して直腸間膜を全周性に切離する。直腸内を洗浄してから，自動縫合器で直腸を切離する。

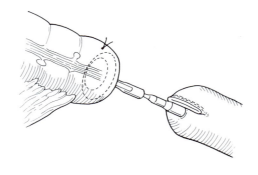

図10　DST
アンビルを本体に取り付け，余分な組織が入っていないことや腸管の捻れがないことを確認してから吻合する。

と，過緊張となっていないことを確認してから吻合する．吻合部に緊張がかかるようなら，下行結腸〜脾彎曲部の授動を追加する．

吻合後に内視鏡検査を行い，吻合部出血の有無を確認し，リークテストにて吻合部からエアリークがないことを確認する[9]．

ドレナージ，閉腹

左側腹部より，吻合部の背側を通るよう仙骨前面に閉鎖式ドレーンを留置する［図11］．

閉腹は腹膜筋層と皮膚真皮縫合の2層で行い，臍部の閉鎖時は自然な再建とseroma予防のため臍底部へアンカー結紮を1〜2針置く[10]．

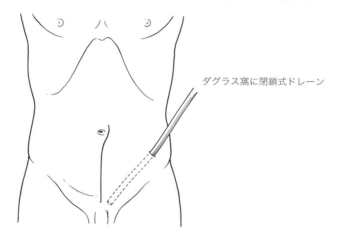

図11 終了図
腹腔内を洗浄し止血を確認し，ダグラス窩に閉鎖式ドレーンを留置する．

ダグラス窩に閉鎖式ドレーン

文献

1) 大腸癌研究会編：大腸癌取扱い規約　第9版．金原出版，2018年．
2) 大腸癌研究会編：大腸癌治療ガイドライン医師用2016年度版．金原出版，2016年．
3) Heald RJ, Husband EM, Ryall RD: The mesorectum in rectal cancer surgery--the clue to pelvic recurrence? Br J Surg 1982; 69: 613-6.
4) West NP, Hohenberger W, Weber K, et al: Complete mesocolic excision with central vascular ligation produces an oncologically superior specimen compared with standard surgery for carcinoma of the colon. J Clin Oncol 2010; 28: 272-8.
5) Lowry AC, Simmang CL, Boulos P, et al: Consensus statement of definitions for anorectal physiology and rectal cancer. Dis Colon Rectum 2001; 44: 915-9.
6) Paes TR, Stoker DL, Ng T, et al: Circumumbilical versus transumbilical abdominal incision. Br J Surg 1987; 74: 822-3.
7) 竹政伊知朗：腹腔鏡下大腸癌手術−解剖学に基づいた視野展開について−カウンタートラクション．臨外 2016；71：1479-82.
8) 竹政伊知朗，土岐祐一郎，森　正樹：II悪性疾患　結腸癌　横行結腸切除術，腹腔鏡下消化器外科手術　標準手術シリーズ2　下部消化管．メジカルビュー社，2015，p52-64.
9) 竹政伊知朗：V下部直腸癌に対する剥離授動　1．手術操作手順，腹腔鏡下大腸癌手術の要点と盲点．文光堂，2016，p120-127.
10) 竹政伊知朗，関本貢嗣，池田正孝，ほか：結腸左半切除におけるリンパ節郭清，内視鏡外科医のための微細局所解剖アトラス．手術 2012；66：855-62.

ハルトマン手術

畑　泰司[1]，水島恒和[2]，森　正樹[1]　[1]大阪大学消化器外科　[2]炎症性腸疾患治療学寄附講座

定義

　ハルトマン手術（Hartmann's operation）は，直腸を切除して肛門側断端を閉鎖し，口側腸管断端を永久人工肛門として単孔式人工肛門を造る手術で，1921年にフランスの外科医アンリ・アルベール・ハルトマンによって報告された術式である。初期の頃は悪性疾患の術式とされていたが，近年は憩室症など良性疾患も含み，部位としては直腸とは限定しておらず，広義の捉え方の術式として用いられている。

適応

　基本的には，吻合することがデメリットとなる状況に選択される。例えば，大腸癌イレウスや憩室炎穿孔などで縫合不全のリスクが高い場合や，肛門機能が低下している高齢者では吻合すると失禁のリスクが高くなり，QOLの観点から縫合を回避する場合などである。本項では主にS状結腸憩室炎穿孔による緊急手術を想定した術式として解説する。

準備

＊1―体位のポイント
大腿部は体幹と同じぐらいの高さにしておいたほうが手術の妨げにならない。特に腹腔鏡の場合は鉗子操作の妨げになることがあり重要である。肛門からの操作の可能性も考慮して，可能であればレビテーター®（ミズホ株式会社　東京都文京区）やAllenイエローフィン（村中医療機　大阪市）など自由に下肢を動かせる器具を用いたほうが良い。

体位[＊1]

　術前の予定でハルトマン手術であっても，肛門からの操作や術中内視鏡の必要性，かなり低位での直腸切離が必要なこともあるので，砕石位としておく方がよい［図1］。

術者と助手のポジション

　術者が患者の左側で第1助手が右側，第2助手は足の間が基本的なポジションとなる。手術はそれぞれの役割を理解のうえ臨むことが重要である［図2］。

図1　ハルトマン手術時の体位

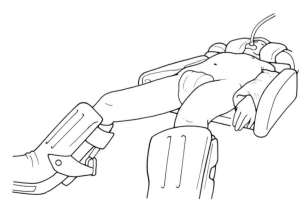

図2 術者と助手のポジション
あくまでも基本的な配置を示している。手術部位や術者の手術方法によって臨機応変に変更する。

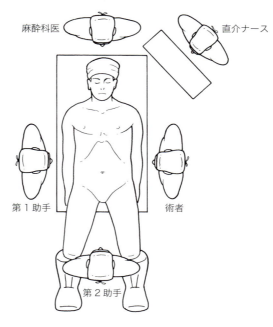

手術

開腹
現在は腹腔鏡でまずは観察してから方針を決定することも多いが，本項では開腹での緊急手術を中心に解説する。

皮膚切開は下腹部正中切開とする[*2]。このとき，S状結腸での単孔式ストーマ造設を予定し，臍上に延長する場合は臍の右側を通るルートで皮切を置いた方が，ストーマと縫合部の距離が取れるのでよい[図3]。

開腹した後は，可能であれば創部感染を防ぐために創を保護するドレープやwound retractorなどを装着し，視野を確保する。

> [*2] —— 著者からのアドバイス
> 病変の位置や腸管の長さによっては脾弯曲部の受動が必要なこともあることを想定しておく。

細菌培養
汚染腹水が存在する場合は採取し，培養に提出する。

病巣の同定
まずは術前の診断が正しいか，他の部位に穿孔した所はないか，腹膜炎の範囲はどうかなど，さまざまなことを念頭に置いて腹腔内を十分に検索する。

腹腔内洗浄
穿孔部位を特定できたら，可能な場合は閉鎖した後に腹腔内を多量の生理食塩水で洗浄，ある程度きれいになった状態で小腸排除および結腸の授動操作に移る。

小腸の排除
まずは視野を確保するために小腸を排除する。一般的にはアイソレーションバック

図3　開腹部位

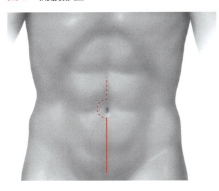

などに小腸を入れて，右上腹部に圧排して術野を確保する。とくに癌であると術中に診断した場合，リンパ節郭清を伴う術式が必要となるため，Treitz靱帯から大動脈全面が俯瞰できるようにする。そのためには，バックに小腸を収めるときにTreitz靱帯から回腸末端までがきっちりと収まるようにする。最後にバックの口を締めるが，締めすぎると小腸が虚血になる場合があるので，指1本が隙間に入るぐらいの締め方にしておく。

ただし，汚染状況や小腸の浮腫が強い場合は，バックに入れることが困難なこともある。このようなときは，可能な限り右上腹部に小腸を排除するか，腹腔外に出しておく。腹腔外に排除するときは，小腸の乾燥を避けるために湿らしたガーゼで保護しておくのがよい[*3]。

S状結腸，下行結腸の授動

かなりS状結腸が長い場合は必要ないこともあるが，基本的には必要となる。

第1助手は愛護的にS状結腸を把持し，S状結腸間膜が面となるように腹側やや右側に牽引して，術者が切離するラインに適度の緊張がかかるようにする[*4]。

術者は，S状結腸から下行結腸が壁側腹膜と癒合している付着部をMonk's white lineに沿って切開し，Toldt's fusion fasciaの後腹膜下筋膜前面の層で結腸の授動を進めていく[図4]。このとき，術者の左手は壁側腹膜を鑷子やガーゼなどを用いて，第1助手とうまく切離ラインに緊張がかかるようカウンタートラクションをかける[*5]ことが重要である。術者と助手の間で適度な緊張がかかることによって，結腸間膜と後腹膜下筋膜前面との間に疎な部分（あわの層）が認識され，切離部位が同定できる。基本的にはこの疎な部分を交通する脈管はほとんどないため，この層をキープすれば出血も少なくなる。ある程度外側から内側に剥離が進むと，左の精巣（卵巣）動静脈，続いて尿管の上にある尿管下腹神経前筋膜と尿管が認識できる[図5][*6]。

ある程度授動が進み，病変部位の切離および人工肛門の増設が可能な状況になれば，腸管切離に移る。癌でD3郭清が必要な場合[*7]は，下腸間膜動脈周囲に操作が及ぶので，頭側は十二指腸水平脚の高さまで，内側は大動脈左縁あたりまで十分外側から授動を行う。

血管処理と腸管切離

ある程度授動が完了したら，病変の肛門側の切離ラインを決定する。このときの注意点は，下腸間膜動脈を根部付近で切離する場合，残存する直腸が長すぎると盲端の

---

*3 — 著者からのアドバイス

小腸の浮腫が強いと小腸自身の重みで間膜が裂けることがあるので小腸間膜の基部に緊張がかからないように注意する。場合によっては患者と外科医の間に小腸が落ち込むことがあるのでそのようにならないよう心がける。

*4 — 助手のポイント

助手は常に術者がどの部位の切離をするかを予想して緊張をかける部位を変化させると手術がスムーズに進む。この辺りは術者によっても手術の手順が異なるので臨機応変に対応する。

*5 — 助手のポイント

助手も術者の動きに合わせて適度のcounter tractionをかける。

*6 — 解剖のポイント

これらの構造物は後腹膜側のものであるので，正しい剥離層がキープできれば自ずと背側に残る。結腸側について来た場合は背側に入っていることになるので，修正する。

*7 — 著者からのアドバイス

術中に大腸がんによる穿孔を疑う場合は術中内視鏡なども考慮する。もしその確定もしくは可能性が高い場合はリンパ節郭清を行う必要があるためである。

図4 S状結腸と後腹膜臓器との位置関係

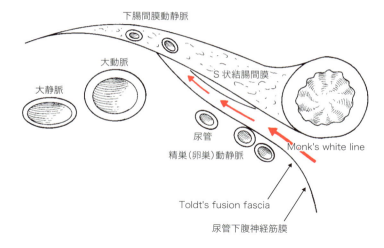

図5 S状結腸，下行結腸の授動
カウンタートラクションの向き（矢印）

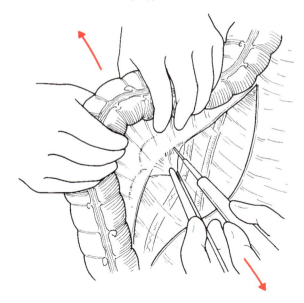

部分の血流が悪くなる可能性あることを考慮する。この場合は，腹膜反転部から岬角までの間で直腸を切離する。切離ラインが決定したら，自動縫合器で切離縫合する。

口側の切離ラインを決定し，腸間膜処理に移る。良性疾患の場合は，できるだけ血流を温存するかたちで腸管近傍での血管処理を行う。癌の場合は，郭清を考慮した切離となる［図6，7］。腸間膜を処理した後，腸間膜を処理後肛門側断端と同様に自動縫合器で切離縫合する。

標本を摘出したら，可及的速やかに腸管を開いて悪性疾患や炎症性疾患などの可能性がないかなど確認する。

可能であれば，腹腔内に残る直腸断端のステイプラーは癒着防止のため埋没しておく。口側断端は単孔式の人工肛門となる。

図6 良性疾患での腸間膜切除範囲

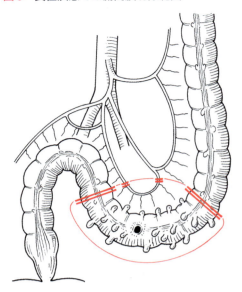

図7 大腸がんでの腸間膜切除範囲（D3郭清）

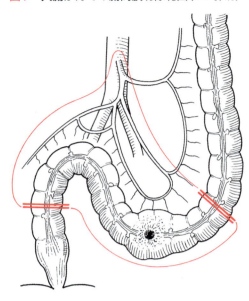

*8 ─ 著者からのアドバイス
S状結腸の人工肛門の場合は臍部と左の上前腸骨稜を結んだ臍より1/3の部位が目安。

ストーマ造設

ストーマの造設部位[*8]については，緊急手術ではなかなか術前にマーキングするのは難しいが，患者が管理する上でトラブルが少ない部位を決めておくとよい[図8]。一時的であっても，不適切な部位での増設は患者のQOLを大きく損ねる。

目安は，
① 腹壁のしわやたるみ，坐位と臥位での変化などを考慮する
② 腸骨棘にかからないようにする
③ 面板が貼りやすい平坦な部位
④ 坐位で腹部の頂点にくる位置
⑤ 腹直筋を貫く位置（永久の場合）
である。

一時的なストーマ場合は，後腹膜経路ではなく後日吻合することを考慮し，煙突型のストーマ作成を考慮する。ただし，高齢者など永久のストーマとする場合は，陥没や脱出などのリスクを考えた場合，後腹膜経路がよい。

*9 ─ 著者からのアドバイス
腸間膜脂肪が多い場合，スペースが狭いと虚血になる可能性がある。この場合は症例に応じて少し大きめに切除する。

ストーマ作成部位の皮膚を直径2cmほど円状に切除する[*9]。皮下の脂肪は可及的に取り除き，腹直筋の前鞘を露出する。前鞘は十字に切開し，腹直筋は筋鉤で丁寧にスプリットし後鞘に到達する。後鞘を切開し，腹膜に到達する。

ストーマの固定は，永久であれば前鞘もしくは後鞘と挙上腸管を縫合する。一時的である場合はなくてもよいが，脱出や陥没のリスクが生じる。断端は腸間膜を1〜2cmほど処理をする。あまりし過ぎると，ストーマの血流が悪くなる可能性がある。また，高さは開いたときに凸型で数cmある方が管理しやすいので，皮膚の高さから4cm以上は確保しておく方がよい[図9][*10]。ストーマを固定後，遺残膿瘍のリスクを減らすため，腹腔内を大量の生理食塩水で洗浄する。

*10 ─ 著者からのアドバイス
特に腹壁の厚い症例ではあまり固定をしていない場合は閉腹後にはさらに高さがなくなる可能性があるので，少し余裕を持っておく。

ドレーン留置

ドレーンの留置に関しては，腹腔内の汚染度によって考慮する。下腹部の病変周囲

図8 ストーマ造設位置の目安

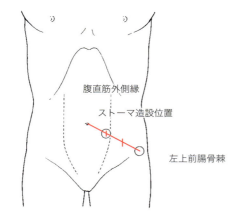

図9 S状結腸ストーマと腹壁

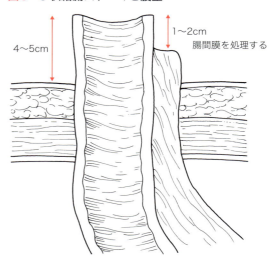

図10 ドレーン位置

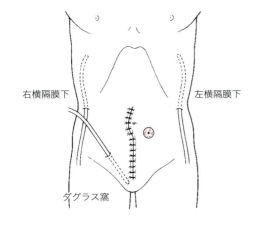

図11 ストーマ開口

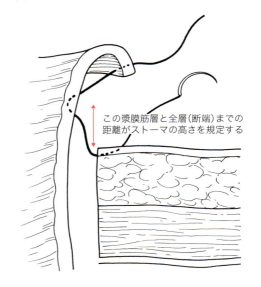

に限局した状況であれば，ドレーンなしやダグラス窩のみのドレーン留置でよい場合はあるが，腹腔全体が汚染されている場合は，左右の横隔膜下へのドレーン留置を考慮する[図10]。

閉創とストーマ開口

閉腹後，ストーマを開放する前に創部を生理食塩水で洗浄する。

創部が汚染されないよう被覆した後にストーマを開口し，真皮と縫合して手術を終了する。ストーマは，皮膚のレベルより数 cm 突出した形とした方が管理がしやすい。皮膚の表皮真皮層と結腸を，結節縫合で12針ほど行う。漿膜筋層に針糸を通すことで，断端までの距離で高さを調節する[図11]。

経肛門的直腸腫瘍局所切除術

冨田尚裕，山野智基，池田正孝　兵庫医科大学外科学講座下部消化管外科

　　直腸局所切除術は，基本的には直腸の良性腫瘍および早期悪性腫瘍に適応される術式であり，アプローチ法として，経肛門的切除，経括約筋的切除，経（傍）仙骨的切除に分類される[1]。

　　この中で，経仙骨切除は後方アプローチとも呼ばれるもので，広い術野が確保される長所があるが，手術手技がやや煩雑で尾骨切除による術後疼痛などの短所もある。また，経括約筋的切除も比較的広い術野が確保される反面，肛門括約筋を一旦切離し，後に縫合閉鎖せねばならない。すなわち，後2者はいずれも直腸肛門部に対する侵襲などの面では経肛門的切除に対して明らかに劣っており，現在ではあまり行われなくなっている。

　　一方，経肛門的切除は，その弱点であった術野確保の困難さを各種開肛器の改善・術式の工夫などで克服することにより，従来法からいろいろな発展を遂げ，現在では直腸腫瘍局所切除術の標準術式となっている。

直腸腫瘍局所切除術の位置付け・適応

　　わが国の「大腸癌診療ガイドライン」においては，直腸癌の手術治療の項において，

- 直腸切除の原則は，TME（total mesorectal excision）またはTSME（tumor-specific mesorectal excision）である。

と明記したうえで，〔直腸局所切除〕という項目を設け，

- 第2Houston弁（腹膜翻転部）より肛門側にあるcTis（M）癌，cT1（SM）癌（軽度浸潤）が対象となる。
- 切除標本の組織学的検索によって，治療の根治性と追加治療（リンパ節郭清を伴う腸切除）の必要性を判定する。

と記載されている[2]。すなわち，直腸局所切除の目的には診断と治療の両面があり，前者の観点からは，本術式は摘除生検（excisional biopsy）という意味合いを有している。

　　また，米国のNCCNガイドライン（直腸癌）においては，まずT1N0の一部に対して適応ありとされており，その適応基準として以下の項目が列挙されている[3]。すなわち，

- 環周度30％未満・腫瘍径3cm未満・断端陰性（＜3mm）
- 可動性あり固定されていない
- 肛門縁から8cm以内
- T1のみ
- 内視鏡的に切除されたポリープで，癌性または病理所見が不明瞭なもの
- 脈管侵襲がなく，神経周囲浸潤もない
- 治療前の画像検査においてリンパ節腫大の所見がない
- 全層切除が可能である

などの諸条件である。また、

> 直腸内での同定が十分可能な病変であれば、経肛門的内視鏡下切除術（TEM）を実施してもよい

という付記もある。

一方、良性腫瘍や早期癌だけではなく、一部の進行癌に本術式を適用する考え方もある。進行直腸癌に対する標準手術は、直腸間膜切除（total mesorectal excision；TME）を伴った低位前方切除術や腹会陰式直腸切断術（マイルス手術）などであるが、術後の排便機能障害や排尿・性機能障害などから患者のQOLへの影響は大きい。また、これらの直腸切除術は手術侵襲も比較的大きく、全身麻酔が必要なことから、高齢や併存疾患によっては姑息的手術としての局所切除術が一つの選択肢となる場合がある[*1]。

現在、欧米では進行下部直腸癌に対する標準治療は、術前に化学放射線療法（Chemoradiation；CRT）を行った後の直腸切除術となっているが、術後の摘出標本の病理検索で癌の存在が認められない病理学的完全奏効（pathological complete response；pCR）を示す症例が約10～20％に認められる。これらの事実から現在、術前CRT後の内視鏡や画像検査などの総合評価で著効のあった症例に対して、手術をせずに慎重なサーベイランスを行うWatch and waitと呼ばれる戦略が取られたり、あるいは局所切除術を選択したりして、患者のQOLを維持する試みが多くなされてきている[4, 5]。このような術前CRT後の著効進行癌症例に対する姑息的あるいはサルベージ手術、また、今後の高齢化社会における姑息的機能温存手術としての適応などもあり、直腸腫瘍局所切除術の適応は今後広がっていくことが予想される。

---

*1―著者からのアドバイス

経肛門的直腸腫瘍局所切除術は比較的簡便な手術手技であるが、適応病変を適切に選択して確実な手術を施行することにより、良好なQOLの維持を含めて患者には大きな恩恵のある術式である。また、早期病変だけではなく、姑息的手術として進行癌症例にも適用可能な手術手技であることを銘記すべきである。

経肛門的直腸腫瘍局所切除術の術式とその手技

経肛門的直腸腫瘍局所切除術の基本的な手術手技は、肛門を展開・開大して直腸内の術野を確保し、腫瘍を粘膜下層あるいは全層で切除した後、同部を縫合閉鎖するもので比較的シンプルであるが、術野の確保や適切な切除を行うために今まで多くの工夫がなされてきた。各種肛門鏡を用いて術野を確保したうえで通常の手術器具を用いて行う従来の方法から、その発展型として、前田ら[6]の考案した自動縫合器を用いて一括切除するMITAS（Minimal Invasive Transanal Surgery）や、Buessら[7]の考案した経肛門的内視鏡手術（Transanal Endoscopic Microsurgery：TEM）といった特殊な直腸鏡を用いる術式も報告された。また近年では、TEMの発展型として各種鏡視下手術器具を用いて行う経肛門的内視鏡手術による局所切除も試みられており[8]、大腸肛門外科領域において習得すべき基本的手術として、各種術式についてその特徴と手技をよく理解して習得して適切に選択することが重要である。経肛門的直腸腫瘍切除術の各種術式の比較を表1に示した。

表1　経肛門的直腸腫瘍切除術の各種術式の比較

	従来法	MITAS	TEM
手術の難易度	比較的容易	やや難	難
所要時間	短い	短い	やや長い
適応病変口側の肛門縁からの距離	5～6 cm以下	20 cm以下	5～20 cm
切除層	原則は粘膜下層（全層も可）	全層まで可	粘膜下層
必要な器具	通常のもので可	自動縫合器が必要	特殊なシステムが必要
コスト	安価	やや高価	かなり高価

経肛門的直腸腫瘍局所切除術（従来法）

解剖

手術に際しては，直腸肛門部の解剖の理解と切離すべき層の正確な認識が非常に重要である［図1］[9]。術前評価の段階で，粘膜～粘膜下層切除でよい病変と，全層切除が必要な病変を峻別し，適切な切離層を認識して手術を行うことが求められる*2。

> *2──解剖のポイント
> 図1に直腸肛門部の解剖を示したが，切除レベルは病変によって，粘膜層のみ，粘膜下層の深層まで，固有筋層の一部まで，全層（固有筋層全層）切除，と分別する必要がある。
> 下部直腸から肛門管にかけて直腸固有筋層は分厚くなり内肛門括約筋となって，その外側に横紋筋の外肛門括約筋～肛門挙筋が存在する形となる。同部の解剖をしっかりと認識して切離ラインの確認を行うことが重要である。

麻酔

麻酔は通常，脊椎麻酔で十分であるが，全身麻酔や硬膜外麻酔でもよい。長時間手術や上位の直腸で開腹になる可能性がある場合には，全身麻酔を選択する方が安全確実である。

体位

腫瘍を術野の6時方向にする体位が望ましい［図2］。したがって，後壁病変は下肢を大きく挙上した砕石位，前壁病変は腹臥位のJack-knife位が適切である。側壁病変の場合も基本的には後者のJack-knife位の方が術野確保は良好で手術はやりやすいが，術者および手術チームの慣れた体位で行うのがよい*3。

> *3──体位のポイント
> 病変部を6時方向に見るような体位がよい。したがって，直腸後壁病変の場合は砕石位，前壁病変の場合は腹臥位のJack-knife位が基本となる。

手術の手順

- **肛門展開**──体位固定の後，まず両示指を用いて肛門をゆっくりと左右に開き，

図1　直腸肛門部の解剖と切除ライン
①粘膜下層切除のライン　②全層切除のライン

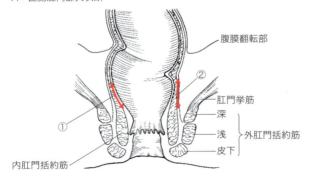

A：直腸肛門部矢状断

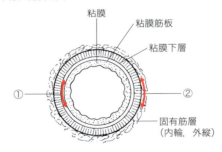

B：下部直腸横断面

図2　手術体位

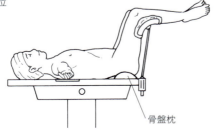

A：砕石位

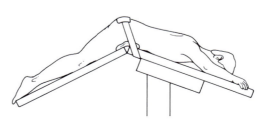

B：腹臥位のJack knife位

*4 ― 助手のポイント

この手術の術野確保おける開肛器は、オクトパスなどの固定式を用いる場合を除いて多くの場合，助手の両手の開創鉤による。病変の位置・手術操作部位によって開創鉤の挿入部位・角度を微妙に調節することにより，術者による確実な手術操作が可能となる。会陰部からの狭い手術環境における鉤引きの操作はかなり困難な場合もあるが，良好な術野展開がなされれば手術操作時間自体は比較的短時間で終了するので，鉤引きへの注力が肝要である。

*5 ― 手技のポイント

- 粘膜下層切除でも全層切除でも，一旦切離操作が開始されて進行するにつれて切除組織は直腸の奥に引き込まれるようになる。最初にしっかりと支持の牽引糸をかけておくことが重要である。また，残存直腸の切離ライン近傍への支持糸も，切除完了後の創閉鎖の際の正確な結節縫合のためには重要である。
- 肛門管にかかる病変の全層切除の場合は，粘膜下層からさらに直腸固有筋層（内肛門括約筋）に切離を進めた際に，内外括約筋間をしっかりと認識して，外肛門括約筋～肛門挙筋の損傷を避けることが重要である。

肛門括約筋を十分弛緩させ，肛門を開大する。次いで，肛門展開による良好な術野確保のために，著者らは肛門から放射状の牽引糸を6方向にかけている[図3]。牽引糸は外肛門括約筋まで深くかけて，外方の皮膚にしっかりと牽引することによって肛門管が引き出され，その後の術野展開がやりやすくなる。この目的ではローンスターリトラクターも便利であるが，肛門部粘膜の裂傷をきたすことがあるので注意が必要である。次いで，開肛器を肛門管に挿入固定して，術野の確保を行う*4。

● **病変のマーキング** ── 病変から十分なマージンをとって，電気メスで粘膜面にマーキングを行う[図4]。良性病変や粘膜内癌の場合は5mmで十分であるが，粘膜下浸潤が疑われる癌病変の場合は10mmのマージンをとる。

早期病変に対する粘膜下層での切除の場合，マーキングした部位から10万～20万倍希釈ボスミン加生理食塩水を粘膜下に注入して腫瘍部の挙上を図る[図5]。この手技により，粘膜切開時の出血が軽減するとともにその後の切離操作もやりやすくなる。また，腫瘍の挙上不良の所見（non-lifting sign）は粘膜下層以深への癌浸潤のサインであり，その後の切離層を修正する指標ともなり重要である。

● **病変の切除*5** ── 腫瘍の肛門側から切除を開始するが，その際に粘膜下層切除であれば腫瘍の口側と肛門側に粘膜～粘膜下層まで刺入する支持糸をかけて，その後の切除を進めていく際の牽引に用いる[図6]。粘膜を切離していくと白色の直腸固有筋層（内括約筋）の表面が露出されるが，この層を保って切離を進めれば出血は少ない。

また，残存直腸側にも後の創閉鎖の際にわかりやすいように支持糸をかけておく[図7]10)。

全層切除の場合は，前述の直腸固有筋層を含めて切除することになり，切開は固有筋層の外側の傍直腸脂肪組織や疎な結合織が露出するところまで行って同レベルが切

図3　肛門の展開

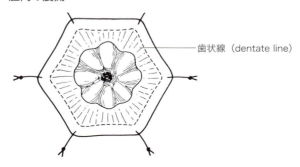

歯状線（dentate line）

図4　病変のマーキング

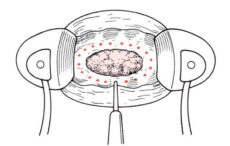

図5　粘膜下の生理食塩水注入

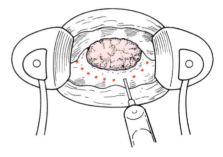

離ラインとなるが，肛門管にかかる病変では同部分での外肛門括約筋を損傷しないように注意が必要である［図8］。

奥深い上位の病変の場合，全体の切除が完了するまでに途中から欠損部位に対して後述する創閉鎖の結節縫合を行い，それを支持糸として牽引しながら切除を進めると適切な完全切除がやりやすい場合がある。

切除終了後は出血の有無を念入りに確認し，少しの出血でも丹念に止血しておく。また，切除面への腫瘍細胞のinplantationを防止するために，切除部全体を生理食塩水で十分に洗浄する。

●**創の縫合閉鎖**──次いで創の縫合閉鎖を移り，粘膜下層切除・全層切除いずれの場合も原則として全層一層縫合で行うが，欠損の状況によっては筋層と粘膜・粘膜下層を別々に二層縫合とすることもある。腸管の縦軸方向（腸管方向に直角）に吸収糸を用いた結節縫合で行う［図9］。

切除後の創閉鎖に関して，粘膜下層レベルでの切除の場合はかなり大きな病変であっても，近年のEMR・ESDなどの内視鏡的摘除の発展による情報の蓄積からは，必ずしも創閉鎖の必要はないという考えもあるが，術後出血の回避や創治癒促進のためには可能であれば創の完全閉鎖を行う方が望ましいと考えている。

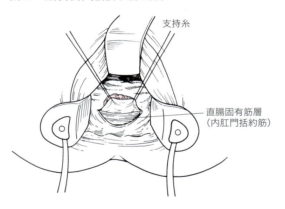

図6 切除操作（粘膜下層切除）

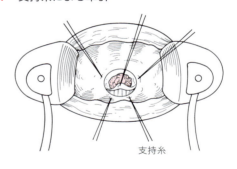

図7 支持糸による牽引

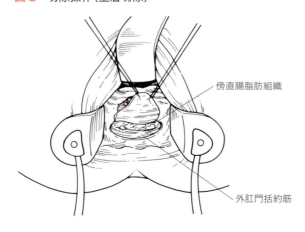

図8 切除操作（全層切除）

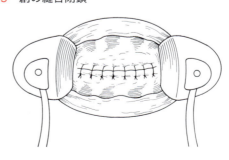

図9 創の縫合閉鎖

Minimally-Invasive Trans-Anal Surgery；MITAS

　前田らによって最初に報告された術式である。開肛器を用いて術野確保を行い，自動縫合器を用いて一括切除する。比較的上位の直腸病変に対しては，本法における"shortening technique"や"invagination technique"を用いて腫瘍をより肛門側に引き出して切除することも可能であり，これが従来法と比較した際の大きな利点である。この術式の詳細については，前田らの報告を参照されたい[6, 11]。

　原法では，術野展開に内筒付き3弁式のE式およびF式開肛器（ユフ精器）を用いる。腫瘍から十分離れた位置に牽引糸を数本かけて腫瘍全体をしっかりと挙上して，自動縫合器（Endo GIA™, Endo TA™）を用いて一括切除を行う[図10]。術後の腸管狭窄予防のため，切除線ができるだけ腸管に対して横軸方向となるように牽引糸の方向と自動縫合器の挿入角度を調節する。腫瘍の部位や大きさによっては2度のファイアとなることもある[図11]。適切な術野展開と腫瘍全体の牽引ができれば，かなり

図10　MITASの際の縫合器操作，その1

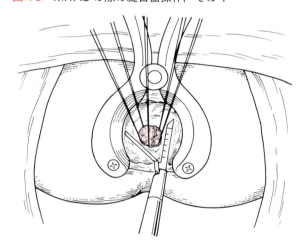

図11　MITASの際の縫合器操作，その2　　　　　　　　　　（文献6)より引用・改変）

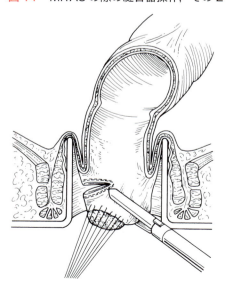

大きな病変の一括切除も可能である．著者らも，高齢者の大きな1型進行直腸癌の姑息的切除に本法を応用して良好な術後成績を得た経験がある．

TEM

Buessらが最初に報告した原法では，経肛門的に金属製の肛門鏡を挿入固定し，用圧下にステレオスコープで拡大観察しながら行う特殊な内視鏡下手術である[図12]．その後，ガスレス平圧下での手術手技も考案され，近年，内視手術デバイスの改良・普及によって新たな発展をみせている[8]．単孔式腹腔鏡アクセスデバイス（GelPOINT®Path）[図13]とエアシール®インテリジェント・フローシステムを用いて陽圧下に経肛門的内視鏡手術を行うもので，大腸内視鏡下の粘膜下層剥離術

図12　TEMの模式図　　　　　　　　　　　　　　　　　　　　　　　　　　（文献10）より引用）

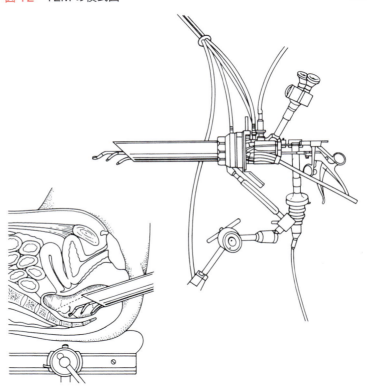

図13　腹腔鏡デバイス（GelPONT®）を用いたTEMの模式図　　　　　　　　　（株式会社やよいより提供）

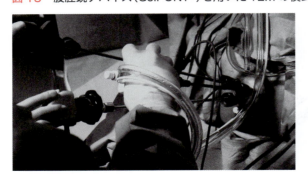
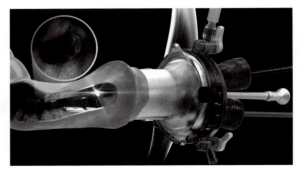

(Endoscopic Submucosal Dissection；ESD)の外科手術バージョンともいえるが，ESDに比べて直腸病変に対する切除操作の自由度・確実性は高く，有用な手技と思われる．

経肛門的直腸腫瘍局所切除術は，本来，直腸の良性あるいは早期悪性病変に対する手術手技であるが，低侵襲・機能温存の観点から進行癌に対する姑息的適応もあり，消化器外科医がマスターすべき基本手技の一つである．

文献
1) 大腸癌研究会編：大腸癌取扱い規約　第9版．金原出版，2018年．
2) 大腸癌研究会編：大腸癌治療ガイドライン医師用 2016 年度版．金原出版，2016 年．
3) National Comprehensive Cancer Network (NCCN) Clinical Practice Guidelines in Oncology Rectal Carcinoma Version 2. 2018.
4) Renehan AG, Malcomson L, Emsley R, et al: Watch-and-wait approach versus surgical resection after chemoradiotherapy for patients with rectal cancer (the OnCoRe project): a propensity-score matched cohort analysis. Lancet Oncol 2016; 17 :174- 83.
5) Creavin B, Ryan E, Martin ST, et al: Organ preservation with local excision or active surveillance following chemoradiotherapy for rectal cancer. Br J Cancer 2017; 116: 169-74.
6) Maeda K, Maruta M, Sato H, et al: Outcomes of novel transanal operation for selected tumors in the rectum. J Am Coll Surg 2004; 199: 353-60.
7) Buess G, Mentges B, Manncke K, et al: Technique and results of transanal endoscopic microsurgery in early rectal cancer. Am J Surg 1992; 163: 63-70.
8) 竹政伊知朗，森　正樹：TEM．消化器外科 2015；38：1649-60.
9) 赤木由人，白水和雄：経肛門的直腸腫瘍切除術．卒後5年でマスターする消化器標準手術．メジカルビュー社，2006, p203-7.
10) 宮島伸宜，須田直史，民上真也，ほか：経肛門的直腸腫瘍摘出術．DS NOW 5 直腸・肛門外科手術．メジカルビュー社，2016, p112-21.
11) 佐藤美信，前田耕太郎，丸田守人：直腸腫瘍に対する低侵襲経肛門的局所切除術(MITAS)．外科治療 2003；89：374-9, 2003.

肛門括約筋形成術（組織置換による）

荒木俊光，大北喜基，楠 正人　三重大学消化管・小児外科学

　組織置換による肛門括約筋形成術は，直腸脱／肛門脱，痔瘻／肛門周囲膿瘍，肛門狭窄，肛門裂溝などの疾患で肛門括約筋機能が低下あるいは喪失している症例に対して，瘢痕切除または括約筋縫縮で十分な効果が得られないときに適応される術式である。障害の内容や程度に応じて様々な術式があるため，ここでは modified Maritus flap 変法と有茎薄筋移植術の2つの術式の要点を述べる。

modified Maritus flap 法[*1]

*1 — 適応のポイント

Heinrich Martius は 1928 年に初めて球海綿体筋（bulbocavernosus muscle）を用いて尿道腟瘻の治療を行い報告し，Martius flap 法と呼ばれるようになった。この変法として，球海綿体筋と坐骨海綿体筋（ischiocavernosus muscle）間で大陰唇の皮下脂肪組織を血管温存した有茎脂肪組織弁として用いる方法である。直接的閉鎖法で治療困難である直腸腟瘻や肛門吻合部腟瘻に適応される。Maritus flap 変法はクローン病合併する直腸腟瘻に対して 65%，クローン病以外の直腸腟瘻に対して 75 〜 100% の治癒率が報告されており，難治性直腸腟瘻に対する手術療法として推奨されている[1]。

*2 — 体位のポイント

砕石位は会陰部をしっかりと展開できるよう，股関節の 90 度以上屈曲させ，外旋・外転をしっかりとる。

麻酔および体位

　麻酔はサドルブロック，または気管内挿管の一般的な全身麻酔のいずれでも可能である。
　体位は砕石位で行う[*2]。

皮切

　会陰部では，腟前庭と肛門縁の中間に 3 〜 4 cm の横切開を置く。大陰唇外側では，約 2 cm で大陰唇に沿って 5 〜 8 cm の縦切開を置く（左右は問わない）［図1］。

手術操作

　二次孔からゾンデを挿入して一次孔まで誘導し，瘻孔の走行を確認しておく。
　会陰創から水平に腟後壁と直腸（または吻合腸管）の間を頭側に剥離を進め，直腸腟中隔を露出させつつ瘻孔が露出するまで剥離を進める［図1］。
　次に，前庭部あるいは腟の二次孔を確認し，その周囲にアドレナリン 20 万倍希釈生理食塩水を注入する。電気メスでこの外周を切開し，会陰創と合流させ，瘻孔組織を切除する［図2①］。肛門側に移り，一次孔（吻合部や肛門小窩）周囲にアドレナリン 20 万倍希釈生理食塩水を注入する。一次孔周囲を電気メスで全周性に切開し会陰

図1　Maritus flap 変法時の皮膚切開（会陰部および大陰唇外側）

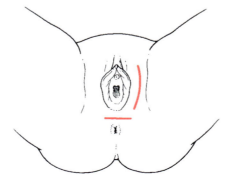

*3—手技のポイント
この際，外肛門括約筋が菲薄化している場合には，断端をオーバーラップさせて縫合する．

*4—解剖のポイント
外陰部で遊離される脂肪組織は腹側（前方）からは外陰部動脈(external pudendal artery)，背側からは内陰部動脈(internal pudendal artery)から血流を得ている．このため，本術式では内陰部動脈を温存することが最も重要となる．一方で，modified Martius 法でも膀胱腟瘻などに対しては，腹側からの外陰部動脈を温存した有茎脂肪組織弁が利用される．

*5—助手のポイント
体表に近い操作であるが，創が小さいため術者の視野確保を第一とし，鑷子や筋鈎などで外陰部あるいは会陰部創を展開する．また，出血が見られた場合には，展開をしつつ吸引やガーゼによる拭き取りに努める．

創に至り，瘻孔組織を完全に切除する[図2②]．切除した瘻孔組織は癌化の有無を確認するため，病理組織学的検査に提出する．

一次孔欠損部を粘膜および内肛門括約筋を含め短軸方向に，3-0 または 4-0 吸収糸で結節縫合閉鎖する[図3①]．会陰創からも瘻孔切除部に一致する外肛門括約筋などの欠損部を閉鎖するよう，3-0 吸収糸で結節縫合閉鎖する[図3②]．腟あるいは腟前庭部の二次孔切除後の粘膜欠損も，3-0 吸収糸で結節縫合閉鎖する[図3③]*3．

大陰唇外側創下に脂肪組織を露出させる．脂肪組織の左右を剥離して球海綿体筋と坐骨海綿体筋を確認しつつ，これらの筋から脂肪組織を剥離する．創の腹側で脂肪組織は離断し，背側（肛門寄り）は血流を温存するため有茎とする[図4]．

2つの皮膚切開間に皮下トンネルを作成し，有茎脂肪組織弁は皮下トンネルを通じて茎捻転のないように注意しながら会陰創内へ誘導し，会陰創内で2つの瘻孔切除後の縫合閉鎖部の間に介在させるよう留置し，3-0 吸収糸で数針縫合固定する[図5]*4．

会陰部および大陰唇外側の皮膚切開創は 4-0 吸収糸で縫合閉鎖する[図6]．埋没縫合を行った場合には，皮膚は合成皮膚表面接着剤（ダーマボンド®）を用いて閉鎖する*5．

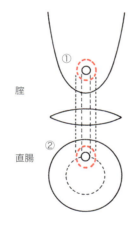

図2　腟瘻瘻孔切除

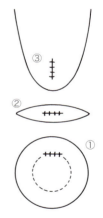

図3　腟瘻瘻孔切除部縫合閉鎖

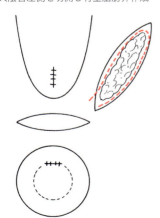

図4　有茎脂肪組織弁の遊離
大陰唇左側を切開し有茎脂肪弁作成

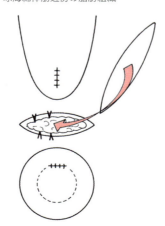

図5　有茎脂肪組織弁の誘導と固定
球海綿体筋近傍の脂肪組織

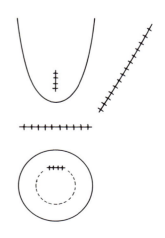

図6　皮膚切開創の閉鎖

有茎薄筋移植術（graciloplasty）*6

*6 — 適応のポイント

有茎薄筋移植術は，大腿の薄筋を遊離して肛門管に巻き付け，反対側の坐骨に薄筋遠位側の腱を縫着することによって，肛門管を適度な圧で閉鎖して便禁制を保つ方法で，他の外科治療が無効な重度の便失禁で，人工肛門を造設する以外に手段がない場合の選択肢のひとつである。

もともとのコンセプトは，自家組織によるThiersch法のように薄筋により包囲して肛門を作成するものである。古くは大殿筋が用いられていたが，皮下から深く，遊離が複雑であることから，より浅く遊離が容易な薄筋が利用されるようになった。

ただし，手術手技の難易度および合併症発生率が高く，技術習得に症例数を必要とするため，限られた専門施設において行われるべき外科治療である。

また，本法には単純に筋移植を行うadynamic graciloplasty（AG）（またはunstimulated graciloplasty）と，電気刺激装置を付加するdynamic graciloplasty（DG）（またはstimulated graciloplasty）がある。容易に収縮疲労をきたしやすい速筋で構成されている薄筋を，外肛門括約筋と同じく長時間収縮可能な遅筋に変化させるためにはDGが必要とされていた。しかしながら，AGでも術後に経肛門的に電気刺激を6ヵ月間施行すれば，DGと同等の効果が得られるとも考えられている[2]。

さらに，仙骨神経刺激療法の適応取得や人工括約筋装置の発達とともに，米国では本法の適応は縮小し，その他の地域でも鎖肛や直腸切断術後の肛門再建にその適応が限られてきている。

*7 — 体位のポイント

薄筋の遊離を整形外科に依頼する場合には，事前に体位についてよく相談しておく。

麻酔および体位

麻酔は全身麻酔で行う。体位は砕石位で行う*7。

皮切

大腿内側で図7のように2～3ヵ所に5cm長の縦方向皮膚切開を置く（薄筋の同定と遊離時）。また，肛門縁の外側約3cmにおいて，3時と9時方向に約5cmの直線的な会陰切開創を置く（薄筋移植術時）。

手術操作

大腿部の創において薄筋を同定し，遊離させ，これを脛骨の腱の付着部付近の遠位側で切離する［図8］。

会陰部創を剥離し，肛門縁周囲の皮下を全周性に剥離する。薄筋遊離創側では，大腿部創との間に皮下トンネルを作成する。薄筋遊離操作側の会陰創から薄筋を会陰切

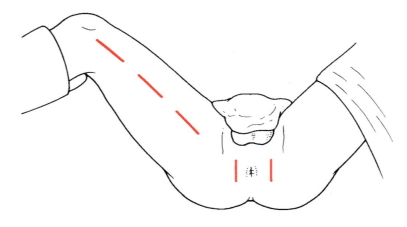

図7　有茎薄筋移植術の皮膚切開

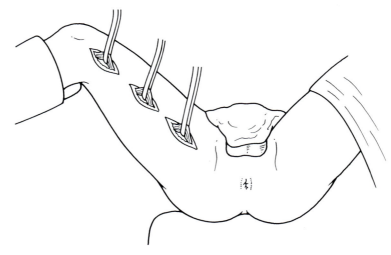

図8　薄筋の同定・遊離と遠位側の切離

図9 薄筋の反転と固定

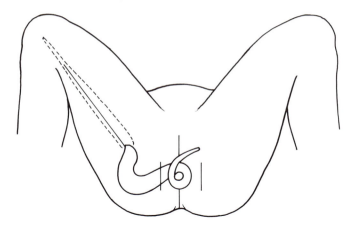

開創に向かって反転し，その対側の会陰創を用いて α 状に肛門周囲に巻き付けるように配置，腱の断端は非吸収糸で反対側の坐骨結節に縫着する[図9]*8, *9。

すべての創内を洗浄し，止血を確認する。創内の死腔を少なくするよう皮下組織を3-0 吸収糸で縫合し，皮膚は4-0 吸収糸で埋没縫合とし，合成皮膚表面接着剤（ダーマボンド®）を用いて閉鎖する。

術後指導

患者の薄筋は立位および下肢の外転時に括約筋は収縮し，しゃがんだ姿勢で下肢の外転を解除すると括約筋は弛緩する。そのため，通常体位でこの筋肉は疲労しやすい。また，患者は排便時にぎこちない姿勢をとる必要があることを指導する。

DG 施行時の手術計画

DG を行う際には，一時的人工肛門造設を含めた分割手術も考慮する。

第一期では，まず大腿部から薄筋を転位させ，遠位側を対側性の坐骨結節性に固定することによって肛門周囲に骨格筋環を形成させる。そして，刺激装置を腹壁に埋め込み，リードの先端を薄筋内に神経近傍の誘導し留置する。

第二期として，約8週間かけて低周波電流による神経筋刺激を与え，徐々に刺激の増大レベルによって慣らしていく。これに伴い筋肉線維は徐々に容易に疲労しやすい速筋から，遅筋へと変化する。完成時に患者は磁石によって筋肉を弛緩，緊張させることによって 排便をコントロールできるようになる。

*8 — 手技のポイント
完了時には，肛門から挿入した示指が1本通る程度の巻き付けとする。肛門を取り囲むのはあくまで腱でなく，筋肉である。腱線維組織を用いた Thiersch 法のように，直接的に昇圧効果を期待するのではない。

*9 — 解剖のポイント
薄筋は起始で恥骨結合の外側縁に付着し，停止で脛骨の上縁に付着している。神経支配は閉鎖神経（L2〜L4）で，その主な働きとして大腿を内転させ，下腿を屈曲および内旋させる。そして，神経および血管は近位側から出ているため，脛骨から腱の付着部からの供給を損傷することなく，薄筋を遠位側で切離することが必須である。

文献
1) Ommer A, Herold A, Berg E. et al: German S3-Guideline: rectovaginal fistula. Ger Med Sci 2012; 10: Doc 15.
2) Walega P, Romaniszyn M, Siarkiewicz B, et al: Dynamic versus Adynamic Graciloplasty in Treatment of End-Stage Fecal Incontinence: Is the Implantation of the Pacemaker Really Necessary? 12-Month Follow-Up in a Clinical, Physiological, and Functional Study. Gastroenterol Res Pract 2015; 69: 851-6.

肝　臓

肝外側区域切除術

岩橋衆一，島田光生，森根裕二，居村　暁，池本哲也，齋藤　裕，寺奥大貴　徳島大学消化器・移植外科学

　肝外側区域切除術は，肝左葉・鎌状間膜の左側のS2・S3の亜区域（外側区域）を切除する術式である［図1］。授動はこの区域の周囲の間膜を切離することによって容易に施行でき，複雑な肝門部処理，さらに下大静脈・短肝静脈処理を必要としないため，肝切除術の中では比較的難度が低く初歩的な術式であると考えられており，さらに腹腔鏡下手術でも適応とされている[1]。ただし，安全に施行するためには十分な局所解剖の理解，視野確保，肝外側区域の脱転操作，門脈臍部の処理法，左肝静脈の処理法などの各種肝切除術に必要な基本手技が必要である。

　そこで，本項では消化器外科専門医取得を目指す外科医が習得すべき本術式に必要な解剖，手術手技について概説する。

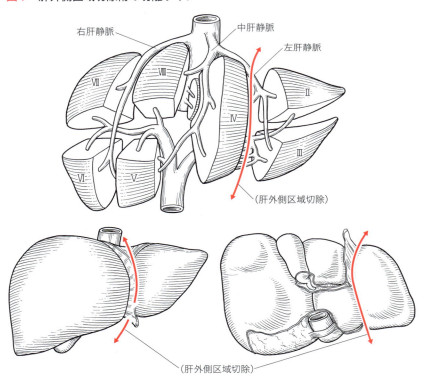

図1　肝外側区域切除術の切離ライン

手術適応

　本術式の主な対象疾患は，悪性疾患では肝細胞癌，転移性肝癌であり，良性疾患では肝内結石や肝血管腫などがある。正常肝では肝予備能の点で問題になることはない

図2 術前 3D-CT での volumetry による肝切除容積(残肝容積)の算出

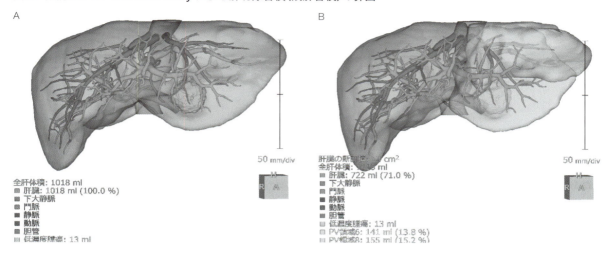

が，本術式の対象疾患である肝細胞癌の多くが慢性肝炎や肝硬変などの併存疾患を有しているため，適応の決定には病変の局在だけでなく，術前の肝予備能評価が必須となる。当科においては，肝外側区域切除の場合は腹水がコントロールできており血清総ビリルビン値が 2.0 mg/dL 以下で，ICG R15 値が 35％以下であれば本術式は施行可能と考えているが，実際は腫瘍径や肝外側区域の容積など症例によって異なるため，術前 3D-CT による volumetry で肝切除容積(残肝容積)を算出し耐術可能か否かを判断している[図2]。さらに最近では，肝予備能評価として Tc-GSA シンチグラフィーや EOB-MRI を使用しており，とくに EOB-MRI 肝細胞相においては，著者らの肝切除症例 114 例を対象とした検討において，EOB-MRI 肝細胞相での Signal intensity (SI) が Tc-GSA シンチグラフィーにおける LHL15 や ICGR15 と強い相関を認めており，EOB-MRI 肝細胞相を積極的に用いている[2]。

肝外側区域切除に伴う解剖

肝外側区域は肝鎌状間膜左側の Couinaud 分類における S2，S3 の領域であり，流入脈管は左肝動脈，門脈左枝の分枝(P2，P3)，左肝管の分枝であり，流出脈管は左肝静脈である。これらの解剖を理解することは本術式を安全に施行するためには必須であり，それぞれにさまざまなバリエーションが認められる[3] [図3]。

肝動脈

肝動脈には走行異常が多く，固有肝動脈から左右肝動脈が分岐する定型例は 67％とされている。左胃動脈から左肝動脈が分岐する症例は全体の 16％で，本術式における小網切開の際には注意を要する[4]。

門脈

門脈は，肝門部で約 72％の症例で左右一次分枝に分かれる。左枝は水平部から門脈臍部へと移行し，左側では S2 への門脈枝(P2)が分岐し，その後に S3 への門脈枝(P3)が分岐する。門脈臍部右側では，内側上行枝(S4b)，下行枝(S4a)の順に分岐し，門脈臍部から肝円索につながる。しかし，一部に門脈左右分岐部無形性症例や右側肝円索症例が存在するため，注意が必要である[5, 6]。

図3 肝外側区域切除に必要な解剖

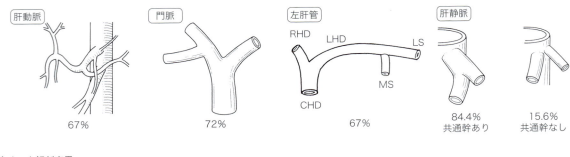

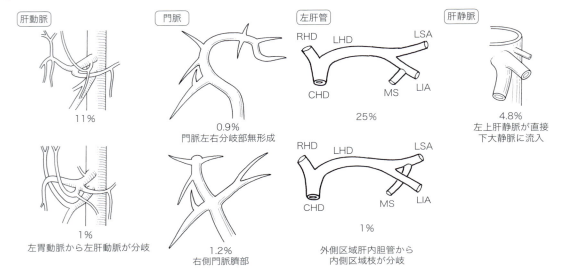

胆管

　胆管系に関しては，S2 と S3 の胆管枝（B2，B3）が合流した後，その右側で左内側区域胆管枝（B4）が合流する場合が約 67％と多くの症例に認められるが，内側枝が外側区域枝の分枝に合流する場合が 26％に認められ[7]，胆管の走行には非常にバリエーションが多く細心の注意が必要である。

肝静脈

　左肝静脈は，約 84％の症例で中肝静脈と共通幹を形成して下大静脈に流入し，その他の症例では左肝静脈と中肝静脈が個別に下大静脈に流入する。S2 と S3 の間を走行していた肝静脈枝は，左中肝静脈共通幹の手前で 1 本の左肝静脈を形成するが，左上肝静脈が直接下大静脈に流入する症例が約 5％に認められるため，注意が必要である[8]。

麻酔・術前 / 術中管理

　麻酔法は，一般的な全身挿管麻酔であり，肝硬変の合併に伴う止血機能の低下がない場合，硬膜外麻酔を併用することもある。また，肝切除の際は術中に予期せぬ出血をきたす場合もあり，動脈ラインからの血圧モニターを行う。また，当科では術中の急速な循環動態の変動に対処が可能なように，術前に中心静脈カテーテル留置を行っ

ているが，最近では中心静脈カテーテル留置における合併症発生の観点から，末梢挿入型中心静脈カテーテルを挿入する場合が多い。

手術手技

本術式の基本手順は皮膚切開／開腹・視野展開から肝門部操作，肝の授動・脱転，肝離断，左肝静脈の処理，そして止血操作である。

開腹および視野展開

体位は仰臥位とし，基本的には剣状突起から臍上までの上腹部正中切開による開腹で十分に視野の展開が可能である。体型などにより視野の確保が困難な場合は，剣状突起から数 cm の上腹部正中切開に左右肋骨弓下切開を加え開腹する。この場合，肋骨弓下切開の左側は左腹直筋左縁までとし，右側は右上腋窩線付近まで切開する。

開腹時，肝円索は結紮切離し，肝側の結紮糸は以後の手技における牽引に用いており，これは肝の授動や脱転の際に有用である。開腹後，開腹創はケント鉤にて左右に牽引し開大する。この際，さらにケント鉤を胸骨下端に追加し，頭側へ牽引することによって左右冠状間膜（肝静脈）前面の視野がさらに展開され，肝静脈の処理が容易となる［図4］。視野展開後，腹水の有無，腹膜播種の有無，リンパ節転移の有無などを検索する。また，視診・触診にて肝表面を観察し，肝障害度を検討する。肝腫瘍については，術中超音波検査を施行し，腫瘍径，個数，部位，脈管との位置関係について確認することが必要である。

肝門部操作

基本的には胆嚢摘出術を施行し，摘出の際，胆嚢管からビニールチューブを挿入し肝離断後の胆汁漏テストに備える。しかし，肝硬変症例や再手術などで高度癒着例においては，胆嚢摘出術を行わない場合がある。その後，Pringle 法のために肝十二指腸間膜にテーピングする。とくに肝機能不良例では，肝左葉側グリソン一次分枝にテーピングし肝左葉のみの阻血も有用である。実際の手技としては，左一次グリソンが臍部へと立ち上がる位置で，臍部基部右側から鉗子を進める。その後，臍部基部左側，アランチウス管腹側に通してテーピングを行う。通すものは先端の彎曲が比較的弱いものがよい［図5］。

図4　術野の展開

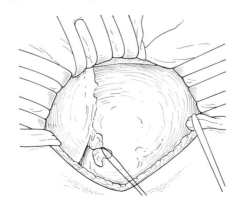

肝外側区域の授動・脱転［図6］

　肝円索の結紮糸を尾側へ牽引しつつ,肝鎌状間膜を電気メスで切離し,肝実質に沿って左右冠状間膜を連続させ肝静脈根部を露出させる。さらに左冠状間膜切離を延長し,左三角間膜を切離する。左三角間膜においては,その左端には細い血管や胆管が存在するため,vessel sealing system (VSS)を用いて切離している。この際,折りたたんだガーゼを肝外側区域背側に脾上極をカバーするように横隔膜直下まで挿入し,外側区域を尾側に牽引しながら切離することによって,胃壁などを損傷することなく間膜切離が行える［図7］。さらに肝外側区域を下方へ牽引し,左肝静脈の左側縁を露出するまで剥離を行う。

　次に,肝外側区域を上方へ牽引し,肝下面付着部位に沿って小網を電気メスで切離する。小網内に左胃動脈から左肝動脈が分岐している場合は,基本的に結紮切離してもよいが,症例によっては重要栄養血管の場合もあるため,術前画像により肝動脈の走行を確認しておく必要がある。小網切離をさらに肝外側区域の頭側縁へ延長すると,アランチウス管の左肝静脈付着部が同定できる。肝外で肝静脈をテーピングする場合は,これを根部付近で切離し,牽引することによって左中肝静脈共通幹や左肝静脈へのテーピングが容易となり［図8］,症例によっては左肝静脈や左中肝静脈共通幹

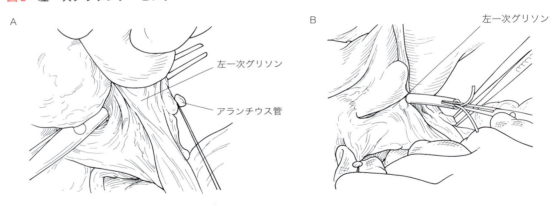

図5　左一次グリソンテーピング

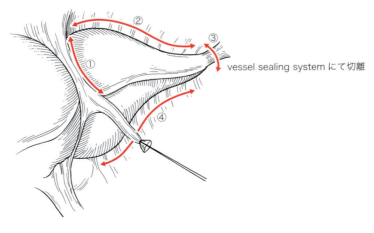

図6　肝外側区域の脱転

図7　肝外側区域背側へのガーゼの挿入

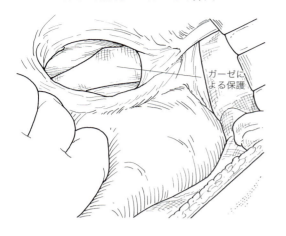
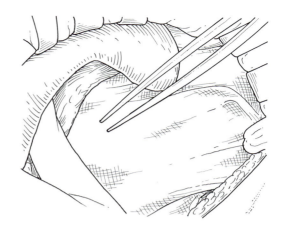

図8　アランチウス管を牽引しての左中肝静脈共通幹テーピング

A：アランチウス管処理

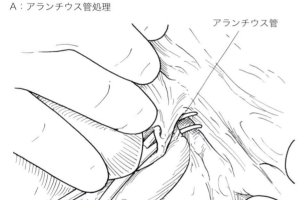

B：左中肝静脈共通幹テーピング

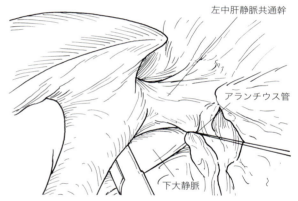

に肝外でテーピングを施行する［図9］．これにより肝離断の際の肝静脈からの出血が血流遮断により容易にコントロールでき，非常に有用である．しかし，解剖学的にもしくは癒着などにより容易に施行できない場合には，必ずしも必要とはならない．肝離断中に左側から大きめのブルドック鉗子をかけても効果的である．

肝離断

　肝離断は，無阻血下あるいはPringle法（もしくは左片葉阻血法）下にCUSA，電気メスを用いて行う（CUSAがない場合はCrushing法でもよい）．肝阻血時間は，当科では15分間の阻血と5分間の解除を繰り返し行っている．肝切離線は肝鎌状間膜の外側に設定し，肝臍部左側から肝離断を進める．肝離断に際しては，第1助手が左手の示指で外側区域を上方に圧排することによって出血のコントロールが容易となり［図10］，また肝外側区域背側の左矢状溝にコットンテープを通し，ハンギングすることでも同様の効果が得られる．ただし，ハンギングテープが必要となるのは左肝静脈根部に腫瘍が存在する場合のみであると考えられる．ここで肝離断を進めるとS3グリソン枝が同定できるため，これを処理した後にS2グリソン枝の処理を行うこと

図9　左中肝静脈共通幹テーピング後写真

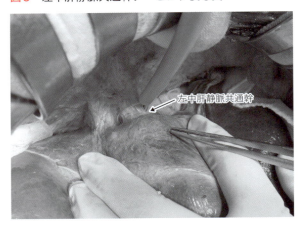

図10　肝離断の際の出血制御の工夫

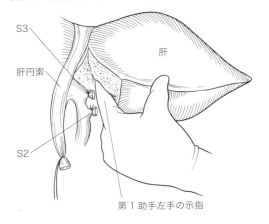

になる．グリソン鞘は比較的厚みがあるため，残肝側断端の処理は基本的には刺通結紮を伴う二重結紮にて行うか，もしくは結紮とLiga SureTMを組み合わせてグリソン枝の処理を行っている．Liga SureTMは焼灼組織におけるインピーダンスをリアルタイムに検出できる機能をもったバイポーラ型の血管凝固装置で，優れた止血効果を有しており，径7mmまでの血管の確実な閉鎖が可能とされている．実際の肝切除における使用部位は，①小網切開（とくに側副血行路が著明な症例），②S2，S3グリソン枝の処理，③肝離断時のグリソン，肝静脈交通枝，④左肝静脈処理などである．肝切除術においても，これを併用することにより確実に結紮回数が減少し，比較的初心者においても安全に本術式が施行可能になると思われる．

左肝静脈の処理

　肝離断を頭側に進めると，最終段階で左肝静脈が露出される．この時点で左肝静脈は少量の肝実質と付着しているのみである．左肝静脈の二次分岐のレベルで露出されれば，単純に吸収糸の二重結紮切離で十分である．左肝静脈本幹の場合は左肝静脈根部に十分縫合の余裕をもって血管鉗子をかけ切離し肝離断終了する［図11A］．肝静脈断端は，非吸収性5-0モノフィラメントによる連続縫合により閉鎖する．また，ステイプラーによる肝静脈切離も有用で，この場合は35mmあるいは60mmのホワイトカートリッジを使用する［図11B］．いずれの方法にせよ，中肝静脈の流出障害をきたさないように心がけることが肝要である．

止血・胆汁漏テスト，ドレーン挿入，閉腹

　肝離断が終了したら止血操作に移る．肝実質からの出血は基本的に電気メス，アルゴンレーザー凝固，生食滴下型モノポーラーデバイスにて止血するが，肝静脈小枝やグリソン枝からの出血に対しては，非吸収性5-0モノフィラメントなどの針糸を用いたZ縫合にて止血する．次に胆摘時に胆嚢管から挿入固定しておいたビニールチューブから色素（インジゴカルミン）を注入し，胆汁漏テストを行う．この際，肝切離断端の胆管に圧をかけるため，総胆管下部をブルドッグ鉗子にてクランプしておく．胆汁漏が認められた場合は，漏出部位を非吸収性5-0モノフィラメントなどの針糸を用いてZ縫合を行う．出血，胆汁漏の確認は何度も肝切離面を洗浄し十分に行う．また，肝切離面にはネオベール®シートとフィブリン糊を貼付し，再出血予防に努める［図12］．

図11 左肝静脈処理

A：連続縫合閉鎖法

B：ステイプラーによる切離法

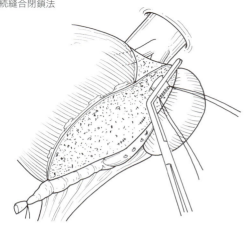
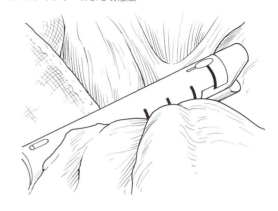

図12 肝外側区域切除術・切離面

A：十分な止血・胆汁漏確認後

B：ネオベール®シート・フィブリン糊貼付後

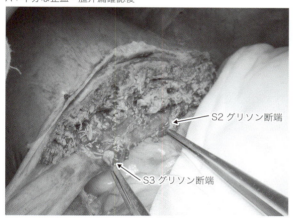
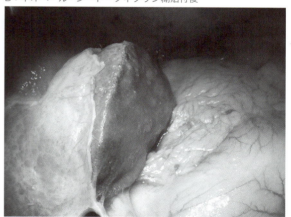

　ドレーンは閉鎖式ドレーンを右側腹壁から挿入し，肝切離面に留置している．腹壁は基本的には吸収性モノフィラメント糸を用いて2層または3層で閉腹する．

腹腔鏡下肝外側区域切除術

　近年，本術式は腹腔鏡下に施行される症例が増えており，完全腹腔鏡下の症例も増加している．術式の流れは，まずCO_2気腹下においてトロッカーを挿入した後［図13A］，①腹腔内観察，②術中超音波による腫瘍の局在診断，③肝外側区域の授動・脱転のための間膜剥離を施行する．次に，④肝離断から腫瘍の摘出を行う．Pringle法に関しては，16Frトロッカーを腹腔外に誘導して施行しており，肝外側区域の授動・脱転については，左冠状・三角間膜を電気メスとlaparoscopic coagulation shears（LCS）を用いて切離している．また，肝離断においては表層はLCS，深層はCUSAにて行っており，細いグリソン枝は吸収性の血管クリップにて処理し，とくに完全腹腔鏡手術の場合はS3グリソンを自動縫合器にて切離し，さらにS2グリソン枝と左肝静脈を自動縫合器にて一括離断し，肝外側区域切除術が終了する［図13B, C］．

図13 腹腔鏡下肝外側区域切除術における脈管処理

A：ポート位置

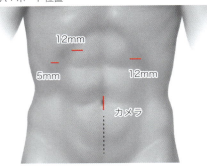

B：S3グリソン処理

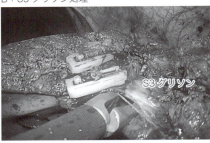

C：S2グリソン＋左肝静脈処理

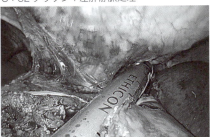

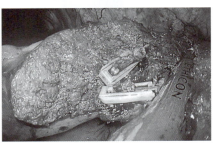

文献

1) 森根裕二，島田光生，ほか：肝外側区域切除－脈管処理のコツ－．手術　2012；66（6臨増）：753-9.
2) 岩橋衆一，島田光生，ほか：肝硬変の肝予備能評価．肝胆膵　2016；73（6）：1038-43.
3) 森根裕二，島田光生，ほか：肝外側区域切除．手術　2007；61（6）：663-70.
4) 鈴木英明：肝門部近傍におけるグリソン系脈管群の相関と異常－胆道外科の立場から．日外宝函　1982；51：713-31.
5) Cuinaud C: Surgical anatomy of the liver revised. Cainaud C Paris, 1989, pp.109-110.
6) Nagai M, Kubota K, Kawasaki S, et al: Are left sided gallbladders really located on the left side? Ann Surg 1997; 225: 274-80.
7) Healey JE Jr, Schroy PC: Anatomy of the biliary ducts within the human liver; analysis of the prevailing pattern of branchings and the major variations of the biliary ducts. Arch Surg 1953; 66: 599-616.
8) Nakamura S, Tsuzuki T: Surgical anatomy of the hepatic veins and the inferior vena cava. Surg Gynecol Obstet 1981; 152: 43-50.

肝部分切除術

有泉俊一,山本雅一 東京女子医科大学消化器・一般外科

手技の適応・目的

肝部分切除は,消化器外科専門医を目指す若手外科医が術者として行う必要がある必須手術である。日本消化器外科学会が規定する中難度手術にカテゴリーされ,指導者のもと術者として手術を適切に遂行できること(到達度2)が要求されている。

本項では,若手外科医が術者として安全に行える肝部分切除術について述べる。

適応・術前準備

- 肝部分切除のよい適応は,転移性肝癌や肝良性腫瘍である。肝細胞癌では,解剖学的肝切除(高難度手術)が推奨されている。肝細胞癌で肝部分切除の適応となるのは,腫瘍径が2cm以下や,肝硬変で肝機能不良な場合である。
- 肝機能検査は必須である。通常のChild-Pugh分類(肝障害度分類)に加え,ICGR15の測定は必須である。個々のICG R15値から,幕内基準や高崎基準を用いて安全な肝切除量(許容肝切除量)を決定する[1,2][図1,2]。

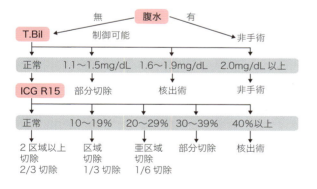

図1　ICGR15値による術式選択(幕内基準)

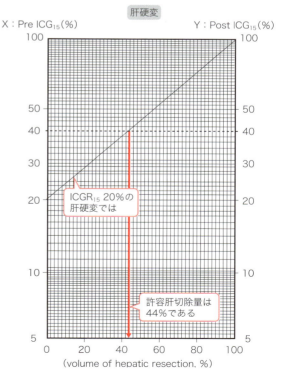

図2　ICGR15値による安全な肝切除量(高崎基準)

図3 3DCTによる術式のシミュレーション
前区域切除(30%), S8切除(24%), 部分切除(11%)のシミュレーションが可能である. 肝癌とグリソン鞘や肝静脈の関係を明らかにする.

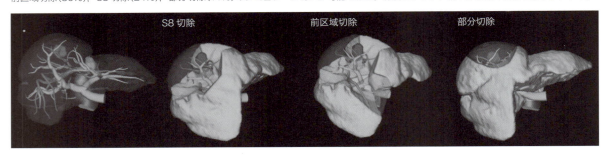

図4 ケント牽引開創器の設置

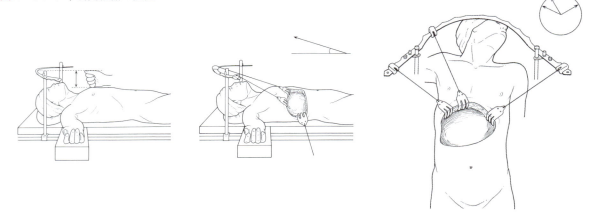

- 3DCTによりさまざまな術式のシミュレーションや, 腫瘍と周囲脈管との関係を明らかにする[3][図3].
- 手術のリスク評価として, NCDによるリスク評価も参考になる.

手術準備

ケント牽引開創器による牽引

ケント牽引開創器を利用している. 通常は胸骨からアーチまでの高さが, 握り拳1つ分で十分である[図4]. 右肝横隔膜側の部分切除の場合は, 高位牽引(握り拳2つ分)の方が右肝周囲にフリーな空間が生まれ手術しやすくなる.

ヘッドアップ体位と低CVP麻酔

肝臓離断前に麻酔医と協力し, ヘッドアップ(約10°)にする[図5]. CVPが低下し肝静脈圧が低下する[4]. 麻酔医による低CVP麻酔(1回換気量制限や輸液量制限)と併用する. 血圧低下のあることを麻酔医や看護師と共有する.

肝部分切除の手順

開腹

左肝の部分切除では, 正中切開で可能である. 右肝の部分切除では, J字切開や肋骨弓下斜切開がよい[図6]. 後区域の部分切除では, 左側臥位で斜切開が有用である.

図5 ヘッドアップ体位(約10°)

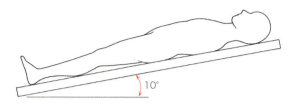

図6 開腹方法
J字切開，肋骨弓下斜切開，正中切開，側臥位斜切開など

A：正中切開

B：肋骨弓下斜切開

C：側臥位斜切開

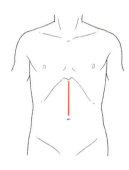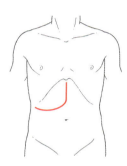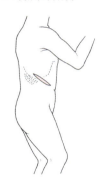

Pringleと肝下部下大静脈クランプ法

　肝離断中の出血コントロールとして，Pringle法と肝下部下大静脈クランプ法がある[5]。肝部分切除では，Pringle法で十分コントロールされることが多い[図7A]。下大静脈クランプ法は，肝離断面に露出する肝静脈からの出血コントロールに有用である[6]。解剖学的肝切除では必要であるが，肝部分切除でも離断面に肝静脈が走行する場合には準備しておく[図7B]。ルーチーンにクランプする必要はない。血圧に注意しながら行う。

術中エコーによる腫瘍確認

　エコーを使用し，腫瘍の位置を確認する。マージンを確保し，切離線をマーキングする[図8A]。周囲のグリソン鞘や肝静脈を確認する。ICGを利用した蛍光カメラシステムは，腫瘍が肝表面に近い場合に腫瘍を同定できる[7]。

支持糸による牽引

　支持糸をかけ，牽引しながら肝実質を切離する[図8B]。

肝離断

　ペアンにより実質をクラッシュし，残った脈管を結紮切離する方法が基本だが，CUSAで肝実質を吸引し，脈管はエネルギーデバイスで処理してもよい。肝は浅く

広く離断し，一箇所で深く切り込まない[図8C]。狭い離断面で出血すると止血が難しい。途中，術中エコーを使用しながら背面のマージンを確認する。離断面に太いグリソン鞘や肝静脈が出てきたときには温存する[図8DE]。腫瘍が太いグリソン鞘に浸潤し合併切除が必要な場合，テストクランプし変色領域を確認した後にその領域切除を行う。虚血領域を残すと，断端膿瘍や難治性胆汁漏の原因となる。

止血，胆汁漏チェック

まず止血する。止血後に胆汁漏を確認する。Pringle法を行い，胆汁漏をチェックする。綺麗なガーゼや綿球に黄色い胆汁が付着する[図9]。胆汁漏があれば縫合閉鎖する。胆管側壁であれば6-0吸収糸で縫合閉鎖し，狭窄に注意する。胆管が完全離断した場合は結紮する。術後出血と胆汁漏は重篤な合併症を起こすため確認する。

図7　Pringle法と肝下部下大静脈クランプ法

A：Pringle法

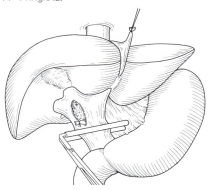

B：肝下部下大静脈クランプ法

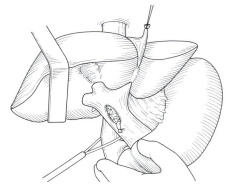

図8　肝部分切除

A：術中エコーによりマージンを決定する

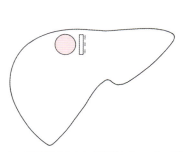

B：支持糸をかけ牽引する

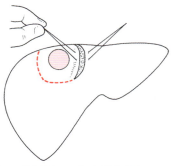

C：肝実質は浅く広く離断する　　D：離断面のグリソン鞘は温存する　　E：切除完成図

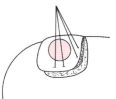
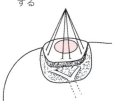

図9 胆汁漏の確認
胆汁漏はガーゼか綿球で確認する。

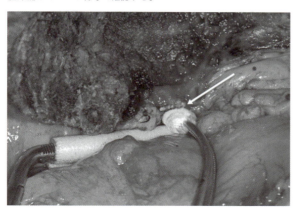

ドレーン留置
閉鎖式ドレーンを使用する。部分切除した周囲の最も効果的な場所に留置する。

閉創
筋膜縫合は後鞘と前鞘別々に行う。皮下縫合に加え皮膚縫合する。肝硬変の場合，腹水が漏れないようにする。

手術所見と切除標本整理

自分の行った手術所見を記載する。手術のスケッチは必須である。術中写真もあった方が望ましい。出血量，手術時間，癌のステージなども忘れず記載する。切除標本の整理も必須であり，腫瘍の割面のスケッチ，大きさ，脈管浸潤，マージンなどを確認する。

文献

1) Takasaki K, Kobayashi S, Suzuki S, et al: Predetermining postoperative hepatic function for hepatectomies. Int Surg 1980; 65: 309-13.
2) 幕内雅敏，高山忠利，山崎　晋，ほか：肝硬変合併肝癌治療のstrategy．外科診療 1987；29：1530-6.
3) Ariizumi S, Takahashi Y, Kotera Y, et al: Novel virtual hepatectomy is useful for evaluation of the portal territory for anatomical sectionectomy, segmentectomy, and hemihepatectomy. J Hepatobiliary Pancreat Sci 2013; 20: 396-402.
4) Yoneda G, et al.: Reverse Trendelenburg position is a safer technique for lowering central venous pressure without decreasing blood pressure than clamping of the inferior vena cava below the liver. J Hepatobiliary Pancreat Sci 2015; 22. 463-6.
5) 山本雅一：グリソン鞘一括処理肝切除，総論．株式会社クラーク・ケント，2013.
6) Otsubo T, et al: Bleeding during hepatectomy can be reduced by clamping the inferior vena cava below the liver. Surgery 2004; 135: 67-73.
7) Ishizawa T, Saiura A, Kokudo N: Clinical application of indocyanine green-fluorescence imaging during hepatectomy. Hepatobiliary Surg Nutr 2016; 5: 322-8.

開腹肝生検

小泉　哲，大坪毅人　聖マリアンナ医科大学消化器・一般外科

適応

＊1―体表からの安全な穿刺ルートが確保できない場合

肝はそのサイズの割に，体表からの安全な穿刺ルートが比較的限られている(付図1)。その基本条件は，胸腹壁と肝臓の間に他臓器が介在しないことであり，横隔膜に付着している上面・後面と胃・横行結腸・腎臓・肝門が存在する臓側面(下面)を介した穿刺ルートは通常選択できない。故に，肝右葉表面から穿刺することが必然的に多くなるが，時に肝右葉表面に腸管(多くは結腸)が入り込んできて，体表から肝右葉表面を超音波ガイド下に直接穿刺することができないことがある。(付図2)

　医療機器の進歩に伴い，肝生検は画像ガイド下(主に超音波ガイド下)に行われることがほとんどとなり，現在では開腹下に肝生検が行われる機会は少ない。開腹肝生検の適応となるのは，体表からの安全な穿刺ルートが確保されない場合[＊1]，肝予備能低下による出血傾向に加え肝周囲の腹水貯留により通常の肝生検では止血が不確実(一般には肝生検が禁忌とされている)な場合，開腹手術に際して肝疾患が疑われた場合や肝表面の組織診断を要する病変の採取が必要となった症例などに限られる。

　しかし，肝生検(経皮的手技は除く)は現在の消化器外科専門医修練カリキュラムにおいても依然として"肝"手術の中で低難度手術術式として位置づけられている。これは，開腹肝生検で必要とされる手技が中難度・高難度の肝切除手術の基本操作を含んでいるからに他ならない。つまり，消化器外科専門医修練者は開腹肝生検を"小範囲の肝部分切除"と解釈し，その実施に臨むべきである。

付図1

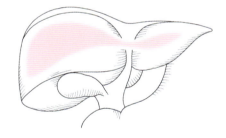

付図2

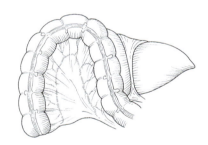

手術手技

皮膚切開

　皮膚切開の位置に関しては，他の開腹手術に併施される場合には当該手術に準ずるべきであるが，肝生検そのものを目的として開腹する場合には腹壁内側副血行路の発達にも注意しつつ，可能な限り小さい創で，かつ最短経路で目的部位(予定組織採取部位)に到達できる位置を設定する。その際，とくに注意すべきは，高度肝硬変症例などでよくみられる発達した傍臍静脈の損傷である。故に，正中切開を選択する際はとくに注意を要する[図1]。

採取する組織サイズ

　通常，超音波ガイド下に行われている肝生検で用いられる針は16Gないしは18Gであるため，1回の穿刺でおよそ1.4～1.5 mm 幅×15 mm 長の組織片が採取される。

図1
高度肝硬変や門脈圧亢進症の際には側副血行路が発達し，傍臍静脈や腹壁静脈が怒張する

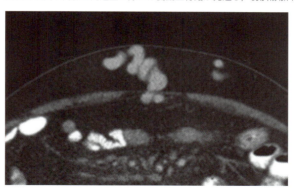

　肝小葉は直径0.5〜2mm，高さ0.5〜2mmの多角柱ないしは錐体[1]であることを考えると，このサイズの組織片が2個確実に採取されていれば門脈域が8〜10個程度含まれることになり，病理学的に精度の高い診断が可能になるといわれている。

　開腹肝生検では組織の塊を採取できるのだから，針生検で採取される組織片と同じ体積でよいと考えると直径4mmの立方体ほどのサイズでよいということになるが，実際にはこれでは足りない。その理由は，肝表面を覆う単層扁平中皮基底膜の下に線維性結合織が密に存在していること，被膜直下の肝実質は線維性変化が強いことから慢性肝疾患の病理診断を行う部位として肝表面近くは適さないからである。故に，開腹肝生検を行う際には，できるだけ深部の肝実質(1〜2cm程)を採取しなければならない。

肝部分切除の方法

　肝部分切除の方法には，大きく分けて楔状切除，紡錘状切除，割断の3種類がある。

- **楔状切除（wedge-sharped resection）**——慢性肝疾患診断を目的とした開腹肝生検の場合，この方法が選択されることが多い。切除部位は，肝前縁において隣接臓器・肝内脈管の副損傷を起こさない位置に設定する。予定切除部位よりも深部（1.5〜2.0cm）に3-0吸収糸2本で刺通結紮を行い，切離面の出血制御を予め行っておく[図2]。この際，2本の糸は3〜5mmほどの間隔をあけて刺通すると"ハの字"に結紮しやすく，楔状に切離しやすくなる。肝実質の切離はメスで鋭的に行う[図3]。エネルギーデバイスを用いて切離すると，切離面に熱変性を生じてしまい病理診断の妨げとなってしまう。予めかけた縫合糸が確実であれば，切離面の出血は滲み出る程度で済むことがほとんどであり，電気メスで凝固止血できる。深部（跨部）の止血に難渋するようであれば，肝縫合を行ってもよい[図4]。

- **紡錘状切除（spindle-sharped resection）**——楔状切除では切除できない位置（前縁から離れた表面）を生検材料としなければならない場合に選択される。切除後の形態を意識して，切除予定部の周囲を囲むように3-0吸収糸で刺通縫合しておく。この際の刺通縫合は切除予定部よりも深めにしておく。この縫合糸は"きつ過ぎず，緩すぎず"結紮する。メスで鋭的に切除した後，切離面に脈管の断面があれば確実に縫合閉鎖し，滲出程度であれば電気メスで凝固止血を行う。さらに，切離面を肝縫合により寄せておくとより止血は確実になる[図5]。

図2　楔状切除①

A：切除予定部よりも少し深い位置に 3〜5mm 程の間隔をあけて，3-0吸収糸を刺通する。

B：切除部の形状を意識して刺通した各々の糸を"ハの字"になるように結紮する。結紮はきつ過ぎず，緩すぎず。

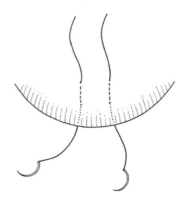
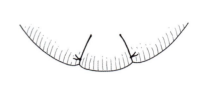

図3　楔状切除②

A：切除予定部には指示糸をかけて，適度な緊張がかけられるようにする。実質の切離はメスで鋭的に切離する。

B：切離面に血管断面が露出していれば確実に縫合結紮をしておく。滲み出る程度であれば電気メスで凝固止血できる。

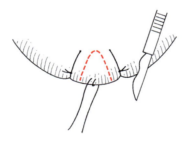
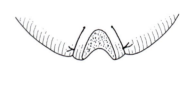

図4　楔状切除③

深部(跨部)の止血が困難な場合には，切離面を併せる様に肝縫合を行う。

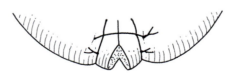

● **割断**(transection or guillotine resection)──左葉外側区域端や右葉後区域下端など，流入系脈管と流出系脈管が並走し，直線的に実質離断が可能な部位を生検材料とする際に選択される。切除予定部の中枢側に，2-0ないしは3-0吸収糸で直線的に刺通縫合を行う。メスないしは剪刀で鋭的に実質を離断する。切離面に露出する脈管は確実に縫合閉鎖しておく。滲出程度の出血は電気メスで凝固止血できる。

図5　紡錘状切除

A：切除予定部周囲に 3-0 吸収糸で結紮糸をかけておく。この際，予定切除深度よりも深く糸をかけておかなければならない。やはり結紮はきつ過ぎず，緩すぎず。

B：肝縫合を行い，切除面の止血を確実にする。

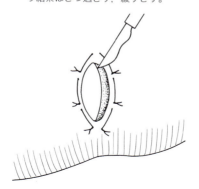
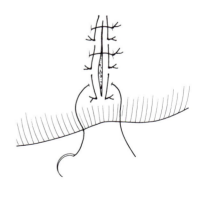

図6　割断

切除予定部の中枢側で刺通縫合を行った後，その末梢側を離断する。

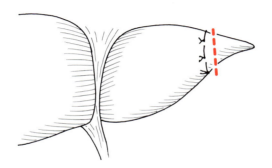

文献

1) 藤田恒夫，藤田尚男：標準組織学　各論　第4版．医学書院，2010．
2) 葛西洋一，佐々木英制：現代外科手術学大系 14　肝臓・胆道・膵臓および副腎の手術．中山書店，1979，pp.30-32．

開腹肝腫瘍焼灼術

小林　剛，大段秀樹　広島大学大学院医歯薬保健学研究科消化器・移植外科学

　肝腫瘍に対する腫瘍焼灼術は，肝切除術と並ぶ局所療法であり，一定の条件を満たせば低侵襲に肝切除術と同等の治療成績が得られる。エタノール注入療法(ethanol injection therapy；EIT)，マイクロ波凝固療法(microwave coagulation therapy；MCT)，ラジオ波凝固療法(radio-frequency ablation；RFA)，凍結融解壊死療法(cryoablation)に大別され，いずれの方法も主にエコーガイド下に穿刺針で腫瘍を穿刺して行う。アプローチとして経皮的に行う方法，開腹下や腹腔鏡下に行う方法，胸腔鏡下に行う方法があげられる。

　本項では，消化器外科専門医が標準的に習得すべき手技として，開腹下の肝腫瘍焼灼術を中心に述べる。

肝腫瘍に対する腫瘍焼灼術の種類

　腫瘍焼灼術の種類と原理を以下にあげる[1]。

- **エタノール注入療法(ethanol injection therapy；EIT)** ── 純エタノールには組織固定作用があり，これを腫瘍内に注入して壊死効果を期待する方法である。
- **マイクロ波凝固療法(microwave coagulation therapy；MCT)** ── マイクロ波周波数帯の電磁波(2,450MHz)を用い，水分子の運動による摩擦熱により腫瘍を熱凝固させる方法である。
- **ラジオ波凝固療法(radio-frequency ablation；RFA)** ── 周波数460～480kHzの電磁波を流して生じる熱エネルギーにより組織温度を上昇させて，抵抗加熱(ジュール熱)で組織凝固させる方法である。緩やかな熱凝固により，電極針周囲組織を炭化させることなく，広範囲でムラの少ない壊死領域が得られることから，現在では焼灼療法の中心的存在である。単針型(Cool-tip™)と展開型(RITA®，RF3000®)が従来から用いられてきたが，最近ではバイポーラ電極(Celon POWER®)や可変型の単針(VIVARF System®)が使用可能となっている[表1]。
- **凍結融解壊死療法(cryoablation)** ── 高圧アルゴンガスにより腫瘍をおよそマイナス40℃以下に急速凍結し，続いてヘリウムガスで急速に温度上昇させることで腫瘍を壊死させる方法である。わが国では小径腎癌の局所療法として保険収載されているが，肝癌にはまだ保険適応となっていないため，一部の限られた施設で行われている。

開腹下腫瘍焼灼術の特徴と適応

特徴

　肝切除術と比較して，腫瘍焼灼術の利点は術中の出血リスクが少ないことや，治療に伴う肝機能の損失を軽減できること，そして経皮的に行う場合には全身麻酔が不要であることなど，一般に低侵襲な治療と考えられている。その一方で，不完全な焼灼範囲では局所再発をきたす可能性があり，また主要脈管の損傷は胆道合併症や血流障害を引き起こす恐れがある。

表1 ラジオ波焼灼システムの種類

電極針	展開針			単針	
システム	RITA®	RF3000®	Cool-tip™	Celon POWER®	VIVARF System®
供給元	Angiodynamics	Boston Scientific	Covidien	Olympus	STARmed
電極針の特徴	展開針(7本, 9本)	展開針(10本)	単針	1～3本任意 バイポーラ	可変型
電極径	14G, 15G	15G, 17G	17G	15G	15G, 17G
展開径	3, 5 cm	2, 3, 3.5, 4 cm	1, 2, 3 cm	3, 4 cm	1-3 cm (可変)
特徴	針固定性 細かい制御可能 洋梨状	針固定性 横長楕円状	簡便 治療時間が短い 縦長楕円状	対極版が不要 焼灼範囲の調整が可能で大きい	焼灼針が可変性
焼灼形状					

*1 —著者からのアドバイス

肝細胞癌に対する局所療法は、適応を厳格にすれば肝切除と同等の治療効果が期待でき、治療に伴う肝機能喪失を節約できるが、肝切除成績を上回る治療ではない。開腹で腫瘍焼灼術を行うということは、開腹したにも関わらず肝切除を断念することであり、必然性は極めて限定される。肝予備能不良例における深部の病変など、肝切除を上回るメリットがある場合に選択するべきである。

適応*1

- 早期肝細胞癌、一部の転移性肝癌、一部の良性腫瘍が腫瘍焼灼術の適応である。混合型肝癌や肝内胆管癌では、根治性の観点から適応はない。転移性肝癌に用いた報告が散見されるが、標準治療ではない。
- 肝細胞癌における腫瘍焼灼術の適応は、肝癌診療ガイドラインにおいて、Child-Pugh 分類の A あるいは B の肝機能で、腫瘍径 3 cm 以下、腫瘍数 3 個以下の肝細胞癌とされている[2]。そのうち肝切除の適応がない症例が腫瘍焼灼術の適応と考えられるが、上記の条件を満たし、かつ経皮的あるいは腹腔鏡・胸腔鏡下に行うことができない理由が存在する場合に、開腹手術のうえで肝腫瘍焼灼術を行うことになる。経皮的エコーで描出できない場合(横隔膜ドーム下の病変や小径の早期肝癌など)や、安全な穿刺ラインが得られない場合(尾状葉の病変、主要グリソン枝の背側にある病変など)、および主要脈管や隣接他臓器との距離が取れない場合、などである。
- 多発病変の場合には、肝切除と組み合わせて集学的治療の一部として使用することがある。全ての病変を切除すると過大切除量になる恐れがある場合に、切除が望ましい主病変を切除し、別区域の小径病変を RFA で治療する場合などが相当する。
- RFA や MCT は熱凝固によるため、胆管再建後や内視鏡的十二指腸乳頭切開術などの症例は焼灼後に肝膿瘍を形成しやすく、原則禁忌である。

EIT

- **適応** —— 一般に 2 cm 以下の小病変に対して適応される。
- **長所** —— 熱を発生せず、胆管や隣接他臓器の近傍でも比較的安全に行うことが可能である。穿刺針が細いため、肝機能不良例にも行いやすいとされる。
- **短所** —— 腫瘍内隔壁や被膜を越えてエタノールを浸透させることが難しく、手技が不確実になりやすい。RFA との比較で局所再発が多いとされる。

MCT

- **適応** —— 一般的に 2 cm 以下の小病変に対して適応される。
- **長所** —— 1 回の通電時間が短く、止血作用に優れている。

- **短所**――凝固範囲はRFAに比べると小さく，複数回の穿刺が必要になることが多い．熱による胆管損傷や肝膿瘍を生じやすい．

RFA
- **適応**――一般的に3cm以下の病変に対して適応される．
- **長所**――1回の通電で直径3cm程度の球形の均一な焼灼範囲が得られる．システムの進歩により，焼灼可能範囲は拡大傾向である．
- **短所**――1回の通電時間は10～20分と長い．熱による胆管損傷や肝膿瘍は生じ得る．

Cryoablation
- **適応**――比較的大きな病変に対しても適応可能である．
- **長所**――1回の治療で直径3～5cm程度の大きな壊死範囲が得られる．隣接多臓器や胆管を損傷するリスクが少ない．治療中の痛みが少ない．
- **短所**――長期成績が不明であり，肝癌には保険収載されていない．

使い分け

- 腫瘍焼灼術は低侵襲治療であると考えられているが，低侵襲である理由として，経皮的に行うことが可能であること，全身麻酔が不要であること，そして肝切除術に比較して肝機能損失量が少ないことがあげられる．すなわち，開腹で行う場合には前2者の利点はなく，腫瘍が深部に存在するがために犠牲的肝切除量が大きくなる場合が最もよい適応と考えられる．
- 現在の経皮的な腫瘍焼灼術の主流はRFAであり，開腹で行う場合にもRFAが主に用いられる．腫瘍脈管に近接した病変では，EITが簡便で安全な方法である．開腹で行う場合には，隣接臓器との距離は確保できるので考慮の必要はない．

手術手技

術前画像診断
　腫瘍焼灼術は局所療法であり，確実な治療効果を得るためには，正確な術前の画像診断が不可欠である[図1]．術前の画像から腫瘍の局在を正確にシミュレーションし，術中の穿刺ラインをイメージし，穿刺プラン（電極針の選択，凝固回数の設定）を立てておく．

開腹・肝授動
- 開腹アプローチは上腹部正中切開，および右横切開を加える右上腹部J字切開，逆L字切開，逆T字切開などが用いられる．肝機能不良例では腹壁や大網に側副血行路が形成されており，丁寧な止血が必要である．
- 肝円索を結紮切離し，鎌状間膜を切離する．肝臓の授動操作は標的病変の局在による．外側区域の病変では，左冠状間膜から三角間膜を切離して外側区域を授動する．後区域の病変では，右冠状間膜・三角間膜から肝腎間膜を切離して右葉を授動する．

術中超音波ガイド下穿刺
- 腫瘍焼灼術を確実に行うためには，術中超音波検査で腫瘍を描出することが不可欠である．Bモードで容易に描出可能な場合もあるが，開腹下腫瘍焼灼術の対象となる

*2 — 手技のポイント：穿刺

確実な腫瘍焼灼を完遂するためには，焼灼完了までの安定した腫瘍描出が不可欠であり，エコープローブと肝臓の安定した把持が大切である。電極針と腫瘍が常に描出された状態を維持する。助手が肝臓やプローブを把持することも一つの方法である。

*3 — 手技のポイント：焼灼

腫瘍焼灼中には腫瘍の輪郭は評価できなくなり，発生する高エコー化部分は正確には壊死範囲を表しているわけではない。したがって，しっかりした焼灼前のプランと安定したエコーガイド下穿刺の遂行が重要である。

病変は，描出が難しい早期肝細胞癌であることが多く，また肝硬変症例では再生結節との判別が容易ではない。このような場合にはソナゾイドを使用した造影エコーが有用で，Kupffer 相で欠損像として明瞭に描出できる [図 2B]。欠損像を描出しながらソナゾイドを再静注すると多血性肝細胞癌であれば再灌流像が確認でき，診断を確定できる（Defect Re-perfusion imaging）[3]。

● エコープローブを左手で操作固定し，安定した腫瘍描出が得られるように把持する [図 2A]。右手で穿刺針を操作し，プローブと軸を重ねて画像上に高エコーの穿刺針ラインを確認する [図 3]*2。

● 画像所見から肝癌の診断が難しい病変の場合には，腫瘍生検を行うこともある。

● 腫瘍の中央を正確に穿刺し，穿刺針先端が腫瘍を貫いて超えるのを確認して焼灼を開始する。

焼灼

超音波ガイド下に出力・温度・電流・組織インピーダンスをモニターしながら，焼灼する*3。焼灼を開始すると，熱凝固に伴って発生する水蒸気のバブルを高エコー化として捉えることができる [図 4]。穿刺針の抜去に際しては，止血のため通電しなが

図1　術前画像診断
A：CTHA の Axial view。肝 S4/8 深部に直径 1 cm の濃染像を認める（黒破線）。
B：CTAP の Coronal view。腫瘍は中肝静脈の尾側・背側に局在していることから，尾状葉の腫瘍であることが分かる（黒破線）。本症例は対外式エコーでは安定した腫瘍の描出が得られず，かつ肝予備能不良であったため，開腹下 RFA を適応した。

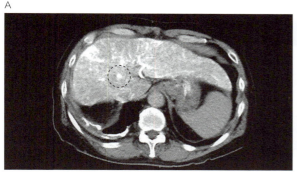 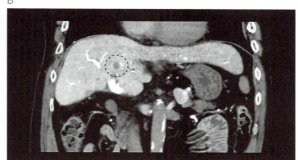

図2　術中造影エコーによる腫瘍描出
A：肝臓とエコープローブの把持。標的病変を安定して描出できるように，術者の左手で肝臓とプローブを把持する。右手は穿刺針を持つ。
B：造影エコーによる描出。ソナゾイド® 造影エコーの Kupffer 相で欠損像として腫瘍を描出する。主要なグリソン，肝静脈を損傷しない穿刺ラインを設定する。

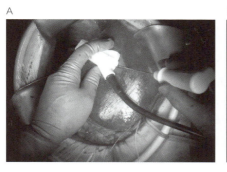 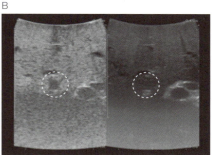

図3　エコーガイド下腫瘍穿刺
A：穿刺ラインの視認。電極針の先端を常に確認しながら穿刺を進める。
B：穿刺針の先端が腫瘍中央を貫いて超えるまで確認する。

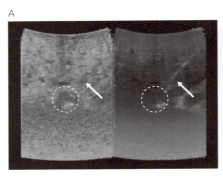 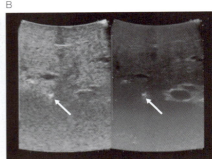

図4　エコーガイド下腫瘍焼灼術
腫瘍焼灼を開始すると水蒸気による高エコー化として視認できるが，腫瘍の境界は不明となる。Cool-tip®など単極針では針は固定されないので，焼灼中の位置変化に注意が必要である。

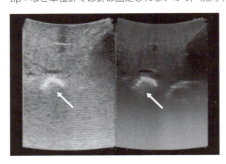

ら抜去する。

閉腹

　腹腔内を生理食塩水で洗浄し，出血がないこと，異物がないことを確認する。RFAのみ行なった場合にはドレーンは不要であるが，肝切除を併施した場合には肝切除部位にドレーンを留置する。正中切開部の白線は1層で，横切開部の腹直筋は2層で縫合閉鎖する。

術後管理

　術後の管理は，肝切除後の術後管理と同様でよく，腫瘍焼灼術のみ行った場合はドレーンも不要である。肝硬変症例では術後胸腹水など水分過多になりやすく，体液管理を厳密に把握して行う必要がある。高アルドステロン血症に傾きやすく，スピロノラクトンが有効である。

合併症

　RFAの主な合併症は，胆管損傷，門脈血栓，肝膿瘍，胸腹水，肝不全などと報告されている。開腹で行った場合には，腹腔内膿瘍や手術部位感染，腸閉塞などの外科的合併症が起こり得る。

図5 治療後の評価
術後1週間目のダイナミックCT門脈相 Axial view（A）とCoronal view（B）：直径2cmの非造影域として確認できる。

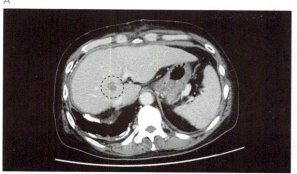
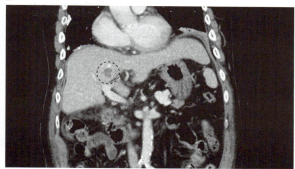

治療効果判定

　術後1週間目にダイナミックCT（もしくはMRI）を撮影し，腹腔内膿瘍や門脈血栓などの術後合併症の有無とともに，腫瘍の凝固域を確認する。凝固部位に一致した非造影域として確認されるが，腫瘍縁より全方向に5mm以上の凝固範囲が得られていることが必要とされている[図5]。

　開腹下の肝腫瘍焼灼術について述べた。肝切除ではなく焼灼術を全身麻酔で開腹して行う手技であり，適応に関して十分な検討後に行うべきである。

文献

1) 副島雄二，島田光生：開腹肝腫瘍焼灼術．卒後5年でマスターする消化器標準手術．メジカルビュー社，2006．
2) 日本肝臓学会編：肝癌診療ガイドライン2017年版．金原出版，2017．
3) 日本肝臓学会編：肝癌診療マニュアル第3版．医学書院，2015．

肝嚢胞開窓術

松隈 聰，徳光幸生，永野浩昭　山口大学大学院消化器・腫瘍外科学

疾患概念

　　肝の嚢胞性疾患は，線維嚢胞性肝疾患に分類される単純性肝嚢胞，多嚢胞性肝疾患，先天性肝線維症，von Meyenburg complex，総胆管嚢胞，Calori病などのほか，線毛性前腸嚢胞や嚢胞性腫瘍，エキノコッカス症をはじめとした感染に伴う嚢胞性病変などが含まれる[1]。嚢胞性腫瘍やエキノコッカス症に伴う嚢胞性病変に対しては，切除術を行うべきであり，本術式の対象となり得るのは単純性肝嚢胞と多嚢胞性肝疾患であると考えられるので，本項ではこの2疾患を対象とする。

手術適応

　　腹痛や圧迫感，嘔気・嘔吐などの症状を伴う症例が手術の対象となる。出血や嚢胞破裂なども手術の対象である。最近では，単純性肝嚢胞に対する経皮的な穿刺吸引と，引き続くエタノールなどを用いた硬化療法により，56〜100％の症状消失率が得られる[2]という比較的良好な成績が報告されており，今後，本術式の対象は穿刺吸引・硬化療法に抵抗性の単純性嚢胞や多嚢胞性肝疾患に変化していくものと考えられる。

術前の注意点

　　術前の超音波検査，CT，MRI，MRCP（DIC-CTやERCPでも代用可能）で，嚢胞内に腫瘍を思わせる乳頭状構造や壁肥厚がないこと，胆管との交通がないことを確認しておく。嚢胞内腫瘍の併存や胆管との交通がある場合は，嚢胞切除術を選択すべきである。

　　嚢胞内出血をきたした症例では，凝血塊があたかも腫瘍性病変のように描出されるため診断を困難とするが，嚢胞内腫瘍が否定できなければ切除術を選択した方がよい。

　　さらに，本術式は良性疾患の症状緩和を目的としており，心疾患，呼吸器疾患をはじめ全身性疾患の十分な検索が必要である。これらの疾患を伴っている場合は，手術に伴うリスクと手術によって得られる症状緩和というベネフィットを十分に勘案し，手術適応を決定する。

手術の概要

　　肝嚢胞開窓術は，内容液の腹腔内への開放および腹膜からの吸収により，嚢胞の縮小を目的とする。したがって，嚢胞に小さな穴を開けるのみでは再閉鎖により再発する可能性が高く，嚢胞の天蓋部分を可及的に広く切除する必要がある。現在，本術式は腹腔鏡下に行われることがほとんどであるので，以下は腹腔鏡下肝嚢胞開窓術について記載するが，開腹においても原則は同様である。

デバイス

腹腔鏡カメラはフレキシブルタイプが望ましいが，斜視硬性鏡でも可能である．嚢胞壁の切除には，超音波凝固切開装置を用いる．また，VIOソフト凝固装置は止血に有用である．嚢胞の同定および観察には腹腔鏡用超音波プローブを用いる．

体位

通常，腹腔鏡下胆嚢摘出術に準じた仰臥位，頭高位，患側高位のローテーションを行う[*1]．陰圧式固定具（バキュフィックス®など）の使用が有用である．腹腔鏡下肝切除と同様に，嚢胞がS8横隔膜下あるいはS7・S6といった後区域に位置する場合は，左半側臥位が望ましい．必要時に短時間で開腹移行できるよう，あらかじめケント鉤のアタッチメントは設置しておき，陰圧式固定具の固定もケント鉤のポールが術中に立てられるように配慮する．当院の手術用ベッドでは，ケント鉤のポールは患者の脇下に立つようにセットアップしている．左半側臥位の体位および手術機械の配置を図1に示す．

著者らは，デバイスのコードを体幹に沿ってまっすぐ足側に下ろし，術者，助手の移動の妨げにならないようにしている．また，同様の理由で器械台は可能な限り足側に設置する．

ポート配置

カメラ用ポートは臍部を基本とするが，S8横隔膜下，後区域の嚢胞に対する手術の場合は，右鎖骨中線上，臍部よりやや頭側に経腹直筋経路で挿入する方が良好な視野が得られると考えられる．小切開法で12 mmカメラ用ポートを挿入し，腹腔内を観察した後に6～8 mmHgの低圧から気腹を開始する．4ポートを基本とし，図2のようにポート挿入すればよいが，視野確保のために必要であればポートの追加を躊躇する必要はない．また，現在多くのエネルギーデバイスは5 mmポートから挿入可能であり，カメラ用ポート以外は5 mmポートでよいと考えられるが，視野確保のためにカメラポートを変更する場合などは，適宜，5 mmポートを12 mmポートに変更すればよい．

＊1─体位のポイント
上肢，下肢の圧迫による皮膚障害，伸展による神経障害を予防するように注意する．

図1 手術室の配置

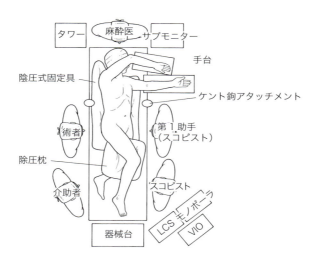

図2 ポート配置

A：病変が右葉に存在する場合

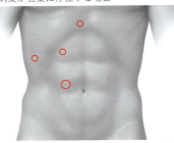

B：病変が左葉に存在する場合

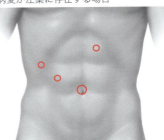

術中超音波

腹腔鏡用超音波で肝臓全体を観察する。囊胞の局在を観察するとともに，囊胞内の隆起性病変の有無，囊胞周囲のグリソン鞘や肝静脈との解剖学的位置関係を確認する。脈管の確認には，ドプラエコーが有用である。囊胞壁と肝実質の境界を確認し，開窓術の切開線を決定し，電気メスでマーキングする。

肝授動

本術式で肝授動を要することは少ないが，S8 横隔膜下，後区域，内側上区域(S4b)などに囊胞が存在する場合は必要となる。授動の実際は腹腔鏡下肝切除と同様であるので詳細は成書を参考にしていただきたいが，肝静脈根部，下大静脈近傍で手技を進めるので，腹腔鏡下の操作に慣れないうちは指導医に進めてもらった方がよい。

出血に関連する最も重要なポイントのひとつは，肝静脈根部近傍へのアプローチであるが，左右の下横隔静脈は，左右肝静脈根部の外縁に流入するので，重要なランドマークとなる。肝円索は付着部で vessel sealing system によるシーリングの後，切離し，ここから鎌状間膜を切離した後，左右の冠状間膜切離に移る。肝静脈の走行，深さを十分に確認しながら，この腹側で冠状間膜を切離する。

右葉の授動では，右三角間膜は頭側から切離できる場合と，尾側から切離した方がやりやすい場合がある。助手にリトラクターで肝臓を頭側に圧排してもらい，肝下部下大静脈の右縁で後腹膜を切開し，肝被膜と Gerota 筋膜の間を剥離する。再び尾側に戻り，下大静脈壁に沿って剥離を進め，短肝静脈は剥離，クリッピング後，切離する。右副腎も剥離し，右副腎静脈はクリッピング後，切離するが，固着が強固な場合は無理をしない。

囊胞穿刺，内容液吸引

血管内留置針やバルーン付きチューブ，PTBD 針を経皮的に挿入し，囊胞の天蓋中央部を穿刺し，内容液を吸引する[図3]。内容液の吸引時は，なるべく腹腔内に流出しないように注意する。内容液は胆汁の混入がないか色調を確認した後，ビリルビン濃度の測定を行う。また，迅速細胞診に提出し腫瘍細胞の有無を確認するが，あくまで確認であり腫瘍成分がないことは術前に十分確認しておくべきである。さらに細菌培養検査に提出する。

囊胞壁切除[図4]

囊胞壁にしわが寄る程度に内容液が吸引できたら，開窓術を開始する。左手の鉗子

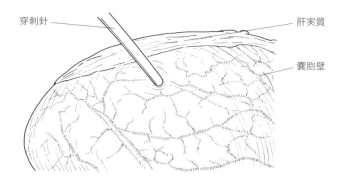

図3 囊胞の穿刺と内容液の吸引

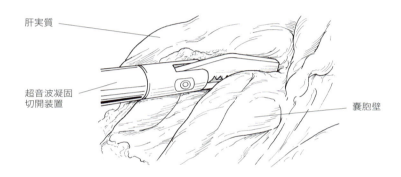

図4 囊胞壁の切除

で囊胞壁を把持，牽引してカウンタートラクションをかけながら，超音波凝固切開装置で切離を進めていく*2。切離線に迷うときは，穿刺部位から天蓋中央部を切開し，内腔から確認しながら囊胞壁と肝実質の境界部に向けて切離を進めた後，天蓋を切除すればよい。また，肝実質に切り込まないよう囊胞と肝実質の境界線よりやや囊胞壁側を切開すると，合併症が回避できる*3。囊胞により圧排され，狭小化したグリソン鞘や肝静脈が囊胞壁の境界部を通過することがあるため，切離には十分に注意する。囊胞壁に明らかに太い脈管が含まれる場合は，クリッピングや vessel sealing system によるシーリングを行い，出血や胆汁漏を予防する。

残存側囊胞壁の処置［図5］

　囊胞内腔壁の処置には，argon beam coagulator（ABC）や argon plasma coagulator（APC），VIO ソフト凝固による焼灼やエタノール固定などが提唱されているが，囊胞壁からの滲出液は腹膜から吸収されるため原則的に処置は必要ない，という意見もある。しかし，横隔膜に接する囊胞や多発肝囊胞では，術後の癒着などで腹膜への接触面積が狭くなることで滲出液の吸収が妨げられ，再発の可能性があるため囊胞液の分泌抑制を目的として処置を行ってもよい，とも言われている[3]。

　囊胞壁に接して脈管が存在する場合があり，これらの脈管を損傷する危険性が高いため，モノポーラ電気メスを用いた焼灼は避けるべきである[3,4]。

　また，ABC を用いる場合は噴出するアルゴンガスによって急激に腹腔内圧が上昇するため，トロッカーを開放することを忘れてはならない。

＊2 ─ 助手（スコピスト）のポイント

囊胞壁切除においては，肝実質と囊胞壁の境界がわかりやすいように術野を描出する。著者個人の印象であるが，腹腔鏡下の肝臓手術では細いグリソン鞘や肝静脈を視認する必要があり，消化管手術と比較して，カメラと操作点までの距離が近いことが多い。

＊3 ─ 手技のポイント

囊胞壁切除は，肝実質との境界で行う必要はない。合併症予防のためには，囊胞の天蓋に近いラインで切除を進めるようにする。

図5 残存側囊胞壁の処置

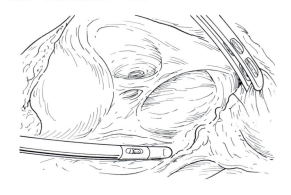

囊胞壁の回収

切除した囊胞壁は，標本回収バックに入れて12 mmポート部より回収し，病理組織診断に提出する．術後の病理組織診断で術前の画像診断で判明しなかった囊胞腺腫が明らかになり，二期的肝切除を要したという報告もある[5]．

ドレーン

ドレーン留置の是非にも異論がある．本術式の目的が，囊胞天蓋部の切除により囊胞液の腹膜からの吸収を促すものであるため，ドレーンは留置しないという意見も多い．しかし，胆汁漏や手術後出血の懸念がある場合は，閉鎖式ドレーンを囊胞内に留置する．術後にドレーン排液中のビリルビン濃度を測定し，問題なければ第1病日から第2病日の間に抜去する．

合併症

術中に最も注意すべき合併症は，出血である（手技のポイント参照）．腹腔鏡手術全般にいえることであるが，電気メスによるむやみな焼灼は，状況をさらに悪化させる可能性がある．まずは出血部位をガーゼによって圧迫しながら，洗浄・吸引および止血処置の準備を行い，チームを落ち着かせる．圧迫により出血が軽減したら，洗浄により出血部位を明らかにし（吸引の多用により気腹がとれると術野の展開は困難となるため，洗浄により出血部位を同定する），ABCやVIOソフト凝固などにより止血を行う．

術後の合併症は，12〜21％に生じ，胆汁漏，胸水貯留，気胸，深部静脈血栓症，肺動脈塞栓症，心筋梗塞などと報告されている[5〜7]．胆汁漏は最も重要な合併症のひとつであり，入院長期化の要因となりうる．術前のMRCP（あるいはERCP）で胆管との交通を検索するが，緊満による囊胞内圧の上昇などにより交通が明らかでない場合もある．そのため，術中の囊胞造影や胆囊管からの造影を行う施設もある[3]．術中に胆管との交通が明らかになった場合は，まずは縫合閉鎖を試みる．続いて，ENBDチューブの挿入を考慮する．術後に胆汁漏が判明した場合は，経皮的ドレナージによる治療が必要となるが，中枢側の胆管からの胆汁漏が疑わしい場合は，ERCPで胆汁漏出部位を確認し，内視鏡的ドレナージによる減圧を行った方が早期に治癒が得られる．

再発

　開窓術後の再発は，単純性囊胞では 0 〜 29％と比較的低いが，多囊胞性肝疾患では 50 - 100％と比較的高い再発率が報告されている[5, 6, 8]。しかしながら，多囊胞性肝疾患で再発をきたした症例の QOL スコアは，開腹開窓術や切除術，肝移植を受けた患者と比較し，腹腔鏡下開窓術を受けた患者の方が高かったという報告[5]があり，多囊胞性肝疾患の症状緩和には腹腔鏡下肝囊胞開窓術が最も優れていると考えられる。

文献

1) 日本肝臓学会編：肝囊胞，肝臓専門医テキスト(改訂第 2 版)．南江堂，2016，pp.278-81．
2) Wijnands TF, Gortjes AP, Gevers TJ, et al: Efficacy and Safety of Aspiration Sclerotherapy of Simple Hepatic Cysts: A Systematic Review. AJR Am J Roentgenol 2017; 208: 201-7.
3) 葛西眞一，紀野修一，石崎　彰：肝囊胞開窓術，卒後 5 年でマスターする　消化器標準手術／メジカルビュー社，2006，pp.234-9．
4) 堀野　敬，別府　透，馬場秀夫：肝囊胞円蓋切除術—気腹法，肝(みる・わかる・自信がつく！消化器外科手術ナビガイド)．中山書店，2010，pp.19-23．
5) Gall TM, Oniscu GC, Madhavan K, et al: Surgical management and longterm follow-up of non-parasitic hepatic cysts. HPB 2009; 11: 235-41.
6) Gigot JF, Metairie S, Etienne J, et al: The surgical management of congenital liver cysts; the need for a tailored approach with appropriate patient selection and proper surgical technique. Surg Endosc 2001; 15: 357-63.
7) Maruyama Y, Okuda K, Ogata T, et al: Perioperative challenges and surgical treatment of large simple, and infectious liver cyst - a 12-year experience. PLoS One 2013; 8: e76537.
8) Hansman MF, Ryan JAJ, Holmes JH4th, et al: Management and long-term follow-up of hepatic cysts. Am J Surg 2001; 181: 404-10.

肝縫合術

前川恭一郎，高槻光寿，江口 晋　長崎大学大学院移植・消化器外科

本項では，卒後5年目までに習得すべき肝臓の縫合術に関して解説する．実際に肝縫合術を必要とする場面としては，外傷などによる肝裂傷や肝切除術における肝切離面での止血および胆汁瘻などである．

出血のコントロール

肝臓からの出血は，グリソンまたは肝静脈の破綻によって起こる．出血による視野不良のままでは縫合は困難であるため，まずは視野を確保することが重要となる．

圧迫止血

どんな局面であれ，まず出血に対する応急処置としては圧迫止血を試みる．肝切離中の肝静脈小分枝からの出血などは，相当の出血であってもフィブリン綿などでピンポイントに圧迫できればそれだけで止血がえられることも多い．

間欠的肝流入血流遮断法（Pringle法）

肝十二指腸間膜全体をクランプすることで，門脈，肝動脈，胆管を一時的に同時に遮断し，肝臓への血流を低下させるものである．方法としては大きな血管鉗子などで直接クランプする方法，もしくはビニール製の細いチューブとネラトンカテーテルなどを用いてクランプするターニケット法がある［図1］．正常肝であれば最大30分程度は安全に遮断できるが，一般的には15分間程度の阻血と5分の遮断解除を繰り返し行う．グリソンからの流入血の止血はもちろん，肝静脈からの出血にもある程度の効果がある．

肝臓の挙上［図2］

とくに肝静脈からの出血時には左手を肝臓背面に愛護的に挿入し，肝臓を持ち上げ

図1　間欠的肝流入血流遮断法
ターニケット法

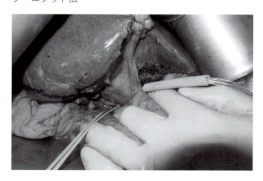
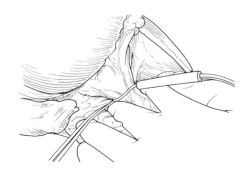

て出血点を下大静脈より高い位置に出血点を持ってくることで，肝静脈圧の低下により出血をある程度コントロールできる。視野が腹側に展開されるため，出血点の確認や処理にも有効である。

これらの方法でも出血コントロールが困難な場合は，下大静脈の遮断が効果的なことがある。しかしながら，血圧コントロールや確実な下大静脈の確保が必要であるため，緊急時には大量のガーゼをつめることで止血を試みる必要がある場合もある。

縫合の基本的手技

●**縫合糸・運針** —— 肝実質の性状は脂肪化や線維化の程度によりさまざまであるが，いずれにしろ非常に脆く縫合糸を支持する力も弱いため，用いる糸は実質への引っかかりを考慮してモノフィラメント糸を用いた方がよい。状況により使用する糸のサイズはさまざまであるが，3-0，4-0，5-0程度の糸（ナイロン，プロリーン®，PDS®Ⅱなど）で，彎曲径が大きい1/2周の針のものを用いる。運針の際には正確に針の彎曲に沿った運針が必要となる。手首の動きを柔軟に，慎重な針の刺入および引き抜きが重要である。

●**結紮** —— 結紮も熟練を要し，"締めすぎず緩まず"の絶妙な締め具合が必要となる。肝表面であれば，被膜と肝実質を裂かずに"えくぼ"ができる程度が理想的である［図3］。よって，とくに習熟するまでは1回目を外科結紮にしたり，結ぶ向きを同じにする女結びで2回目に締め具合をコントロールするように推奨する向きもある。い

図2　肝臓の挙上

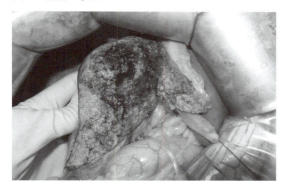
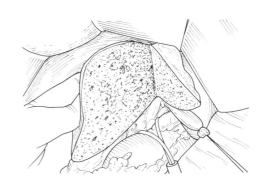

図3　肝臓の結紮

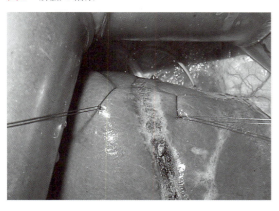
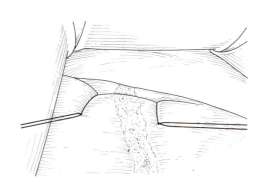

図4 結紮点の送り方

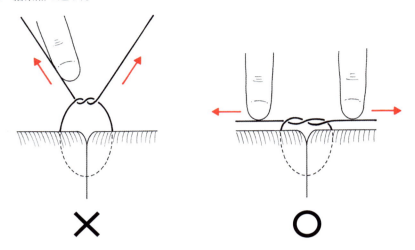

ずれの場合も結び目に決してテンションをかけることなく，結紮点を中心として両手の指先で肝実質に平行に糸を送ることがポイントである［図4］。

各種出血場面への対応

小出血

　縫合を要さず，前述のフィブリン綿による圧迫やエネルギーデバイスで止血できることも多い。電気メスをスプレーモードにし，生理食塩水を滴下しながらの焼灼は効果的である。著者らは，生理食塩水滴下モノポーラを好んで用いている。アルゴンレーザーも表層の小出血に対する止血には有効である。

中等度以上の出血

●グリソン系（肝動脈・門脈）── グリソン鞘はしっかりした策状組織であり，鉗子破砕法や超音波破砕装置（CUSA）を用いる限り，肝実質切離中に大きなグリソンを損傷することはまれである。損傷した場合には，慌てずに前述のPringle法などで一時止血して視野を確保し，損傷グリソンをZ縫合などで止血する。

●肝静脈系 ── 肝切離中に最も多く遭遇し，対処に工夫を要するものである。小さい分枝を損傷して抜けただけでも驚くほど出血するため，まず慌てずに圧迫止血を試みる。この際，圧迫が強すぎると容易に裂け目が広がってしまうため，余計な力をかけずになるべくピンポイントで押さえるようにする。前述のごとくPringle法は肝静脈系の出血にもある程度の効果があるため試みる。また，麻酔科に依頼して肝切離中はなるべく中心静脈圧を5cm水柱以下に低めにコントロールしてもらい，頭高位の体位や肝下部下大静脈のクランプも出血コントロールには有効である。落ち着いて周りから徐々に出血点を露出して縫合止血することが望ましいが，静脈の枝が引っ込んでしまってポイントを確認できないことも多い。この場合，前述の大きい彎曲径のモノフィラメント糸針で，肝実質で出血点を包みこむように大きくZ縫合またはタバコ縫合で止血する［図5］。

●肝実質の裂傷 ── 外傷などで大きな裂傷を生じた場合は，肝表面からこれも大きく実質をすくって縫合止血する［図6］。裂傷が大きい場合などは直針を用いることもある［図7］。若年者の正常肝では肝被膜がしっかりしているため，この張力を利用し

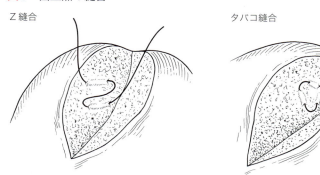

図5 出血点の縫合

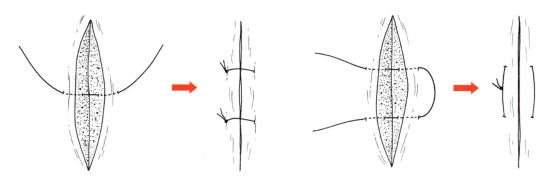

図6 裂傷の縫合

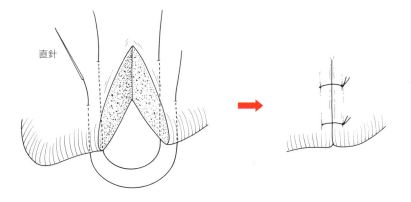

図7 直針を用いた縫合

て止血可能なことが多いが，脂肪肝や高齢者では被膜が弱く，プレジェットを利用した方がよいこともある［図8］。

● **肝楔状生検時の縫合止血**［図9］── ほとんどのものは焼灼で止血可能であるが，縫合する場合はあらかじめ図のようにかけておき，生検後に結紮する。

● **胆汁漏** ── 胆汁漏に対してはグリソン系の処理に準ずるが，胆管の大きさや走行をよく理解し，なるべくサイズの小さい糸針を使用して狭窄をきたさないように注意する。不安がある場合は胆道造影による確認をためらってはならない。

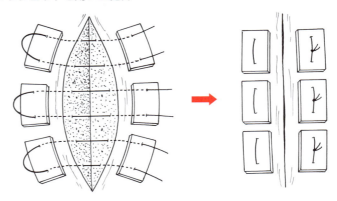

図8 プレジェットを用いた縫合

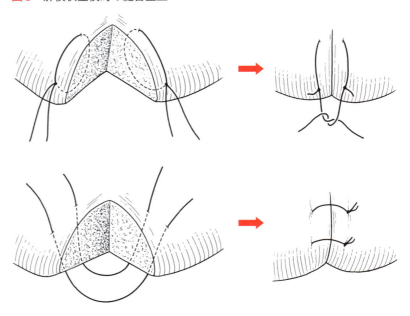

図9 肝楔状生検時の縫合止血

　以上，肝縫合のポイントを述べた．各種デバイスの発達に伴い止血技術の進歩はあるものの，肝切離は出血との闘いであり，多くの肝臓外科医は熟練した指導医のもと身のすくむような経験を経て上達していく．縫合・結紮は外科の基本手技であるが，肝縫合においてはいずれも高度に熟練し適切に行う必要があり，日々の鍛錬とシミュレーションがとくに重要な領域である．

文献
1) 寺本研一，有井滋樹：肝縫合術，卒後5年でマスターする 消化器標準手術．メジカルビュー社，2006，pp.240-6.
2) 北川喜己，梛野正人：肝損傷，手術動画とシェーマでわかる外傷外科手術スタンダード．羊土社，2012，pp.144-52.

食道・胃静脈瘤手術

脇山茂樹，矢永勝彦　東京慈恵会医科大学消化器外科

門脈圧亢進症に伴う食道・胃静脈瘤に対する治療は1900年に入って臨床導入され，門脈下大静脈シャント術を中心とした外科手術が主流であった。しかしながら，術後のEck瘻症候群が高率に発生し死亡率が高く，わが国ではその意義が疑問視されるようになった[1]。その後1960年代に選択的シャント術や食道離断術といった直達手術が報告され，わが国でも1980年代半ばまで食道・胃静脈瘤の外科手術として広く行われていた[2]。しかしその後，内視鏡的治療やBalloon-occluded transvenous obliteration（B-RTO）をはじめとしたinterventional radiology（IVR）の導入が進み，外科手術の適応例は減少してきた[2]。

最近では外科手術は他の治療法との併用療法として，あるいは内視鏡治療抵抗性の症例に対し行われることが多い。現在，主に行われている外科手術はHassab手術である[3]。同手術はエジプト人であるM.A.Hassabが1967年に報告した術式で，門脈圧亢進症に伴う食道・胃静脈瘤に対し，脾臓摘出と食道下部・胃上部血行遮断を行うものである[4]。本術式は，食道壁内の供血路が遮断されないため食道静脈瘤に対する治療効果は不十分であるが，内視鏡的治療と併用して行われている[*1]。

以下に，Hassab手術を行う際に知っておくべき局所解剖，手術適応，術式の概要とポイント，術前および術後管理について述べる[5), 6)]。

＊1―著者からのアドバイス
Hassab手術が有効な症例はどのようなものかをしっかりと理解しておくことが重要である。

Hassab手術に必要な局所解剖

手術のポイントとなる局所解剖図については以下のとおりである。
- Hassab手術の概略図［図1］
- 食道静脈瘤形成に関わる局所解剖［図2A］

図1　Hassab手術の概略図

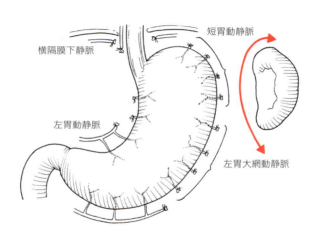

図2 局所解剖

A：食道静脈瘤形成の局所解剖

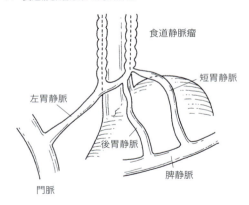

B：胃静脈瘤形成の局所解剖

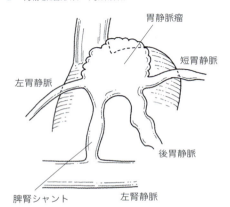

*2──著者からのアドバイス

食道・胃静脈瘤形成に関わる供血ルートを理解し，Hassab手術がなぜ有効かを理解することが重要である。また，その知識を実際の画像診断に活かし，静脈瘤形成の血行動態を評価することが食道・胃静脈瘤外科手術の真髄である。

- 胃静脈瘤形成に関わる局所解剖［図2B］

実臨床では，CT検査などの画像検査にて食道・胃静脈瘤の血行動態，脾腫の程度などを中心に評価することが重要である[*2]。

Hassab手術の適応

- 内視鏡的治療抵抗性の食道・胃静脈瘤
- B-RTO抵抗性の胃静脈瘤
- 肝硬変および食道・胃静脈瘤を伴う肝細胞癌症例で，肝機能改善や血小板増加を目的とする症例
- Child A，Bの症例だけでなく，Child Cでも腹水コントロール可能で他の臓器不全がなく，全身麻酔下の開腹手術が可能な症例

Hassab手術術式の概要

体位および皮膚切開［図3］

全身麻酔下，仰臥位にて行う。

皮膚切開法には，経腹法と開胸開腹法の2つのアプローチがある。図3に示すように，経腹法にはL字切開と上腹部正中切開＋左肋弓下切開，開胸開腹法は第8肋

＊3―助手のポイント
皮切，開腹時は側副血行路からの思わぬ出血を認めることがあり，出血量軽減のため迅速な圧迫止血，丁寧な結紮操作が大切である。

＊4―手技のポイント
手術操作全体として，狭い視野での操作や拡張した血管処理に対して，LigaSure™ や自動縫合器が有用である。

＊5―手技のポイント
手術前・後の門脈圧測定を行う場合もある。上腸間膜静脈末梢枝からヘパリン生食で満たしたカテーテルを挿入し，先端を門脈本幹に留置する。カテーテル挿入部は結紮・固定する。圧トランスデューサーを用いて術前・後の門脈圧を測定する。門脈圧の測定後は，カテーテルを抜去し，静脈枝を結紮する。

間開胸にて行う。皮膚切開は，患者の体格，脾腫の程度，側副血行路の発達，癒着の程度などを考慮し，個々の症例に応じて選択する。通常は，経腹ルートが多く用いられる。対象症例は肝硬変が高度で，側副血行路が発達していることが多く，開腹時の思わぬ大出血にも注意する必要があり，確実な止血を心がける[＊3]。経腹法であるL字切開または上腹部正中切開＋左肋弓下切開では創部を創縁ガーゼで覆い，ケント鉤で左肋骨弓を左頭側に牽引し，かつ開創器にて十分開創し，左上腹部の良好な視野を確保することが大切である。肝円索内に拡張した傍臍静脈を伴うこともあり，確実に結紮・切離を行う。ときに自動縫合器で切離する場合もある[＊4]。癒着の程度によるが，脾上極と左横隔膜との間にタオルを挿入することで脾臓を腹側に挙上し，術野を良好に保つとともに手術操作中の胃脾間膜への過度の緊張による損傷・出血を防ぐことができる。

開腹後は，創部皮下，筋肉からの出血の有無，肝臓，脾腫，側副血行路，腹水の状態を確認する[＊5]。

胃大彎の血行遮断［図4］

術者は胃を，助手は大網を把持，緊張をかけ，胃角対側の大彎から口側に向かい，

図3　皮膚切開
①L字切開　②上腹部正中切開＋左肋弓下切開　③開胸開腹

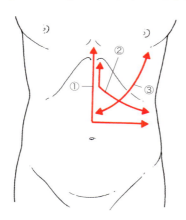

図4　胃大彎の血行遮断

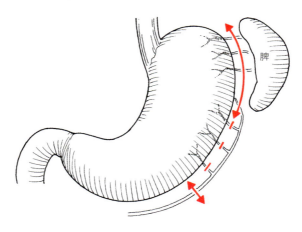

*16 — 手技のポイント
下部食道の操作では、肝外側区域が視野の妨げになる場合がある。愛護的に肝臓を扱うことが大切である。どうしても術野展開の妨げとなる場合は、肝外側区域を授動する。

*17 — 手技のポイント
迷走神経の肝枝を温存すれば幽門機能は温存されることから、この手技を行わない場合もある。

下部食道の血行遮断［図9］

　左手指を食道背側に入れ、胃横隔間膜を切離し、下部食道を腹腔内に引き出す*16。腹部食道前面の組織を食道壁に沿って縦に切開し、そこから左右に結紮・切離にて血行遮断を行い、食道壁を全周性に露出する。この際、食道壁損傷に気をつける。迷走神経の前幹・後幹は温存する。経腹的操作であっても、下部食道の血行遮断は5〜7cm程度行うことが可能である。

幽門形成術［図10］

　幽門形成術*17 は Heineke-Mikulicz 法に準じて行う。幽門前壁に切離予定部位を挟むように両端に支持糸をかけ、幽門輪から十二指腸側に1cm、胃側に2cmほど漿膜筋層に縦切開を加え、4-0無傷針にて横縫合を行う。

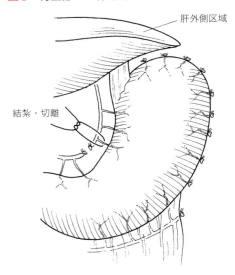

図8　胃上部の血行遮断

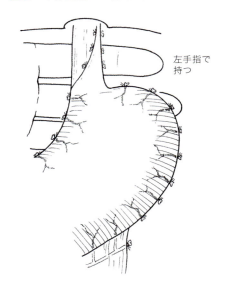

図9　下部食道の血行遮断

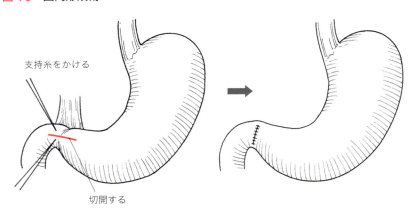

図10　幽門形成術

図11 ドレーン留置

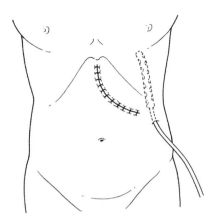

ドレーン挿入［図11］

　左横隔膜下にフラットドレーンを1本留置する。開胸開腹下で行った場合には，胸腔ドレーンも留置する*18。

閉腹

　腹壁の止血を丁寧かつ確実に行う。上腹部正中切開は2層（1層目：腹膜・腹直筋前鞘・後鞘／2層目：皮膚），左肋弓下切開や横切開は3層（1層目：腹膜・腹直筋後鞘，腹膜・腹横筋・内腹斜筋／2層目：腹直筋前鞘，外腹斜筋／3層：皮膚）で行う*19。

術前・術後管理

● 術前管理
・腹部造影CT検査にて脾重量，脾動静脈の走行と径，膵尾部と脾門部の距離，側副血行路の状況，脾腎シャントなどを確認する。
・脾機能亢進に伴う血小板減少（5万/μL未満）があれば，血小板輸血を行う。
・術前または術後に肺炎球菌ワクチン（ニューモバックス™）を使用する。
・その他：肝機能評価，食道・胃静脈瘤の状態把握，腹水コントロールなど

● 術後管理
・術後出血：腹腔内の出血のほか，ドレーン挿入部，腹壁からの出血にも配慮する。
・膵液瘻：ドレーン排液のアミラーゼ値をチェックし，問題なければ経口摂取開始し，術後3〜5日にドレーンを抜去する。
・門脈血栓症：術後，造影CT検査にて門脈血栓症の有無を確認する。摘出脾の重量が500g以上の場合，とくに注意する[8]。門脈本幹に入るような門脈血栓を認めた場合，抗凝固療法（低分子ヘパリン製剤，ワーファリン，AT-Ⅲ製剤）を行う。
・OPSI（overwhelming postsplenectomy infection）：予防として，術前または術後にニューモバックス™の投与を行う。

腹腔鏡下 Hassab 手術［図12］

　Hassab手術は，食道・胃静脈瘤に対する外科手術として広く行われているが，対象となる症例の多くは耐術能の低下した肝硬変を伴っているため，少しでも低侵襲と

＊18 — 手技のポイント
ドレーン留置の際，腹壁の側副血行路を損傷し出血をきたすことがあるため，丁寧な操作が大切である。出血を認めた場合には，確実に止血を行う。

＊19 — 手技のポイント
皮膚縫合は皮下・真皮縫合による埋没縫合，ステイプラー，ナイロン糸によるマットレス縫合などがある。出血傾向の程度により選択する。

*20 — 手技のポイント
LigaSure™ と自動縫合器を使いこなすことがポイントである。

*21 — 助手のポイント
脾臓を安易に損傷すると開腹移行となるため，丁寧かつ愛護的に脾臓を扱うことが大切である。

*22 — 著者からのアドバイス
食道・胃静脈瘤手術の真髄は3つある。

第1は術前の画像評価である。静脈瘤の供血路，側副血行路，脾腫の程度などを評価し，手術に臨むことである。どのようにすれば静脈瘤形成がコントロールできるかを評価しておく。

第2は手術操作である。対象症例は，肝硬変に伴う出血傾向や多くの側副血行路があり，丁寧かつ愛護的に操作し，出血させないという心構えを持つことである。

最後は術後管理である。出血や膵液瘻の有無を評価し，注意して診ていくことが大切である。

以上をマスターすることが，食道・胃静脈瘤手術の重要なポイントである。

なる工夫が望まれる。最近では腹腔鏡下 Hassab 手術も行われている[9),10)]。以下にその要点を示す[*20, *21]。

体位
全身麻酔下，体位は右半側臥位とする。脾外側の操作ではさらに手術台を右にローテーションし，脾外側の後腹膜を伸展させ切離する。術前に患者を固定し，ローテーションにて体が動かないかを確認する必要がある。

トロッカー留置
臍部の左やや頭側に Hasson 法にて 12 mm のトロッカーを挿入する。気腹後，腹腔鏡を挿入し，腹腔内の癒着や側副血行路の状態を観察する。気腹圧は 8 mmHg に設定する。心窩部，左肋弓下鎖骨中線上および左肋弓下前腋窩線上に 10〜12 mm のトロッカーを挿入する。術中の出血に対して迅速に対応できるように，トロッカーのサイズはすべて 10〜12 mm とする。腹壁の側副血行路が発達している場合も多く，トロッカー挿入には細心の注意を払う。

気腹下の手術操作[*22]
● **脾臓の剥離** —— 脾下極の脾結腸間膜の切離から開始する。多くの症例で，LigaSure™ にて切離が可能である。次に手術台を右にローテーションし脾外側の後腹膜を伸展させ，脾臓を無傷鉗子またはチェリーダイゼクターで内側に圧排し，脾腎ひだ，横隔膜脾ひだを LigaSure™ にて可能な限り上極に向かって切離する。次に胃脾間膜の切離を行う。胃脾間膜には門脈圧亢進症により拡張した短胃動静脈が入っていることが多く，切離に慎重を要する。通常は LigaSure™ にて切離が可能である。

● **脾動脈先行結紮** —— 脾臓被膜や脾門部の損傷から出血のコントロールに難渋する場合があり，手術操作の早い段階で脾動脈を結紮しておくと，脾腫がとれて手術操作に有用なことがある。脾門部近傍で膵上縁に拍動する脾動脈を認める。

● **脾上極の剥離と脾門部の切離** —— 脾上極近傍には側副血行路が発達していることが多く，慎重に剥離をする必要がある。脾上極を剥離し，脾臓が十分に挙上できることを確認した後，脾臓背側にペンローズドレーンを挿入し，このペンローズドレーンにて脾門部を挙上する。ペンローズドレーンを用いて，自動縫合器を膵尾部に注意し

図12
A：ポート挿入部位
　①〜④はすべて10〜12mm のトロッカー

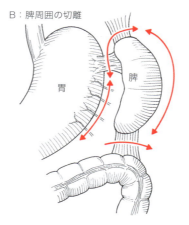

B：脾周囲の切離

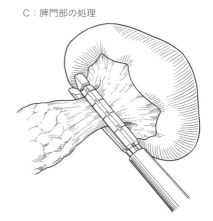

C：脾門部の処理

ながら脾門部に挿入し，脾動静脈周囲組織も含めて一括処理を行う．自動縫合器を複数回使用することもある．

- **脾臓の回収**── 腹腔内で脾臓を回収用のビニールに収納し，電動組織細切装置（electromechanical morcellator：モルセレーター）またはペアン鉗子によるクラッシュを用いて脾臓を細切し，体外に取り出す．これにより皮膚切開を延長せずに腫大した脾臓を取り出すことができる．

- **胃上部血行遮断**── 胃壁大彎側を心窩部より挿入した鉗子で右手前に挙上し，胃穹窿部より左食道胃接合部にかけて認められる血管を切離する．小血管はLigaSure™にて処理可能であり，拡張した血管は自動縫合器を用いる．次に胃小彎を切開し，胃壁および食道壁に沿って血行遮断を行う．左胃動静脈は本幹で結紮，切離を行うが，静脈の拡張が著しい場合には，周辺組織と一塊に自動縫合器にて切離する．血行遮断は胃角から食道下部（ECJから口側4cm程度）までLigaSure™にて行う．助手は胃を確実に挙上し，視野展開を行うことが重要である．

- **ハンドアシストの併用**── 心窩部の術創を拡張し正中小切開とし，術者の左手を腹腔内に挿入し手術操作を行うと操作が容易となる．術者の左手で術野を展開し，右手でLigaSure™や自動縫合器を用いて血行遮断を行う．

- **ドレーン留置**── 脾門部のステープルライン，後腹膜，胃大彎側の切離面に出血がないことを十分確認し，フィブリン糊を切離面に散布する．出血を認めれば，アルゴンレーザーやクリップにて止血を行う．閉鎖式ドレーンをトロッカー挿入部から左横隔膜下に留置する．トロッカー抜去の際には，トロッカー挿入部の腹壁からの出血がないことを確認する．

文献

1) 小林迪夫：門脈圧下降手術．現代外科手術学大系 第11巻 B．中山書店，1980，pp25-49.
2) 太田正之，高山洋臣，渡邉公紀，ほか：門脈圧亢進症に対する外科治療の歩み．日門亢会誌 2016；22：18-22.
3) 富川盛雅，長尾吉泰，赤星朋比古，ほか：門脈圧亢進症に対する直達手術．肝胆膵 2016；73：1212-6.
4) Hassab MA: Gastroesophageal decongestion and splenectomy in the treatment of esophageal varices in bilharzial cirrhosis: further studies with a report on 355 operations. Surgery 1967; 61: 169-76.
5) 長尾吉泰，赤星 朋比古，富川盛雅，ほか：胃・食道静脈瘤の手術に必要な局所解剖．外科 2012；74：1419-23.
6) 力山敏樹，海野倫明，片寄 友，ほか：Hassab手術．手術 2004；58：1067-71.
7) 鈴木正徳，岩指 元，海野倫明，ほか：食道胃静脈瘤に対するHassab手術の手技簡略化及び侵襲軽減の試み．手術 2000；54：217-21.
8) Kawanaka H, Akahoshi T, Kinjo N, et al: Impact of antithrombin III concentrates on portal vein thrombosis after splenectomy in patients with liver cirrhosis and hypersplenism. Ann Surg 2010; 251: 76-83.
9) 富川盛雅，小西晃造，山口将平，ほか：腹腔鏡下Hassab手術．臨外 2004；59:1091-6.
10) 川中博文，赤星朋比古，松本佳大，ほか：胃静脈瘤に対する腹腔鏡下Hassab術の手技の工夫．日門亢会誌 2016；22：251-8.

胆　囊

開腹胆囊摘出術

髙井昭洋，井上 仁，高田泰次　愛媛大学大学院医学系研究科肝胆膵・乳腺外科学

　現在，良性胆嚢疾患における手術法の第一選択は，腹腔鏡下胆嚢摘出術となった。しかしながら，急性・慢性胆嚢炎で，腹腔鏡下に胆嚢摘出ができないような困難例，あるいは，腹腔内の手術の既往による腹腔内の癒着などのために腹腔鏡手術遂行が困難な場合には，開腹胆嚢摘出術が選択される。そして，腹腔鏡下に施行困難な症例は，開腹にてもやはり難易度の高い，すなわち，合併症を起こす可能性が高い手術となることが多い。また，肝切除術，膵頭十二指腸切除術などでも一連の手術過程において，胆嚢摘出が必要となる。

　胆嚢摘出術はほとんどの場合，良性疾患に対する手術であり，術後合併症をほぼゼロにしたいものである。本手術は，正常解剖であれば難易度はそれほど高くない手術ではあるが，高度癒着症例などでは極めて難易度の高い手術となりうる。腹腔鏡でできなければ，開ければいいと安易に考えるのではなく，腹腔鏡手術とともによくよく精通しておくべき手術である。

適応疾患

　良性胆嚢疾患（胆石症，胆嚢ポリープ，胆嚢腺筋腫症，急性・慢性胆嚢炎など），早期胆嚢癌などが対象になる。

体位・立ち位置

- **体位**──仰臥位で行う。
- **立ち位置**──通常3名で行い，術者は患者右に，前立ち（第一助手）は患者左に立つ。第2助手は前立ち（第1助手）左に，第3助手がいれば術者左に立つ。

術野展開

*1──著者からのアドバイス
開腹胆囊摘出術でも，腹腔鏡下胆囊摘出術と同様，胆嚢管と胆嚢動脈を安全に切離することが最も肝要である。そのために，肋骨弓下に隠れた Calot 三角部を直視下に観察できるよう，肝臓を内側尾側方向に引き下ろしてくる。肝臓の内側尾側方向のずらしが不十分と判断したら，ガーゼを足すのではなく，まず押し込んだガーゼの位置をさらに肝臓の背側に押し込むように位置を変える。場合によっては，ガーゼを挿入し直しても肝門部が直下に見えるように肝臓を移動させることで，後の手術操作が容易となる。

皮膚切開［図1］

　右季肋下切開（10～15 cm：片手が腹腔内に挿入できる長さを目安とする。体格によっても異なる），上腹部正中切開，右上腹部経腹直筋切開などが用いられる。

腹腔内の観察

　開腹したら，観察し得る範囲で腹腔内を十分に観察する。とくに肝臓については，手を入れて表面の性状を左葉，右葉共に満遍なく触診して，異常がないかどうかを確認する。

Calot 三角部の展開

　Calot 三角部を術野中央に持ってくるために，肝右葉外側の背側にミクリッツガーゼを押し込んで，肝臓を内側尾側方向にずらす*1。通常，2枚のミクリッツガーゼを必要とする。右季肋下切開での開創時の様子を図2に示す。

*2―助手のポイント

柄付きガーゼを広げて置くときに，肝門部付近までかかるほど頭側に置いて，それから尾側方向に牽引展開するのがコツである。そうすると，柄付きガーゼのおさまりがちょうどよくなる。もしもこれを牽引展開後のイメージで柄付きガーゼを広げて置くと，牽引したときに思ったよりもガーゼが尾側にずれて，ガーゼで覆うべき頭側の範囲が覆えなくなることがある。

術者と前立ち（第1助手）が協力し，肝臓鉤を用いて肝門部に覆い被さっている肝臓の内側区域の肝前縁を，頭側によけて肝門部の視野を展開する。第3助手がいればこの役割を行うが，いない場合オクトパス万能開創器（ユフ精器）のような固定器具を用いるのも方法のひとつである。肝臓を頭側に展開したら，今度は肝十二指腸間膜を尾側にシワなく展開する。このとき，肝十二指腸間膜から胃・十二指腸及び横行結腸にかかるように，柄付きガーゼを十分広げかぶせてから展開するのがよい[*2]。展開した周囲組織は前立ちが左手をもみじの葉のように開いて維持する，あるいは，第2助手が幅広の腸ベラ（当科では5 cm幅の腸ベラにスパーテルカバーを被せて使用している）を1本もしくは2本用いて術野を展開している。このときも，背側に押し付けるのではなく，柄付きガーゼの摩擦を利用して，軽く押さえて尾側に牽引展開するのがよい[図3]。

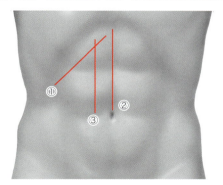

図1　皮膚切開
胆嚢に最も近いという理由から，通常，右季肋下切開が選択される。しかし，この切開法は大きく切開線を延長しにくく，視野はやや限られる。したがって，高度な癒着が予想されるような場合には，経腹直筋切開，上腹部正中切開を選択する。これらの切開法であれば，切開線を延長できて大きな視野を確保できる。
①右季肋下切開　②上腹部正中切開　③右上腹部経腹直筋切開

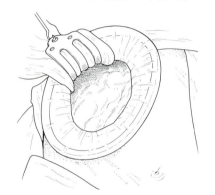

図2
右季肋下切開の場合，開腹後，ウーンドリトラクター（Alexis®）をかけて創面を保護する。正中切開，経腹直筋切開に比較して術野は狭い。そのため，右肋骨弓に肋骨牽引鉤を掛けて，右肩方向に牽引したほうが，広く術野を確保できる。肋骨を高く持ちあげると，術野が深くなるので，水平からやや上方へと牽引する。

図3　肝十二指腸間膜の展開
肝十二指腸間膜の術野展開のためには，まず胆嚢頸部近傍をよく観察し，初めにハルトマン嚢の位置を確認する。そこから胆嚢管および総胆管の位置を推定し，ついでCalot三角のくぼみを確認する。これにより，およその3管合流部近傍の解剖を推定し，胆嚢漏斗部を頂点とした三角形の2辺をハの字にとらえ，周囲組織を牽引して展開する。三角形の左辺は肝十二指腸間膜右側に，三角形の右辺は同間膜左側の3管合流部の高さから患者左尾側方向となる。

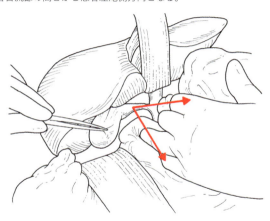

切除操作

一般的に，腹腔鏡下胆嚢摘出術は脈管処理を先行して行い，ついで胆嚢頸部から胆嚢底部に向けて胆嚢摘出術を行う（逆行性胆嚢摘出術：胆汁の流れに逆行している，という意味）。一方，腹腔鏡下胆嚢摘出術とは異なり，開腹胆嚢摘出術では胆嚢底部から手術操作を開始することが多い。すなわち，胆嚢底部から胆嚢頸部に向けて胆嚢床から胆嚢剥離を行い，Calot三角部にいたる。次に，胆嚢動脈を結紮切離後，最終的に胆嚢管のみを残してこれを結紮切離する（順行性胆嚢摘出術：胆汁の流れと同じ方向に剥離操作を行って胆嚢を摘出する，という意味）。

もちろん，Calot三角部の胆嚢動脈，胆嚢管処理を先行し，その後，胆嚢底部から胆嚢頸部に向かい，胆嚢床からの胆嚢剥離を行ってもよい。本項では，順行性胆嚢提出術について解説する。

胆嚢底部から体部の剥離

先に述べた術野展開の結果，今，胆嚢は底部を腹側に向けて"立った"ような状態になっている。胆嚢床から胆嚢を剥離するために，まず胆嚢底部において肝臓付着部近傍で胆嚢漿膜を切開するためのとっかかりとしての漿膜切開を行う。エネルギーデバイスには電気メスを用いる。術者は左手で胆嚢底部を把持し，やや尾側に牽引することにより，胆嚢底部と肝臓付着部の間でテント状につり上がる漿膜ができるので，同部を電気メスで小さく切開してこれをとっかかりとする。その後，進行に応じ交互に術者と前立ち（第1助手）が胆嚢底部を適切な方向に牽引し，切開する胆嚢漿膜にカウンタートラクションをかけながら，胆嚢付着部から数mm離れた位置で胆嚢頸部に向けて，内外側の胆嚢漿膜をそれぞれ切開する［図4］。内外側の漿膜を切開すると，胆嚢と胆嚢床の間には，炎症性肥厚がなければ網目状に線維性結合組織が観察されるので，これらを切離する[*3]。ときに小さな血管が含まれることがあり，あらかじめ鑷子でつまんで電気メスで通電し，血管を凝固させてから電気メスまたはメッチェンバ

*3——著者からのアドバイス

胆嚢漿膜の切開は，電気メス単独で切開する方法と，ケリー鉗子などで漿膜下を剥離し，漿膜をすくって電気メスで切開する方法の2通りがある。電気メス単独で切開すると，術者のリズムだけで手術を進められるので，手術が早く進む。しかし，胆嚢壁が薄い場合には，思わず胆嚢を損傷し胆汁が流出することがある。胆嚢漿膜を切開する前に，電気メス先端を5mm程度漿膜下に滑り込ませ，漿膜を胆嚢床から浮かせてから切開するなどの操作を繰り返して切開を進めるのがよい。そして，漿膜の厚みをよく観察し，薄いと思った場合には鉗子でくってから切離する方が，漿膜と胆嚢との距離が取れるので，電気メス単独で切開するよりも胆嚢損傷のリスクは少ない。胆嚢漿膜肝付着部直下には粗なスペースがあり，切離ラインを直線的に展開できたときには，剥離鉗子は数cmの距離を滑り込ませることができる。術者は漿膜下に滑り込ませた剥離鉗子を小さく開いて，助手が漿膜を電気メスで切開する［図5］。

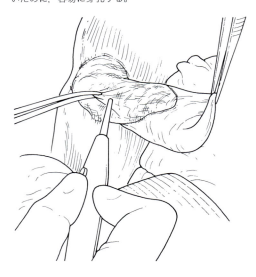

図4 胆嚢漿膜の切開
電気メス単独による胆嚢摘出術では，術者と前立ち（第1助手）が胆嚢および胆嚢漿膜，胆嚢床の結合組織などを適切なカウンタートラクションをかけるように展開する。電気メスを少しずつ通電しながら切るというよりも，あたかも外れるように組織を剥離してゆく。胆嚢は正常に近いほど胆嚢壁は薄いために，容易に穿孔する。

＊4―著者からのアドバイス

炎症性肥厚がある場合には，剥離層を見極めることはできない[1]。したがって，胆嚢全体の形状のバランスを見ながら，あたかも，胆嚢という鋳型を掘り出すように電気メスで剥離を進める。当然，胆嚢に寄りすぎると胆汁の流出を招くことになり，逆に，肝臓に寄りすぎると，肝実質からの出血をきたす。また，胆嚢壁の炎症性肥厚が強い場合，強く胆嚢を牽引しすぎると，胆嚢全層がいっきに肝実質から剥がれるようになり，著しく肝損傷をきたすこともある。胆嚢床近傍には，中肝静脈の分枝が存在することがあり，同部からの出血は止血に難渋する。したがって，胆嚢全体の形状をよく観察しながら，電気メスを，浅く広く滑らすように使用して剥離を行う。

＊5―解剖のポイント

頸部背側の漿膜切開においては，腹腔鏡下胆嚢摘出術と同様，Rouviere 溝の位置を確認し，これよりも背側に手術操作が及ばないように留意する[2]。順行性胆嚢摘出術の場合，胆嚢床から剥離した胆嚢全体を腹側に引き上げて操作が可能となるために，腹腔鏡手術よりも Rouviere 溝から背側に剥離操作は及びにくい。

＊6―著者からのアドバイス

漏斗部前面には，しばしば sentinel gland（No.12c リンパ節）が確認される［図6］。このリンパ節は必ずしも摘出する必要はない。ただし，リンパ節は剥離操作に伴って破砕すると，容易に出血し止血に難渋することもある。したがって，このリンパ節損傷を避けるために，漏斗部前面の漿膜を切開するにあたり，このリンパ節の胆嚢寄りにするか，総胆管寄りにするかを，症例に応じてはっきりとわける必要がある。

図5　胆嚢床の切離

剥離鉗子を用いた胆嚢床切離では，電気メス単独による切離や剥離に比べて手術のスピードはやや遅延するが，剥離が可能であれば胆嚢壁を損傷する可能性が非常に少ない。炎症が強く，胆嚢壁が肥厚し瘢痕化している胆嚢では剥離鉗子での操作はできず，電気メスでの切離となる。

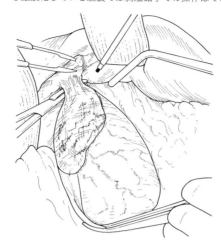

ウムなどで切離する。胆嚢壁の肥厚＊4の程度にかかわらず，胆嚢床からの剥離が進むにつれて胆嚢の可動性が上がるため，これを頭尾側・左右に展開し，全周性にバランスよく胆嚢頸部に向けて剥離を進める。

Calot 三角部での操作

　順行性に胆嚢を摘出すると，胆嚢底部から体部にかけては肝臓と胆嚢床の間にはほとんど脂肪組織がない。これが胆嚢体部から頸部さらに Calot 三角に至ると，胆嚢動脈や右肝動脈を内包する脂肪組織（いわゆる SS-outer）が観察される。同部の漿膜を切開するときには，右肝動脈の損傷を避けるため胆嚢寄りで漿膜を切開する。胆嚢頸部付近まで剥離が進めば，助手はこれまで内側区域を展開していた肝臓鉤を剥離後の胆嚢床へとずらし，肝前縁を改めて頭側・腹側に展開する。そうした上で，内外側の漿膜を切開し，尾側方向へ適切なカウンタートラクションをかけると，周囲の線維性結合組織とは組織の強さの異なる，太さとしてはたかだか 2 mm 程度までの SS-outer から SS-inner に向かう胆嚢動脈が観察される。この血管が胆嚢へ流入することを確認したら，これを胆嚢動脈と同定し，ケリー鉗子や直角鉗子を用いてこれをすくい，3-0 絹糸で結紮切離する。胆嚢動脈には浅枝と深枝があり，胆嚢壁に沿って剥離を進めた場合，これらを分枝としてそれぞれ結紮する必要が出てくることもある。

胆嚢管の切離

　ここまで剥離を進めると，胆嚢漏斗部から胆嚢管へと至る解剖がおよそ確認される。胆嚢管を同定するために，胆嚢頸部背側の漿膜切開ライン＊5と胆嚢内側の漿膜の切開ラインを漏斗部前面で連続させる＊6。その後，術者は胆嚢頸部付近を把持し，胆嚢漏斗部に沿って結合組織を丁寧に胆嚢管に向かって剥離を行う。Sentinel gland（No.12c リンパ節）近傍にも胆嚢動脈が走行しているために，ここでも胆嚢動脈の結紮切離が必要になる。胆嚢動脈を結紮切離したならば，さらに胆嚢管が明らかになってくるために，胆嚢管を損傷しないように，胆嚢管周囲の結合組織を剥離鉗子ですくって，電気メスで切離する［図7］。総胆管との位置関係をよく観察し，十分な距離

図6 胆嚢動脈の推定

Sentinel gland がある位置には，胆嚢動脈があることが多い。Calot 三角部で炎症性肥厚が強く解剖がわかりにくいとき，sentinel gland 近傍の脈管組織は胆嚢動脈の可能性が高い。

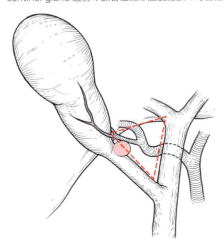

図7 胆嚢管の露出

順行性胆嚢摘出により胆嚢漏斗部まで剥離が進めば，胆嚢を左手の中に入れ込んで，示指を胆嚢管背側に，母指を腹側にあてがって胆嚢漏斗部をつまむ。2本の指で胆嚢管をローテーションさせながら，胆嚢管の走行の方向に剥離鉗子を開き，胆嚢管周囲の線維性結合組織を1本ずつすくって切離することで，胆嚢管を露出する。

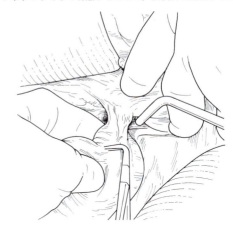

が剥離できたと判断したら，3-0 絹糸または吸収糸を用いて二重結紮切離する。以上の操作により，胆嚢が摘出される。

特殊なケース

本項初めにも述べたように，胆嚢摘出術では胆嚢管と胆嚢動脈を安全に切離することが最も肝要である。ここでいう安全な切離ができないとは，胆道損傷や右肝動脈損傷をきたすことを言う。ところが，炎症の結果による高度の癒着や組織肥厚のため，Calot 三角周囲の剥離ができない場合などは，通常の剥離では胆嚢管と胆嚢動脈にアプローチできないことがある。そういった場合，以下の方法で手術を進める。

術中胆道造影［図8］

Calot 三角部の剥離を進め，剥離進行中はとくに大きな問題もなく，胆嚢管と思われる管腔状組織が同定された。しかし，本当に胆嚢管なのかわからないような場合，術中胆道造影*7 を行うことがある。

同定された胆嚢管の胆嚢側を 3-0 絹糸で結紮し，その中枢側でスピッツメスまたはメッチェンバウムなどで胆嚢管を 1/3 周〜半周切離する。胆汁が観察されたら，中枢側に向かってモスキートペアンなどを軽く挿入し切開口をやや広げるとともに，胆嚢管の走行を確認後，6Fr アトムチューブを挿入する*8。

カテーテルがスムーズに挿入されたならば，カテーテルを胆嚢管とともに 3-0 絹糸で結紮して抜けないように固定する。造影剤は倍希釈して，20 cc の注射器にいれて使用する。初めに胆汁が逆流することを確認し，エアが混入しないようにエア抜きをして用いる。

胆道造影の結果，切開部位が胆嚢管と同定されたら，胆嚢管を損傷しないようにアトムチューブの固定糸をメッチェンバウムなどで切離し，チューブを抜去する。このとき，胆嚢管中枢側に 3-0 絹糸または吸収糸を回しかけておき，チューブ抜去と同時に胆嚢管断端中枢側を結紮して閉鎖する。胆嚢管断端は二重結紮とする。その後，胆嚢管を切離することで胆嚢が摘出される。

---

*7—著者からのアドバイス

術中胆道造影の目的は，総胆管および右肝管（とくに後区域胆管）の走行を確認することである。カテーテルを挿入している部位とは別に，総胆管，総肝管，右肝管が造影されれば，安心して挿入部で胆嚢管を処理することができる。造影時には，やや頭低位とすることで肝内胆管がよく造影される。

*8—著者からのアドバイス

挿入後に引っかかりがある場合には，胆嚢管内の螺旋構造に引っかかっていることが考えられるので，モスキートペアンなどを先よりもやや深く挿入し，内腔を広げてみる。それでもスムーズなカテーテル挿入ができない場合，再度，胆嚢管をできるだけ長く剥離し，直線化してみる。それでもだめな場合には，総胆管損傷に気をつけながら，胆嚢管を 3 管合流部に向けて追加剥離し，切開口を数 mm 中枢に作り直すことで，スムーズにカテーテルが挿入できることもある。

図8 術中胆道造影
スムーズにアトムチューブを挿入するために，胆嚢管の螺旋構造を直線化するよう，胆嚢頸部を牽引展開する。

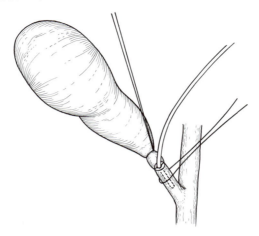

自動縫合器での胆嚢頸部切離
　慢性胆嚢炎などにより，胆嚢壁肥厚に加えCalot三角部の炎症性肥厚が著しい場合，剥離不能として胆嚢管も胆嚢動脈も同定できないことがある。そういった場合でも，胆嚢頸部でのトンネリングができていれば，同部で自動縫合器などを用いて胆嚢頸部切離による胆嚢亜全摘をすれば，胆嚢摘出と胆道損傷などの術中合併症を回避することができる[3]。ただし，この方法を安易に用いた場合，遺残胆嚢の胆嚢炎や胆嚢癌の発生の可能性が残るので，診断に難渋するとともに手術も非常に難しくなる[4]。自動縫合器での胆嚢頸部を切離する場合でも，極力胆嚢を残さないように留意する必要がある。

粘膜焼灼術
　慢性炎症の結果，胆嚢管近傍のみならず胆嚢壁も肥厚が著しい場合，理想的な剥離層（SS-innerとSS-outerの間）で剥離ができず，電気メスで肥厚した胆嚢を掘り出すような切離が必要な場合，損傷が許されるのはどちらかといえば胆嚢側である[5]。そして，仮に胆嚢損傷があったならば，十分な胆汁の吸引と落下胆石の回収を行うことを前提とすると胆嚢壁の厚みが推測されて，胆嚢壁を把持し胆嚢内腔を観察しながら剥離を進めることで手術を進められる。さらに，胆嚢頸部に至れば，内腔側からケリー鉗子などを胆嚢管方向に挿入することで，炎症性肥厚が強いCalot三角部での胆嚢管の同定の目安になることがある。こうして，胆嚢管が同定できればこれを結紮切離する。できなければ，先に述べたような自動縫合器での胆嚢頸部切離などを行って胆嚢を摘出する。なお，胆嚢床に胆嚢壁とともに胆嚢粘膜が遺残する場合，のちのち胆嚢癌の発生母地とならないように，電気メスで十分に焼灼して破壊しておく。

ドレーン留置と閉腹
　胆嚢摘出後には，腹腔内を温生食で洗浄しながら，まず胆嚢床からの出血の有無についてよく観察する。次に，胆嚢動脈，胆嚢管を切離した断端をよく観察し，首が残って適切に結紮切離が行えているかどうかを確認する。これらの確認が終了すれば，肝右葉外側に挿入した柄付きガーゼを回収し，ガーゼカウントを行い腹腔内に異

図9 止血確認
胆嚢床からの出血，胆汁漏がないかどうかをよく観察する。

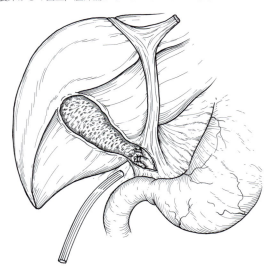

物がないことを確認する。術中に胆嚢損傷に伴う胆汁の流出がなければ，あるいは急性胆嚢炎などによる胆嚢周囲膿瘍の形成がなければ，原則ドレーンは留置していない［図9］*9。留置する場合には，クローズドレーンを右側腹部からMorrison窩に留置する。閉腹では，皮切位置に応じて層々に閉創する。

*9―著者からのアドバイス
頻度は少ないが，Luschka管のような胆嚢床を貫通し胆嚢と直接交通する副胆管があった場合，本術式では損傷は不可避であり，胆嚢床から胆嚢を剥離しているときには認識できないことも多い[6]。したがって，胆嚢床の観察では，出血とともに胆汁の染み出しがないかどうかを肉眼的によく観察する。さらに，新しいガーゼを当てがって胆汁の付着による胆汁色がないかを確認する。術中，胆嚢損傷，胆汁漏出，出血などがあった場合でも，腹腔内を十分に洗浄することで，ドレーンの留置は原則不要と考えている。

文献
1) Iwashita Y, Ohyama T, Honda G, et al: What are the appropriate indicators of surgical difficulty during laparoscopic cholecystectomy? Results from a Japan-Korea-Taiwan multinational survey. J Hepatobiliary Pancreat Sci 2016; 23: 533-47.
2) 土井愛美，本田五郎，本間祐樹，ほか：胆嚢摘出術．臨外 2017；72：222-6.
3) 海老原裕磨，野路武寛，中西喜嗣，ほか：腹腔鏡下胆嚢摘出術における胆管損傷の回避と修復．消化器外科 2013；36：197-201.
4) 篠﨑健太，味木徹夫，松本 拓，ほか：黄色肉芽腫性胆嚢炎に対する胆嚢亜全摘後の遺残胆嚢癌の1例．日消外会誌 2015；49：1108-16.
5) 篠原 尚，水野惠文，牧野尚彦：開腹による胆嚢摘出術．イレストレイティッド外科手術 膜の解剖から見た術式のポイント．医学書院，2015，pp.397-410.
6) 脊山泰治，真栄城剛，鹿股宏之，ほか：腹腔鏡下胆嚢摘出術．消化器外科 2017；40：796-803.

腹腔鏡下胆嚢摘出術

光法雄介, 田邉 稔　東京医科歯科大学肝胆膵外科

現在では, 腹腔鏡下胆嚢摘出術(Lap-C)は良性胆嚢疾患に対する標準術式となっており, わが国では年間12万件(NCD登録)以上の手術が行われている(日本内視鏡外科学会アンケート調査では3万件以上[1])。消化器外科として, また内視鏡外科としても基本かつ重要な手術であり, 安全確実に施行されることが求められる。

本項では, 良性疾患に対する一般的なLap-Cについて, 基本的な事項から高難易度症例への対応まで述べる。

手術適応

*1 ― 著者からのアドバイス

症状のない胆石症でも, 胆嚢内に結石が充満して胆嚢壁の評価が困難な症例や, 結石が3cm以上の症例, 磁器様胆嚢の症例などは胆嚢癌のリスクファクターの可能性もあり, 患者とよく相談したうえで手術適応となりうる。

*2 ― 著者からのアドバイス

胆嚢ポリープに対する手術適応は, 大きさ10mm以上で増大傾向を認めるものというのが一般的であるが, 10～12mm程度なら若年者は慎重な経過観察が許容されるという報告や, 逆に4～10mmでも単発, 無茎性, 50歳以上などの危険因子があれば切除を推奨する報告もある[5,6]。

適応となる疾患は, 何らかの症状をきたした胆嚢結石症がほとんどである*1。具体的には, 疝痛発作, 急性胆嚢炎, 総胆管結石などである。とくに高齢者は急性胆嚢炎に至ると重症化しやすいため, 症状が軽度のうちに手術するのが望ましい。また, 総胆管結石を内視鏡的に治療した後の胆嚢結石症に関しては, 必ずしも全例で胆摘の必要はないが, 結石径10mm以上, 急性膵炎合併例は胆摘が強く勧められる[2]。

急性胆嚢炎の治療方針に関しては, 最新のTokyoガイドライン2018(TG18)を参考に重症度判定を行い, Lap-Cの適応と施行時期を決定するのが望ましい[3]。

胆嚢癌疑い症例に関しては, ガイドラインでは「胆嚢癌を強く疑う症例に対しては原則的に開腹胆嚢摘出術を行うべきである」と推奨されている。また,「少なくとも胆嚢床部にある胆嚢癌が疑われる病変には腹腔鏡下胆嚢摘出術は適応とするべきではない」としている[4]。実際には, わが国で行われたLap-Cのうち, 約8%(2,573例/30,616例)が胆嚢ポリープ*2など, いわゆる胆嚢癌が疑われる症例であった[1]。

インフォームドコンセント

*3 ― 著者からのアドバイス

腹腔鏡手術は整容性や入院期間短縮, 社会復帰などの点で優れているのは間違いないが, 腹腔鏡に固執して安全性を損なわないようにすることを患者にも伝えておく。

患者への術前の説明において, いくつかの押さえておくべきポイントがある*3。

まず, 腹腔内の所見(高度癒着, 出血, 他臓器損傷など)により, 開腹手術へ移行する可能性があることを伝える。術中に開腹にて止血を要する頻度は約0.33%(101例/30,616例), 胆道損傷の修復は約0.24%(79例/30,616例)である。また, 術後合併症として, 胆汁瘻(0.1%), 後出血(約0.06%), 遺残結石, 創感染などについても発症の可能性と追加治療の必要性について言及しておく[1]。

切除した標本の病理検索で, 1%程度の頻度で偶然癌が見つかることがあり, 進行度によっては追加手術や化学療法が必要となる場合があることにも触れておく必要がある[4]。

図5　ポート挿入位置

右肋弓下ポートは症例ごとに位置を微調整する。
炎症が高度な症例などは，助手用ポートを追加することも考慮する。

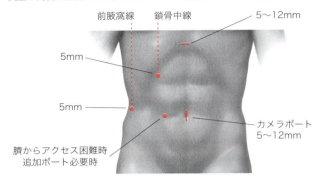

図6　単孔式腹腔鏡下胆嚢摘出術

A：マルチアクセスポート。SILS™ポート（図の提供と製造販売：コヴィディエン）。
B：先端可動性把持鉗子。SILS™クリンチ（図の提供と製造販売：コヴィディエン）。
C：ニードルデバイス。当科では「ドラムスティック鉗子」と呼称し，胆嚢や肝臓の圧排に用いている（先端はネラトンカテーテルにガーゼを巻きつけたもの）。

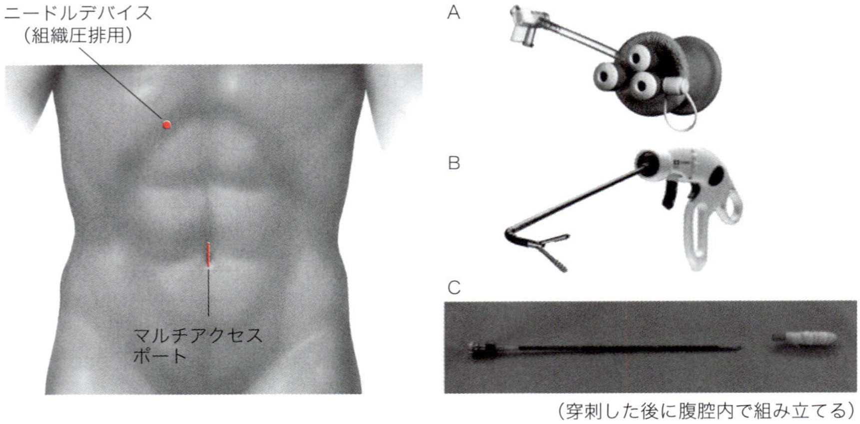

＊5 — 体位のポイント

肥満や高度炎症例は，視野展開のために台の傾きをより強くする必要がある。体が手術台からずれ落ちたり，手台などが床に当たったりしないように注意する。

＊6 — 助手のポイント

助手が胆嚢底部を把持して肝前面へ挙上する操作は非常に重要であり，正常肝であれば容易に横隔膜近くまで挙上され，Calot三角を中心とした視野も良好となる。しかし，肝硬変症例などでは肝が硬くて挙上が十分にできず，視野不良の原因となる。一方，脂肪肝などで肝が脆弱な場合は肝に裂傷などをきたすこともあるため，挙上する際の力加減に注意する。

＊7 — 手技のポイント

胆嚢周囲の炎症性癒着の安全な剥離のためには，胆嚢底部で胆嚢壁を見極めてしっかりと把持・牽引し，なるべく胆嚢壁の近くで剥離を進めることが重要である。胆嚢漿膜を露出する適切な層に入ることができれば，ゆで卵の殻を剥くようにむしろ容易に剥離できることが多い。
胆嚢穿刺時に，内容物を全て吸引して完全に虚脱させてしまうと，むしろ手術操作が困難となる場合があるため，鉗子で把持できる程度に緊満が取れればよい。

体位

ポートが挿入されたら頭高位・右側高位に手術台を傾け＊5，胆嚢周囲から腸管などの他臓器を移動させる。ポートから鉗子を出し入れしやすいように，なるべく台を低く下げる。

癒着剥離・胆嚢挙上

助手は胆嚢底部近傍を波型のロック付き鉗子で把持し，肝上面から横隔膜の方向にしっかりと挙上する＊6。これによりCalot三角部が展開され，総胆管・胆嚢管のおおよその輪郭がわかるようになる。胆嚢を挙上した後にRouviere溝を確認しておき，これより背側で操作をしないようにする［図7］。

胆嚢炎の既往がある場合は，胆嚢周囲に大網や腸管などが癒着していることが多い。とくに結腸や十二指腸が癒着している場合は，損傷しないように十分な注意が必要である＊7。

胆嚢が腫大緊満していて把持が困難な場合は，腹壁から18G静脈留置針などの長

*8 ─ スコピストのポイント

スコピストは手術の流れを把握して適宜カメラの深さや位置を調整し，メルクマールとなる構造物を視野の端に写しつつ良好な視野を見せる必要がある。手術操作中に解剖が不明瞭になったときは，スコープを遠景にして胆嚢と肝門部や十二指腸を含んだ広い視野で観察し直すことが重要である。良好な視野が得られたら，むやみに微調整するとかえって見づらくなることがあるため，術中には常にコミュニケーションをとって手術を円滑に進める必要がある。

*9 ─ 手技のポイント

漿膜は可能なかぎり底部まで切開しておくと，胆嚢が受動されてss-inner 層を露出していく際にも適切なカウンタートラクションがかけやすくなる。
ss-inner 層の剥離は吸引管やチェリーダイセクターなどで鈍的剥離を行うと，層が保たれ安全にかつ素早く操作を進めることができる。

い針を胆嚢底部から刺入し，胆嚢内腔を吸引する（穿刺後は助手が穿刺部を把持して胆嚢を挙上することで，胆汁の流出を最小限にする）。

胆嚢壁そのものが肥厚していて把持が困難な場合は，鉗子をV字型に開いた状態で圧排や牽引を行うなど，やや高度な技術を要する。

胆嚢漿膜切開

術者は左手鉗子でHartmann嚢を適宜左右へ展開し，スコピストは左右アングルをかけて操作部を正面視できるように心がける*8。切開する部分に適切なテンションがかかるように，左手鉗子の持つ位置は適宜ずらしていく。

Rouviere溝の腹側で胆嚢体部と胆嚢頸部の移行部の漿膜に切開を入れ，まずは漿膜のみを切開していく。次に脂肪組織（ss-outer 層）を切開すると紫色の胆嚢内腔が透見される層（ss-inner 層）が露出する。一旦その層が露出したら，その層を保って剥離・切開すると出血も少なく容易に胆嚢床からの剥離が可能となる[12]［図7］*9。

内側区域側では肝門部に近づかないように肝と胆嚢の境界を胆嚢よりで切開していく。このとき，内側区域が突出していると視野が不良であるが，術者は左手鉗子で胆嚢体部をしっかり牽引し，右手で適宜内側区域を圧排して肝と胆嚢の境界を確実に認識して操作する必要がある［図8］。ss-inner 層での剥離を広げ，胆嚢の左右で交通さ

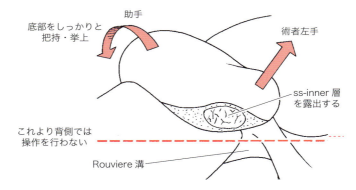

図7　Rouviere溝腹側でのss-inner 層の露出
炎症性変化があるときでも比較的ss-inner 層を露出しやすい場所である。
また，ここで漿膜切開しておけば，以降の操作でそれよりも背側に行かない目安にもなる。

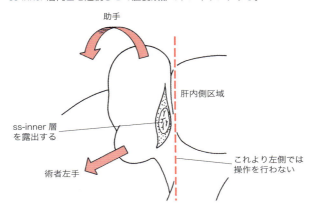

図8
内側区域との境界をしっかりと見極めてこちら側でもss-inner 層を出す。
ss-inner 層同士を連続させて胆嚢頸部でトンネリングする。

Calot 三角の剥離，胆囊管・胆囊動脈の同定・処理

　胆囊管・胆囊動脈の処理の前に，Critical view of safety（CVS）を確認することが胆道損傷や血管損傷を避けるために重要な手順である。CVSの原著での定義は，「The triangle of Calot is dissected free of all tissue except for the cystic duct and artery and the base of the liver bed is exposed」となっている[13]。損傷が起きてしまうのは，胆囊管・胆囊動脈の走行にさまざまな破格や走行異常があることや，炎症性変化による解剖の偏位や誤認が大きな原因である。しかし，究極的には最も胆囊寄りの剥離層である ss-inner 層に胆囊管と胆囊動脈が接続している視野を出して処理すれば，破格や走行異常に関係なく安全である。これが真の意味でのCVSと考えられる［図9, 10］。

　ss-inner 層を維持して胆囊頸部側から胆囊管周囲を剥離していき，ある程度の長さを露出する。露出した胆囊管を鉗子で軽く把持し，胆囊管内に結石があった場合に胆囊側へ送り込むように，総胆管側から胆囊側へミルキングする。術中胆道造影はルーチンには行う必要はない。

　ミルキングが終わったら，胆囊管の中枢側のクリップ位置を決める。そのすぐ胆囊側にも同様にクリップして中枢側はダブルクリップとし，可及的に胆囊よりでさらにクリッピングして，間をメッツェンで鋭的に切離する*10。胆囊管が太い場合には，

＊10—手技のポイント
クリップ時に胆囊頸部を牽引しすぎると，総胆管が「く」の字状にひきつれて総胆管にクリップがかかってしまう可能性があるため，適度な牽引で総胆管からやや離れていることをしっかりと確認してクリップを行う。クリップ時には，まず軽く握り込み，クリップの先端だけが閉じて「O」の形になったことを確認してから（OK サイン），さらにクリップ位置を微調整して，クリッピングを行う。
胆囊動脈が2本に分岐している場合は奥にもう1本動脈があり，Hartmann 囊を急に牽引すると引き抜き出血を起こして止血困難となるため，注意が必要である。

図9　ss-inner 層で剥離を進めることの意義
ss-inner 層を出してから胆囊頸部・胆囊管に向かうことで，副肝管の損傷を避けることができる。

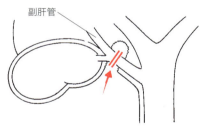
いきなり胆囊管をすくおうとしない
（副肝管損傷の危険）

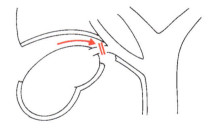
ss-inner 層をたどっていって胆囊管を確保する

図10　Critical view of safety
ss-inner 層が露出されていて，そこに胆囊管と胆囊動脈が接続していることを確認する。

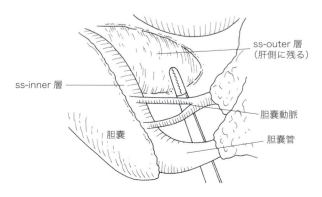

＊11―手技のポイント
炎症性変化でss-inner層を露出・維持しにくい場合は，カウンタートラクションをしっかりかけてss-outer層の脂肪組織の中を電気メスなどで切離していく。さらに強い炎症性変化でss-outer層が硬化・狭小化して切離困難な場合は，むしろ胆嚢内腔に入り壁の一部を肝側に残してくる（粘膜は十分に焼灼する）。胆汁流出による多少の汚染はあるが，肝実質に入って肝静脈損傷する方が危険である。

＊12―助手のポイント
胆嚢体部から底部にかけては剥離方向が手前から奥へ向かって行ってしまうため，助手と術者で胆嚢をやや手前に牽引し，剥離部に三角形のテンションをかけて，内側区域側から前区域側へ剥離を進めるとやりやすい場合が多い。胆嚢底部の剥離が困難な場合，助手は胆嚢底部と肝の間で肝寄りの漿膜を把持し，術者は左手鉗子で胆嚢底部を尾背側にさげてdome downを行った方がよいこともある［図11］。

＊13―手技のポイント（トラブルシューティング）
Calot三角部で動脈性出血した場合，woozingはガーゼ圧迫の後に止血点をピンポイントでソフト凝固止血する。引き抜き出血時は，断端を掴めるときは左手把持鉗子で断端を小さく掴み，右手で温存すべき右肝動脈と平行にクリップをかける。右肝動脈を損傷した場合は躊躇せず開腹移行し修復する。
胆嚢壁を損傷して胆汁・胆石が流出した場合，ガーゼをMorison窩に置いて周囲へ広がらないようにし，ガーゼに小胆石や胆泥を付着させて胆嚢とともに回収バッグに入れて取り出す。
胆嚢床剥離部で静脈性出血をきたした場合，ガーゼ圧迫の後，吸引による良好な視野と適度な湿潤状態を作ってピンポイントでソフト凝固を行う。吸引は持続的に行うと腹腔内圧が急に下がり出血も助長するため，間欠的に行う。

絹糸による結紮やエンドループによる結紮も選択肢となる。
　胆嚢管を切離するとCalot三角がさらに展開され，胆嚢動脈の処理が容易となる。胆嚢動脈も同様に，右肝動脈などにクリップがかからないように注意し，ダブルクリップを行う。胆嚢動脈を先に処理した方がよい視野が得られる場合もあり，臨機応変に対応する。

胆嚢床からの剥離

　術者は左手鉗子で胆嚢壁をしっかりと牽引し，胆嚢床との間に適切なカウンタートラクションをかけ，肝から剥離していく＊11，＊12。このときもss-inner層を維持して剥離を進めることが重要であり，鈍的剥離が有効である。胆嚢床辺縁部では索状物が胆管を含むsubvesical bile ductsのこともあり，比較的太い索状物を認めたらエネルギーデバイスで切りっぱなしにするよりクリップで処理する方が安全である[14]。

胆嚢回収・洗浄・ドレーン

　回収バックを挿入し，肝上面で展開して胆嚢を入れる。取り出すときには回収袋を損傷したりして創部が汚染しないように気をつける＊13。
　手術部位に生食をかけながら，出血・胆汁流出のないことを確認する。術中に胆嚢損傷などで胆汁が流出してしまった場合は，生食1,000 mL程度で可及的に洗浄する。通常ドレーンは必要ないが，憂いがある場合には閉鎖式ドレーンを挿入し，先端をWinslow孔方向に入れて跳ねないように留置する。

開腹移行

　著明な癒着などで解剖が不明瞭，胆嚢管の同定が困難，出血のコントロールや他臓器損傷の修復が困難などの場合には，開腹移行の考慮が必要である。しかし，胆嚢炎による炎症性変化で胆嚢管の同定・処理が困難な場合は，開腹しても難易度は変わらないという意見もある。いたずらに腹腔鏡に固執してはならないが，高度炎症時の対処法についてTG18を参考にしつつ以下に述べる。

図11　胆嚢床からの剥離
胆嚢体部から底部にかけては，内側区域側から前区域側への剥離，Dome downによる剥離を状況に応じて使い分ける。

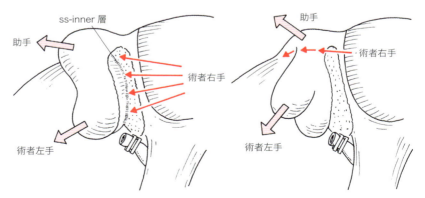

高度炎症性変化時*14

ほとんどの急性胆嚢炎症例において，上述したss-inner層の露出を意識した手技は，胆嚢管・胆嚢動脈の処理においてはむしろ安全で確実な方法になりうる。なぜなら，炎症性変化に伴うss-inner層の肥厚・硬化により，この層を露出しやすくなっているためである（とくに鈍的剥離が有効である）。

しかし，炎症性変化がさらに著明になると，ss-inner層とss-outer層が癒着・瘢痕化してしまい，ss-inner層を露出する剥離が困難となる。また，剥離可能であったとしても増生した血管などにより出血が起こりやすくなる。胆嚢頸部でCVSを得るのが困難となるだけでなく，胆嚢床では全層胆嚢摘出の層より深い肝実質に入りやすくなり（炎症性変化で肝側のlaennec被膜まで胆嚢側についてきてしまう），肝実質や肝静脈が露出してコントロール困難な出血に至る可能性がある。

TG18では，ss-inner層で剥離ができない場合やCVSが得られない場合の対処方法として，開腹移行，胆嚢亜全摘，底部からの剥離の選択肢を推奨している［図12］。

胆嚢管が同定できない場合，胆嚢頸部からチューブを挿入して術中胆道造影を行うのも選択肢となる。遺残結石（多くの場合頸部に嵌頓）があった場合は，胆道造影を参考にして結石部まで胆嚢壁切開を延長し，結石除去後に閉鎖する。閉鎖が困難な場合やMirizzi症候群が明らかな場合は，開腹移行で胆道修復・Tチューブ留置などを考慮する。

消化器外科専門医を目指すならば，炎症の軽度な症例に対する腹腔鏡下胆嚢摘出術は言うまでもなく，高度炎症を伴う難易度の高い症例にも対応できるようになる必要がある。高難易度症例においてはさまざまな知識や工夫と経験が必要であるが，幸い

*14 ─ 手技のポイント（高度炎症時）

① Rouviere溝腹側の胆嚢体～頸部でss-inner層の露出を試みる。
② 露出できたら層を保って胆嚢管方向に剥離を進め，胆嚢管を同定・剥離できたら型どおりの処理を行う。
③ 胆嚢管を同定・剥離できなければ術中胆道造影を行う。遺残結石がなければ，剥離された胆嚢頸部の中枢側を縫合閉鎖・離断する。
④ 遺残結石があれば胆嚢壁切開を結石部まで延長し，結石を除去した後に縫合閉鎖する。
⑤ 底部側のss-inner層を保って胆嚢床からの剥離を試みる。剥離可能なら型どおり摘出する。
⑥ 層を保てない場合は，肝に向かわずに胆嚢に向かって内腔を開放する。汚染を広げないように胆汁・結石を回収し，腹腔側の胆嚢壁を切除する。
⑦ 胆嚢床側に残った胆嚢壁の粘膜を焼灼する。
⑧ はじめの時点でss-inner層が露出できない場合，胆嚢頸部で内腔を開放して胆汁・結石を可及的に回収する。
⑨ 胆嚢内腔から胆嚢管を同定し，術中胆道造影する。
⑩ 遺残結石があれば胆嚢壁切開を延長し結石を除去し，胆嚢壁を可及的に切除した後，タバコ縫合あるいはZ字縫合で内腔から胆嚢管を閉鎖し，近傍にドレーンを確実に留置する。

図12 Bailout procedures （文献10）より
critical view of safetyが得られない場合の対処方法。

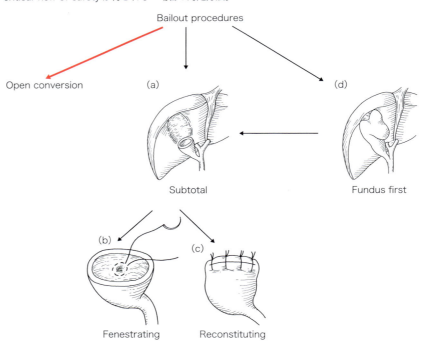

にも近年はTokyoガイドラインをはじめとした素晴らしい文献が数多く存在し，本項でも多くを参考にした．

実臨床において腹腔鏡下胆嚢摘出術が安全に施行できるよう，本項が少しでも役立てば幸いである．

文献

1) 内視鏡外科手術に関するアンケート調査：第13回集計結果報告．日内視鏡外会誌 2016；21(6)：655-810.
2) 日本消化器病学会編：胆石症診療ガイドライン2016(改訂第2版)．南江堂，2016.
3) Yokoe M, et al.: Tokyo Guidelines 2018: diagnostic criteria and severity grading of acute cholecystitis (with videos). J Hepatobiliary Pancreat Sci 2018; 25: 41–54.
4) Okamoto K, et al: Tokyo Guidelines 2018: flowchart for the management of acute cholecystitis. J Hepatobiliary Pancreat Sci 2018; 25: 55–72.
4) 日本肝胆膵外科学会 胆道癌診療ガイドライン作成委員会編：エビデンスに基づいた胆道癌診療ガイドライン 改訂第2版．医学図書出版，2014.
5) Hye Yon Park, et al: Is cholecystectomy a reasonable treatment option for simple gallbladder polyps larger than 10 mm?. World J Gastroenterol 2015; 21(14): 4248-54.
6) Bhatt NR, et al: Evidence based management of polyps of the gallbladder: A systematic review of the risk factors of malignancy. Surgeon 2016; 14: 278-86.
7) 野村俊之ほか：胆嚢管分岐異常の検討－主として腹腔鏡下胆摘出術の術前精査として－．胆道 1994；8：3-8.
8) Thomas Schnelldorfer, Michael G Sarr, David B Adams, et al: What is the Duct of Luschka? – A Systematic Review. J Gastrointest Surg 2012; 16: 656–62.
9) Hugh TB, Kelly MD, Li B: Laparoscopic anatomy of the cystic artery. Am J Surg 1992; 163(6): 593-5.
10) Wakabayash Gi, et al: Tokyo Guidelines 2018: surgical management of acute cholecystitis: safe steps in laparoscopic cholecystectomy for acute cholecystitis (with videos). J Hepatobiliary Pancreat Sci 2018; 25: 73–86.
11) 伴 大輔，ほか：単孔式ラパコレ．消化器外科 2015；3：1187-95.
12) Honda G, Iwanaga T, Kurata M, et al: The critical view of safety in laparoscopic cholecystectomy is optimized by exposing the inner layer of the subserosal layer. J Hepatobiliary Pancreat Surg 2009; 16(4): 445-9.
13) Strasberg SM: Avoidance of biliary injury during laparoscopic cholecystectomy. J Hepatobiliary Pancreat Surg 2002; 9(5): 543–7.
14) 光法雄介，ほか：腹腔鏡下胆嚢摘出後の術後胆汁漏の治療．臨床外科 2016；71(7)：806-12.

総胆管截石術

堀口明彦, 浅野之夫　藤田保健衛生大学医学部消化器外科学講座坂文種報徳會病院外科

　総胆管結石の治療は，内視鏡手技および腹腔鏡下手術の進歩により，開腹手術として選択される頻度は少なくなっている。一方，開腹下の総胆管截石術は，胆道系手術では基本となる習得すべき手術である。

　手術適応は，上腹部手術で癒着が強固であることが疑われる症例や，内視鏡的には截石が困難な積み上げ結石が適応となる。

皮膚切開

　胆嚢や総胆管の視野を良好にするためには，一般的に右肋弓下切開が用いられる。他に，正中切開や右傍腹直筋切開がある[図1]。

術野展開

　腹膜は肝円索の右側で切開する。上腹部手術既往があり癒着が疑われるときは，慎重に癒着剥離を行い，胆嚢および総胆管の解剖を確認する。これは MRCP など術前胆管像により，胆嚢，胆嚢管，総胆管の解剖を把握しておくことが重要である。肥満女性では胆嚢が右肋弓下頭側にあり，覗き込まないと胆嚢が観察できないことがある。この場合，右横隔膜下に紐付き大ガーゼを折りたたみ留置し，肝を左内側に圧排することで胆嚢の視野が良好となる[図2]。紐付きガーゼの紐は体外に出しておき，

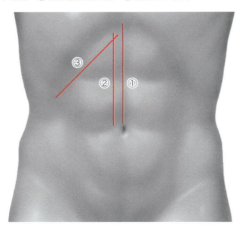

図1　皮膚切開法
①正中切開　②右傍腹直筋切開　③右肋弓下切開

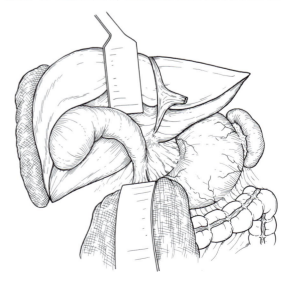

図2　術野展開
胆嚢全貌が観察できるよう肝右葉と横隔膜の間に柄付きガーゼを挿入し，胆嚢が直視下に見えるようにする。第1助手は横行結腸や小腸を腸ベラで尾側に牽引し，胆嚢頸部まで観察できるようにする。

ペアンなどで把持しておくことでガーゼ遺残を防ぐ。右肋弓下切開時は，釣り上げ鉤を用いることで良好な視野を得ることができる。第1助手が横行結腸や小腸を柄付きガーゼで視野を出すことで，視野が確保できる。

胆嚢摘出術

詳細は別項に譲るが，胆管切開截石術が終了するまで胆嚢管は切離しない方が，総胆管切開截石を行うにあたり操作しやすい。また，胆道造影用あるいはCチューブを留置し，術中胆道造影を行い結石の数を確認しておく[図3]。

総胆管の確認・露出

胆管に炎症のない症例は，総胆管が肝十二指腸間膜内にやや緑色に透見できる。炎症や癒着で容易に判別できない場合，総胆管と思われる部位の漿膜を3管合流部から十二指腸側に胆管に沿って縦に切開することで確認できる[*1]。Winslow孔に左示指を入れ，肝動脈の拍動と走行を確認しておくことが重要である。また，総胆管が確認できれば，総胆管の前面のみ(総胆管切開部のみ)を剝離する[図4]。全周に剝離すると血流が悪くなり，術後胆管狭窄をきたすことがあるためである。

*1―総胆管の確認のポイント
胆管が炎症により確認しにくい場合，23Gの注射針で試験穿刺を行い，胆汁が吸引できることを確認する。

総胆管の切開

総胆管切開予定の左右に，それぞれ5mmの幅でatraumatic needleを用いて支持糸をかけて吊り上げる[図5]。この位置は胆嚢管を処理した位置と同じレベルとする。メスで支持糸の中心から十二指腸方向へ総胆管を切開し，胆汁流出を確認できたら小剪刀でさらに十二指腸方向へ切開する。結石が截石できるサイズの切開を行う。総胆管は壁内に小血管が豊富なため，出血を認めるため止血しながら行う。胆管切開は基本的に十二指腸方向へ切開を行い，肝門方向へは切開しないことが重要である。肝門に近いほど胆管の縫合が難しくなり，狭窄しやすくなるためである[*2]。

積み上げ結石の場合，胆管切開時に胆石や胆泥が流出するため，ガーゼを肝十二指腸間膜背側に敷いておくと小結石腹腔内遺残を防止できる。結石は鑷子で適宜摘出する。

*2―胆管切開のポイント
なるべく十二指腸側に切開を延長する。肝門側へ切開を延長すると左右肝管や肝門部を縫合閉鎖することになり，術後狭窄をきたす可能性があるためである。

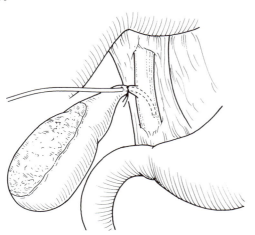

図3　截石前の術中胆道造影
胆嚢管から6Fr.のチューブを総胆管内に留置し，胆道造影を施行する。

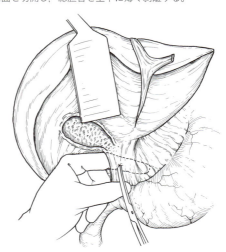

図4　肝十二指腸間膜の剝離
Winslow孔に左示指を入れ，総胆管と肝動脈の位置を確認し，総胆管前面を切開し，総胆管を上下に薄く剝離する。

図5 総胆管の切開
切開予定線の左右に，5 mm の幅で支持糸をかけ吊り上げる。メスで少し切開後は，小剪刀で十二指腸側へ切開を広げる。

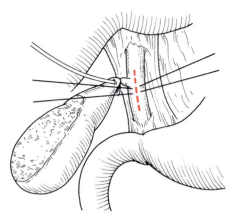

総胆管結石の截石（水圧による截石）

　まず，胆管内にネラトンチューブを挿入し，生理食塩水を用い水圧により胆管切開部から洗い出すことで截石する。太めのネラトンチューブをつけた 50 mL の注射器に生理食塩水を吸い，胆管切開部から十二指腸方向に挿入し，勢いよく水圧をかける。通常数回で胆管結石は截石できる。コツはネラトンチューブを奥からゆっくり引き抜きながら水圧をかけることである［図6］。結石，胆泥が出てこなくなったら胆道鏡を胆管内に挿入し，生理食塩水を流しながらを乳頭側の観察を行う。胆管側から乳頭部まで確認した後，肝門側の観察を行う。
　遺残結石を認めた場合，バスケット鉗子を用いて截石する［図7］。
乳頭部に結石がはまり込んでなかなか截石できない症例は，Winslow 孔に左示指と母指で結石を挟み総胆管切開部に向けて押し出す。粗雑な操作は膵実質などの周囲組織の損傷をきたす恐れがあるため，丁寧に行う。
　最後に，もう一度胆道鏡で遺残結石がないことを確認する。胆管壁に胆泥がこびりついていることがあるが，すべて排除することに固執することはない。

胆道ドレナージ

C チューブドレナージ

　術中遺残総胆管結石と診断された症例の多くは，C チューブを留置し術後に内視鏡による経乳頭的截石術を行うことが主流となった。また，胆管切開截石後，胆管を一期的に縫合閉鎖した場合も C チューブの適応となる。胆嚢管から胆管内へ留置したチューブを，胆嚢管ごと弾性糸で固定する［図8］。チューブを抜去したとき，胆嚢管を弾性糸で閉塞させるためである。弾性糸の結紮固定方は，クリップを用いて固定すると確実である。

T チューブドレナージ

　T チューブドレナージは入院期間が長くなることから，胃切除術後で内視鏡的截石術が困難な症例で遺残結石を強く疑う症例や，胆管経が細く一期的縫合により狭窄が懸念される症例などが適応となるが，限られた症例であり，近年，T チューブドレナージは減少傾向にある。しかし，T チューブドレナージは胆管損傷などトラブル症

図6 水圧による截石
胆管内にネラトンチューブを挿入し，生理食塩水を用い水圧により胆管切開部から洗い出すことで截石する。

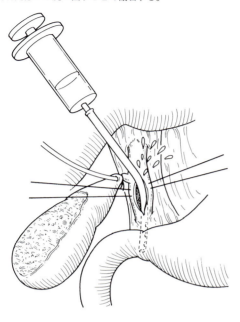

図7 胆道鏡下截石術
胆道鏡を胆管内に挿入し，遺残結石を認めた場合，バスケット鉗子を用いて截石する。

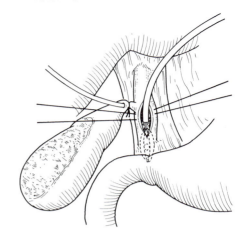

図8 Cチューブ留置
胆嚢管から胆管内へ留置したチューブを，胆嚢管ごと弾性糸で固定する。

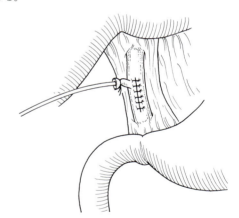

＊3──Tチューブ留置のポイント
Tチューブ留置し，胆管を縫合閉鎖する場合，肝門側の端から行い，Tチューブは胆管切開部の十二指腸側の端から出るようにする。これは術後Tチューブトラブルがあった場合，対処がしやすいためである。また，Tチューブを体外へ誘導するとき，腹腔内には少し余裕を持たせて留置する。術後，立位をとったとき肝を含め全体的に腹腔内臓器の位置が下がり，腹壁固定の位置と胆管固定位置が変わるためである。

例に役立ち，消化器外科医が体得すべき手技である。

Tチューブは胆管経にあったサイズを用いる。術後Tチューブの瘻孔から胆道鏡下に截石を行う場合，胆道鏡が挿入できる太さのTチューブを留置する＊3。

Tチューブは肝管にかからないように片翼が肝側1cm，十二指腸側2cmになるようカットする［図9］。胆管に留置する円筒部分は真ん中でカットし樋型とし，挿入および抜去がしやすいようにカットする。Tチューブを挿入する前に生理食塩水を入れた注射器にTチューブをつなぎ，Tチューブ内を生理食塩水で満たしておく。この操作をしないとTチューブ内に空気が混入し，胆道造影時に遺残結石との鑑別が困難になる。Tチューブは肝側から確実に胆管内に挿入してから十二指腸側を挿入する。上・下の翼が胆管内に確実に挿入されたことを確認するため，上下に動かしてみる。胆管の縫合閉鎖は肝側から行う。5-0吸収糸を用い全層で1.5mmのバイト，約2mmピッチで結節縫合で行う。Tチューブに近づいたら結紮せず，モスキート鉗子で把持して，次の縫合を確実に胆管全層にかけやすくする。十二指腸側は針糸を1針

図9 Tチューブのトリミング

翼が肝側1 cm，十二指腸側2 cmくらいになるようカットし，円筒部分は真ん中でカットして樋型とし，挿入および抜去がしやすいようにカットする。

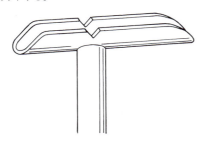

図10 胆管縫合

5-0吸収糸を用い全層で1.5 mmのバイトで，約2 mmピッチで結節縫合で行う。

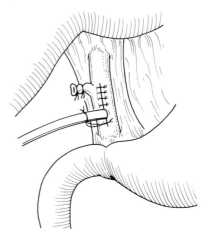

のみかけ，Tチューブに固定を行う［図10］。Tチューブに針糸を縫い込まないようにすることが重要である。縫合閉鎖が終了したらTチューブ内の空気を抜き，生理食塩水を満たしてリークテストを行う。

術中胆道造影

CチューブあるいはTチューブを留置してから術中胆道造影を行い，遺残結石の有無，十二指腸内への流出，Tチューブの位置を確認する。

一般に造影剤を2倍希釈し注入する。原液で撮像すると，結石が透亮像として描出されないことがあるためである。造影剤はゆっくり注入し，量は胆管経により異なるが，多くても20 mL未満とする。注入終了直後とその後約3分後に撮像し，十二指腸への流出を確認する。

ドレーン留置と閉腹

腹腔内を洗浄し，胆泥や小結石をよく吸引する。Tチューブを体外に誘導するルートは胆管挿入部が垂直になるよう，最短距離で誘導する。また，Tチューブと腹壁は緩めに誘導する。閉鎖式ドレーンは，右側副部から肝下面を通りWinslow孔に留置する。TチューブあるいはCチューブとドレーンは，接触しないように留置することが重要である。接触していると瘻孔が形成しにくくなり，チューブ抜去時に腹腔内に胆汁が漏出する。腹膜および後鞘，前鞘を縫合後，皮下組織を生理食塩水で洗浄する。腹壁感染が予想される場合，皮下ドレーンを留置する。

胆管空腸吻合術

澤田　雄，松山隆生，遠藤　格　横浜市立大学消化器・腫瘍外科学

　胆管空腸吻合術は，胆・膵疾患を対象とした手術の必須手技であり，消化器外科専門医が習得しなければならない基本的手技のひとつである。単に胆管空腸吻合術といっても対象疾患は多岐にわたり，難易度も吻合部位（1孔か多孔か），胆管の状態（拡張や肥厚の有無）で大きく異なってくる。代表的な対象疾患として，胆道癌・膵癌などの悪性腫瘍，IPMNなどの膵腫瘍，肝内結石症，膵・胆管合流異常症，胆嚢摘出後胆管損傷などの良性疾患がある。いずれの場合においても精緻で確実な吻合を施行しなければ，術後胆汁瘻，胆管狭窄，それに続発する胆管炎，胆汁性肝硬変といった重篤な合併症をきたす。胆管吻合術の難易度は再建する胆管の切離部位や性状で大きく異なるが，消化器外科専門医取得前後であれば，1穴の胆管空腸吻合をまず確実に術者として施行できるようにすべきである。通常の膵頭十二指腸術の胆管切離ラインは，総肝管で右肝動脈の尾側としているので，胆管走行の破格がなければ1穴であり，本項ではこのような1穴の胆道再建時の手術手技およびその注意点について概説する。

手術手技

術前シミュレーション

　胆管空腸吻合の難易度は，前述のように胆管の性状や切離ラインによって大きく異なる。腫瘍の浸潤により閉塞性黄疸や胆管炎をきたした症例は，胆管壁は硬化肥厚し拡張を伴うために，吻合は比較的容易となる。一方で，膵・胆管合流異常症や良性膵腫瘍などの良性疾患では，しばしば再建胆管が細径かつ菲薄であり，このような場合の難易度は非常に高くなる。胆管の性状によって術後の狭窄や胆汁瘻のリスク，術中術後の留意点も異なるため，術前に胆管の性状や手術手順についてもよくシミュレーションし，手術に臨むことが重要である。また，胆管後区域枝の独立分岐する走行破格や副肝管の存在は6％程度みられることから[1]，総肝管レベルの胆管切離においても，必ず直接造影ないしDIC-CTやMRCPで胆管の評価を行う必要がある。また，右肝動脈の走行[2]についても，胆管の前面もしくは後面の走行か，上腸間膜動脈からの分岐かなどを必ず術前画像で把握する必要があるのはいうまでもない[図1]。

胆管テーピング

　胆嚢摘出を併施する症例では，胆嚢管を追及すると肝十二指腸間膜の右腹側を位置する総胆管の右縁が確認される。通常，胆嚢管合流部付近で胆管のテーピングを行う。胆管周囲に鉗子を通す場合は細心の注意で進める[図2]。前述のように右肝動脈の走行には破格があり，必ず右肝動脈の走行は確認する必要がある。とくに上腸間膜動脈から右肝動脈が分岐する場合，肝十二指腸間膜の右側の剥離時に損傷する可能性があるので，十分注意して剥離を行う。胆管のテーピングの後，胆管周囲の剥離を進めていく。胆管の血流は，肝動脈および後上膵十二指腸動脈両方からparabiliary

図1 胆管と右肝動脈の関係[2]

右肝動脈が総肝管背側を走行する症例が最も多いが，総肝管前面を走行する症例も存在する。上腸間膜動脈から分岐して胆管の背側を走行する症例では，胆管周囲の剥離の際に損傷に気をつける必要がある。

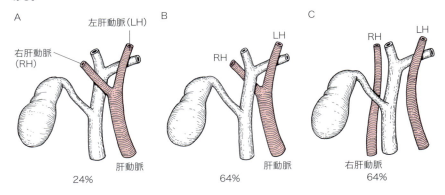

図2 胆管のテーピング

胆管剥離の際は1方向のみ胆管周囲を剥離するのではなく，両方向から剥離を進める。テーピングの鉗子を通す場合は，細心の注意で行う。助手は十二指腸球部を尾側に牽引するが，牽引が強すぎるとかえって胆管周囲の剥離やテーピングが困難になる。

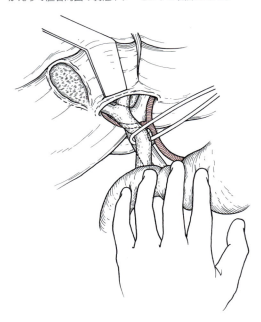

plexusを介して血流を受けている[3,4]［図3，4］。胆管を周囲組織から過剰に剥離し長く残し過ぎると，血流障害のため，縫合不全や胆管狭窄の原因になると考えられている。吻合に必要最低限な胆管の露出に努めることが肝要である。

　胆管炎を繰り返し炎症の強い症例や胆管にメタルステントを留置した症例では，胆管の剥離に難渋する場合がある。肝十二指腸間膜にドップラー端子を当て，肝動脈の走行を確認しながら間膜を慎重に剥離していく。また，胆管チューブが挿入されている症例ではエコーや触診で胆管の走行に検討をつけることもできる。しかし，放射線治療後や膿瘍形成後などの高度炎症例で，胆管の露出自体が困難な場合には，決して

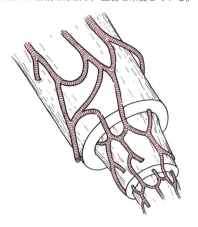

図3　parabiliary plexus[3)]
胆管壁で微細な血管網を形成し，胆管を栄養している。

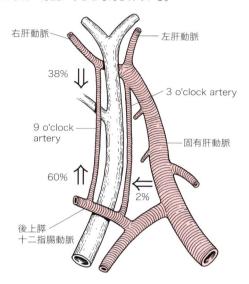

図4　総胆管と栄養血管[3), 4)]
胆管の栄養動脈は，固有肝動脈，左右肝動脈，胆嚢動脈，前後上膵十二指腸動脈である。総胆管は肝門側（頭側）から38％，十二指腸側（尾側）から60％の血流を受けている。そのため，吻合に用いる胆管断端を，周囲組織より剥離しすぎると血流障害をきたし，縫合不全や狭窄の原因になると考えられている。

無理をせず指導医の指示を仰ぐに躊躇してはならない。

胆管の切離の際には，必ず鋭利な鋏もしくはメスを用いている。胆管ドレナージチューブ留置症例では胆汁は無菌でないと考え，ドレナージチューブを取り出す際には術野にガーゼを敷き，可及的に胆汁を吸引するなど術野の汚染を最小限にとどめる。胆管断端の出血は，電気メスなどのエネルギーデバイスを極力使用せず，5-0の非吸収性モノフィラメントを用いた縫合止血を行う。細径胆管の熱損傷は，血流不全から狭窄をきたすと考えられるので，細径胆管周囲の剥離や止血操作にはエネルギーデバイスの使用には十分留意する。

挙上空腸の作成

挙上空腸に緊張がかからないことを確認するとともに，横行結腸間膜に切開を置き，通常中結腸動脈の右側を通して挙上している。挙上した時点で，辺縁動脈の拍動や空腸漿膜の色調異常の有無，空腸間膜にねじれがないかを必ず確認する。

腸側の吻合孔は腸間膜付着部の対側に胆管径の2/3の大きさで，電気メスであける。腸側の孔の4点に，粘膜・漿膜全層を5-0吸収性モノフィラメントで結節縫合を行うと，粘膜のめくり返しもなく，吻合の際に粘膜・漿膜全層に確実に運針できる［図5］。

縫合法と術野展開

当施設では十分な胆管径（直径で10 mm以上）のある膵頭十二指腸切除症例は，連続縫合で胆管空腸吻合を施行している。しかし，総胆管が細い症例や肝門部領域胆管癌における肝内胆管空腸吻合では，結節縫合による再建を行っている[5)]。

縫合前に横隔膜下と肝右葉の間に腸ガーゼを挿入し，肝門部を尾側（術野中心）に移動させる。トンプソン開創器や助手の鉤で吻合部腹側の肝を引き，吻合部の視野を確

図8 胆管空腸結節吻合

A：後壁縫合時の両端支持糸の中間部にブルドック鉗子をかけて糸を牽引すると，吻合口が適切に展開される。
B：後壁縫合時，9時方向の運針は難易度が高いため，後壁縫合が胆管6時方向まで進んだ後に，一度反対側の9時方向から8時方向にかけて縫合を行う。
C：胆管ドレナージチューブを挙上空腸断端から腹壁外へ導出している。
　　吻合部の減圧と胆管前壁の縫合の際に後壁の縫い込みを防止できる。
D：前壁縫合時に難易度の高い3時および9時付近では，両端針を使用して確実に胆管に糸をかける。

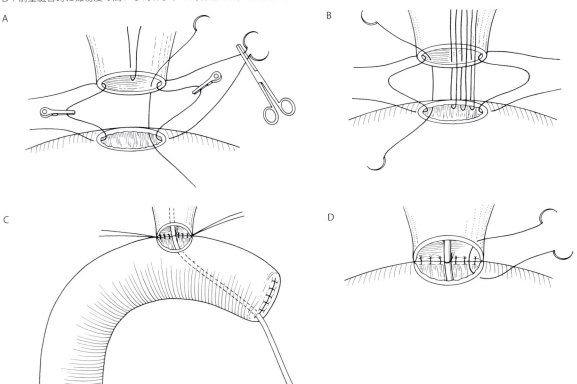

時方向から9時方向にかけ，順に腸側の外→内，胆管の内→外で針をかけていく。胆管3時方向および9時方向付近での運針が難しいときに，無理せずに両端針で腸側の内から外へ，対側の針を用いて胆管の内から外へ確実に針をかけるのも一つの選択肢である[図8D]。2～3針両端針で胆管3時から4時方向まで進んだ後は，片針で前壁縫合を進める。留置したチューブを運針の目安として，後壁に針をかけないように注意して行う。後壁同様に針をすべてかけた後に端から順に結紮を行い，胆管空腸結節吻合を終了する。胆道ドレナージチューブを空腸断端から腹壁外へ導出させる場合は，閉腹前に挙上空腸断端を腹壁に3～4針縫合固定する。

文献

1) Yoshida J, et al: Practical classification of the branching types of the biliary tree: an analysis of 1,094 consecutive direct cholangiograms. J Am Coll. Surg 1996; 182: 37-40.
2) Grant JCB: Method of anatomy. Vol. 7, Williams and Wilkins, Baltimore, 1965, p242-254.
3) Parke WW, et al: Blood supply of the common bile duct. Surg Gynecol Obstet 1963; 117: 47-55.
4) Northover JMA, et al: A new look at the arterial supply of the bile duct in man and its surgical implications. Br J Surg 1979; 66: 379-84.
5) 松山隆生ほか：胆管空腸吻合時の術中胆管狭窄のチェックと予防．臨外，2016; 71: 831-6.

胆管切除術

濱田剛臣，矢野公一，今村直哉，旭吉雅秀，七島篤志　宮崎大学医学部外科学講座肝胆膵外科学分野

適応

　胆管切除術の適応疾患は，胆道の良性・悪性疾患から膵頭部・十二指腸疾患に及ぶ[表1]。

● **肝門部領域胆管癌** —— 肝門部領域胆管癌に対する根治手術としては，一般的に肝切除を伴う胆管切除＋リンパ節郭清が標準術式となる。高齢者や，全身状態不良などの姑息的手術でかつ肝門部領域の乳頭側に限局した病変であれば，縮小手術として肝門部胆管切除を伴う胆管切除＋リンパ節郭清の選択も考えられる。

● **遠位胆管癌** —— 遠位胆管癌の場合は，多くで膵頭十二指腸切除術が選択されるが，膵外胆管に限局した病変であれば，縮小手術として胆管切除＋リンパ節郭清の選択も考えられる[1]。

● **胆嚢癌** —— 胆嚢癌の外科治療は，胆嚢癌の進展度とくに深達度に合わせ，胆嚢摘出術から肝葉切除を伴う膵頭十二指腸切除術までさまざまな手術術式が適応となる[表2]。Tis症例は胆嚢摘出術により予後良好であるが，T1b症例に対しては胆嚢全層切除＋肝十二指腸間膜リンパ節郭清が必要となる。T2/3症例への術式に関しては，いまだ定まった術式はなく，肝切除（胆嚢床切除もしくはS4aS5切除）＋肝外胆管切除を伴うリンパ節郭清が行われることが多い。T4症例に関してはさまざまな拡大手術が行われるが，その予後は不良である[2]。

表1　胆管切除の適応

悪性胆道疾患
肝門部胆管癌：肝切除＋胆管切除
胆管癌：胆管切除，膵頭十二指腸切除
胆嚢癌：胆嚢切除＋胆管切除，肝切除＋胆管切除
十二指腸乳頭部癌：膵頭十二指腸切除
良性胆道疾患
先天性胆道拡張症，膵管胆管合流異常
良性胆管狭窄
膵頭部癌に対する膵頭十二指腸切除
十二指腸疾患に対する膵頭十二指腸切除

表2　胆嚢癌の手術術式

T分類	肝十二指腸間膜浸潤	術式
Tis	なし	胆嚢摘出術
T1b	なし	胆嚢全層切除 D2郭清 （胆管切除の併施は施設間で異なる）
T2/T3	なし	胆嚢床切除もしくはS4aS5切除＋肝外胆管切除 D2郭清
T4以上	あり	拡大右葉切除＋肝外胆管切除 D2郭清

- **膵頭部癌，十二指腸癌** —— 膵頭部癌や十二指腸癌などの悪性疾患でも，膵頭十二指腸切除術の適応があれば，胆管切除を行うことになる。
- **先天性胆道拡張症** —— 先天性胆道拡張症の多くは膵胆管合流異常を伴い，総胆管拡張が認められる場合には胆道癌のハイリスク群と考えられ，分流手術が必要であり，胆管切除を行う。すでに胆道癌が合併している症例では，癌の進展範囲に応じた術式が必要となる。
- **良性胆管狭窄** —— 腹部外傷や術中胆管損傷，胆石胆囊炎とくに Mirrizi 症候群などに起因する良性胆道狭窄の治療では保存的治療が優先されるが，軽快しない場合には胆管切除，胆道再建が適応になることもある。

実際には，卒後5年で肝門部領域胆管癌に対する手術や膵頭十二指腸切除術の術者となることは少ないと思われる。しかしながら，肝十二指腸間膜の郭清などの手技を経験しておくことは，非常に重要と思われる。

胆管切除における局所解剖

胆管切除を含む術式では，肝十二指腸間膜の解剖の把握が重要である。とくに腹腔動脈，肝動脈[図1][3,4)]や門脈，胆管[図2][5)]の分岐形態の認識が重要で，CT 画像より 3D イメージを構築する画像解析システムもあり，それらを用い脈管の位置関係を術前にシミュレーションしておくことも必要である[図3，4]。

図1　肝動脈の破格

（文献3）より）

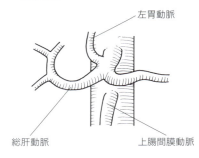
A：Type 1（76.7％），通常分岐

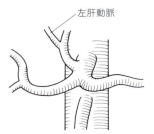
B：Type 2（9.7％），左胃動脈より左肝動脈が分岐

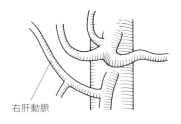
C：Type 3（10.6％），上腸間膜動脈より右肝動脈が分岐

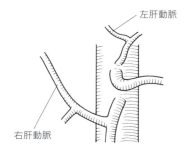
D：Type 4（2.3％），Type 2＋Type 3

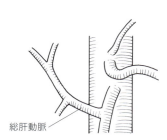
E：Type 5（1.5％），上腸間膜動脈より総肝動脈が分岐

図2　胆管の破格　　　　　　　　　　　　　　　　　　　　　　　　　　　　　　　　　　　　　（文献5）より）

A：70%，右肝管から前・後区域枝が出る通常分岐
B：10%，前・後区域枝・左肝管から3分岐
C：10%，後区域枝が左肝管から分岐
D：10%，後区域枝の独立分岐

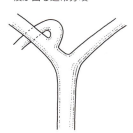 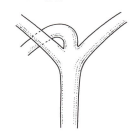 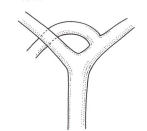 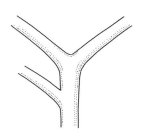

図3　胆管と動脈　　　　　　　　　　　　　　　　　　　　　　　　　　　　　　　　　　　　　（文献5）より）

A：Type 1（65%），右肝動脈が総胆管の背側を走行
B：Type 2（24%），右肝動脈が総胆管の腹側を走行
C：Type 3（12%），上腸間膜動脈より分岐した右肝動脈が総胆管の右背側を走行

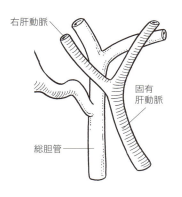 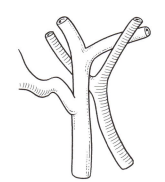 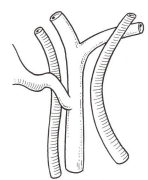

図4　VINCENT

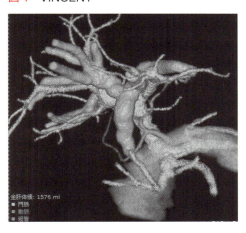

肝門部領域胆管癌に対する肝切除を伴う胆管切除術

皮膚切開

逆L字切開（右肋弓下切開＋正中切開）など大きな切開創で開腹するが，右側は後腋窩線まで十分切開することが重要である．視野が悪い場合には左側に切開を追加

し，逆 T 字切開とし十分な視野を確保する。

術野展開

この術式では膵頭十二指腸の授動（Kocher の授動）がきわめて重要であり，肝十二指腸間膜，腹腔動脈周囲，膵背側，肝動脈周囲のリンパ節郭清が容易となる。この操作では，十二指腸下行脚を覆う結腸肝彎曲部を十二指腸に沿って十分に剥離し，膵頭十二指腸を fusion fascia of Treiz に沿って後腹膜から剥離することがポイントとなる。十二指腸の授動を行う前に，結腸肝彎曲を fusion fascia of Toldt に沿って剥離を行うと視野が広がり，操作が容易になる［図5］*1。

肝十二指腸間膜のリンパ節郭清

次に，肝十二指腸間膜のリンパ節郭清を行うが，膵胆道系の癌は高率に神経周囲侵襲を伴うので，郭清はリンパ節のみならず脈管周囲神経叢の郭清が重要である。動脈，門脈を同定しテープをかけて，これ以外の肝十二指腸間膜内の組織を胆管とともに一塊として切除することがポイントである*5。肝動脈前面で肝十二指腸間膜を観音開きし，すべてのリンパ節を胆管に付着させたまま en bloc に剥ぎあげていくイメージである。膵後面（No.13ab リンパ節），膵上縁（No.8ap リンパ節）どちらからでもアプローチは可能である。

No.13ab リンパ節の郭清

No.13ab の郭清では，胃十二指腸動脈（GDA）から分岐する後上膵十二指腸動脈［図6］および，膵上縁で門脈に流入する後上膵十二指腸静脈（PSPDV）を確認・温存しながら，リンパ節を膵背側の結合組織とともに尾側から頭側に向かって膵実質から剥離する*2。リンパ節と膵組織の境界を確認しながら，膵からリンパ節に入る脈管を

*1―手技のポイント
膵頭十二指腸を fusion fascia of Treiz に沿って後腹膜から剥離する。右腎前面から右側結腸も授動させておくと視野がよい。左腎静脈，上腸間膜動脈の根部が同定できるまで十分に剥離する。

*5―手技のポイント
肝十二指腸間膜の廓清は，動脈，門脈を同定しテープをかけて，これ以外の肝十二指腸間膜内の組織を胆管とともに一塊として切除する。テーピングは血管の牽引などにも利用でき，有用である。

*2―手技のポイント
術者は左手で膵頭部を把持し，親指で十二指腸を軽く尾側に牽引すると，十二指腸上動脈の処理が容易になり，出血のコントロールも可能となる。

*3―手技のポイント
No.13a の郭清では，膵実質との境界が不明瞭であるため，膵から出血しないように丁寧に行う。

図5　肝十二指腸間膜の切開

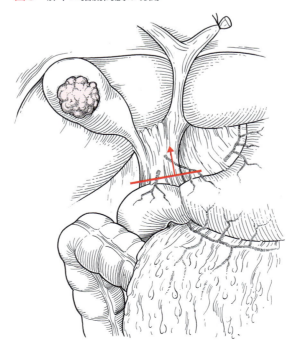

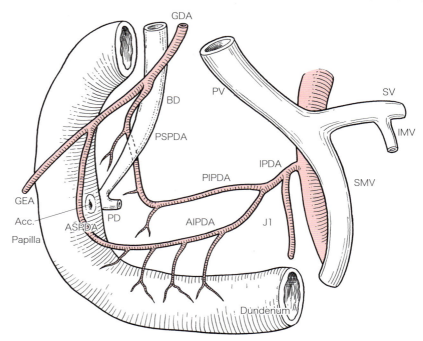

図6 膵頭部領域における動静脈の走行　　　　　　　　　　　　　　　（文献5）より）

GDA	：胃十二指腸動脈	GEA	：胃大網動脈	PV	：門脈
PSPDA	：後上膵十二指腸動脈	ASPDA	：前上膵十二指腸動脈	SV	：脾静脈
PIPDA	：後下膵十二指腸動脈	AOPDA	：前下膵十二指腸動脈	IMA	：下腸間膜動脈
IPDA	：下膵十二指腸動脈	J1	：第1空腸動脈	SMV	：上腸間膜静脈

丁寧に処理する[*3]。また，膵実質に切り込むと出血しやすい領域であり，しばしば視野の妨げとなるため，慎重な手技が求められる。膵実質からの出血は5-0血管縫合糸を用いZ縫合で止血をする。No.13abはNo.12pやNo.8pと連続しており，この段階ではリンパ節を膵実質から剥離することが重要である［図7］。

No.8apリンパ節の郭清

　次に，十二指腸上縁に沿って肝十二指腸間膜の漿膜を切開し，No.8aの郭清ラインへ連続させる。術者は膵頭十二指腸を用手的に尾側に牽引すると，十二指腸上動脈の処理や総胆管および胃十二指腸動脈の同定が容易となる。十二指腸上縁に入る血管は非常に短く出血しやすいため，助手はその結紮に細心の注意を払うべきである。十二指腸側は結紮し，反対側は近年では止血機能の高い鉗子型エネルギーデバイスで切離する。

　総肝動脈およびNo.8aを覆う漿膜を下縁で切開し，総肝動脈を同定しテーピングを行い，No.8aを膵実質および総肝動脈から剥離し背側に脱転する。総肝動脈の前面で外膜を露出する層を保ち，一定の深さで剥離を進め胃十二指腸動脈を同定し，まずテーピングを行う。そのまま頭側に剥離を連続させ，固有肝動脈を同定，同時に順次テーピングを行う。右胃動脈を結紮切離することで，肝十二指腸間膜の開放がより容易となる。なお，右胃動脈は温存することも可能である。No.8aの郭清に当たっては，左胃静脈の走行に注意が必要で，郭清の際に妨げとなれば結紮切離する。また，リンパ節に流入する脈管は丁寧に結紮し，膵実質の損傷に注意する。固有肝動脈の背側へ

図7 膵頭部から肝動脈周囲のリンパ節郭清時のライン

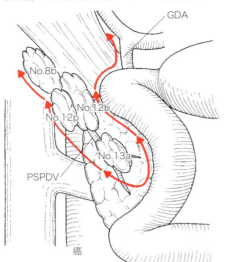

図8 十二指腸動脈の処理，No.8郭清

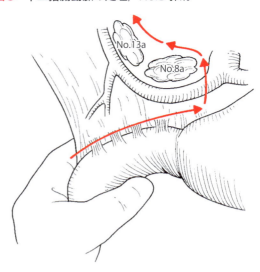

剝離を進めて門脈前面を確認し，No.8pの剝離を行い，No.8apの郭清が終了する[図8]。

膵内胆管の剝離

膵上縁で総胆管を同定，露出させテーピングを行う。膵内胆管の剝離は必ず胆管壁に沿って行い，膵内胆管に入る脈管を丁寧にエネルギーデバイスで処理することがポイントである[*4]。また，膵管の損傷にも十分に注意する。膵内胆管は術後，膵液瘻防止のため刺通結紮を含む二重結紮，または断端の連続縫合などでしっかりと閉鎖する。切離断端への癌浸潤の有無を，術中迅速病理診断で確認する[図9]。

No.12apリンパ節の郭清

固有肝動脈から肝門側へ剝離を連続させ，左肝動脈，中肝動脈，右肝動脈を同定し，それぞれ順次テーピングを行い，その後に周囲の郭清操作に入る。No.12aを固有肝動脈の左側・背側へ脱転し，No.12bは総胆管とともに右側へ郭清する。膵内胆管断端の結紮糸を腹側・右側へ牽引し挙上すると，その背側に粗な結合織に覆われた門脈が露出する[*6]。門脈の剝離は，癌浸潤や炎症を伴う場合はしばしば剝離に難渋する。また，後上膵十二指腸静脈や右胃静脈の損傷に十分注意する必要がある。門脈本幹にテーピングを行い，背側を剝離する。No.13abおよびNo.8apに連続するNo.12pが残っており，門脈を全周に剝離すると，肝十二指腸間膜郭清が終了する。胆囊癌，胆管癌の術後リンパ節再発では門脈背側のリンパ節に出現することが多く，No.12pの郭清までしっかり行うことがポイントである。また，術前の脈管走行のシミュレーションは重要で，通常の分岐では総胆管を挙上することで動脈・門脈の走行の確認は容易であるが，右肝動脈が上腸間膜動脈から分岐する症例では，動脈が門脈の背側を走ることから，損傷に注意を払う必要がある[図10][*7]。

肝切除

肝葉切除を伴う胆管切除の場合には，切除側の肝動脈を結紮切離し，残肝側の肝動

---

*4 —手技のポイント
膵内胆管の剝離は必ず胆管壁に沿って行い，膵内胆管に入る脈管を丁寧に凝固切開装置で処理する。膵管の損傷にも十分に注意する。

*6 —手技のポイント
膵内胆管断端の結紮糸を腹側・右側へ牽引しながら，固有肝動脈と門脈を肝門側へ向かって郭清する。

*7 —手技のポイント
肝動脈の破格を把握しておくことが重要である。

図9 膵内胆管の処理

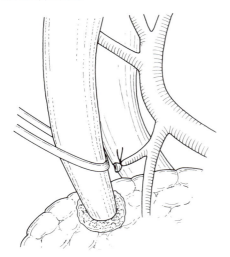

図10 肝十二指腸間膜の郭清後

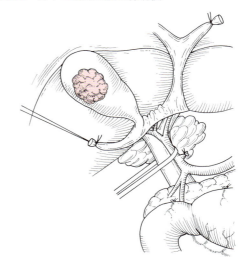

図11 肝門部の郭清

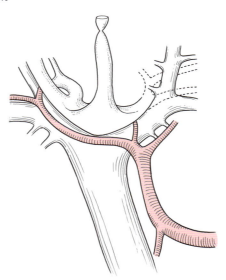

脈を肝内に入るところまで十分に剥離する。左肝切除，左3区域切除の際には右肝動脈後枝の走行が重要で，A6 + A7もしくはA7が右門脈の頭側かつ背側に回り込むように走行する場合にはとくに注意が必要である[6]。門脈は左右分岐部背側から分岐する数本の尾状葉門脈枝を1本1本丁寧に結紮切離し，左右分岐部にそれぞれテーピングを行う。総胆管を腹側へ牽引しながら，肝動脈・門脈の分岐を肝門部から肝側に向かって剥離する。肝切離を胆管切離予定線まで進めて，十分に脈管との分離ができた段階で最後に胆管切離を行い，胆管肝側断端の癌浸潤の有無を術中迅速病理診断で確認する［図11］。

膵頭十二指腸切除術に伴う胆管切除術

膵頭十二指腸切除術に伴う胆管切除術では，肝門部領域胆管癌の手術とは逆で，肝

図12 肝十二指腸間膜の切開

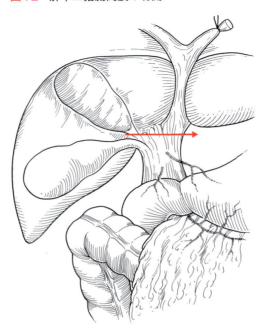

十二指腸間膜廓清の上縁を肝側で決定してから十二指腸側に向かって行う。肝動脈と門脈をスケルトナイズし，胆管とともにリンパ節や結合織を剥ぎおろしていくイメージである［図12］。

術野展開

　膵頭十二指腸切除術は，基本的には上腹部正中切開で開腹するが，体格が大きい場合や肥満症例で視野が悪い場合には，尾側に創を延長するか右横切開を追加する。膵臓癌の場合にはまず小切開で開腹し，腹膜播種や肝転移の有無を確認する。Kocher授動を十分に行い，腫瘍の漿膜浸潤，脈管浸潤，リンパ節転移を検索し，切除可能か否かを確認する。

肝十二指腸間膜内脈管の処理

　胆嚢を胆嚢床から剥離し，右側へ牽引すると胆嚢動脈が明らかとなる。これを結紮・切離するとCalot's triangleが開放され，胆嚢管と総肝管の右縁が明らかとなる。ここから肝十二指腸間膜前面の漿膜を横切開する。肝十二指腸間膜の左側で左肝動脈を同定，テーピング後に周囲を剥離する。左肝動脈を尾側に辿って固有肝動脈を確認し，テーピングを行う。固有肝動脈を尾側に追跡し，右胃動脈の根部を露出しこれを結紮切離する。次いで固有肝動脈を頭側に追い，右肝動脈の分岐部を確認しテーピングを行う。ここでも脈管，とくに肝動脈と胆嚢管，右胃静脈の走行を術前にシミュレーションしておく。

No.12ab リンパ節の郭清

　右肝動脈を総胆管方向へ剥離を行う。また，総胆管の右側で右肝動脈の末梢側を同定し，テーピングを行う。次に総胆管の背側を剥離し，総肝管をテーピングする。総

図13 肝十二指腸間膜郭清，GDAの処理

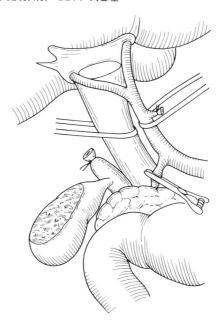

　肝管背側で右肝動脈が十分に剥離されていることを確認し，総肝管の十二指腸側を結紮後に総肝管を切離する．この際，肝動脈の本幹の枝や内腔損傷に注意して，助手に胆管背側の確保を指示する．術中迅速病理診断で癌浸潤の有無を確認する．総肝管の肝側断端は胆管内に8Frアトムチューブを留置し，術野への胆汁流出を最小限に留めるとともに，胆管内圧の上昇を回避する．左肝動脈，固有肝動脈のテープを左側へ牽引し，総肝管の結紮糸を右腹側に牽引すると，その背側に粗な結合織に覆われた門脈の前面が露出する．No.12aは固有肝動脈の左方背側へ脱転し，No.12bは挙上した総胆管とともに郭清する．

No.8abリンパ節の郭清

　固有肝動脈の剥離を尾側に連続させ，胃十二指腸動脈の分岐部を確認，テーピングを行う．その際に，総肝動脈にもテーピングを行う．胃十二指腸動脈は分岐部からできるだけ長く剥離する．腹腔動脈の狭窄など，しばしば血流異常があることから，胃十二指腸動脈は結紮切離する前に，結紮予定部位をブルドック鉗子でテストクランプを行い，肝動脈の血流が低下しないことを確認する[*8]．胃十二指腸動脈は分岐部より5mm程度余裕を持って刺通結紮を含む二重結紮する．

　総肝動脈をさらに腹腔動脈に向かって剥離し，No.8aを郭清する．No.12aと同様に背側に脱転し，No.8pとともに廓清する．

No.12pリンパ節の郭清

　胃十二指腸動脈を切離すると，肝十二指腸間膜は長軸方向に容易に伸展され，門脈本幹の走行が全長にわたって明らかとなる．門脈は粗な結合織に覆われており，容易に剥離可能である．門脈をテーピングし全周に渡って剥離すると，その背側にNo.12pが残り，これを背側に脱転したNo.12aとともに肝門側から十二指腸側へ向かって郭清する［図13］．

＊8　手技のポイント
胃十二指腸動脈は，結紮切離する前にクランプテストを行い，肝動脈の血流が低下しないことを確認する．胃十二指腸動脈は，分岐部より5mm程度余裕を持って刺通結紮を含む二重結紮する．

先天性胆道拡張症に対する胆管切除術

適応

　先天性胆道拡張症は，ほぼ全例に膵胆管合流異常を合併し，十二指腸乳頭括約筋の影響が及ばない高位で膵管と胆管が合流するために，膵液が胆管内に逆流し混合，うっ滞することで，高率に胆道癌を合併することが知られている。そのため，先天性胆道拡張症に対する胆管切除術では，術前診断で胆道癌の合併がないことが前提となる。

手術の注意点

　先天性胆道拡張症に対する手術の注意点は，
①拡張胆管を膵内へ胆管壁に沿って剥離を進め，膵管との合流部直上で膵管に狭窄を生じさせないで確実に拡張胆管を全て切除すること
②胆道再建時に胆管空腸吻合部狭窄を起こさないように吻合すること
がポイントである。術前画像診断で共通管の長さや膵胆管合流部の位置，胆管と血管との位置関係，十二指腸側と肝側胆管の切離位置などを確認しておく必要がある。近年，鏡視下手術の適応になっているが，より入念な下記の操作や確認が要求される。

総胆管の剥離

　まず，Kocher授動を行い嚢腫を観察し，必要あれば術中超音波を用い，腫瘤性病変や結石の有無を確認する。胆嚢底部より胆嚢床を剥離し，胆嚢動脈を結紮切離する。そのまま肝十二指腸間膜前面を横に漿膜の切開線を延長し，前面を剥離し拡張胆管前壁を露出する。そのまま総胆管の全周を剥離しテーピングを行い，肝門部で切離する。通常総胆管の背側では右肝動脈が横走し，門脈が伴走しているため，これらの脈管を損傷しないように剥離を進めなければない。成人の総胆管拡張症では，慢性胆管炎の影響により胆管と周囲組織が癒着し，剥離の際に脈管を損傷する可能性があるため，癒着が高度であれば総胆管を切離する前に総胆管の左右で右肝動脈，背側で門脈を確認し，可能であればそれぞれテーピングを行った方が安全に総胆管の切離ができる。

膵内胆管の剥離

　肝側で切離した肝管を右側腹側に牽引しながら，総胆管に沿って胆管を周囲組織から剥離していく。膵内胆管では，膵実質を損傷しないように膵内胆管壁に沿って剥離操作を行い，膵実質から胆管壁に入る細かな脈管は，超音波凝固切開装置を用いて胆管壁を剥離していく［図14］。

　膵内胆管の剥離を進めていくと，次第に胆管は細くなり膵管と合流する。膵管との合流部が確認できる場合には，膵管を損傷しないように合流部の直上で刺通結紮を含んだ二重結紮後切離する。膵管胆管合流部が明らかではない場合には，切離予定部位にマーキングクリップを置き，胆管造影を行って膵管との合流部を同定し，胆管の切離部位を決定する。膵管の損傷をきたさないことが最も重要である［図15］。術前に膵炎や胆管炎が高度で，膵管との合流部まで膵実質との剥離が困難な場合には，発癌予防の面から残存胆管粘膜のみを切除し胆管を縫合閉鎖することもあるが，遺残胆管も将来の発癌母地となりうることも留意すべきである［図16］。

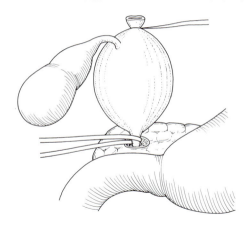

図14 膵内胆管の剥離 （文献8）より

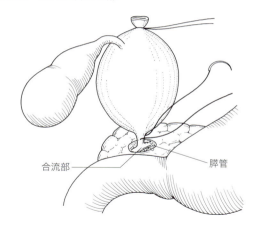

図15 膵内胆管の切離

合流部　　膵管

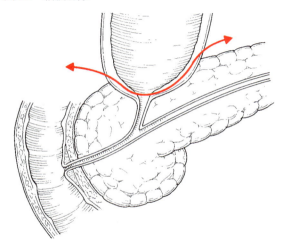

図16 粘膜切除

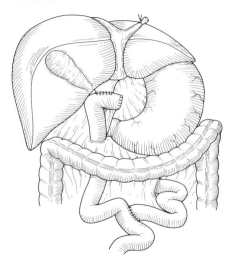

図17 胆道再建

胆道再建

胆道再建は挙上空腸（Roux-en-Y）と端側吻合する［図17］。

文献

1) 木村文夫，伊藤　博，清水宏明，ほか：胆管がん．外科 2001；63：1583-8.
2) 久保木知，大塚将之，清水宏明，ほか：胆嚢癌に対する外科治療戦略の現況．胆道 2014；28：703-10.
3) Hiatt HR, Gabbay J, Busuttil RW: Surgical anatomy of the hepatic arteries in 1000 cases. Ann Surg 1994; 220: 50-2.
4) Anderson JE: Grant's Atlas of Anatomy, 7th Ed. William & Wilkins, Baltimore, 1978.
5) 鈴木大亮，清水宏明，吉留博之，ほか：肝門部胆管癌手術に必要な局所解剖．外科 2012；74：1390-6.
6) Yoshioka Y, Ebata T, Yokoyama Y, et al : "Supraportal" right posterior hepatic artery ; an anatomic trap in hepatobiliary and transplant surgery. World J Surg 2011; 35: 1340-4.
7) Kimura W: Surgical anatomy of the pancreas for limited resection. J Hepatobiliary Pancreat Surg 2000; 7: 473-9.
8) 大内田次郎，千々岩一男：総胆管拡張症手術．Digestive Surgery NOW No.4 胆・膵外科標準手術　操作のコツとトラブルシューティング．メジカルビュー社，2009.

胆管形成術

高屋敷吏，吉富秀幸，大塚将之　千葉大学大学院医学研究院臓器制御外科

　胆道再建を行う場合，再建（多くは消化管との吻合）前に胆管形成を要することがある。その目的として，複数本の胆管断端を形成して吻合口数を減らすことがあげられる。また，狭窄を回避するために胆管にスリットを入れて胆管形成をすることにより，吻合口を大きくすることもある。どちらも，縫合不全や狭窄などの胆道再建に伴う合併症をできるだけ回避するためであり，胆道再建の際には必須な手技の一つである。

　胆管形成を行う際には，細径の胆管を対象とすることも多く，繊細かつ丁寧な操作を要することも多い。また，正常胆管は胆管壁が薄く裂けやすく，胆管炎や閉塞性黄疸などにより胆管壁が厚くなっている場合でも，炎症により脆くなっていることなどがありえる。どのような症例であっても，不自然な緊張がかかることや不用意な胆管損傷を起こすことにより，かえって縫合不全や吻合部狭窄などをきたさないようにする注意深い運針，縫合手技が術者には求められる。

　本項では，具体的な胆管形成が必要となる症例とその手技の要点を述べる。

胆管形成のための器具[*1]

*1 — 著者からのアドバイス

胆管形成や胆管消化管吻合には繊細な運針，結紮が要求されるため，器械出しの看護師の協力が必須である。使用する器械や針糸の種類，持針器で針を把持する位置，器械の渡し方など胆管形成が始まる前（可能であれば術前）からよく相談をしておき，シミュレーションしておいた方がよい。とくに，運針時に糸が手前でからむなどによる思わぬ胆管壁損傷などがないように，適切に糸をさばいてもらえるように協力をお願いしておく。手術はチームで行うものである。

　胆管形成は胆道再建手技の一部であり，そのための特別な器具は必要なく，通常の胆道再建時の器具をそのまま用いる。

　糸は 5-0 モノフィラメントの吸収糸を用いることが多く，その種類としては control release のものは扱いやすく手術時間の短縮にも有用である。施設により種々の針糸が使用されると考えるが，著者らは，17 mm 1/2c Taper の針を 45 cm の糸長で片端針として使用している。持針器や鑷子も術者の扱い慣れたものを用いればよいが，深部での操作や細径の胆管吻合が必要となるため，やや長めで先端の細い器械を用いる方がよい。著者らは，18 cm のヘガール型ダイヤモンドチップ付持針器と，血管用無外傷性鑷子を好んで使用している。また，細かい操作においては必要に応じて拡大鏡，双眼サージカルルーペ（2.5 〜 3.5 倍程度）を用いることも適切な運針や胆管損傷回避に有用である。

手技

*2 — 助手のポイント

縫合と結紮は全て術者が行い，助手は術者のための視野展開や糸をさばくことに徹する。術者と助手の役割を明確に決めておき，両者の動きが干渉すること（両者が同時に糸をとろうとして，糸を引っかけるなど）により，胆管壁が裂けるなどの合併症を回避するように心がける。

準備

　胆道再建の際は，術者は患者右側に立ち，第 1 助手は患者左側，第 2 助手は術者頭側に立つ。吻合前に肝円索を吊り上げる，肝臓背側や周囲にタオルなどを挿入する，手術台の角度を変えておくなどの工夫をすることにより，吻合口が術者にとって見やすく，かつ胆管形成がしやすい位置，角度に可能な範囲で調整しておく。腸管にもタオルをかけて腸ヘラなどで確実に尾側によけて，視野展開および術者の運針，結紮の動きに制限が加わらないように留意する[*2]。

　胆管血流の確保のため，胆管周囲の剥離は胆管形成およびその後の吻合ができる縫い代に必要十分なだけに止め，胆管壁からの出血は吻合の妨げになる場合のみ最低限

の止血を行っておく．とくに，胆管形成を行う隣り合う側の胆管壁が止血によりわかりにくくなると，針のかけ過ぎによる引きつれや，不十分な針がけによる胆管の裂け込みの原因になるので注意を要する．

胆管形成後にはそのまま胆管消化管吻合に移行することが多いため，吻合をする消化管はあらかじめ吻合胆管近くに挙上しておき，吻合に緊張がかからないことを確認しておく．ただし，胆管形成時には運針や視野の妨げにならないように，挙上した消化管はタオルで覆うなどして胆管断端から避けておく方がよい．

胆管形成

隣り合う複数本の胆管を形成して1穴にする場合には，前述のように必要最低限なだけ剥離をした胆管に対して，5-0モノフィラメント吸収糸を片方の胆管の内→外，もう片方の胆管の外→内の順にかけて，針をcontrol releaseで外して糸だけにして1本ずつモスキートペアンで把持しておく*3．隣り合う胆管の針糸をかけていない側の円弧がほぼなだらかな1穴になるようにすることを心がけることが重要であり，それにより何針縫合するかが規定される．胆管の径にもよるが，通常2～4針程度となることが多い．縫合糸の間隔は1～2mm程度として，全体のバランスをよくすることを心がけ，形成後に引きつれが生じることや，いびつになることのないように気をつける*4．最終的に形成される胆管吻合口の形状や大きさを意識して，針糸をかけていくことが重要である．隣り合う胆管が完全に離れていない状態（合流部ぎりぎりが断端になった場合，いわゆるブタバナ状や眼鏡状といわれる胆管断端）でも，ブリッジになっている部分の胆管壁が薄くなっていることもあるため，1～2針程度縫合を追加しておいた方がよい場合もある．

次に順次結紮していくが，この際にも形成された胆管が引きつれたりせず，均等な緊張がかかるように丁寧に結紮を行う［図1］．胆管形成後に吻合口の狭窄をきたすことが危惧される際には，形成する隣り合う胆管壁の頭側端と尾側端に5-0モノフィラメント吸収糸を1針ずつかけた後に，後壁側にスリットを入れて，その後縫合結紮することにより吻合口を開大する方法もある[1]［図2］*5．

どこまで離れた胆管を形成することができるか，また形成するべきかについては明確な基準はないが，隣り合う胆管断端との距離が1cm程度であれば形成可能とする報告もある[2]．ただし，胆管は柔軟性が高く，周囲を剥離することにより隣り合う胆管断端を相当の距離があっても寄せることはできるが，形成することによる明らかな引きつれや狭窄をきたすことが予想される場合は，無理な胆管形成は避けて，2穴での胆道再建をあえて選択することも肝要である．また，前述の胆管血流確保の観点か

---

*3 ─ 手技のポイント

胆管壁に刺入した針を左手の鑷子で把持すると，不要な力がかかり胆管壁を損傷することがある．とくに深部操作になる際には，左手の鑷子は視野の確保のみに用いて，刺入後にそのまま持針器を針から外して（針を浮かせるようにして），持針器で針を拾いにいく，すなわち右手のみで運針を完結させた方が安全なことがある．運針方法は基本に忠実に，かつ適宜柔軟に対応した方がよい．

*4 ─ 手技のポイント

胆管形成時の運針においては，手首の回内運動を適切に行い，胆管壁に垂直に針が刺入して，彎曲どおりに針を抜くことにより，胆管壁が裂けこまないようにする．閉塞性黄疸や胆管炎をきたしていない正常胆管は壁が薄く，裂けやすいためとくに愛護的な縫合，結紮を心がける．

*5 ─ 助手のポイント

モノフィラメント糸の滑りをよくするために，結紮時に術者の手に助手が水をかけるのもよい．

図1 隣り合う胆管枝の胆管形成

A

B
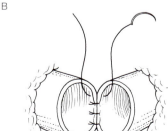

C
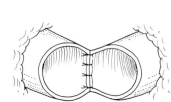

図6 Mirizzi症候群(type 2)における胆嚢壁パッチによる胆管形成

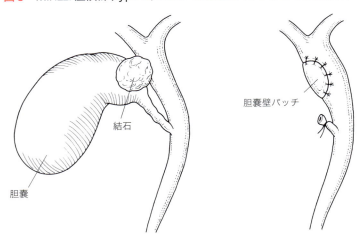

る．したがって，術前画像診断でそれら胆管合流形態を十分に把握しておく必要がある[*6]．例えば，右後区域胆管が右門脈を頭側に乗り越えずにその尾側を走行するいわゆる「南回り」があることはよく知られており，その頻度は12％と報告されている[3]．このような「南回り」症例の場合には，右後区域枝胆管断端も右門脈の頭側ではなく，尾側に位置することになる．また，胆管切除ラインによっては3次，4次分枝の細い胆管断端が肝切離面に露出することがある．原則として約1mm以上の胆管断端は再建をした方がよいとされ[2]，これら細径胆管も周囲胆管と形成を行うことにより確実に吻合口に含めることが重要である．

その他の胆管形成を要する術式としては，前述の先天性胆管拡張症の吻合部形成や特殊な例としてMirizzi症候群(type2)におけるbiliobiliary fistulaに対する胆嚢壁によるパッチ状の形成などがある[図6][4]．

胆道再建（胆管胆管吻合，胆管消化管吻合）が問題なくできる術者であれば，胆管形成は難易度の高い手技ではない．むしろ，胆管形成そのものの必要性や，胆管形成後の胆管断端をどのような形にデザインするかなどの判断が難しいことがある．また，主たる胆管断端以外の細い胆管断端が生じた場合に，それを見逃さず確実に形成して吻合口に含めることも重要である．

胆管形成は必ずしもメジャーな手術手技ではないが，胆道再建を伴う肝胆道手術の際には必ず念頭に置き，本手技の成否がその後に連続する胆道再建のやりやすさや術後胆道合併症回避に大きく影響することを十分に認識しておくことが大切と考える．

＊6 — 解剖のポイント

術前画像診断にて胆管合流形態をよく読影し，胆管断端をシミュレーションしておくと，おのずと胆管形成の必要性が決まる．画像診断としては胆管直接造影，MRCPなどが用いられることもあるが，最も精細かつ他臓器との関係を把握できるのはMD-CTである．とくに閉塞性黄疸を伴う肝門部領域胆管癌では，胆道ドレナージ前のMD-CTを用いることにより，胆管合流形態が理解しやすい．

文献

1) 大塚隆生，明石道昭，神谷尚彦，ほか：胆道再建術．消化器外科 2008；31：2005-14．
2) 駒屋憲一，江畑智希，横山幸浩，ほか：肝内胆管空腸吻合－肝門部領域胆管癌－．胆と膵 2016；37：209-13．
3) Ohkubo M, Nagino M, Kamiya J, et al: Surgical anatomy of the bile ducts at the hepatic hilum as applied to living donor liver transplantation. Ann Surg 2004; 239: 82-6.
4) Kumar A, Senthil G, Prakash A, et al: Mirizzi's syndrome: lessons learnt from 169 patients at a single center. Korean J Hepatobiliary Pancreat Surg 2016; 20: 17-22.

十二指腸乳頭形成術

堅田朋大, 坂田　純, 若井俊文　新潟大学大学院医歯学総合研究科消化器・一般外科学分野

　十二指腸乳頭形成術は，乳頭括約筋を一部切除するとともに胆道末端部を広く開放する術式である[図1]。本術式は，乳頭括約筋機能が完全に廃絶される点で，乳頭括約筋機能の温存を原則とする十二指腸乳頭切開術とは区別されている。現在では，より低侵襲である内視鏡的乳頭括約筋切開術や内視鏡的乳頭バルーン拡張術といった内視鏡的治療手技が確立したため，これらの外科的治療手技を実施する機会は非常に減少している。しかしながら，胃全摘術後などの理由により内視鏡的な処置が困難な症例にもときに遭遇し，十二指腸乳頭形成術を採用しなければならない状況が存在するのも事実である。

　最初に乳頭括約筋機能の廃絶を企図した術式を提唱したのは，1919年のArchibaldとされる[1]。彼は膵炎に対する治療術式として経十二指腸的乳頭切開術（transduodenal sphincterotomy）を報告した[1]。その後，1952年にJonesとSmithは，慢性反復性膵炎に対する術式として，より完全な乳頭括約筋機能廃絶を目的とした経十二指腸的乳頭形成術（transduodenal sphincteroplasty）を報告した[2]。彼らの術式は，十二指腸乳頭部前壁の一部を切除する術式であった。彼らは，本術式を乳頭部より十二指腸壁内の総胆管前壁を広く切開してそれぞれの切開縁を縫合する術式へとさらに発展させた[3]。

　十二指腸乳頭形成術を実施する目的として，
① 小結石や胆砂・胆泥などが胆道に遺残しないように大きな流出路を作成すること
② 十二指腸乳頭病変や胆管拡張などによる胆汁うっ滞をドレナージして胆石再発を予防すること
③ 胆石随伴性膵炎の主たる原因と考えられる感染胆汁の膵管内逆流を防ぐため，共通管を破壊して胆管と膵管を分離開口すること
の3つが考えられている[4]。

　以下，十二指腸乳頭形成術の適応と禁忌，手術手技について解説する。

図1　十二指腸乳頭形成術の原理図

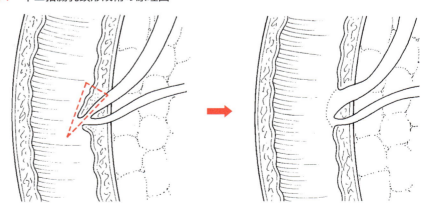

適応と禁忌

十二指腸乳頭形成術は，これまでに述べてきたように本来は慢性膵炎に対する治療術式として開発されてきたが，時代の変遷とともに慢性膵炎に対して本術式を実施することはほとんどなくなり，現在では胆道結石に対する治療術式と考えられている。

胆道結石に対する手術適応は，乳頭括約筋の機能障害（高度の総胆管拡張や十二指腸乳頭部狭窄）を伴うビリルビンカルシウム結石による原発性の総胆管結石，肝内結石で上流の胆管狭窄を伴わないものや，十二指腸乳頭部への嵌頓結石などがあげられる。ただし，いずれの場合も現在では内視鏡的治療手技が困難であることが前提条件であり，その適応症例は非常に少なくなっている。また，胆石症の術前診断で手術に臨み，術中に十二指腸乳頭部に結石が嵌頓して本術式を採用しなければならない状況も考えられる。

胆嚢から総胆管への落下結石やコレステロール系結石は，乳頭括約筋の機能障害が関与しないので，内視鏡的治療困難な十二指腸乳頭部への嵌頓結石以外は，十二指腸乳頭形成術の適応からは除外される。上流胆管とくに肝内胆管に狭窄を認める場合は，本術式を実施すると胆道内に腸内細菌が逆流し，狭窄部より上流で逆行性胆管炎を容易に引き起こすため，適応禁忌である。また，慢性膵炎などにより下部胆管の広範な狭窄を認める場合は，本術式のみでは狭窄を解除できないので，上流のバイパス術を考慮すべきである。

手術手技

体位，皮膚切開

体位は仰臥位で行う。術者は患者右側に立ち，第1助手は患者左側に，第2助手は患者右側で術者の左側に立つ。

皮膚切開は上腹部正中切開，右肋骨弓下切開，右傍正中経腹直筋切開がある［図2］。切開線の長さは10cm以上とした方が，その後の視野展開が容易である（随伴する炎症による癒着の程度や肥満患者では大きめに切開する）。

胆嚢摘出術，術中胆道造影

乳頭部操作の前に胆嚢摘出術を行う。十二指腸乳頭形成術により乳頭括約筋機能が廃絶し，胆嚢は単なる感染源としての憩室となってしまうので，術後の逆行性感染を

図2　皮膚切開
①上腹部正中切開　②右肋骨弓下切開　③右傍正中経腹直筋切開

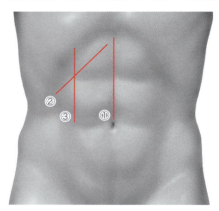

予防するためである．胆嚢管より胆道造影用カテーテル（6Fr アトム多用途チューブ®）を挿入して胆道造影を行い，結石の個数と部位，合流異常の有無，肝内胆管の形態，NDS（narrow distal segment ＝乳頭部の胆管で括約筋による輪状収縮の最も著しい部分）の状態などを確認する．

総胆管の切開

総胆管結石を有する症例では，総胆管切開を行って結石を除去する．しかしながら，乳頭部の嵌頓結石などで術前より本術式の適応が決定しているような症例では，必ずしも総胆管切開を行う必要はない[*1]。

十二指腸の切開，十二指腸乳頭の確認

Kocher 授動術を行い，十二指腸下行脚と膵頭部を後腹膜より授動する．十二指腸下行脚の外側壁が完全に前方を向くまで十分に授動する必要がある．また，十二指腸横行結腸間膜を切離して，結腸を十分に十二指腸から離しておく．

十二指腸乳頭は十二指腸下行脚の中央よりやや下方で後内側壁にあることが多く，幽門輪から約 8 cm の位置にあるとされている．十二指腸乳頭の位置を触診により確認する．左手にて十二指腸を左母指と示指，中指の間でつかむようにし，十二指腸の下行脚中央近辺で膵に接する内側の方を触れてゆくと，通常は小さな硬結あるいは小突起として十二指腸乳頭を触れることができる[図3]．触れにくい場合には総胆管切開部よりゾンデを挿入し，十二指腸乳頭を通過させて位置を確認する．

十二指腸乳頭の対側にあたる十二指腸下行脚に支持糸をかけて，その間の十二指腸壁を縦方向に電気メスにより約 5 cm の長さで切開を加える．縦切開と横切開があるが，十二指腸乳頭の位置がはっきりしていれば約 2〜3 cm の横切開で十分である．縦切開は十二指腸乳頭の位置がわかりにくい場合に，切開線を延長できる利点がある．十二指腸乳頭を確認し，同粘膜を約 1 cm 切開して開口を広げる[図4]．直視下に十二指腸乳頭が確認しづらい場合は，胆道造影用カテーテルを誘導して確認する．この手術では，十二指腸乳頭を正しい位置で露出することが重要な操作の 1 つである[*2]．

＊1 ─ 手技のポイント

再手術症例で総胆管，十二指腸と横行結腸が高度に癒着しており，剥離が困難である症例では結腸をあえて剥離しない．横行結腸尾側より，右結腸動脈および中結腸動脈を避けるようにして横行結腸間膜を切開することによって，比較的楽に十二指腸に到達できる．

＊2 ─ 手技のポイント

十二指腸および十二指腸乳頭の血流は豊富であり，出血により視野がとれなくなることが多い．こまめに止血を行い，手術野を常にドライに保つことが肝心である．

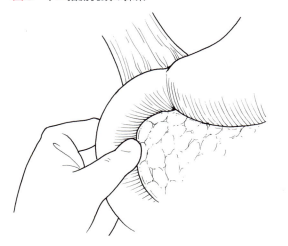

図3　十二指腸乳頭の探索

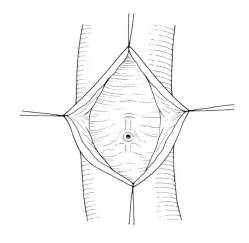

図4　十二指腸の切開，十二指腸乳頭の確認

十二指腸乳頭の切開

　十二指腸乳頭の両側を把持し，胆管末端部の解剖を念頭に置き，ゾンデにより膵管開口部と総胆管上流の方向を確認する。8Frアトム多用途チューブ®を十二指腸乳頭からゆっくりと主膵管内に挿入する。膵管損傷を回避するために，チューブは十二指腸乳頭形成術の終了時まで留置しておく。

　総胆管の中心方向に対して左右対称に逆V字型に直のモスキート鉗子をかけて十二指腸乳頭前壁を把持する[図5]。鉗子で把持した十二指腸乳頭前壁の中央に牽引用に支持糸をかけて，十二指腸乳頭前壁を鉗子の内側に接して剪刀で切離する。長さ1.5〜2.5 cm，幅3〜4 mmを目標として楔状または短冊状に切除を行う。

胆管壁と十二指腸壁の縫合

　両鉗子をつけたまま，吸収性縫合糸または絹糸を用いて3〜4 mm間隔に5〜6の結節縫合を行い，鉗子を外してから結紮する[図6A]。このようにすることにより，縫合糸は粘膜面のみならず筋層までかかり，十二指腸壁と胆管壁を確実に縫合でき

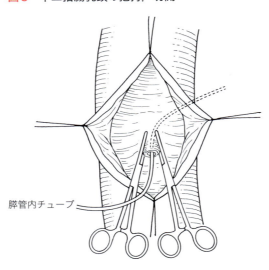

図5　十二指腸乳頭の把持，切開

膵管内チューブ

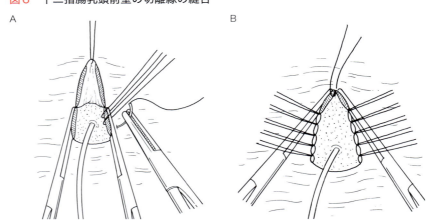

図6　十二指腸乳頭前壁の切離縁の縫合

A　　　　　　　　　　　B

る．切開長に関しては，乳頭開口部が総胆管径と等しくなるまで切開することが必要とされる．切開長が不十分であれば，胆管の前壁方向にさらに鉗子を逆V字型に2本かけてその間を切離し，同様に縫合結紮する[図6B]．最上端の十二指腸壁と胆管壁の縫合は確実に行い，消化液などの漏洩など起こらぬように十分に注意する．最終的に，開口部の大きさは胆管径とほぼ同径で，形状は馬蹄形またはキーホール状となる[図7]．

結石の除去

吻合部を介して総胆管結石を除去する．微細な結石は胆管洗浄により除去する．胆道鏡を用いて肝内胆管まで観察を行い，遺残結石がないことを確認する．遺残結石を認めれば，これを除去する．仮に遺残があった場合でも，十分広く開放された吻合口であれば，結石の自然落下が期待できる．

総胆管の外瘻

本術式は総胆管の内瘻化手術であり，総胆管外瘻のためのTチューブなどは原則的に不要とされる．しかしながら，少なくとも術後数日間は乳頭形成部の浮腫や十二指腸自体の麻痺があるために十分に内瘻化が得られないことが予想されるので，胆嚢管より6Frアトム多用途チューブ®を挿入して外瘻を置くことが多い．

ドレーン留置，閉創

十二指腸の狭窄を防ぐため，十二指腸切開部を横方向にAlbert-Lembert縫合または層々縫合により閉鎖する．十二指腸は後側壁が固定されており，横方向に縫合閉鎖すると縫合部の十二指腸壁が短縮し，不自然なひきつれを生じ，かえって内腔の狭小化をきたしやすいとの報告もある[5]．術後の総胆管への逆行性感染は十二指腸内圧亢進に起因することが多いので，十二指腸閉鎖に際しては狭窄や通過障害を生じないように注意することが重要である．Winslow孔にドレーンを留置し[図8]，腹壁を閉じて手術を終了とする．

図7　十二指腸乳頭形成術の完成図

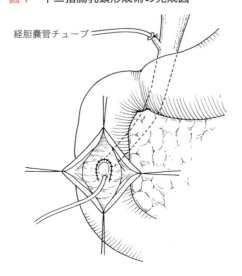

図8 十二指腸の縫合閉鎖，ドレーン留置

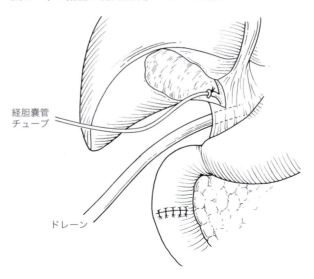

術後経過観察の注意点

　十二指腸乳頭形成術後は，その広く開口した十二指腸乳頭部のために胆道のドレナージは良好となる。逆に，その広く開口した十二指腸乳頭部のため胆道内は膵液，腸液，胃液，腸内細菌などに常に暴露されることとなる。そのため，本術式自体が術後胆管炎や肝膿瘍の原因となる可能性がある。また，慢性的な胆道への刺激が胆道癌の発生へ関与している可能性も指摘されており[6]，慎重な経過観察が必要である。

文献

1) Archibald E: The experimental production of pancreatitis in animals as the result of the resistance of the common duct sphincter. Surg Gynecol Obstet 1919; 28: 529-45.
2) Jones SA, Smith LL: Transduodenal sphincteroplasty for recurrent pancreatitis. Ann Surg 1952; 136: 937-47.
3) Jones SA, Smith LL, Keller TB, et al: Choledochoduodenostomy to prevent residual stones. Arch Surg 1963; 86: 1014-32.
4) 羽生富士夫，高崎　健：経十二指腸乳頭形成術．手術　1976；30：351-7.
5) 羽生富士夫，榊原　宣，浜野恭一ほか：経十二指腸乳頭形成術．外科治療　1973；28：643-6.
6) Hakamada K, Sasaki M, Endoh M, et al: Late development of bile duct cancer after sphincteroplasty: a ten-to twenty-two-year follow-up study. Surgery 1997; 121: 488-92.

総胆管拡張症手術

木村憲央，袴田健一　弘前大学大学院医学研究科消化器外科学講座

　総胆管拡張症とは，通常先天性総胆管拡張症のことを指し，「膵胆管合流異常を伴う胆管拡張をきたした疾患」とされている。

　総胆管拡張症の手術の原則は，発癌の要因と考えられる膵液の胆道内逆流の解除を目的とした膵管と胆管を分離し再建する分流手術と，膵液と胆汁のうっ滞により発癌の危険性を有する拡張胆管と胆嚢の完全切除である[図1]。

　総胆管拡張症に対する手術の注意点は，
①膵液瘻や膵管狭窄を生じさせず確実に拡張胆管を切除する膵側胆管の処理
②胆道再建に際して肝管空腸吻合部狭窄を生じさせない肝側胆管の処理と吻合
である。したがって，術前画像診断で膵胆管合流異常の有無や形式，膵側胆管と主膵管の合流部位，左右肝管および肝内胆管の狭窄・拡張の有無，肝内結石の有無などを確認しておくことが重要である。

　手術操作においては，膵側胆管の処理の際に膵実質を損傷すると出血や膵液瘻の原因となるため，膵内胆管の剥離はとくに丁寧な手術操作を心がけることがポイントである。また，拡張胆管の切除に際して肝動脈や門脈の分岐形態の把握が重要だが，悪性腫瘍に対する胆管切除と異なり，肝動脈と門脈のスケルトナイズによる胆管周囲結合織の切除は不要である。すなわち，胆管壁に沿って周囲結合織から剥離することで胆管を遊離させればよい。また，胆道再建に際して最も留意すべき点は，吻合部狭窄の回避である。吻合部狭窄に起因する胆汁うっ帯や胆管炎は，肝内結石や晩期胆管癌発生の原因となるため，肝管空腸吻合には細心の注意を払う必要がある。

　術後はドレーン排液の性状をよく観察するとともに，検査データをチェックして術後合併症の監視と早期の対応が重要である。

　本項では，基本的手術として一般的に行われている開腹による総胆管拡張症手術についての要点を述べる。

麻酔および体位

　麻酔は硬膜外麻酔と気管内挿管麻酔の併用による，一般的な全身麻酔を行う。体位は仰臥位とし，深部静脈血栓予防のため下肢に弾性ストッキングを着用し，間歇的空気圧迫装置を装着する。

皮膚切開

　患者の体型や施設常用の方法に応じて上腹部正中切開法，右肋弓下切開法，山型切開法などから選択し開腹する[図2]。

図1　切除範囲
切除ライン

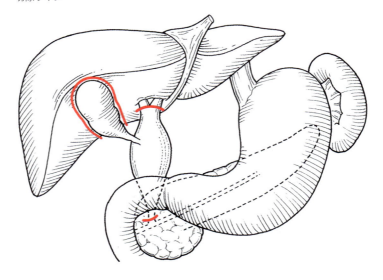

図2　皮膚切開

A：上腹部正中切開法

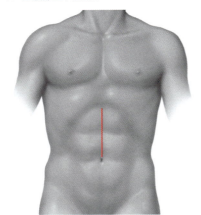

B：右肋弓下切開法

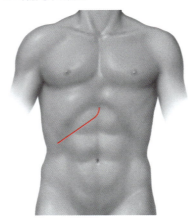

C：山型切開法

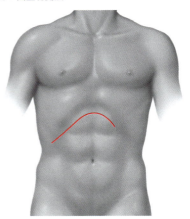

開腹

　プロテクターを用いて創を保護し，肋弓をリトラクターで挙上して十分な術野を得る。胆嚢，肝十二指腸間膜，膵頭部を中心に注意深く観察し，近接臓器や脈管との関係や腫瘍性病変の有無を検索する。通常は比較的容易に直視下に拡張胆管を同定できる。

　次いで，再建臓器となる小腸をTreitz靱帯から回盲部まで観察する。右横隔膜下に濡れた紐付きガーゼやタオルを挿入して肝右葉を中央尾側に圧排し，肝門部，胆嚢，肝十二指腸間膜が十分に視野に入るようにする。また，助手は紐付きガーゼやタオルで十二指腸，膵頭部，横行結腸を被覆し，尾側に牽引して術野を展開する[図3]。

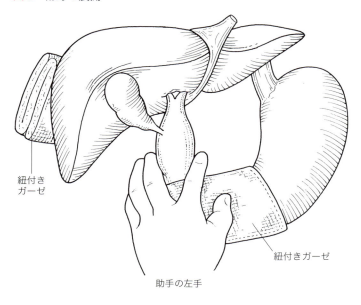

図3 術野の展開

紐付きガーゼ
紐付きガーゼ
助手の左手

手術操作

超音波検査

手術操作に先立ち，術中超音波検査で拡張胆管の範囲と形態，拡張胆管ならびに胆嚢内の腫瘍性病変の有無，胆石症の有無，膵胆管合流異常の形態，膵管拡張や膵石症の有無を検索する。胆道癌の存在が疑われた場合は，悪性腫瘍に対する術式への変更を考慮しなければいけない（詳細は別項に譲る）。

Kocher 授動術

まず，Kocher 授動術を行う。十二指腸下行脚右側の後腹膜を切開し，十二指腸と膵頭部の背側を下大静脈左縁まで鈍的，鋭的に剥離する。この際，助手は十二指腸を把持牽引し挙上させ，剥離面に適度な緊張を与えるよう心がける。過度な牽引操作は組織の損傷や出血の原因となるので，愛護的に行う必要がある。十二指腸と膵頭部を後腹膜より脱転することで，後の膵内胆管の膵実質からの剥離操作が容易となる。

胆汁採取

術前に胆汁採取検査が未施行の場合には，拡張胆管前面と胆嚢底部を個別に直接穿刺して胆管胆汁と胆嚢胆汁を採取し，生化学検査（アミラーゼ，リパーゼなどの膵酵素），細菌培養検査，細胞診へ提出する。術前画像で拡張胆管の形態や膵胆管合流異常形式の評価が不十分な場合には，直接穿刺による胆道造影で評価を行う[*1]。穿刺操作後には同部位をしっかりと閉鎖縫合し，胆汁の漏出を回避する。

胆嚢の遊離

胆嚢底部から胆嚢の剥離を開始する。助手は膵上縁で肝十二指腸間膜を左手の示指と中指で挟むようにして尾側へ牽引し，視野展開をする。また，肝圧排鉤を肝内側区域にかけ肝門部を露出させる。胆嚢底部を把持牽引し，底部側の胆嚢漿膜を切開し，胆嚢頸部へ向かって胆嚢床より剥離していく。Calot 三角，総胆管近傍まで剥離を進

---

*1 ― 手技のポイント
胆道造影を行う際には，造影剤は希釈せずに使用する方がより鮮明な像が得られる。造影終了後には胆汁が漏出しないように，穿刺部位を縫合閉鎖する。

め，胆囊動脈を同定し，結紮切離する。なお，胆囊壁が肥厚して胆囊癌合併の可能性が否定できない症例では，肝床からの全層剥離も考慮する。

肝側胆管の剥離

胆囊動脈を結紮切離した後，胆管切離予定線近傍の総肝管前面の漿膜を横に切開し，そのまま総肝管の全周を剥離しテーピングを行う。小児例では比較的容易にテーピングできることが多いが，成人例では胆管壁の慢性炎症の影響でテーピング自体が困難な場合もあり，剥離に際して総肝管胆管背側を走行する右肝動脈や門脈の損傷を引き起こす可能性もある。このような場合は，まず総肝管の左右で右肝動脈，背側で門脈をテーピングした後に剥離操作を行った方が安全である［図4］。

肝側胆管の切離

総肝管の切離予定線は術前画像をもとに予め設定し，拡張胆管の遺残を生じないように細心の注意を図る。まず，総肝管をテープを用いて腹側左右に牽引しながら，肝門側方向に剥離を進める。この際，右肝動脈を損傷しないように十分に注意する。左右肝管合流部で肝側にブルドック鉗子をかけ，切除側の総肝管を刺通結紮した後に，切離予定線上で総肝管を鋭的に切離する。切除側肝管の結紮糸は，遠位側胆管の剥離を行う際の牽引糸として利用できるため残しておく［図5］。

膵内胆管の剥離

切離した総肝管を把持牽引しながら，遠位側へ向かって総胆管を周囲組織から剥離していく。成人例の総胆管拡張症では，慢性胆管炎の影響で周囲組織の線維性変化が強い場合や，周囲血管網が発達していることが多く，易出血性であるため止血をしながらの丁寧な剥離操作が重要である。膵内胆管では，膵実質を損傷しないように胆管壁に沿って剥離を進める。膵実質の損傷は出血や膵液瘻の原因となるため，十分な注意が必要である。また，同部位では膵内胆管と膵実質の間の細かい交通血管が豊富であるため，ここでも止血を心がけた丁寧な剥離操作が重要である*2。

*2 ─ 手技のポイント
膵実質からの細かい交通血管の損傷は視野不良の原因となり，層の認識が困難となるため，丁寧な結紮切離や，超音波凝固切開装置を用いた止血操作が重要である。胆管壁に沿った剥離が極めて重要であり，膵実質や胆管の損傷を避けることにつながる。

図4　右肝動脈，門脈のテーピング

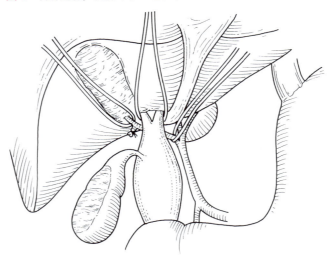

図5 肝側胆管の切離
肝側胆管の切離

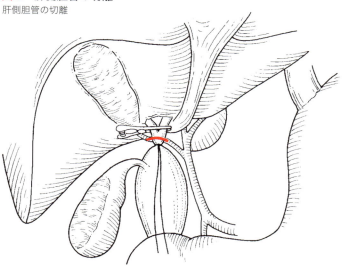

肝側胆管の切離

　膵内遺残胆管からの晩期発癌，膵炎，膵石などの発生が報告されていることから，可能な限り総胆管を膵管合流部まで追跡し，拡張胆管の全切除を目指す．一方で，膵管損傷は回避しなければならない．

　頻度の高い戸谷Ⅰa型では，膵内胆管の剥離を進めていくと膵管との合流部の手前で胆管狭小部（narrow segment）を確認できることが多い．膵管との合流部が確認できた場合は，合流部の手前で膵側胆管を二重結紮または刺通結紮し，その肝側で胆管を鋭的に切離する［図6］．膵管合流部が確認できない場合は，総胆管からの直接胆道造影により膵管合流部を同定し，胆管切離部位を決定する．それでも膵管合流部が確認場合は，拡張胆管を切開し内腔から直視下に膵管合流部を確認する．拡張胆管に膵管が合流する場合には，膵管狭窄をきたさない範囲内での胆管切離に止める．

胆道再建

　胆道再建法は，肝管十二指腸吻合とRoux-en-Y肝管空腸吻合に大別される．本項では，最も一般的に行われているRoux-en-Y肝管空腸吻合について述べる．

● **挙上空腸作成** ── 通常はTreitz靭帯より15〜20 cm肛門側で空腸間膜の血管を処理した後，自動縫合器で空腸を切離する［図7］．肛門側空腸（空腸脚）断端を漿膜筋層縫合で埋没する．中結腸動脈の右側で横行結腸間膜を切開し，この孔から十二指腸の右腹側を通して結腸後経路で空腸脚を挙上する．挙上した時点で空腸脚の色調，辺縁動脈の拍動，空腸間膜の緊張状態などを確認し，必要があれば辺縁動脈を損傷しないように空腸動脈を切離する．体型や腹腔内脂肪の影響で緊張がかかりやすい場合には，結腸前経路を選択してもよい．

● **肝管空腸吻合** ── 再建に入る前に，総肝管にかけていたブルドック鉗子をはずし，総肝管内腔を観察し総肝管径を把握する．小児例や肝管が細い場合には左右肝管外側壁を5〜10 mmの切開を加え，より大きな吻合口を形成する［図8］．また，左右肝管合流部より肝側で切離し，吻合胆管が2穴となった場合は，左右肝管の内側壁を吸収糸で結紮縫合し1穴に形成する［図9］．

挙上空腸脚断端から約 5 cm の部位の腸間膜対側に，胆管径よりやや小さめに長軸方向に切開を加え吻合部位とする．空腸の切開は大きくなりがちなため，切開長は胆管径の約 6 割程度を目安とする．小腸粘膜脱出の著しい場合には漿膜と粘膜を 4 針程度縫合し，空腸口を形成する．

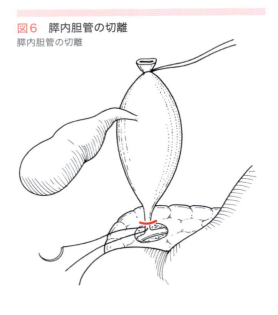

図 6　膵内胆管の切離
膵内胆管の切離

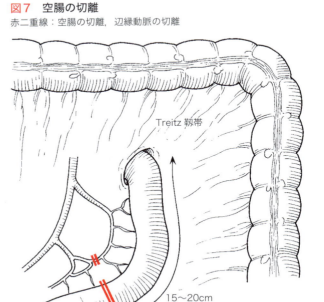

図 7　空腸の切離
赤二重線：空腸の切離，辺縁動脈の切離

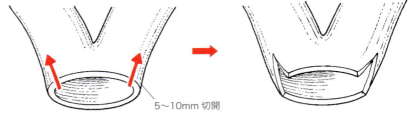

図 8　総肝管吻合口の形成
左右肝管両側を 5〜10 mm 切開

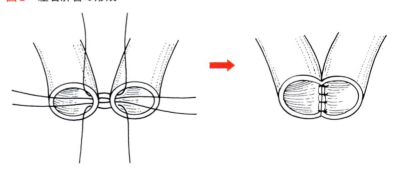

図 9　左右肝管の形成

総肝管と空腸を，4-0または5-0吸収糸を用いて全層一層結節縫合で吻合する。この際，助手は左手で挙上空腸脚の吻合口を術者に見えるように把持する。空腸と胆管の両端で，空腸壁の外・内→胆管壁の内・外の順に結び目が外側になるように運針し，モスキート鉗子で把持して支持糸とする。縫い代と間隔を2mm程度で空腸後壁の内・外→胆管後壁の内・外の順で運針していく[図10]。糸は結紮せず，モスキート鉗子で順番に把持しておく[*3]。後壁全てに針糸がかかったら，把持している縫合糸全てに軽い緊張をかけながら牽引し，糸が絡まないように空腸を胆管側へ寄せる。胆管壁は裂けやすいため，愛護的な操作が重要である。次いで，粘膜同士が接着するように1本ずつ結紮を行うが，空腸壁を胆管壁に押し付けるように結紮し，胆管に余分な力がかかって裂けないように注意する。胆道ドレナージチューブは必須ではないが，留置する場合には胆道ドレナージチューブを吻合部まで誘導し，後壁中央付近の結紮糸で固定する[図11]。前壁は，空腸前壁の外・内→胆管前壁の内・外の順に運針し，同様に結節縫合を行う[図12]。後壁は内翻，前壁は外翻縫合となる。吻合部を確認し，胆汁漏を認めた場合はその部位をよく確認して縫合を追加する。
　その他の吻合法として，後壁連続縫合・前壁結節縫合とする方法や，後壁中央から外・内・外の順に運針して壁外で結節し，全ての縫合結紮点を壁外に置く方法なども行われる。

- **空腸空腸吻合** ── 空腸空腸端側吻合を行う。肝管空腸吻合部から約40cmの腸間膜対側と，Treitz靱帯から15〜20cmで切離した空腸とを端側吻合を行う。吻合はAlbert-Lembert吻合，層層吻合などで行う（詳細は別項を参照）。吻合終了後は，挙上空腸脚および空腸間膜と横行結腸間膜の切開孔を縫合固定し，内ヘルニアを予防する。この際，挙上空腸での胆汁うっ滞を防ぐために，肝管空腸吻合部から固定部までの空腸に余分な屈曲やたわみが生じないように，かつ吻合部に過度な緊張がかからないように固定する[図13]。

---

*3 ─ 手技のポイント
縫合糸を把持するとき，順番がわからなくなったり，交差したりすることがあるため，縫合糸を把持しているモスキート鉗子を，別なケリー鉗子などの長い鉗子に順番に通しておくとわかりやすい。

図10　肝管空腸後壁吻合

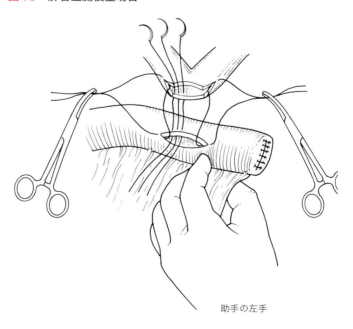

助手の左手

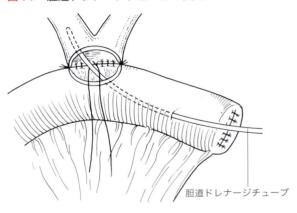

図11　胆道ドレナージチューブの固定

胆道ドレナージチューブ

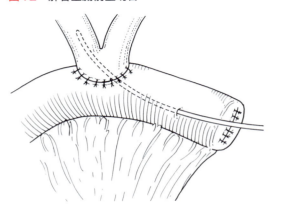

図12　肝管空腸前壁吻合

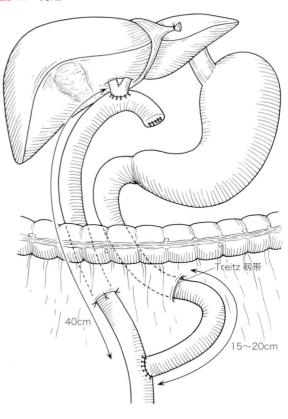

図13　再建

Treitz 靱帯

40cm

15〜20cm

ドレーン留置・閉腹

　腹腔内を温生食3,000〜5,000 mLで洗浄し，止血や胆汁漏がないことを確認する．肝管空腸吻合部背側に閉鎖式ドレーンを留置し，右側腹部から体外へ誘導する．胆道ドレナージチューブを留置した場合も，これを体外へ誘導しチューブ刺出部空腸壁と腹壁を3〜4針で固定する．小腸が捻れのないように順に腹腔内に収め，腹壁を2層で縫合して閉腹する．

術後合併症

　術後管理に特別なことはないが，注意すべき術後早期合併症として，出血，肝管空腸吻合不全，膵液瘻，腸閉塞，胆管炎などがあげられる．肝管空腸吻合不全や膵液瘻が生じてもドレナージが良好であれば再手術をする必要はなく，適宜瘻孔造影を行いながら自然に瘻孔が閉鎖するのを待てばよい．長期合併症としては，肝管空腸吻合部狭窄，胆管炎，肝内結石，腸閉塞，遺残胆管発癌，膵石症，膵炎などがあげられる．これらは，術後数年から数十年を経てから発症する例もあるため，初回手術の重要性が問われるとともに，十分な経過観察と対処が重要である．

胆道バイパス術

大澤高陽, 佐野 力　愛知医科大学消化器外科

　胆道疾患に対する内視鏡的なアプローチ方法が進歩した現在，閉塞性黄疸に対して胆道バイパス術が実施される機会は以前に比べ減少している。しかしながら，腫瘍により幽門狭窄をきたした症例や，胃切除後の再建方法によっては，胆道への内視鏡的アプローチが困難な場合がある。

　減黄のみを目的とするならば，経皮経肝胆道ドレナージ（Percutaneous transhepatic biliary drainage；PTBD）も選択肢としてあげられるが，悪性疾患に対してPTBDを施行した場合，処置後はほぼ生涯にわたって外瘻チューブを留置したままとなり，患者のQOLを著しく損ねてしまう。こうした観点からも，胆道バイパス術は依然として重要な手術手技のひとつである。

　悪性疾患での対象は，切除不能な膵癌や遠位胆管癌，あるいは胃癌術後のリンパ節再発などにより閉塞性黄疸をきたした場合である。手術そのものの侵襲は大きくはないが，患者因子として，高齢者や進行癌に伴う低栄養状態であることが多いため，手術の適応やタイミングについては十分検討する必要がある。胆道バイパス術の適応基準に明確なものはなく，各施設や主治医によってさまざまなのが実情であろうが，客観的指標の1つとしてModified Glasgow Prognostic Scoreがあげられる。Ikutaら[1]は，胆膵領域の悪性疾患においてCRP 10 mg/dL以上かつAlb 3.5 mg/dL以下の場合は，生存期間中央値が1.7カ月しか見込めず，胆道バイパス術の適応はないとしている。

　良性疾患においても胆道バイパス術が適応となる場合がある。総胆管結石に対しては，通常内視鏡的治療が第一選択であるが，原発性総胆管結石症では結石除去後も再発を繰り返す場合があり，その際には胆道バイパス術が必要となることがある[2]。その他には，腹腔鏡下胆嚢摘出術に伴う胆管損傷，あるいは狭窄があげられる。

　良性疾患に対しては長期予後が重要となり，胆道バイパス術の適応は慎重に検討すべきである。胆道バイパス術後の繰り返す胆管炎，肝内結石の形成，胆汁性肝硬変からの肝不全という悪循環や，晩期発癌のリスクが高くなること[3]は認知しておくべきであろう。

＊1―確認のポイント

右肝動脈は，総肝管背側を通って肝門から肝内へ流入するのが通常である。しかし，右肝動脈が上腸間膜動脈から分岐する症例では，門脈背側から肝十二指腸間膜右側を胆管と伴走するように走行して，肝門から肝内に流入する。解剖学的特徴を術前に把握していないと，胆管を剥離・テーピングする際などに血管を損傷する原因となる。とくに走行変異の右肝動脈症例では，胆管を離断する際に右肝動脈の確認・温存を徹底すべきである。右肝動脈を離断しても肝門板を経由して左肝動脈からの側副血行ができ，問題がないという意見もあるが，胆管空腸吻合後の動脈血流低下は，肝内末梢の小範囲の肝梗塞から肝膿瘍発生あるいは胆管空腸吻合部縫合不全のリスクがあることを認知しておくべきである。

術前準備

　術前に造影CTで肝動脈（とくに右肝動脈）や門脈の走行形態を確認しておく[＊1]。また，磁気共鳴胆管膵管造影検査（Magnetic resonance cholangiopancreatography；MRCP）や内視鏡的逆行性胆道膵管造影（Endoscopic retrograde cholangiopancreatography；ERCP）で腫瘍の浸潤範囲や胆管合流形態を把握しておく。とくに胆管は破格が多い脈管であり，事前の確認を怠ると術中思わぬ損傷をきたすことがある。

　また，手術中に超音波や透視検査を行うことで，病変部の正確な診断や最終的な吻合位置を決定する参考所見が得られるため，必要に応じて使用できるよう手配をしておく。

図1　皮膚切開

A：上腹部正中切開

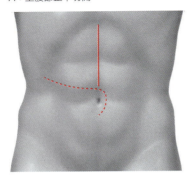

B：右季肋部斜切開

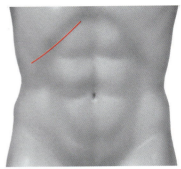

皮切・開腹

*2 ― 手技のポイント

正中切開で開腹した場合，肝円索は切離せず腹壁から剥離しておくと肝臓を牽引することができ，視野確保の一助となる。また，右横隔膜下にタオルを入れて肝門を創直下に持ってくることで，良好な視野が確保できる。

上腹部正中切開で開腹する*2。腫瘍条件や体格によっては臍下まで創を延長したり，横切開を加えることもある[図1A]。後述する胆管十二指腸吻合を行う場合は，右季肋部斜切開も可能である[図1B]。肝転移や腹膜播種がある場合は病理診断に提出し，後の治療のために組織学的なエビデンスを残しておく。

手術操作

胆道バイパスにはさまざまな術式があるが，ここでは最も一般的な胆管空腸端側吻合術について述べる。

胆嚢摘出

3管合流部のオリエンテーションをつけ胆管確保を容易にする目的で，まず胆嚢摘出を行う。胆嚢頸部の漿膜を切開して脂肪組織を剥離し，胆嚢動脈および胆嚢管の走行を明らかにする[図2]。動脈を先に処理しておくと，胆嚢を肝床部から剥離する際の出血を減らすことができる。

肝十二指腸間膜の脂肪量が多い，あるいは炎症によって組織が硬化しCalot's三角へのアプローチが難しい場合は，胆嚢底部から頸部へ向かって肝下面の剥離を進めていく。途中胆嚢から肝床部へ向かって1～2本のdrainage veinが走行しており，確実に止血する。胆嚢管は4-0 PDS®で結紮した後，刺通結紮を追加して二重結紮し切離する。

胆管の同定・切離

病変部より上流側で胆管のテーピングを行う。胆管壁の露出は，先に処理した胆嚢管を起点として肝十二指腸間膜の脂肪組織を剥離していくとやりやすい。胆管壁の右縁・左縁が確認できたら，直角鉗子で胆管を剥離して血管テープを用いてテーピングする。胆管周囲には門脈や肝動脈が近接して走行しているため，愛護的な操作を心がけ，決して無理に鉗子を通してはならない。

また，胆管炎の既往や，繰り返し内視鏡的ドレナージがなされている症例では，胆

*3 — 確認のポイント

胆管切離後，上流側胆管断端からの出血（7時，11時方向に胆管壁内の動脈が存在することが多い）は，確実に止血する。電気メスでピンポイントに止血を行うが，場合によっては 5-0 のモノフィラメント縫合糸で縫合止血する。不必要に電気メスで胆管壁を焼灼することは避けるべきである。

管周囲の血管増生が著明な症例も存在する。出血をみた場合は直ちに止血を行い，術野の汚染を極力防止する*3。胆管剥離は長軸方向に約2〜3cm行えば，吻合操作は技術的には可能である［図3］。胆管切離は腫瘍上縁から約1cm離せば十分と考えている。吻合する胆管を必要以上に剥離して，血流低下をきたさないようにする。

胆管切離の際には胆汁を細菌培養検査に提出し，術後感染症が発生した際の抗菌薬選択の参考とする。肝側胆管断端にはブルドック鉗子をかけ術野の胆汁汚染を防ぎ，十二指腸側胆管断端は 5-0 あるいは 4-0 のモノフィラメント吸収糸で原則結節縫合閉鎖としている。空置胆管の断端であることを認識し，縫い閉じるようにしている［図4］。

空腸脚の挙上

Treitz 靱帯から約 30cm の部位で，10cm 程の犠牲腸管を作成する。腸管壁に沿って直動脈を処理した後，自動縫合器を用いて空腸を切離する［図5］。挙上空腸側のス

図2 胆嚢摘出と Calot's 三角

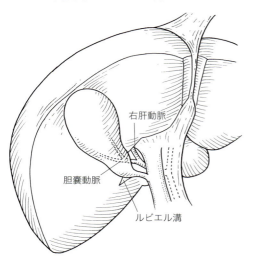

図3 胆管の剥離

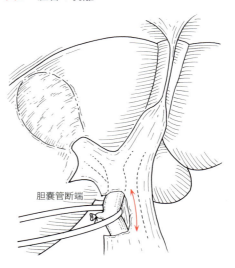

図4 胆管の切離

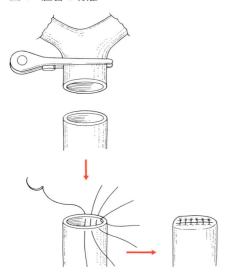

図5 空腸脚の挙上

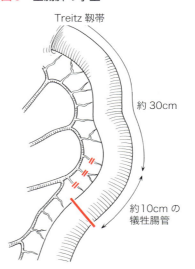

テイプラー断端は，漿膜筋層縫合を追加して埋没しておく．横行結腸間膜の右側で無血管野を切開し，肛門側空腸断端を挙上することが多い．高度の肥満や癒着，腸間膜の短縮などがある場合には，後結腸・後胃の挙上ルートが肝門まで最短となるが，腫瘍の存在部位などを考慮して決定している．空腸を挙上する際には腸間膜が捻じれないよう注意する．

胆管空腸吻合

盲端から約5cmを目処にして，腸間膜の緊張が強くならない部位に，胆管径に合わせて腸間膜対側の空腸壁を切開する．挙上腸管盲端より経腸栄養チューブを留置する場合には，腹壁に縫合固定することを想定して盲端の長さを決定する．腸管壁は伸びるため，実際は胆管径よりやや小さめに設定すると丁度よい．胆管空腸吻合は，5-0のモノフィラメント吸収糸を用いて結節縫合で行っている．胆管壁の厚さにもよるが，胆管・空腸ともにバイトは2mm，ピッチは1～2mmを目安としている．胆管・腸管壁ともに粘膜～漿膜にかけて，全層で確実に針がかかるように運針を行う．後壁の運針は内糸となるように行う．両端に針糸をかけて，助手側から手前に向かって順次針糸をかけていく［図6A］*4．この際，最終的に一方の壁が余らないようピッチとバイトが均一になることを考慮して糸をかけていく．先に中心部に針糸をかけてもよいが，両端と中心の糸との間の運針スペースが狭くなることに注意する．すべて

*4 ─ 助手のポイント

助手は術者が運針しやすいよう，空腸を胆管側へ押し上げ，吻合部を密着させる．術者が結紮時に順序が違わないよう糸をよく整理し，次に縫合する糸を軽く腹側へ持ち上げることで，術者に正確な結紮点を示すことができる．とくに胆管空腸吻合を結節縫合で行う場合は，第1助手，第2助手が協調して縫合糸をモスキート鉗子で把持し，縫合の順番が混乱しないようにケリー鉗子に1つずつ通していくなどの工夫をすることが重要である［図9］．

図6 胆管空腸吻合

A：両端に針糸をかけて，助手側から手前に向かって順次針糸をかけていく．

B：すべての運針を終えたら，相手側の糸から順に結紮していく．

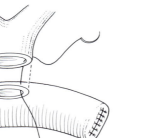
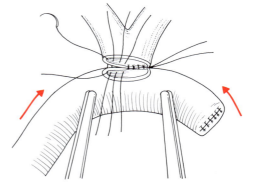

図9 縫合の順番が混乱しない工夫

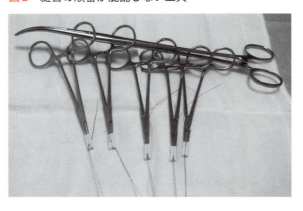

の運針を終えたら，術者の対側の糸から順に結紮していく［図6B］。腸管と比べ胆管壁は薄いことも多く，胆管が裂けないよう結紮する力をコントロールする。胆管空腸吻合を連続縫合で行う場合もあるが，初心者には結節縫合の方が確実と考えている。

後壁の縫合が終了したら，前壁縫合を外糸で行う。縫合不全は端の部分で起きることが多いため，両端の数針をあらかじめかけておき，最後の運針が一方の端にこないようにするなどの工夫を行う［図7］。バイトとピッチを常に意識して運針することが重要である。吻合終了後は，ガーゼを1枚吻合部に軽く巻きつけて，黄色い部分，つまり胆汁の漏出がないかを確認する。

通常，胆管空腸吻合部にステントは留置していないが，胆管径が細い場合には後壁中心部の糸で固定しロストステントを留置する［図8］。あるいは外瘻チューブを留置する場合もある。

Y脚吻合・ドレーン留置

余剰な犠牲腸管を切離した後，Y脚吻合を行う。当科ではAlbert-Lembert吻合（全層：4-0 モノフィラメント吸収糸 連続縫合，漿膜筋層：3-0 絹糸 結節縫合）を行っているが，自動縫合器を用いて吻合してもよい。挙上空腸の横行結腸間膜通過部分や，再建に伴う空腸間膜同士の間隙は，内ヘルニア予防の観点から縫合閉鎖しておく。消化管粘膜を解放する手術であるため，腹腔内を3,000 mLの温生食水でよく洗浄する。止血確認後，右側腹部から胆管空腸吻合部にむけて1本ドレーンを留置しておく

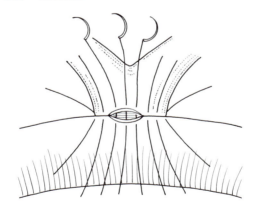

図7　前壁縫合

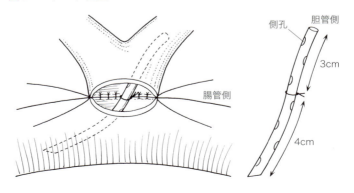

図8　ステント留置

図10 ドレーン留置

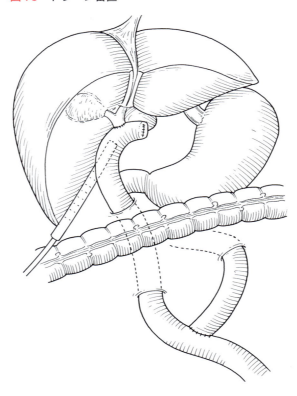

［図10］。

術後管理

　術後に腹部単純X線写真を撮影し，ドレーンが正しい位置にあるかを確認する。術後3日目にドレーンの総ビリルビン値を測定し，排液性状に問題がなく胆汁漏がなければ抜去している。胆汁漏の定義はInternational Study Group of Liver Surgeryによる規定(術後3日目以降でドレーンビリルビン値が血清ビリルビン値の3倍を越すか，胆汁貯留や腹膜炎により観血的治療を要する場合)[4]を参考にしている。

　水分は術翌日から開始しているが，消化管再建を伴う手術であるため，食事は術後3日目から開始としている。

胆管十二指腸吻合

　胆道バイパス術は胆管空腸吻合が一般的ではあるが，胃全摘後などの腹部手術歴や悪性腫瘍の進展範囲によっては空腸を挙上することができず，胆管十二指腸吻合を行う場合がある。端側吻合と側々吻合とがあるが，後者は吻合部より十二指腸側の胆管が盲端となるため食物残渣の停滞や結石形成が起きやすく，発熱や腹痛を引き起こすSump症候群が発生することがある[5]。このため，側々吻合の適応は悪性腫瘍に伴う閉塞性黄疸に対する姑息的手術に限られる。端側吻合は，繰り返す総胆管結石や良性胆道狭窄に対しても適応となる場合がある。また，術後も胃が温存されている場合などでは，内視鏡的な胆道観察が可能である。

　胆管空腸吻合と同様，胆嚢は摘出する。また，吻合部に緊張がかからないようにKocherの授動を適宜行って，十二指腸の十分な可動性を得ておく。十二指腸に近接

図11 胆管十二指腸端側吻合

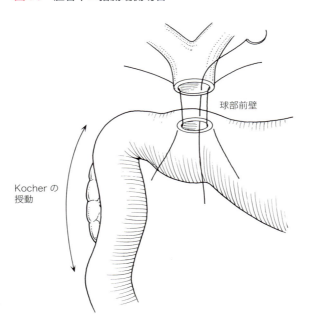

する部位で胆管を全周性に剥離し切離する．遠位胆管は膵上縁付近まで可及的に剥離し，内部に結石などないことを確認して縫合閉鎖する．肝側胆管断端に最も近い位置で，十二指腸球部前壁を胆管径とほぼ同等の大きさになるよう横切開を加える．5-0モノフィラメント吸収糸を用いて，胆管空腸吻合と同様に全層で結節縫合を行う[図11]．

文献

1) Ikuta Y, Takamori H, Sakamoto Y et al: The modified Glasgow Prognostic Score (mGPS) is a good predictor of indication for palliative bypass surgery in patients with unresectable pancreatic and biliary cancers. Int J Clin Oncol 2014; 19: 629-33.
2) 鈴木修司，丸山常彦，ほか：原発性，再発性総胆管結石症に対する総胆管十二指腸端側吻合の短期・長期成績．胆道 2018；32：91-6．
3) 鈴木 裕，森 俊幸，ほか：肝内結石における肝内胆管癌合併の危険因子．胆道 2013；27：700-4．
4) Koch M, Garden OJ, Padbury R et al: Bile leakage after hepatobiliary and pancreatic surgery: a definition and grading of severity by the International Study Group of Liver Surgery. Surgery 2011; 149: 680-8.
5) 高田忠敬，二村雄二編：胆管十二指腸吻合術．胆道外科．医学書院，2005，pp.254-5．

膵　臓

膵体尾部切除術

廣野誠子，山上裕機　和歌山県立医科大学第2外科

手術適応と術式選択

膵癌

　遠隔転移を認めない膵体尾部に生じた膵癌は，膵体尾部切除術の適応となる。膵体部に生じた癌は，解剖学的に脾動脈から腹腔動脈ならびに左胃動脈，総肝動脈へと神経叢浸潤，ときには動脈浸潤を認め，極めて進行した状態で診断されることがある。このような局所進行癌に対しても，distal pancreatectomy with en bloc celiac artery resection（DP-CAR）が提唱されて以来[1]，日本のみならず世界でDP-CARによる根治術の挑戦がなされている。また，膵体部癌は脾静脈流入部から門脈本幹にかけて浸潤を認めることもしばしばあり，DP-CARに加え門脈合併切除術が必要な場合がある。膵体尾部切除術では，膵頭部が固定されているので，門脈再建術において端端吻合では緊張がかかり，ときに術後門脈血栓のリスクとなる。

　当科では膵体尾部切除術時，3cm以上門脈合併切除を施行した場合，門脈再建には内頸静脈グラフトを用いた再建を行っている[2]。著者らは，DP-CARにおいて左胃動脈を温存することで，術後の胃排泄遅延の頻度が低下することを報告したが[3]，腫瘍が腹腔動脈根部まで浸潤している場合，左胃動脈温存は腫瘍学的に不可能である。そこで，左胃動脈合併切除が必要なDP-CAR症例に対しては，近年，顕微鏡下に左胃動脈の動脈再建を行い，胃の血流改善，さらには胃排泄遅延の予防を行っている。膵尾部癌もまた癌が進行すると，結腸間膜浸潤や左腎浸潤を認める場合があり，膵体尾部切除術に加え，結腸合併切除や左腎摘出術が必要になることもある。

　本書は「消化器標準手術」をテーマとしており，本項では，他臓器や脈管（腹腔動脈，左胃動脈，総肝動脈，門脈本幹）浸潤を認めない膵体尾部癌の標準術式，すなわち膵体尾部切除術，D2リンパ節郭清について記載する。膵体尾部切除術における領域リンパ節は，「膵癌取扱い規約　第7版」によると[4]，1群リンパ節が脾門リンパ節（No.10），脾動脈幹リンパ節（No.11），下膵リンパ節（No.18）で，2群リンパ節が左胃動脈幹リンパ節（No.7），総肝動脈幹前上部リンパ節（No.8a），総肝動脈幹後部リンパ節（No.8p），腹腔動脈周囲リンパ節（No.9），上腸間膜動脈リンパ節（No.14）とされており，これらの領域のリンパ節郭清が標準術式である。

　膵体尾部癌に対する膵体尾部切除術の手術手順としては，従来，脾臓を脱転してから膵臓を左側から右側へ剥離する方法が一般的であったが，Radical Antegrade Modular Pancreatosplenectomy（RAMPS）法が2010年に提唱されて以来[5]，脾動脈，膵臓，脾静脈を順に切離した後，右側から左側に向かって膵体尾部を後腹膜から剥離する方法が広く普及されている。本項においても，RAMPS法について解説する。

低悪性腫瘍

　膵体尾部に存在する膵管内乳頭粘液性腫瘍，膵粘液性囊胞腫瘍，内分泌腫瘍を代

表とする低悪性度腫瘍においても膵体尾部切除術の適応となる。これらの腫瘍においても，浸潤・リンパ節転移を疑う所見を認めた場合，「膵癌」と同様のD2リンパ節郭清を含む膵体尾部切除術が必要である。郭清が不要な症例においては，近年，腹腔鏡手術の拡大視効果，ならびに手術手技の向上により，ほぼ全例で腹腔鏡下膵体尾部切除術の適応となる。さらに，脾臓を温存できる症例に対しては腹腔鏡下脾臓温存膵体尾部切除術の適応である。しかしながら，腹腔鏡下膵体尾部切除術の適応拡大がなされる一方，上部・下部消化管に対する腹腔鏡下手術に比べ，腹腔鏡下膵体尾部切除術は保険収載されてから未だ日は浅く，熟練した内視鏡外科医の指導のもと，技術認定医の育成が必要である。

皮膚切開と開腹

体位は仰臥位とし，剣状突起から臍左側を経由し，臍下部に至る上腹部正中切開にて開腹する［図1］。開腹後直ちに肝転移や腹膜播種の有無を検索し，疑わしい結節を認めた場合はすぐに迅速病理診断へ提出し，遠隔転移がないことを確認した後に予定手術へ進む。創部全体をリング付きドレープで覆い，感染予防を行う。ケント式牽引開創器を用いて両側肋弓と正中に弁をかけ，牽引すると十分な視野が展開できる。腹腔洗浄細胞診は，上腹部100 mL，下腹部100 mL，網嚢内100 mLずつ行い，迅速細胞診に提出する。ただし，明らかな遠隔転移を認めず，腹腔洗浄細胞診が陽性であっても，エビデンスレベルは高くないが外科的切除をしないよりも切除した方が生存期間延長が期待できるため，予定手術に進む。

手術手順の概略

腫瘍の位置を術前画像ならびに術中エコーでしっかり認識し，術中操作において腫瘍を可及的に触知せず，腫瘍細胞のもみ出しを回避する。手術手順を図2に示す。
① 大網を切開し，網嚢を開放し，脾下極まで剝離
② 胃脾間膜を切離し，脾上極で横隔脾ヒダを切離
③ 膵上縁の剝離を行い，総肝動脈〜左胃動脈，脾動脈周囲リンパ節を郭清し，脾動脈を根部で切離
④ 膵下縁の剝離を行い，上腸間膜静脈を同定

図1　上腹部正中切開

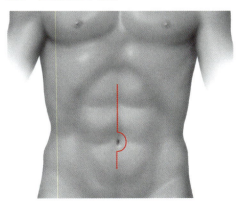

図2　膵体尾部切除術の手術手順

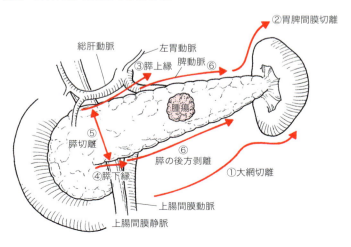

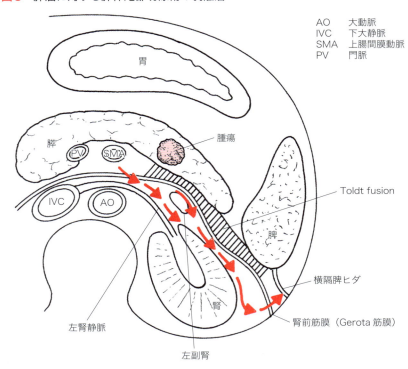

図3　膵癌に対する膵体尾部切除術の剝離層

AO　大動脈
IVC　下大静脈
SMA　上腸間膜動脈
PV　門脈

⑤門脈直上で膵をトンネリングし，膵を切離
⑥脾静脈を切離し，膵体尾部を右側から左側に向かって後方剝離する。

　膵癌の膵体尾部切除術において，膵体尾部を後方から剝離するラインは，腎前筋膜を切離し，左腎静脈前面，左腎周囲脂肪織を切離した左腎被膜を露出する層であるが，剝離ラインがずれないよう，腎前面や腎静脈前面を剝離層のランドマークにする。左副腎に関しては，癌の後方進展を伴う場合は合併切除が必要であるが，後方進展を伴わない場合は合併切除の必要はなく，副腎前面の層で剝離する［図3］。

網嚢野の開放

*1―操作上の注意点
大網切離時の術野展開において，助手による胃と横行結腸の牽引力が強すぎると，組織の損傷，出血の原因となる。とくに脾臓は損傷しやすいため，横行結腸と脾臓，胃と脾臓の間に緊張をかけ過ぎないように注意する必要がある。また，脾下極で脾結腸間膜を切離しておくことで，術中操作による脾臓損傷が予防できる。

　第2助手が胃を頭側腹側に牽引し，第1助手は横行結腸を尾側に牽引し，適度な緊張をかけた状態で大網を切開し，網嚢を開放する*1。大網の止血・切離には，vessel sealing system，超音波凝固切開装置，マイクロ波デバイスなどのエネルギーデバイスの使用が速やかな操作に有効である。大網を脾下極まで切離し，さらに脾結腸間膜を切離しておく。この時点で尾側膵の下縁で結腸間膜を切離し，腎前筋膜ならびに腎脂肪織を切離し，腎前面の被膜を露出しておくと，膵後方剝離ラインのランドマークになる［図4］[6)]。

図4 脾下極の脱転

膵尾部から脾下極に向けて，腎前筋膜を切離し，左腎脂肪組織を切離し，左腎前面の被膜を露出しておくと，後の膵後方剥離層のランドマークとなる。

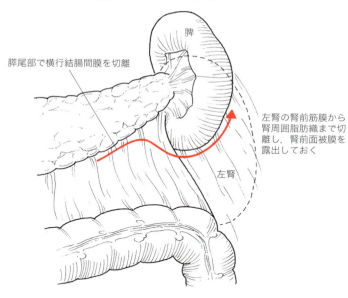

胃脾間膜の切離

＊2—操作上の注意点

胃脾間膜の切離において，術者の左手による胃の右側への牽引が重要なポイントである。とくに胃脾間膜の短い症例では，脾上極付近になると視野の展開が難しくなる場合があり，無理に胃脾間膜の切離を進めると出血の原因になる。また，本文で記したように，脾静脈周囲の側副血行路が発達している症例は，胃脾間膜の切離操作ならびに横隔脾ヒダの切離操作において，出血しないよう十分注意が必要である。このように，胃脾間膜切離操作が困難な場合や，出血が危惧される場合は，手術の最終段階で行った方がよい。

　左胃大網動静脈を切離した後，胃脾間膜の切離に進む[*2]。術者は胃大彎を左手第2指と第3指ではさみ右側に牽引し，胃大彎に沿って短胃動静脈を含む胃脾間膜を切離する[図5]。胃脾間膜の切離操作は，エネルギーデバイスにより行うことが多いが，癌による脾静脈閉塞症例ではしばしば側副血行路が発達しており，思わぬ出血の原因になり得るので，短胃動静脈は結紮切離する方が安全である。胃脾間膜を切離した後，助手が膵臓を下方へ圧排した状態で，脾上極から横隔脾ヒダを切離しておく。この時点で膵体尾部の前面が完全に露出でき，術中エコーにて腫瘍部位を確認し，膵の切離予定ラインを決めておく。

図5 胃脾間膜の切離

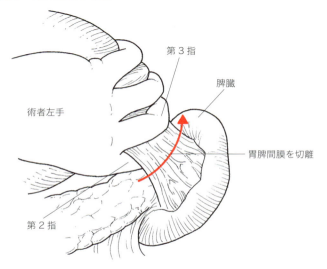

膵上縁の剝離：総肝動脈〜脾動脈周囲リンパ節の郭清

＊3─操作上の注意点

No.8のリンパ節郭清の際，リンパ節そのものを強く把持すると，リンパ節は容易に壊れ出血し，剝離ラインが分かりにくくなる。そのため，リンパ節の表層の膜だけを把持するか，リンパ節を把持する際は軽く把持する程度にし，郭清する。また，リンパ節は流入血管が豊富であるので，電気メスで丁寧に凝固止血しながら剝離する。脾動脈根部から背側膵動脈が分岐する症例では，背側膵動脈を損傷しないよう注意する。

　膵上縁でリンパ節の膜を把持し，リンパ節を浮かせることで視野の展開をよくし，総肝動脈の神経外層でNo.8aリンパ節の郭清を行う＊3。総肝動脈の神経叢が温存される層で総肝動脈をテーピングし，膵上縁で門脈の同定を行う［図6］。この際，総肝動脈を頭側へ牽引し，助手が膵をガーゼで愛護的に尾側へ牽引すると視野が展開でき，総肝動脈と膵上縁の間の膜を切離することで門脈前面が露出する。No.8の郭清を胃十二指腸動脈根部から左側に向けて行い，左胃動脈，脾動脈の根部を同定する。この際，助手が胃をしっかり頭側腹側に挙上し，左胃動脈の走行を確認することが重要である。左胃動脈根部の郭清を行い，脾動脈の根部を同定する。脾動脈根部は神経叢が発達し，全周性に固く取り囲まれているが，これらの神経線維を剝離し脾動脈を根部で結紮切離する［図7］。

図6　膵上縁の剝離
総肝動脈を，神経叢を温存する層でテーピングし，膵上縁で門脈を同定する。

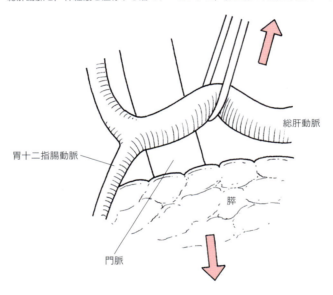

図7　脾動脈根部の同定，切離

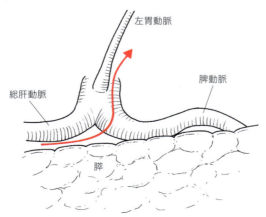

膵下縁の剥離：上腸間膜静脈の同定〜膵の切離，脾静脈の切離

横行結腸を尾側へ牽引し，膵下縁の剥離に移る．結腸間膜前葉を膵下縁で切離し，上腸間膜静脈を同定する［図8①］．この際，中結腸静脈の走行を中枢にたどることで上腸間膜静脈の位置を想定することができる．上腸間膜静脈前面を露出したら，膵上縁で同定した門脈に向かい膵背側と門脈前面を剥離し［図8②］，膵のトンネリングを行い膵臓をテーピングする*4．膵の切離ラインは腫瘍の部位により若干違うが，門脈直上での膵切離が最も多いので，本項ではその設定で記載する．テーピングした膵を腹側に挙上し，自動縫合器が十分入るスペース分，門脈と膵背側の剥離を行う．当科では，エンドGIA™ トライステープル™ リンフォース ブラックを用いて膵の切離を行っている［図9］．厚い膵臓やhard pancreasは術後膵液瘻のリスクが高いため，5分以上かけて徐々に膵臓を圧挫し，ゆっくりと切離するようにしている．膵臓の切離が終わると，脾静脈門脈流入部を直視下に見ることができ，脾静脈を根部で切離する．脾静脈が太い場合，出血予防に温存側の脾静脈断端を5-0プロリン糸を用いて断端形成する［図10］．

*4―操作上の注意点
門脈直上では，多くの症例で門脈前面と膵背側の間に血管は認めないので，門脈直上でのトンネリングは比較的安全である．しかしながら，随伴膵炎を認める症例や，誤った層で剥離した場合，門脈を損傷し大量出血の原因になることがある．そのため，膵のトンネリングは慎重に行う必要があり，先端が鈍な鉗子を用いるとより安全である．門脈を損傷した場合，慌ててやみくもに縫合すると，門脈が裂けさらなる出血を招いたり，門脈狭小化の原因となる．まず，指で出血点を押さえ出血点を確認し膵を腹側に持ち上げ，できるだけ視野を確保した状態で，5-0プロリン糸で縫合止血する．自動縫合器の挿入は，膵臓長軸に垂直になるよう挿入し，総肝動脈や胃十二指腸動脈など重要な周囲の脈管や脂肪織を巻き込んでいないか，必ずチェックする．膵切離後，膵切離断端に出血を認めた場合，だいたいは圧迫にて止血可能である．止血目的で縫合すると，膵に針穴ができ，膵液瘻のリスクが高くなるので，できるだけ圧迫止血を行う．

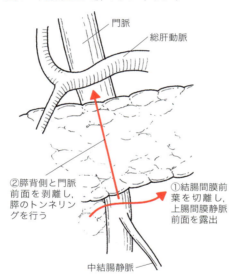

図8 門脈直上で膵のトンネリング

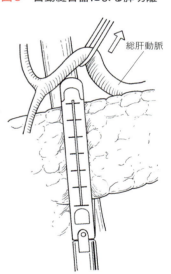

図9 自動縫合器による膵切離

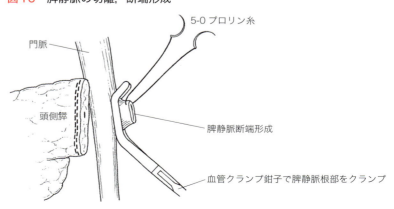

図10 脾静脈の切離，断端形成

膵の後方剥離

＊5――操作上の注意点

膵の後方剥離において，剥離するべき層に入るのが難しいことがしばしばある．左副腎，左腎前面の被膜，左腎静脈，左副腎静脈は，剥離ラインを間違わないための極めて重要なランドマークである[6]．そのため，これらのランドマークをできるだけ早く露出し，剥離層を間違わないようにするのがよい．癌の後方進展がある場合，左副腎合併切除となる．左副腎静脈を結紮切離し，左副腎動脈は大動脈ならびに左横隔膜動脈から数本分岐するので，丁寧に結紮切離する．

　切除側の膵切離断端を腹側左側へ牽引し，上腸間膜動脈左側脂肪織を上腸間膜動脈周囲神経叢が全周温存される層で上腸間膜動脈根部に向かって郭清する［図11］．その後，腎前筋膜を切離し，左腎静脈前面を露出する層で剥離を行う．癌の膵後方進展を伴う場合左副腎合併切除を行うが，後方進展がない場合は左副腎合併切除の必要はなく，左副腎ならびに左副腎静脈が露出する層で右側から左側に向かい剥離を行う．膵下縁は結腸間膜を切離し，右側から脾臓下極に向かって腎前筋膜を切離し，腎周囲脂肪織を切離する［図12］．最初に剥離した脾下極での腎前面被膜をランドマークにし，剥離ラインを間違わないようにする＊5．剥離の途中，下腸間膜静脈を結紮切離する．膵頭側から剥離している左腎静脈前面の層につなげながら，膵体尾部を左側に向かって完全に剥離し，最後に残っている横隔脾ヒダを切離すると膵体尾部切除術が終了する．

図11　上腸間膜左側脂肪織の郭清
膵切除側断端を腹側左側に牽引し，上腸間膜動脈左側脂肪織を郭清する．上腸間膜動脈の神経叢は，原則全温存するラインで剥離する．

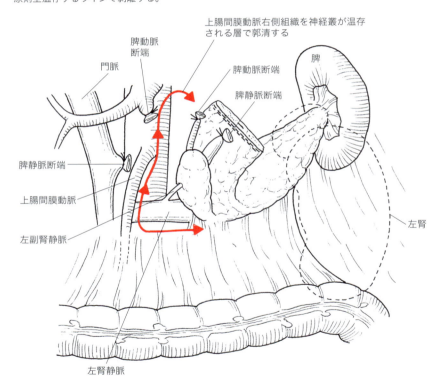

図12 膵後方の剝離する層
左腎静脈前面が剝離層となる。癌の後方進展を伴う場合，左副腎合併切除を行うが，後方進展がない場合は，左副腎静脈ならびに左副腎前面が剝離層となる。腎前筋膜を切離し，腎周囲脂肪織を剝離し，左腎被膜を露出する。

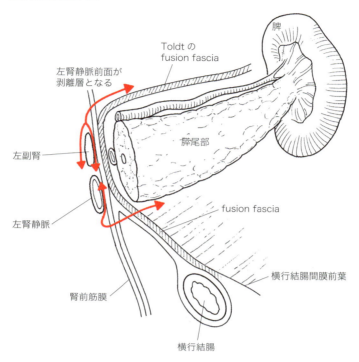

ドレーンの挿入と閉腹

腹腔内を生理食塩水 5000 mL で洗浄し，止血の確認を行う。脾動脈断端，膵切離断端，脾静脈切離断端に出血がないことを確認し，さらに後腹膜の剝離断端の止血を確認する。当科では，24Fr ブレークドレーンを膵切離断端経由で左横隔膜下に1本のみ挿入する［図13］[*6]。胃が左横隔膜に落ち込まないよう，結腸を左横隔膜下に落としてから，胃を被せる。セプラフィルムを2枚挿入し，層々に閉腹し手術を終了する。

＊6─操作上の注意点
ドレーンの挿入時，腹壁の刺入部でドレーンチューブが強く屈曲すると，術後早期にドレーン先端が移動し，有効なドレナージができなくなるため，ドレーンチューブの方向がストレートになるよう注意する。

図13 ドレーンの挿入
ドレーンは，膵切離断端経由で左横隔膜下に挿入する

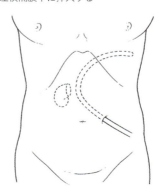

文献

1) Hirano S, Kondo S, Hara T, et al: Distal pancreatectomy with en bloc celiac axis resection for locally advanced pancreatic body cancer. long-term results. Ann Surg 2007; 246: 46-51.
2) Hirono S, Kawai M, Tani M, et al: Indication for the use of an interposed graft during portal vein and/or superior mesenteric vein reconstruction in pancreatic resection based on perioperative outcomes. Langenbecks Arch Surg 2014; 399: 461-71.
3) Okada K, Kawai M, Tani M, et al: Preservation of the left gastric artery on the basis of anatomical features in patients undergoing distal pancreatectomy with celiac axis en-bloc resection (DP-CAR). World J Surg 2014; 38: 2980-5.
4) 日本膵臓学会編：膵癌取扱い規約　第7版．金原出版，2016.
5) Mitchem JB, Hamilton N, Gao F, et al: Long-term Results of resection of adenocarcinoma of the body and tail of the pancreas using radical antegrade modular pancreatosplenectomy procedure. J Am Coll Surg 2012; 214: 46-52.
6) 永川裕一，佐原八束，土田明彦：開腹下膵体尾部切除術．消化器外科 2017；40：843-53.

膵嚢胞

川畑康成, 林 彦多, 田島義証　島根大学医学部消化器・総合外科

　膵嚢胞は, 内腔の上皮の有無により真性嚢胞と仮性嚢胞に分類され, 病理組織学的には腫瘍性嚢胞と非腫瘍性嚢胞に分類される。非腫瘍性真性嚢胞(先天性嚢胞, 貯留嚢胞など)は, 無症状であれば原則的に治療対象とはならないが, 有症状時や診断的治療として外科的切除の対象となる場合がある。一方, 嚢胞内腔に上皮のない仮性嚢胞は, 膵炎や外傷などにより膵周囲に貯留した膵液および炎症性滲出液を周囲臓器・組織が被覆して形成される。

　この膵仮性嚢胞(pancreatic pseuodocyst；PPC)は, 2013年に改訂されたアトランタ分類[1]により, 壊死のない膵炎発症後4週間以上経過した膵炎局所合併症だけを示す用語として定義された。さらに, PPCの治療については, "膵炎局所合併症(膵仮性嚢胞, 感染性被包化壊死等)に対する診断・治療コンセンサス[2]"に記載されている治療方針を基本とし, 症例ごとおよび各施設の技量にあわせて検討すべきとされている。具体的には, 臨床症状・感染・出血などが認められない6cm以下のPPCでは, 6週間程度は経過観察する。これ以外のPPC症例は治療対象となり, 各施設での経験に基づいて嚢胞ドレナージ(内科的・外科的)など, 低侵襲治療から優先して選択することになる。

　外科的治療としては, 経皮的あるいは開腹下外瘻術, 開腹もしくは腹腔鏡下内瘻術(嚢胞胃吻合術, 嚢胞空腸吻合術)が選択肢となる。内視鏡的治療(経乳頭的あるいは経消化管的治療)の治療不成功時にも外科的治療が適応となる。いずれにしても, 嚢胞の大きさや消化管との位置関係, 全身状態を総合的に判断して治療戦略を決定することになる。

　本項では, 若手外科医が安全に施行できるPPCに対する嚢胞消化管吻合術について解説する。

開腹嚢胞消化管吻合術

　PPCの位置によって, 嚢胞胃吻合と嚢胞空腸吻合のいずれかを選択する。胃後壁に接するように膵頭部や膵体部を中心に形成されたPPC[図1]には嚢胞胃吻合が, 膵尾部に形成されたPPCで胃壁から距離のある場合[図2]は嚢胞空腸吻合が適応となる。

嚢胞胃吻合

　多くは上腹部正中切開となるが, 膵尾部近傍での操作が主となる場合には横切開が視野確保の面では有利となる。

　嚢胞への到達経路として, 胃前壁を切開して吻合する方法(胃前壁到達法)と, 網嚢を開放して胃後壁側から吻合する方法(胃後壁到達法)がある。

図1　膵仮性囊胞（膵体部）のCT画像
囊胞壁がしっかりと形成され，胃壁に接している。

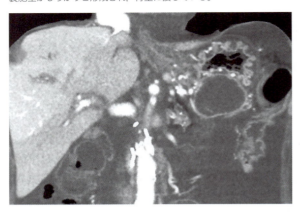

図2　膵仮性囊胞（膵尾部）のCT画像
囊胞壁は胃壁から離れて存在している。

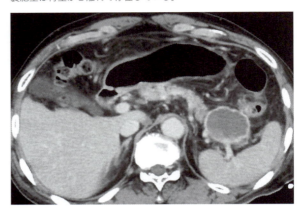

胃前壁到達法

●**胃前壁切開** ── 術中超音波検査でPPCを観察し，囊胞と胃が広く接する部位もしくは囊胞の頂部あるいは中心部を目安に胃前壁を切開する。

まず，切開する胃前壁の中心部の左右に4-0吸収糸にて支持糸を置き，電気メスで胃壁を長軸方向に7～10 cm程度切開する［図3］*1。胃内腔側から胃後壁を確認し，後壁切開予定部の左右にさらに支持糸を置いた後，電気メスで胃壁を3～5 cm程度切開する。その奥に囊胞壁が確認できたら，囊胞壁も同様に電気メスで切開する。

●**囊胞壁切開** ── 囊胞壁の切開長は胃壁切開創より若干小さくしておくと，吻合の際に口径の調整が容易となる。囊胞壁を切開すると貯留液が噴出してくるので，これは細胞診と細菌培養に提出するが，囊胞内容物には壊死物質や感染を伴う場合があるため，盲目的な操作による不要な汚染や出血を避ける配慮が必要である。また，PPCの診断が疑わしい場合や腫瘍性病変が疑われる症例では，囊胞壁の切除生検も追加しておく。

●**囊胞胃壁吻合** ── 4-0吸収糸を用いて連続一層吻合で行う。まず，4点支持で各々，囊胞壁と胃壁を縫合する［図4A］*2。次いで，この支持糸を目安にして，時計回りに連続吻合を1/4周ごとに行い，支持糸と結紮を行いながら全周性に吻合する［図4B］*3。もちろん，全周結節吻合でも問題ないが，連続吻合の方が吻合時間を短縮でき，かつ胃壁からの出血予防にも効果的である。胃前壁の閉鎖は，胃短軸方向に4-0吸収糸による二層縫合で行い，胃の変形を最小限にとどめる。

胃後壁到達法

比較的小さな囊胞や，胃壁と囊胞壁に癒着がなく，網囊の開放が容易な場合，あるいは胃壁切開を最小限にとどめたい場合に選択する。大網切開と小網切開のいずれも可能であり，到達しやすい側からアプローチするが，大彎切開の方が視野的に有利である。

胃壁・囊胞壁ともに5 cm程度の同口径に切開し，内容物を吸引後に吻合を前述同様に行う。小彎側，次いで大彎側を連続一層吻合で行うが，大彎側の吻合は胃粘膜が外翻しないように注意する［図5］*4。吻合に不安のある部位は，結節吻合を追加する。

＊1 ─ 著者からのアドバイス，手技のポイント

アドバイス：胃を切開する前に麻酔科医に依頼し，経鼻胃管から胃内容を十分に吸引してもらう。
ポイント：胃前壁の切開創は筋鉤で広げると伸びるので，必要最小限にとどめること。胃壁の切開は超音波凝固切開装置を用いると出血しにくい。

＊2 ─ 手技のポイント

縫合する囊胞壁と胃壁の位置を確認した後，4点支持（1/4周ごと）を行う。

＊3 ─ 手技のポイント

各支持糸を牽引しながら，時計回りに連続縫合していく。4点支持を行うことで連続縫合糸の緩みをなくし，縫合不全の予防となる。

＊4 ─ 手技のポイント

囊胞胃吻合は小彎側から行う。内翻・連続吻合で行うが，とくに大彎側は胃粘膜が外翻しないように留意する。

図3　胃前壁到達法

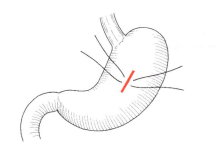

図4　手縫いによる囊胞胃壁吻合
A：4点支持で各々，囊胞壁と胃壁を縫合

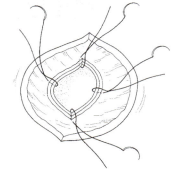

B：全周性に吻合

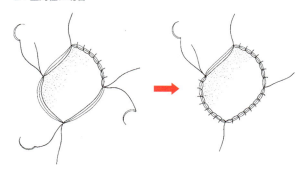

図5　胃後壁到達法

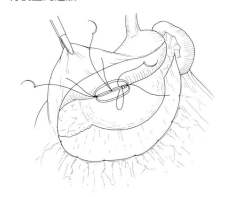

自動吻合器による吻合

　近年，腹腔鏡下手術の普及に伴い，消化管吻合に自動縫合器が多用されるようになった．自動縫合器は，手縫い吻合に自信のない場合や，癒着が高度で吻合スペースの確保が困難な場合によい適用となる．

　電気メスを用いて，胃壁と囊胞壁の各々に自動縫合器のカートリッジフォークおよびアンビルフォークを挿入する小孔を作成する．このエントリーホールはできる限り小さくするように心がける．吻合は45 mmの自動縫合器（青あるいは緑色カートリッジ）を用いて行う．吻合方向は胃長軸方向が理想的であるが，自動縫合器の操作性を考慮して無理のない範囲で調整してもよい．吻合後に，吻合口から吻合内部を観察し，出血や吻合の不具合の有無を確認する．出血や吻合に不安のある場合には，吸収糸で追加縫合する．挿入口の閉鎖は，吸収糸による一層結節縫合で行う［図6］[*5]．

*5 — 手技のポイント，著者からのアドバイス

ポイント：自動縫合器挿入口の作成は最小限にとどめる．囊胞壁を損傷しないように自動縫合器のフォークを慎重に挿入する［図6A］．
アドバイス：吻合終了後，縫合線からの出血の有無を確認する［図6B］．
ポイント：胃粘膜が外翻しないように結節縫合閉鎖する［図6C］．

囊胞空腸吻合

　胃壁から距離のある場合や，胃切除後で胃が利用できない場合には空腸吻合を選択する．消化管内溶液の囊胞内への逆流防止を考慮して，Roux-en Y吻合で行う．挙上経路は腹腔内の状況により判断するが，膵炎の影響で横行結腸間膜が短縮している場合には，迷わず前結腸経路で吻合する．Treitz靱帯から20 cm肛門側の空腸を自動縫合器で切離・挙上した後，囊胞壁と側々吻合を行う．吻合口は5 cm程度で，電気メスで切開し，通常の消化管吻合と同様に2点支持を行った後，4-0吸収糸を用いて連続吻合で行う［図7］[*6]．この時，挙上空腸脚が捻じれないこと，吻合部に緊張がかからないように挙上することが重要である．

*6 — 手技のポイント

- 前結腸経路でも緊張がかからない部位で空腸を切離し，かつ空腸脚が捻じれないように挙上する［図7A］．
- 囊胞壁と空腸壁を各々5cm程度切開して，2点支持を行った後，後壁側から連続吻合する．後壁1針目は心持ち間隔を狭めて，全層でしっかりと厚めに運針する［図7B］．

図6　自動縫合器を用いた囊胞胃壁吻合

A：自動縫合器挿入口の作成　　B：吻合終了後は縫合線からの出血の有無を確認　　C：挿入口の閉鎖

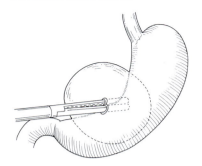 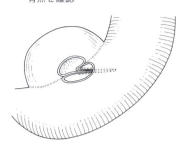 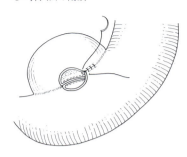

図7　囊胞空腸吻合

A：肛門側空腸の挙上　　B：囊胞空腸吻合

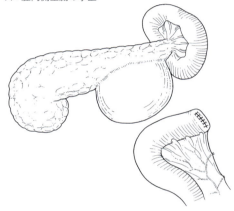 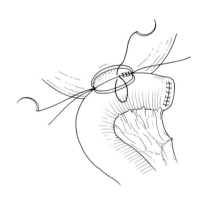

腹腔鏡(補助)下囊胞胃吻合術

腹腔鏡下手術は，より低侵襲な手技としてその意義は大きい．全身状態が安定している患者で，腹腔内の癒着が軽度で囊胞胃吻合が可能な症例がよい適応となる．若手外科医が術者となるには，腹腔鏡下幽門側胃切除あるいは腹腔鏡下大腸切除を術者もしくは助手として10例以上経験し，かつ腹腔鏡下縫合結紮手技を十分に問題なく遂行できる技量が必要と考える．

● **ポート配置** —— 腹腔鏡下幽門側胃切除に準じて行う[図8A][*7]．

● **囊胞胃吻合** —— まず，超音波凝固切開装置を用いて，大網を左右の胃大網動静脈近傍で脾門部近くまで十分に切開し，網囊を開放する．助手に胃体部後壁を把持・挙上してもらい，囊胞と胃後壁の位置関係を確認し，スムーズに吻合が可能なラインで囊胞胃吻合部をデザインする．続いて，自動縫合器のフォークの挿入口をピオクタニンでマーキングする．次に，囊胞側のマーキング部に18G針を穿刺し，内容液を可及的に吸引し，腹腔内汚染が最小限になるように努める．挿入口の作成は，超音波凝固切開装置を用いて囊胞壁から順に行う．囊胞壁を切開したら，囊胞壁内部を腹腔鏡で観察し，必要に応じて囊胞内洗浄や壊死物質の除去を行う．胃壁は厚いため，漿膜を切開した後，剥離鉗子で胃壁筋層を引き上げながら切開を進めていく．この際，胃壁切開を最小限にしないとエントリーホールが必要以上に開大し，後の閉鎖の難度が

*7 ——著者からのアドバイス
ポート配置は腹腔鏡下幽門側胃切除に準ずる．

図8　腹腔鏡（補助）下囊胞胃吻合術

A：ポート配置　　　　　　　　　　C：エントリーホール閉鎖

B：囊胞胃吻合

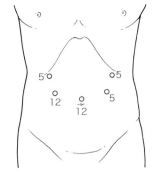

増す．挿入口作成が終了したら，右下12 mmポートから自動縫合器45 mm（青，あるいは緑カートリッジ）を挿入し，囊胞胃吻合を行う．カートリッジフォークはアンビルフォークより太く，カートリッジフォークを胃側に挿入する方が壁損傷のリスクを回避できる［図8B］*8．

● **エントリーホール閉鎖** ── 吻合が終了したら再度囊胞内に腹腔鏡を挿入し，縫合線からの出血がないことを確認する．エントリーホールは，4-0吸収糸を用いて連続縫合閉鎖する［図8C］*9．閉鎖は連続縫合，結節縫合のいずれでもよいが，術者の得意とする方法で確実に行うことが肝要である．縫合に不安が残る場合には，直上の腹壁に5 cmの切開を置き，小開腹下に挿入口の閉鎖を行う．最後に，吻合部周囲に大網を被覆し，吻合部の左右あるいは前後に閉鎖式ドレーンを留置する．

＊8 ─ 著者からのアドバイス
右下12 mmポートから自動縫合器を挿入して吻合する．

＊9 ─ 著者からのアドバイス
腹腔鏡の拡大視効果を利用し，確実に運針してエントリーホールを縫合閉鎖する．

患者管理

術後膵液漏を念頭に置いたドレーン管理を行う．

径鼻胃管は，術翌日まで留置し，吻合部からの出血の早期発見に努める．また，胃酸分泌抑制のためにH2ブロッカーまたはPPIを投与する．

文献

1) Banks PA, Bollen TL, Dervenis C, et al.; Acute Pancreatitis Classification Working Group: Classification of acute pancreatitis-2012: revision of the Atlanta classification and definitions by international consensus. Gut 2013; 62: 102-11.
2) 厚生労働省科学研究費補助金難治性疾患克服研究事業　難治性膵疾患に関する調査研究班：膵炎局所合併症（膵仮性囊胞，感染性被包化壊死等）に対する診断・治療コンセンサス．膵臓 2014；29：775-818.

手術操作

開腹・止血・観察

網囊を開放した後，胃を頭側に展開して膵前面を観察する*2。膵損傷部からの出血にはVIOシステムのボール型電極（ソフト凝固）を用いて焼灼止血を試みて，困難な場合はポリプロピレン合成吸収性縫合糸を用いて縫合止血を行う。出血のコントロールができてからは，術前画像や術中所見にあわせて入念に膵全体の観察を行う。深在性の膵体尾部損傷が疑われる場合には，左側より膵脾を授動し，深在性の膵頭部損傷が疑われる場合には，Kocherの授動を行い，膵内胆管損傷や肝十二指腸間膜周辺の臓器損傷がないかも十分に観察する*3。

膵縫合［図2］

膵組織の高度の挫滅および壊死組織があれば，デブリードマンした後，縫合修復を行う。膵組織を浅く縫合すると膵実質が裂けてしまい，深く縫合すると主膵管損傷をきたす可能性があるため，縫合時には刺入部から運針のイメージを描きながら細心の注意を払い行う*4。縫合にはatraumatic needle付きモノフィラメントの非吸収糸（当科ではポリプロピレン合成吸収性縫合糸）を使用し，組織を合わせるよう愛護的に結節縫合する[4]。

ドレナージ術［図3］

膵縫合部の周囲からは分枝膵管からある程度の膵液漏出が発生するため，ドレーン留置が必須である。ドレーン留置部位に関して当科では，膵頭部損傷の場合には，①損傷部（修復部），②Winslow孔，（③右横隔膜下，④膵頭部背側）に，膵体尾部損傷の場合には，①損傷部（修復部），②左横隔膜下，（③膵体尾部背側）に留置することが多い。当科ではドレーンの偏位を防止するために，適宜loose loop法による半固定を行っている。ドレーンの種類*5は，通常膵手術と同様にガイドワイヤーでの交換操作が容易な閉鎖式吸引ドレナージ（Bard社，Hubless Silicone Flat Drain®）を用いている[7]。

*2 — 助手のポイント

助手は開腹すると同時に速やかに術野展開を行い，術者が出血部位を同定できるために腹水や血腫を吸引する。軽度の出血であればガーゼを用いて圧迫しておく。外傷手術では，ガーゼ喪失の危険を考え，やや大きめのガーゼを使用する。
膵の圧排による術後膵炎を起こさないように，助手も膵臓を愛護的に扱うことを忘れてはならない。

*3 — 観察のポイント

膵損傷を予想させる開腹時所見として，肝十二指腸間膜および傍十二指腸後腹膜，Treitz靱帯周囲の血腫，浮腫，浸軟壊死（maceration），胆汁漏出などがある。

*4 — 主膵管再建膵縫合術

外傷性膵頭部Ⅲb型損傷に関しては，膵切除術が一般的に行われているが，Martin[5]や北野ら[6]によって報告された主膵管再建膵縫合術は，理論的には優れた術式である。しかし，主膵管狭窄や膵液瘻の合併および死亡例も報告されており，その手術術式の適応に関しては慎重に判断すべきと同時に，熟練した術者のみに許される術式である。

*5 — ドレナージ術のポイント

逆行性感染の防止には閉鎖吸引式ドレーンが好ましいとされるが，腸管損傷などによる汚染が高度の場合は，必要に応じて住友ベークライト社のクリオドレーンバッグ®イリゲーションタイプチューブ付を用いることもある。

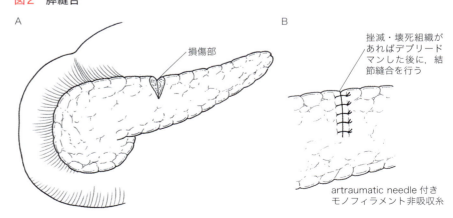

図2　膵縫合

図3 ドレナージ術

A：膵頭部損傷

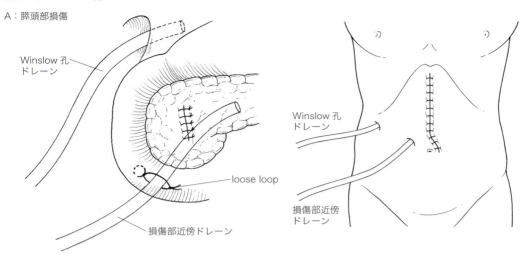

B：膵尾部損傷

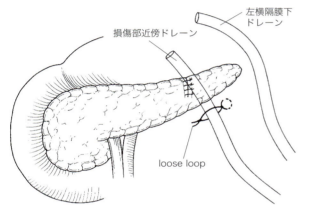
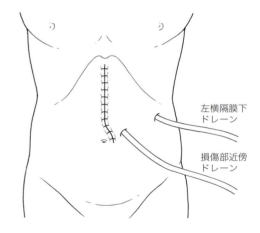

周術期管理

　基本的には待機的膵手術の術後管理と同様に行い，隠れたⅢb型損傷やドレナージ不良による膿瘍形成に最も注意する．腹腔ドレーン排液のアミラーゼ値の測定と細菌培養検査を適宜検査し，異常がなければ1本ずつ抜去していく．排液アミラーゼ値の高値が続く場合は継続して留置し，瘻孔が形成される約2週間以降でドレーン交換（当科ではファイコン三孔先穴ドレーン®）を行いながら管理する．

　術後の栄養管理は経静脈栄養が多いが，High-risk症例には経腸栄養が有用とする報告もあり，当科では重症例に対しては術中に上部空腸に腸瘻を造設し経腸栄養を行っている[8]．経口摂取時期に関しても，各施設の通常の術後管理に準じる．膵液瘻があっても炎症所見に乏しく，胃排出遅延もなく，術後経過が安定していれば経口摂取に問題はないと思われる．

　膵液瘻[*6]はドレナージ不良があると感染を誘発し，ときに致死的合併症に発展する可能性があるため，適切なドレナージに加え抗菌薬投与も重要である．

*6 ― 周術期管理のポイント
ソマトスタチンアナログは，膵液の排出量を減らすため使用を考慮してもよいが，術後膵液瘻に対する効果は明らかとなっていない[9]．

文献

1) 日本外傷学会臓器損傷分類委員会:膵損傷分類2008(日本外傷学会). 日外傷会誌 2008；264.
2) 栗栖 茂, 八田 健, 小山隆司, ほか:急性腹症・外傷 外傷性膵損傷に対する内視鏡の役割. 消化器内視鏡 2010；22：1509-1515.
3) 阪本雄一郎:損傷臓器別にみた診断と治療 膵損傷の診断と治療. 救急医学 2011；35：334-341.
4) 井上潤一, 小井土雄一, 辺見 弘:膵損傷・十二指腸損傷. 外科治療 2010；103：27183.
5) Martin LW, Henderson, BM, Welsh N: Disruption of the head of the pancreas caused by blunt trauma in children: a report of two cases treated with primary repair of the pancreatic duct. Surgery 1968; 63: 697-700.
6) 北野光秀, 茂木正寿, 奥沢星二郎, ほか:膵体部完全離断例に対する主膵管再建膵縫合術. 手術 1992；46：301-4.
7) Patton JH Jr, Lyden SP, Croce MA, et al: Pancreatic trauma: a simplified management guideline. J Trauma 1997; 43: 234-9; discussion 239-41.
8) Scaife CL, Hewitt KC, Mone MC, et al: Comparison of intraoperative versus delayed enteral feeding tube placement in patients undergoing a Whipple procedure. HPB : the official journal of the International Hepato Pancreato Biliary Association 2014; 16: 62-9.
9) Lochan R, Sen G, Barrett AM, et al: Management strategies in isolated pancreatic trauma. J Hepatobiliary Pancreat Surg 2009; 16: 189-96.

膵部分切除術

牧野　勇，田島秀浩，太田哲生　金沢大学消化器・腫瘍・再生外科学

　膵切除術は，元来，膵癌に対して行われることが多かったため，その標準的術式は膵頭十二指腸切除術，および膵体尾部切除術であった．しかしながら，近年では良性および低悪性度腫瘍が診断，手術される機会が増えてきたため，これらに対して術後の残膵機能温存を考慮した膵縮小手術が盛んに行われるようになってきた．一般に，膵縮小手術は手技が煩雑で難易度が高く，膵液瘻をはじめとする術後合併症の頻度が高いとされ，膵切除に習熟した医師が専門施設で行うのが望ましいとされている[1,2]．

　膵縮小手術の主な術式として，膵中央切除術，膵部分切除術，膵腫瘍核出術があげられる．膵中央切除術は，膵分節切除術と同義の術式であり，膵頭部と膵尾部を温存し膵尾部の再建を行う術式である[3,4]．膵部分切除術の中には，膵表面に突出する病変を楔状に切除する単純な部分切除のほか，発生学に基づく膵区域を系統的に切除する腹側膵切除術[5]や背側膵切除術[6]，鉤状突起部のみを切除する膵鉤状部切除術[7]などの報告がある．

　本項では，膵縮小手術である膵中央切除術，膵部分切除術（狭義），膵腫瘍核出術を含めて広義の膵部分切除術と定義し，各々の術式についてその要点を述べる．なお，近年これらを腹腔鏡下に行う術式も普及しつつあるが，本書は消化器外科専門医を目指す医師を対象としていることを考慮し，開腹での術式を紹介する．

膵中央切除術

適応

　主な適応は，膵体部や膵頸部に限局し，系統的なリンパ節郭清を要しない良性または低悪性度腫瘍で，具体的には一部の神経内分泌腫瘍，漿液性囊胞腫瘍，粘液性囊胞腫瘍，solid pseudopapillary neoplasm などがあげられる．また，腎癌をはじめとする転移性膵腫瘍も適応となる場合がある．浸潤癌を有さない膵管内乳頭粘液性腫瘍にも適応できる場合があるが，本疾患は膵管内進展をきたしやすいことから，切除断端の迅速病理診断を行うなど，慎重な対応が必要となる．

手術手技

開腹，腫瘍の観察

①剣状突起部から臍下部までの上腹部正中切開を基本とするが，肥満などで視野不良が予想される場合には逆 T 字切開にて開腹する［図1］．
②開腹後，大網を切離し網囊を開放する．
③視触診および術中超音波検査にて腫瘍の位置や進展範囲を確認し，膵中央切除術が適切であることを確認する．

膵上縁，下縁の剥離，膵体部の授動

① 大網の切開を右側に連続して横行結腸を尾側に剥離し，上腸間膜静脈を同定*1，露出する。
② 上腸間膜静脈を剥離露出した部位から，膵下縁の剥離を膵尾部方向に進める。この際，尾部側の膵切離予定部を越えて広く剥離し，膵背面から脾静脈が確認できるまで十分に授動する［図2］。
③ 膵上縁を剥離し，総肝動脈と脾動脈を同定する。膵上縁の剥離は，総肝動脈から胃十二指腸動脈が分岐する部位を右側縁の指標とし，左側縁は膵下縁と同様，尾部側の膵切離予定部を越えて広く行っておく。通常，総肝動脈から胃十二指腸動

*1 — **手技のポイント**
膵下縁で上腸間膜静脈を同定する際には，右胃大網静脈や副右結腸静脈，中結腸静脈の走行を認識し，これらが上腸間膜静脈に合流することを想定すると剥離部位を誤ることがない［図2］。

図1　皮膚切開
剣状突起部から臍下部までの上腹部正中切開を基本とするが，肥満などで視野不良が予想される場合には逆T字切開にて開腹する。

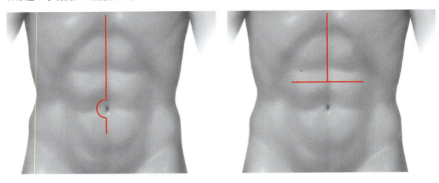

図2　膵下縁の剥離
胃を頭側，横行結腸を尾側に展開し，膵下縁にて上腸間膜静脈を露出する。
次いで，膵下縁の剥離を膵尾部方向に進める。この際，尾部側の膵切離予定部を越えて広く剥離し，膵背面から脾静脈が確認できるまで十分に授動する。
浸潤傾向のない病変を対象としているため，膵の辺縁に沿って剥離し，結腸間膜に切り込まない剥離層を維持する。

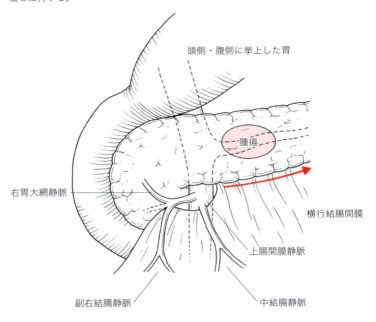

脈が分岐する部位を剝離すると背側に門脈が現れるため，この位置で門脈を同定し，門脈前面と膵背面との癒着部を剝離しておく［図3］*2。

膵のトンネリング，膵切離

膵切離は頭部側，尾部側のどちらから行うことも可能だが，頭部側の方が膵と門脈・脾静脈との剝離が容易であるため，通常は頭部側の膵切離を先行する。頭部側の切離ラインが腫瘍と近接している場合や，門脈直上を越えてより右側での切離が必要な場合などは，膵尾部側の切離を先行することもあるが，その際には尾部側の膵切離

*2 ── 助手のポイント
総肝動脈や脾動脈の近位部は，通常，膵体部の背面に潜り込むように走行しているため，これらを剝離するためには，助手による膵の展開が重要である。膵は腹側から背側に単純に押し下げるのではなく，ガーゼを用いて下縁付近を圧迫し，ローテーションするように展開することで，上縁の視野が良好となる［図4］。

図3 膵上縁の剝離
膵上縁の剝離は，総肝動脈から胃十二指腸動脈が分岐する部位を右側縁の指標とし，左側縁は膵下縁と同様，尾部側の膵切離予定部を越えて広く行っておく。通常，総肝動脈から胃十二指腸動脈が分岐する部位を剝離すると背側に門脈が現れるため，この位置で門脈を同定し，門脈前面と膵背面との癒着部を剝離しておく。

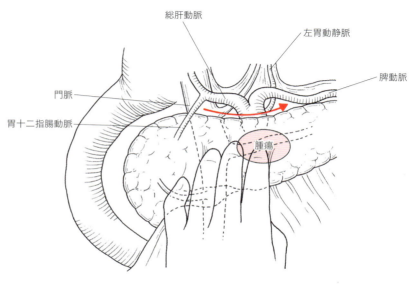

図4 膵の展開

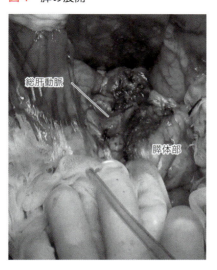

に先行して，切離ラインの膵背面から脾静脈を剝離し分離する必要がある[図5]。

以下は頭部側の膵切離を先行する手順を述べる。

①膵下縁で露出した上腸間膜静脈から，膵上縁で露出した門脈に向け，この前面で膵頸部背面との癒着部を剝離し，膵のトンネリングを行う[図6]。膵上縁，下縁か

図5 膵切離

頭部側の切離ラインが腫瘍と近接している場合や，門脈直上を越えてより右側での切離が必要な場合などは，膵尾部側の切離を先行する。その際には，膵尾部側の切離を先行する場合には，尾部側の膵切離に先行して，切離ラインの膵背面から脾静脈を剝離し分離する必要がある。

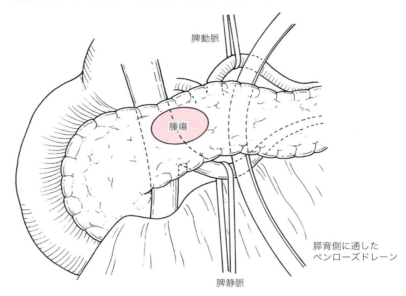

図6 膵のトンネリング

膵下縁で露出した上腸間膜静脈から，膵上縁で露出した門脈に向け，この前面で膵頸部背面との癒着部を剝離し，膵のトンネリングを行う。

トンネリングの際は，正確に上腸間膜静脈・門脈の前面を剝離すれば分枝が存在することはほとんどないが，剝離ラインが左右にそれた場合には膵からの小静脈を損傷し，思わぬ出血をきたすことがあるので慎重な操作が必要である。

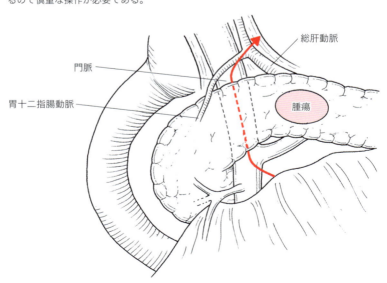

らの剥離が十分に行えていればトンネリングは容易である。トンネリングの際は，正確に上腸間膜静脈・門脈の前面を剥離すれば分枝が存在することはほとんどないが，剥離ラインが左右にそれた場合には膵からの小静脈を損傷し，思わぬ出血をきたすことがあるので慎重な操作が必要である。

② 頭部側の膵切離方法は膵体尾部切除術の場合と同様であり，自動縫合器を用いる方法や，膵切離を行い断端の主膵管を結紮し，縫合により膵断端を処理する方法などがある（膵体尾部切除術の項を参照）。当科では，本術式や膵体尾部切除術においては，膵断端の主膵管を結紮し，動脈性出血を 6-0 モノフィラメント吸収糸で縫合止血して，断端の縫合閉鎖は行わず，生食滴下バイポーラにて焼灼する non-closure technique を用いている[8, 9]。

③ 切除側の膵断端部を腹側，左側方向に拳上，牽引しつつ，膵を総肝動脈や脾動静脈から順次剥離してゆく［図7］。この過程で膵から脾静脈に流入する小静脈から出血をきたさないよう慎重に処理を行う*3。

④ 尾部側の切離予定部位まで剥離が完了したら，膵切離を行って標本を摘出する。尾側側の膵切離方法は膵頭十二指腸切除術の場合と同様であり，通常は切離ラインの尾部側膵に腸鉗子やネラトンカテーテルを用いたターニケットをかけるなどして駆血し，メスまたは電気メスや超音波凝固切開装置などのエネルギーデバイスを用いて膵切離を行う。

再建，ドレーン留置，閉腹

尾側膵の再建方法は，膵空腸吻合または膵胃吻合が一般的である。今回は膵空腸吻合の手技を紹介する。

① 起始部から約 30 cm の部位の空腸を自動縫合器を用いて切離し，横行結腸間膜に開けた間隙を通して後結腸経路で挙上する。

② 挙上空腸の吻合予定部に主膵管径に応じた小孔を開け，ここから膵管チューブを

＊3 ― 解剖のポイント

膵体部背面の剥離操作中に，膵頭上部から膵体部を支配する主要な動脈である背側膵動脈が現れてくる。本動脈の起始部は，上腸間膜動脈，脾動脈，総肝動脈，腹腔動脈，上腸間膜動脈に由来する異型肝動脈などさまざまで，ときに複数の動脈とアーケードを形成する。また，脾静脈近位部背側で頭部枝と体部枝に分岐することが多い。本術式で処理される最も重要な動脈であるため，術前の画像検査にてその起始部と走行を把握しておき，確実に結紮切離する必要がある。

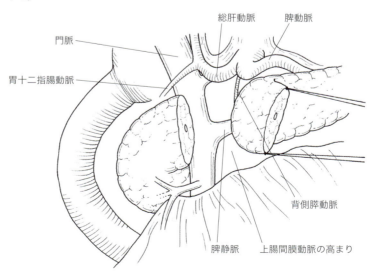

図7　総肝動脈・脾動静脈から膵剥離
切除側の膵断端部を腹側，左側方向に拳上，牽引しつつ，膵を総肝動脈や脾動静脈から順次剥離してゆく。

空腸盲端側に向けて通しておく。膵管チューブは5Frのものを用いることが多いが，膵管径に応じて調節している。

③外列の運針はBlumgart法を改変した水平マットレス縫合で行う[図8]。通常，3-0モノフィラメント非吸収糸を用い，膵管の頭側と尾側に1針ずつと，膵管をまたぐように1針の合計3針をかけることが多いが，膵断端の大きさに応じて調整している。運針は空腸の後壁側の外側から空腸の短軸方向に，1cmほどのバイトで漿膜筋層を通過させる。両端針を用いて平行するように3針かけておく[図8A]。その後，各々を膵断端から1cm程の部位で膵実質の背側から腹側に貫通させるように運針する[図8B]。

上記の方法で後壁を運針した後，膵管・膵実質と空腸全層を6-0モノフィラメント吸収糸を用いて連続縫合する[図8C]。後壁を縫い終えた時点で，先に空腸側に通してあった膵管チューブを膵管内に誘導し，6-0モノフィラメント吸収糸を用いて固定する。

前壁の外列も後壁と同様の方法でマットレス縫合を行って順次結紮する[図8D]。

④空腸・空腸吻合にてY脚を作製し，間膜を修復する。

⑤腹腔内を洗浄し，膵管チューブを誘導した挙上空腸の盲端部は腹壁に挙上して縫合固定する。頭部側の膵断端，膵空腸吻合部の上縁，下縁の3箇所にドレーンを留置して閉腹する[図9]。

図8　膵空腸吻合

A：空腸の後壁側の外側から空腸の短軸方向に，1cmほどのバイトで漿膜筋層を通過させる。3針かけることが多いが，断面の大きさに応じて適宜調整する。

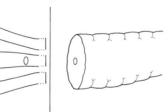

B：各々を膵断端から1cm程の部位で膵実質の背側から腹側に貫通させるように運針する。

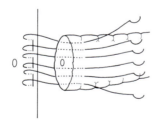

C：膵管・膵実質と空腸全層を6-0モノフィラメント吸収糸を用いて連続縫合する。

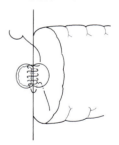

D：前壁の外列も後壁と同様の方法でマットレス縫合を行って順次結紮する。

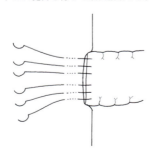

E：断面の模式図

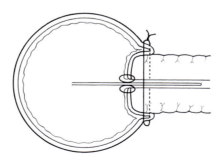

図9 ドレーン留置
挙上空腸は横行結腸間膜に空けた間隙を通して後結腸経路で挙上する。
挙上空腸盲端側から膵管チューブを誘導してWitzel式に固定する。
頭部側の膵断端，膵空腸吻合部の上縁，下縁の3箇所にドレーンを留置する。

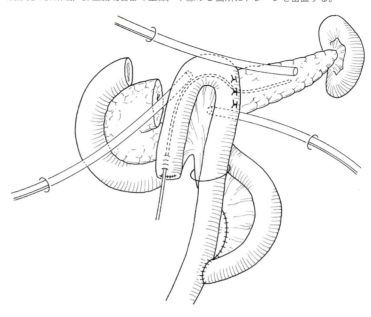

膵部分切除術（楔状切除）/膵腫瘍核出術

適応

　主な適応は膵中央切除術の項と同様で，系統郭清が不要な良性から低悪性度腫瘍であるが，腫瘍が限局的で主膵管を損傷することなく摘出できることが条件となる。膵外に突出するように発育する場合には部分切除（楔状切除）を行い，膵内に埋没して存在する場合は核出術が適応となる。2 cm以下の小病変で発見され，良性の経過をとることの多いインスリノーマに適応されることが最も多い。

手術手技

開腹，腫瘍の観察

　剣状突起部から臍下部までの上腹部正中切開を基本とするが，腫瘍の部位や体型などに応じて適宜調整する。

　視触診および術中超音波検査にて腫瘍の位置や進展範囲を確認し，とくに腫瘍と主膵管との距離や相互の位置関係を入念に評価して，部分切除術や核出術が可能であることを確認する。主膵管に損傷をきたすおそれがある場合には，本術式は適応できない。

膵の授動

　腫瘍が膵頭部にある場合にはKocher授動術を行い，腫瘍が膵体尾部にある場合には同部位の膵を後腹膜から剥離し，膵の背側に術者の左手が挿入できるように準備しておく［図10］。この操作により，膵切離中の出血に対して，背側から膵を挙上しつつ圧迫することでそのコントロールが容易となる。

腫瘍の摘出

　腫瘍を核出する際には，電気メスや超音波凝固切開装置などを用いて，少しずつ慎重に膵を切離する．この際，膵の背側に挿入した術者の左手で腫瘍の背側の膵実質を押し上げるように展開すると，切離面が広がって切離を進めやすくなる［図11］．切離面の動脈出血に対しては，6-0モノフィラメント吸収糸でZ縫合を行い止血する．静脈性の出血は，電気メスあるいは圧迫にて止血を行う．核出後の欠損部が小さな場合は縫合閉鎖が可能であるが，ある程度の大きさがあって縫合操作により裂傷をきたすおそれがある場合には止血処置のみ行い，縫合閉鎖は行わない．腫瘍が膵外から突出している場合には同様の方法での切離も可能であるが，突出した腫瘍部を自動縫合器で切除する方法も可能である（楔状切除）．

図10　膵の授動
腫瘍が膵頭部にある場合にはKocher授動術を行い，腫瘍が膵体尾部にある場合には同部位の膵を後腹膜から剥離し，膵の背側に術者の左手が挿入できるように準備しておく．この操作により，膵切離中の出血に対して，背側から膵を挙上しつつ圧迫することでそのコントロールが容易となる．

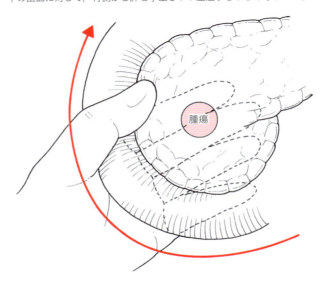

図11　腫瘍の摘出
膵の背側に挿入した術者の左手で腫瘍の背側の膵実質を押し上げるように展開すると，切離面が広がって切離を進めやすくなる．

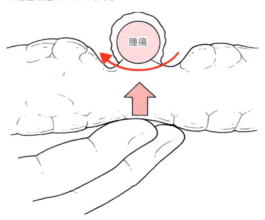

ドレーン留置，閉腹

洗浄後，腫瘍切除部にドレーンを留置して閉腹する。

文献

1) 日本膵切研究会　膵切用語検討委員会：膵切用語解説集　第1版．金原出版，2014．
2) 今泉俊秀：私の膵外科・温故知新－拡大手術から縮小手術まで－．膵臓 2009；24：12-24．
3) Letton AH, Wilson JP: Traumatic severance of pancreas treated by Roux-Y anastomosis. Surg Gynecol Obstet 1959；109：473-8.
4) Iacono C, Bortolasi L, Facci E, et al: The Dagradi-Serio-Iacono operation central pancreatectomy. J Gastrointest Surg 2007; 11: 364-76.
5) 竜　崇正：腹側膵切除．手術 2009；63：35-40．
6) 山崎将人，安田秀喜，幸田圭史ほか：頭部背側膵切除術．手術 2009；63：31-4．
7) 渡邊五朗，松田正道，橋本雅司：膵鉤状部切除術の実際－手技のコツと適応について－．手術 2009；63：27-30．
8) Kitagawa H, Ohta T, Tani T, et al: Nonclosure technique with saline-coupled bipolar electrocautery in management of the cut surface after distal pancreatectomy. J Hepatobiliary Pancreat Surg 2008; 15: 377-83.
9) Makino I, Kitagawa H, Ohta T, et al: Management of remnant pancreatic stump fto prevent the development of postoperative pancreatic fistulas after distal pancreatectomy: current evidence and our strategy. Surg Today 2013; 43: 595-602.

膵（管）消化管吻合術

平野勝久，吉岡伊作，藤井　努　富山大学大学院消化器・腫瘍・総合外科

　膵（管）消化管吻合術を行う主な場面としては，膵頭十二指腸切除術における消化管再建である。そのため，本項では膵頭十二指腸切除術における膵（管）消化管吻合術について紹介する。なお，膵頭十二指腸切除術の詳細については本項での紹介は行わないが，膵（管）消化管吻合術に際して，膵切離も重要なポイントであるので紹介する。
　膵頭十二指腸切除術における膵（管）消化管吻合術に関して，膵空腸吻合および膵胃吻合に大別されるが，その優劣性に関しては未だ議論されている。著者らの施設では，Blumgart 変法（膵空腸吻合術）を行っている。本項では Blumgart 変法による膵空腸吻合を中心に，一般的な膵空腸吻合および胃膵吻合について述べる。

麻酔・手術体位

　膵頭十二指腸切除術を前提に述べるが，一般的な経口挿管，人工呼吸器管理による全身麻酔で手術を行う。術後鎮痛としてとくに禁忌がない限り，硬膜外麻酔を併用する。体位は仰臥位である。
　周術期肺血栓塞栓症リスクについて評価を行い，弾性ストッキングの着用と間欠的下肢マッサージを行う。

皮膚切開・開腹

　腹部正中切開，または逆 T 字切開で開腹する［図1］。著者らの施設では，腹部正中切開で開腹している。膵頭十二指腸切除術では，郭清や消化管再建など多岐にわたる手術手技が必要となるため，十分な術野を確保する必要がある。開腹した後に創縁保護を行い，吊上げ鉤を用いて両側肋骨をそれぞれ左右に牽引して，さらに術野を確保する。また，膵頭十二指腸切除術の郭清において，総肝動脈から胃十二指腸動脈，固有肝動脈が露出される。術後膵液漏はこれらの血管に対して仮性動脈瘤を形成する

図1　皮膚切開

A：腹部正中切開

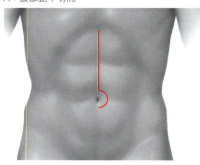

B：逆 T 字切開

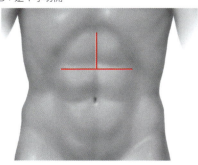

ことがあり，術後出血の要因となりうるため，著者らは肝円索を用いてこれらの血管を保護している．そのため，開腹に際しては肝円索を長く温存し，後に胃十二指腸動脈断端を wrapping するのに用いる．

膵トンネリング

膵下縁では結腸静脈や，胃結腸静脈幹に注意しながら剥離する．上腸間膜静脈（superior mesenteric vein；SMV）を全周性に露出し，テーピングを行う．SMV 前面と膵臓背側との間を剥離しトンネリングを行う．通常，門脈（portal vein；PV）の頂上に流入する分枝は存在しないため，門脈直上に沿って膵臓と門脈との間を剥離していく．膵下縁では流入する細径の静脈が存在するので，こまめに結紮もしくはベッセルシーリングシステムなどを用いて処理していく[*1]．

膵上縁ではすでに肝十二指腸間膜郭清の段階で門脈が露出している．膵上縁の PV と膵下縁の SMV の位置を確認し，血管の頂上から離れないようにトンネリングしていく[図2]．

*1──著者からのアドバイス
膵トンネリングの際に不意の出血に対して，安全に止血できるよう膵下縁の剥離は十分に行い，window を広げておく．

図2　膵頭部アーケード

A：動脈系

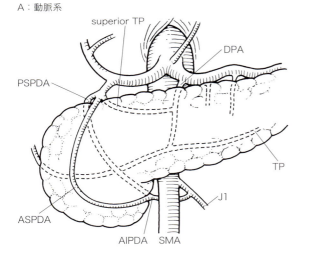

PSPDA：後上膵十二指腸動脈 posterior superior pancreaticoduodenal artery
ASPDA：前上膵十二指腸動脈 anterior superior pancreaticoduodenal artery
AIPDA：前下膵十二指腸動脈 anterior inferior pancreaticoduodenal artery
SMA：上腸間膜動脈 superior mesenteric artery
J1：空腸第1動脈 first jejunal artery
TP：横行膵動脈 transverse pancreatic artery
DPA：背側膵動脈 dorsal pancreatic artery
superior TP：上横行膵動脈 superior transverse pancreatic artery

B：静脈系

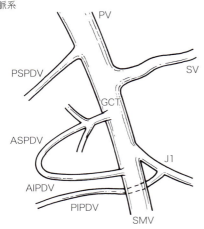

PSPDV：後上膵十二指腸静脈 posterior superior pancreaticoduodenal vien
ASPDV：前上膵十二指腸静脈 anterior superior pancreaticoduodenal vien
AIPDV：前下膵十二指腸静脈 anterior inferior pancreaticoduodenal vien
PIPDV：後下膵十二指腸静脈 posterior inferior pancreaticoduodenal vien
SMV：上腸間膜静脈 superior mesenteric vien
J1：空腸第1静脈 first jejunal vien
SV：脾静脈 splenic vien
PV：門脈 portal vien
GCT：胃結腸静脈幹 gastrocolctrunk

図5 膵腔腸吻合：Blumgart変法

A：1針で行う膵実質空腸漿膜筋層縫合
 (atrophic/hard pancreas)

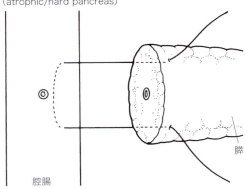

B：3針で行う膵実質空腸漿膜筋層縫合
 (soft pancreas)

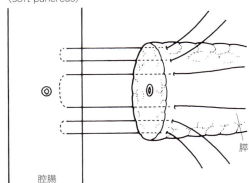

C：それぞれの端の針を膵実質後壁から，前壁に向かってかける

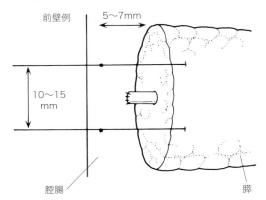

D：膵切離断端が完全に空腸漿膜で覆い被されるように結紮する

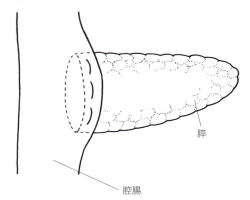

- **膵実質空腸漿膜筋層吻合**——空腸側から膵実質へ貫通糸を通す。縫合糸には4-0モノフィラメント糸を用いる。膵実質の厚みを a，膵断端の取り幅を b としたときに，空腸漿膜筋層のバイトは $a + 2b$ とする［図6A］。

 空腸漿膜筋層前壁側から後壁へ向かって縫合糸をかけ，さらに膵実質を後壁から前壁にかけて貫通させる。膵実質空腸漿膜筋層吻合は4〜5針で行う。

- **膵管上皮空腸吻合**——Blumgart変法で紹介したものと同様の手技で行う［図6B］。
- **膵実質空腸漿膜筋層の結紮**——膵実質空腸漿膜筋層を貫通させた縫合糸を結紮する。このときにも空腸が膵実質全体を被覆するように結紮していく［図6C］。

ロストステント法

 ロストステント法ではステントチューブを外瘻としないので，先端から5cm程度に切断したステントチューブを膵管空腸吻合後壁が終了した時点で挿入し，6時方向（背側）の糸で固定する。

図6　膵空腸吻合：柿田法

A：膵実質空腸漿膜筋層吻合

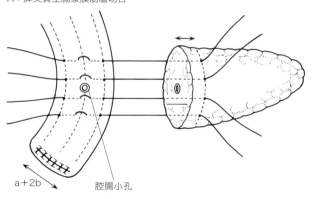

a＋2b
腔腸小孔

B：膵管上皮空腸吻合

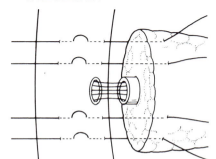

C：膵実質空腸漿膜筋層の結紮

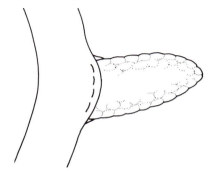

膵胃吻合

胃粘膜ポケットの作成

　膵断端が胃内に露出すると術後出血の危険性があるため，胃粘膜ポケットを作成し膵胃吻合を行う．胃体部から上部の小彎側および大彎側に支持糸をかけて，胃体中部後壁の吻合予定部の視野を確保する．膵断端より若干大きめに胃粘膜ポケットを作成する．予定範囲の漿膜筋層を，電気メスや超音波凝固切開装置などを用いて切開していく．このときに粘膜層を損傷しないように十分に注意する［図7B］．

膵実質胃漿膜筋層吻合

　膵実質胃漿膜筋層吻合では，4-0モノフィラメント非吸収糸を用いる．まず，胃漿膜筋層口側と膵実質前壁側の吻合を行う．およそ7針で縫合を行い，胃を膵臓に引き寄せるように，膵実質に緊張がかからないよう結紮していく．膵実質が完全に胃漿膜筋層で被覆されるように心がける［図7C］．

膵管胃粘膜吻合

　膵管胃粘膜吻合部を決定したら，胃粘膜に小孔を開ける．膵管−胃粘膜吻合に関しては，膵管空腸吻合の項を参照されたい［図7D］．

図7 膵胃吻合

A：胃粘膜ポケットの作成

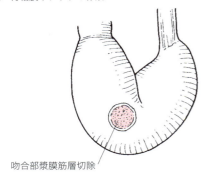

B：膵実質胃漿膜筋層吻合

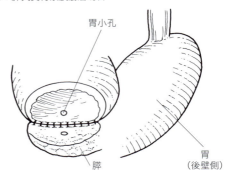

C：膵管胃粘膜吻合

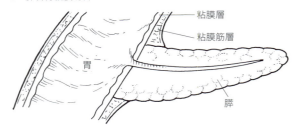

D：完成図

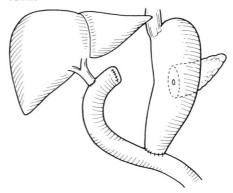

ドレーン挿入

ドレーンチューブは19Frの閉鎖式シリコンドレーンを用いる。膵空腸吻合部の頭側と尾側にそれぞれ挿入する。術後膵液漏の発生時にはドレーン交換が必要なことがあるので，体表から直線的な経路でドレーンを挿入するよう心がける。ドレーン抜去時期についてはいまだ議論がなされているが，長期留置により逆行性感染を起こすことがあるので，不必要な長期留置は避けるべきである。

文献

1) Fujii T, Sugimoto H, Yamada S, et al: Modified Blumgart Anastmosis for Pancreaticojejunostomy: Technical Improvement in Matched Historical Control Study. J Gastrointest Surg 2014; 18: 1108-15.
2) 隈元雄介，海津貴史，田島 弘，ほか：手術手技．膵消化管吻合 - 柿田式．臨外 2018；73(3)：310-3.

脾　臟

脾臓摘出術

川中博文, 江頭明典, 田尻裕匡　国立病院機構別府医療センター臨床研究部, 消化器外科

解剖 [図1]

脾臓は左横隔膜下で第9〜11肋骨の高さに位置し, 脾血管茎部（脾門部）, 胃脾間膜, 脾結腸間膜, 脾腎ヒダ, 横隔脾ヒダの4つの間膜, ヒダによって固定されている。

手術の適応

脾臓の主な働きは, 老化した赤血球の濾過・除去, 血球（主に血小板）の貯蔵, 抗体産生, リンパ球の成熟などであり, 脾臓の役割に関連した疾患が脾臓摘出術の主な適応となる。

- 脾腫・脾機能亢進

  巨脾による疼痛や圧迫などの症状が著しい場合や, 脾機能亢進症による高度の血球減少（血小板 $5 \times 10^4/\mu L$ 以下, 白血球 $3000/\mu L$ 以下, 赤血球 $300 \times 10^4/\mu L$ 以下のいずれか1項目）を認める場合が適応となる。

- 難治性食道胃静脈瘤
- 特発性血小板減少性紫斑病（ITP）, 遺伝性球状赤血球症（HS）, 自己免疫性溶血性貧血, サラセミアなどの血液疾患
- 脾動脈瘤
- 脾腫瘍（診断と治療を兼ねて）
- 脾膿瘍
- 脾外傷

図1　脾臓の解剖
脾臓は, 脾血管茎部（脾門部）, 胃脾間膜, 脾結腸間膜, 脾腎ヒダ, 横隔脾ヒダによって固定されている。

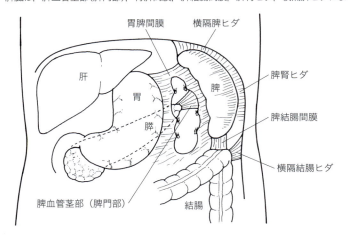

- ABO不適合肝あるいは腎移植
- 生体肝移植の際の過小グラフト症候群の予防

手術前の準備

①術前2週間前までに肺炎球菌ワクチン(ニューモバックス®)を接種しておく。
②脾機能亢進症に伴う汎血球減少,とくに血小板数の減少を伴う場合,5万/μLを目安に血小板輸血の準備を行う。ITP症例では,免疫グロブリンの大量静注療法が有効なことがある。

手術術式の選択

　開腹手術では,脾臓の上極や外側の視野が不良となり,腹腔鏡下手術の方が良好な視野で手術を行うことができるため,血液疾患に対しては腹腔鏡下脾臓摘出術が標準術式となっている。しかし,巨脾症例や肝硬変症・門脈圧亢進症などでは手術の難易度が高く,術中・術後の出血のリスクが高くなる。したがって,術前のCTにて脾腫の程度,脾動静脈の走行,側副血行路と脾の位置関係について評価し,①腹腔鏡下脾臓摘出術,②用手補助腹腔鏡下脾臓摘出術(HALS),③開腹脾臓摘出術のどれを選択するか決定する。

　術式を決定する際は,安全を担保するために自身の技術だけでなく,麻酔科や手術室の体制も考慮して決定するべきである。また,当科においてはCTによる予測脾重量が600gを超える巨脾症例,発達した側副血行路が術野に存在する症例,Child-Pugh 9点以上の肝予備能の低下した症例では,完全鏡視下ではなく最初から用手補助下腹腔鏡下脾臓摘出術を選択するようにしている。また,外傷性脾破裂など緊急手術の場合,収納袋に収まらない2kgを超える超巨脾の場合などでは,開腹脾摘術を行う。

体位と皮膚切開 [図2～4]

　開腹脾臓摘出術では,仰臥位にて上腹部正中切開,左傍腹直筋切開,左肋骨弓下切開,Kocher鉤状切開,Kocher鉤状切開変法(沢田法)がある。腹腔鏡下手術が困難な巨脾症例などでは,臍から3～4cm上までの上腹部切開を行い,左第11肋骨下縁付近まで切開を延長する沢田法が有用である。脾臓の下端が骨盤内に達していても,鉤状切開の位置を下げる必要はなく,創外に引き出すことは容易であり,とくに巨脾症例では眼下に脾門部が位置することも多い。

図2　開腹脾摘術の皮膚切開

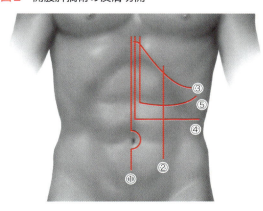

①上腹部正中切開
②左傍腹直筋切開
③左肋骨弓下切開
④Kocher鉤状切開
⑤Kocher鉤状切開変法

図3　超巨脾症例に対するKocher鉤状切開変法（沢田法）による開腹脾摘術

B型肝硬変症に伴う2500 g（31×19×10 cm）の超巨脾症例であり，脾臓の内側は正中を超え，下極は骨盤内に達していたが，Kocher鉤状切開変法（沢田法）による開腹脾摘術を行った。

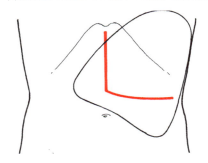
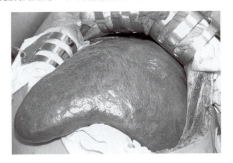

図4　体位・ポート挿入位置

A ：体位右側臥位～右半側臥位
BC：ポート挿入位置
D ：HALSを行う際は，腹腔内から観察しながら，側副血行路の多い肝円索を避けるように上腹部に約7 cmの縦切開を置き，ハンドポートを挿入する。

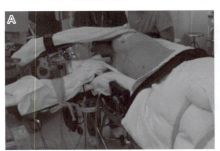
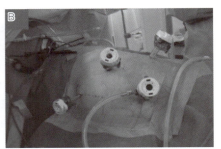
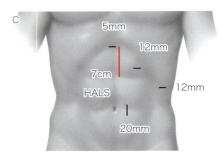
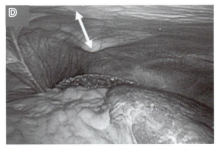

　腹腔鏡下手術では，右側臥位に近い半側臥位にて手術を行う。ポート位置は，臍左にカメラポート，操作用ポートとして心窩部に5 mm，脾の下極のレベルで左肋弓下鎖骨中線上に12 mm，左肋骨弓下前腋窩線上に12 mmのポートを挿入している。

　最初からHALSを行う際には，カメラポートを挿入した後に腹腔内から観察しながら，側副血行路の多い肝円索を避けるように上腹部に約7 cmの縦切開を置き，ハンドポートを挿入している。手術開始前に正中線をマーキングしておき，HALSの切開はマーキングに平行に行う。

手術操作

　開腹脾臓摘出術であっても，腹腔鏡下手術と同じ操作手順で，同じエネルギーデバイスや自動縫合器を使用することで，腹腔鏡下手術と同様の出血の少ない手術が可能

であるため，本項では腹腔鏡下脾臓摘出術の手術操作について述べる．

心窩部5mmポートから挿入した術者の左手鉗子が，用手補助下では術者の左手となり，開腹手術では術者の左手に加えて，右手は腹腔鏡下手術と同じ手術器具を使用するだけである

腹腔内の観察

肝切除や生体肝移植などの腹部手術の既往があっても，脾周囲の癒着はほとんどないため，腹腔鏡下脾臓摘出術の妨げにはならない場合が多い．完全鏡視下からHALS，あるいはHALSから開腹術へ緊急で移行する場合を考慮して，HALSや開腹に必要な部分の癒着剥離を最初に行っておく．

胃脾間膜の切離［図5］

ポート挿入の際には，手術台を左側にローテーションし仰臥位近くになっており，胃脾間膜が伸展しているため，胃脾間膜の切離から行うようにしている．後述の脾外側の剥離から行っても問題はない．LigaSure™やEnSeal™などのvessel sealing deviceを用いて切離を進めていくが，胃脾間膜の血管から出血した経験はない．まずはストレスなく切離を進めることができる脾上極手前くらいまでで切離をとめておく．

肝硬変症や門脈圧亢進症に伴う巨脾症例や，脾臓と横隔膜が癒着している脾動脈塞栓術施行症例などでは，胃脾間膜を切離した時点で膵上縁で脾動脈が容易に確認できる部位で，脾動脈の先行結紮を行っておくと脾臓のサイズは縮小し，脾臓周囲の側副血行路の血流も低下するため，手術が安全に施行可能となる．ただし，腫瘍性に増大している場合は，脾動脈先行結紮しても脾臓のサイズはあまり変化しないが，術中出血に対して安全を担保する意義はある．また，脾動脈先行結紮を行う場合は，血小板輸血は脾動脈結紮後に行った方が効果が高い．

脾腎ヒダの切離［図6］

手術台を右側に傾けることで，剥離面に重力による自然なカウンタートラクションをかけながら手術を行うことができる．脾下極の脾結腸間膜は側副血行路が存在する

図5　胃脾間膜の切離
LigaSure™やEnSeal™などのvessel sealing deviceを用いて切離を進めていくが，まずはストレスなく切離を進めることができる脾上極手前くらいまでで切離をとめておく．横隔脾ヒダの切離は，脾腎ヒダの切離の後に行う方が安全である．

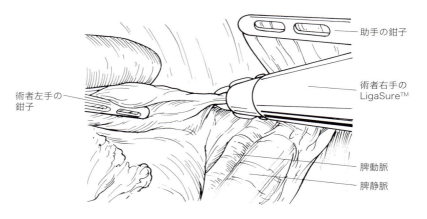

図6　脾腎ヒダの切離

手術台を右側に傾けることで剥離面に自然なカウンタートラクションをかけることができる。
A：横隔結腸ヒダを切離し，結腸脾弯曲部を遊離することで，脾外側の視野が良好となる。
B：脾腎ヒダ（脾外側の後腹膜）の切離ラインは，脾臓からやや離れた部位で行う方が，脾臓からの側副血行路を損傷しにくい。
CD：肝硬変症や門脈圧亢進症の場合，脾腎ヒダ（脾外側の後腹膜）には細かな側副血行路が多数存在するので，vessel sealing device を用いて，脾上極近くまで剥離を進める。術者左手の鉗子の柄の部分を用いて脾臓を圧排することで，脾臓の損傷を防ぐことができる。必ず脾腎ヒダ（脾外側の後腹膜）を含めて切離することで，背側にある副腎や後腹膜下の側副血行路の損傷を防ぐことができる。

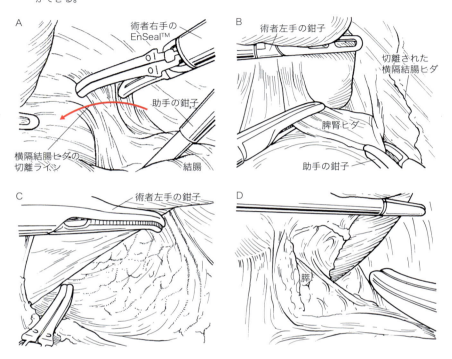

ことが多いため，脾結腸間膜の切離は vessel sealing device を用いてストレスなく切離ができる範囲にとどめ，続いて横隔結腸ヒダを切離し結腸脾彎曲部を遊離することで，脾外側の視野が良好となる。脾腎ヒダ（脾外側の後腹膜）には，細かな側副血行路が多数存在するので，vessel sealing device を用いて脾上極近くまで剥離を進める。脾臓を圧排する際には，鉗子の柄の部分を用いることで，脾臓の損傷を防ぐことができる。また，必ず脾腎ヒダ（脾外側の後腹膜）を含めて切離することで，副腎の損傷や後腹膜下の側副血行路の損傷を防ぐことができる。

開腹脾臓摘出術の場合も，腹腔鏡下手術の視野と同様に，尾側から脾腎ヒダ（脾外側の後腹膜）の背側を見ながら，vessel sealing device を用いて脾腎ヒダ（脾外側の後腹膜）を切離することで，出血させることなく脾上極近くまで剥離が可能である。

脾上極の剥離・挙上［図7］

腹腔鏡下手術だけでなく開腹手術においても，脾臓摘出術で最も注意する部分である。短胃静脈が側副血行路血行路として発達している場合が多く，側副血行路は組織に埋もれ透見できないことも多いため，いつの間にか出血してしまうこともある。手術台を右に傾けて，脾が被さってくるようにした方が脾上極は持ち上げやすい。網嚢の頂点の腹膜を剥離し，横隔脾ヒダの剥離に続いていく。巨脾の場合，一気に脾外側

図7 脾上極（横隔脾ヒダ）の切離

A：手術台を右に傾けて，脾が被さってくるようにした方が脾上極は持ち上げやすい。網嚢の頂点の腹膜を剥離し，横隔脾ヒダの剥離に続けていく。脾上極は最も出血しやすいポイントであり，脾上極の処理に困難を感じた場合は，躊躇せず完全鏡視下からHALSへ，HALSから開腹術へ移行することが重要である。

B：HALSを行うことで脾上極の挙上が容易となり，側副血行路を含む横隔脾ヒダの処理が安全に行える。出血した場合も用手圧迫が可能となる。

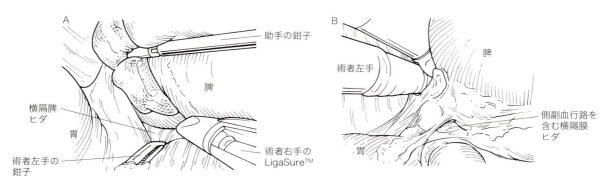

からの剥離面につながることはまずない。ときに脾外側の剥離も追加しながら，徐々に脾上極を持ち上げ脾上極を剥離し，後腹膜の剥離面へつなげる。脾上極は最も出血しやすいポイントであり，脾上極の処理に困難を感じた場合は，躊躇せず完全鏡視下からHALSへ，HALSから開腹術へ移行することが重要である。

脾門部の一括切離［図8, 9］

脾上極が十分に持ち上がってから初めて，脾門部の切離を行う。脾門部切離の前には，脾結腸間膜の切離とともに脾下極の血管処理を行っておくと脾門部の径が小さくなり，ほとんど1回の切離で脾動静脈が切離できる。脾門部の切離には，Echelon 60（white）などの自動縫合器を使用している。切離面からのoozingの場合，ステープルラインそのものをクリッピングすることで止血できる。脾上極の剥離が不十分な場合，自動縫合器が脾門部の途中までしか届かない場合が多く，脾静脈の途中で切離された場合など，致命的な出血をきたすことがある。脾上極の剥離が不十分な場合は，出血に対するコントロールも困難となるため，脾門部の切離を行うべきではなく，躊躇せずHALSに移行するべきである。また，脾臓が横隔膜と高度に癒着している場合，脾門部の周囲が剥離可能であれば，脾門部の一括切離を先行させる場合がある。

脾腎ヒダの切離は，脾結腸間膜から切離しなくても脾は十分に授動できる。さらに，膵尾部が脾と離れている場合は，膵尾部を露出しなくても，そのまま自動縫合器による一括切離を行っても膵損傷を起こすことはない。しかし，膵尾部が脾と近接している場合は，膵尾部を確認してから脾門部切離を行うようにすることで，膵尾部損傷を最小限にとどめることができる。

脾の摘出［図10］

脾臓を回収袋に収納し，ある程度剪刀で細片した後，カメラポートより袋ごと引出し，細片した脾を少しずつ取り出す。HALSを施行した場合は，脾を袋に収納した後ハンドポートより引き出し摘出できる。ハンドポートより大きな脾でも，袋の中で脾内の血液を吸引すれば，容易に取り出すことができる。また，脾腫瘍の場合は回収袋にいれても細片せず，小開腹あるいはHALSのハンドポートより取り出す。

脾縫合術

播本憲史,調 憲 群馬大学大学院総合外科学講座肝胆膵外科学分野

　　手術は出血のコントロールに終始する。いかに出血を予防できるか，また，止血をいかに行うかに手術成功の鍵を握っているといっても過言ではない。脾臓は血流の豊富な臓器であり，まずは出血させないように心がけることが肝要である。脾臓縫合術を行うような出血は，外傷性脾出血，術中の偶発的な脾損傷が当てはまるため，術前に準備できるものではないが，術前の画像診断により解剖の把握をしておく。備えあれば憂いなしの精神が手術成功の秘訣であり，制御不可能な出血の大部分は予防可能である。
　　また，適確かつ愛護的な手術操作も出血させない手術には重要である。無理な剝離操作は出血をきたし，さらに他臓器損傷などの重篤な合併症を引き起こす可能性がある。術者のみならず，助手と一体となってクリアな術野の展開に努めるべきである。脾臓摘出術は脾摘後重症感染症（overwhelming post-splenectomy infection）[1]を引き起こすことがあるため，縫合術にて止血を図るにこしたことはない。しかしながら，バイタルが安定しなければ，迷わず脾摘術に移行することが肝要である。やむをえず脾摘を行った場合は，肺炎球菌ワクチンが術後に必要となる[2]。

麻酔

　　全身麻酔が必要である。外傷にせよ，術中損傷にせよ，出血多量となることがあるため，太い血管の確保が必要である。場合によっては動脈圧測定も必要である。術者は止血のコントロールがついているか，あるいは脾摘術に移行するかについて的確に麻酔担当医，手術場看護師に伝える必要がある。

体位

　　仰臥位が基本となる。高エネルギー外傷の際は上下腹部正中切開をとることが多いが，脾臓の視野が悪ければ，迷わず左横切開加える。

術前準備

　　通常の手術に準じて，術前より出血性素因を探り出しておく必要がある。また，外来の時点で，抗凝固剤，抗血小板剤の服用歴を確認しておく。近年ではバイアスピリン，ワーファリンだけでなく，さまざまな抗凝固剤，抗血小板剤が発売されており，ガイドラインに沿って休薬を行う。胃が張っていると視野が悪くなるため，胃管は挿入してもらう。

解剖

　　膵脾間膜内に脾動脈が走行している［図1］。開腹しても脾門部の血管は胃脾間膜によって確認できないため，胃脾間膜を開放する必要がある。胃脾間膜内に左胃大網動脈が走行しているため，血行遮断をする際は胃結腸間膜から網囊腔に入り，左胃大網

動脈を結紮切離し，胃を頭腹側に挙上し，動脈を確認する。

脾臓は周囲臓器と間膜によって固定されている[図2]。症例によっては脾臓下極は結腸と近接しており，剥離の際に注意する。膵脾間膜内に脾動静脈が走行している。脾背側にタオルを挿入する際は，背側の脾横隔膜間膜が強固に癒着していることがあるため留意する。

図1　脾臓と周囲臓器との位置関係（横断面）[4)]

膵脾間膜内に脾動脈が走行している。開腹しても脾門部の血管は胃脾間膜によって確認できない。胃脾間膜内に左胃大網動脈が走行しているため，血行遮断をする際は胃結腸間膜から網嚢腔に入り，左胃大網動脈を結紮切離し，胃を頭腹側に挙上し，動脈を確認する。

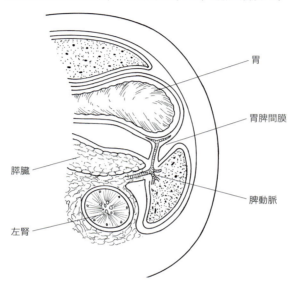

図2　脾臓周囲の間膜

胃脾間膜をはずしている。
症例によっては脾臓下極は結腸と近接しており，剥離の際に注意する。膵脾間膜内に脾動静脈が走行している。脾背側にタオルを挿入する際は，背側の脾横隔膜間膜が強固に癒着していることがあるため留意する。

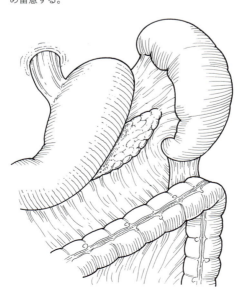

手術操作

視野確保

胃切除や大腸切除の臓器牽引により，脾臓の被膜が裂け出血することが多い。まずは圧迫により出血をコントロールし，気持ちを落ち着かせる。脾臓を牽引しようとすると損傷がさらに広がる場合があるため，脾臓背側にタオルを挿入し，脾臓を授動し視野を確保するのが大事である[図3]。外回りの看護師，麻酔科など人員の確保を図る。

止血

圧迫止血は止血の最も基本的な操作である。折ったガーゼを出血点に充填し，5～15分程度圧迫する。気分を変えて他の部位を操作しているうちに止血されていることもよく経験する。少量の出血はこれで永久止血が得られる場合が多い。サージセル®などの局所止血剤を併用するとより止血効果が高い。最近ではデバイスを用いた止血が可能である。エルベ社のVIO 300D™のソフト凝固モードでは，200Vp以下に制御して放電が起きないため，損傷が拡大したり炭化組織が脱落しあとから出血するといったことがなく，脾臓被膜損傷による出血に対して面による止血が可能となる。さらに生理食塩水の滴下を併用すると，効率的に凝固止血が行えることがある。

圧迫，凝固による止血が困難となれば，縫合が必要となる。脾動脈の確認が可能であるならブルドック鉗子を脾動脈にかける[図4]。膵体尾部で脾動脈は膵頭側に位置することが多く，テーピングは容易である。通常はこれで止血が可能となる。動脈がコントロールされていれば，脾静脈は遮断する必要がない。出血が持続する場合は，膵臓損傷のリスクがなければ，脾動静脈一緒に血管鉗子で遮断することもある。いずれにしても，脾臓の脱転が必要となるため，損傷部をガーゼ等で被覆し止血を図りつつ，脾結腸間膜，引き続いて脾腎間膜の切離，脾横隔膜間膜を切離し左手を脾臓の背側に入れ体の中央に寄せておく[図5]。

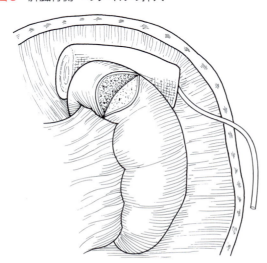

図3　脾臓背側へのタオルの挿入

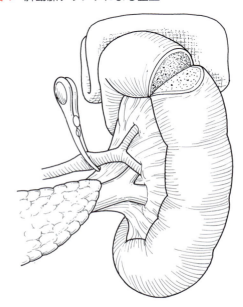

図4　脾動脈クランプによる止血

図5 脾臓損傷部の扱い

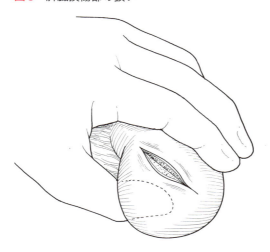

縫合

　視野の確保，血行遮断ができたら縫合操作に移る。脾臓を愛護的に左手で把持しながら，脾臓被膜をうまく利用し，大きめの針で周囲の組織にサイズのモノフィラメントの非吸収糸をかけマットレスあるいはZ縫合して止血を図る。助手に視野を出してもらってもよいが，むやみに鉗子で把持しようとすると組織の挫滅を広げ，出血が増加させてしまうことがある。

　脾摘後重症感染症による死亡例がみられることから，最近では可能な限りとくに小児，若年例において，脾温存を行うべきである。脾門への損傷があれば脾臓摘術の適応となるが，脾上極あるいは下極に限定していれば，支配動静脈の血管処理を行い，部分切除を行うこともある。

内視鏡下手術

　近年，内視鏡下手術の手技，ディバイスの発展はめざましく，適応拡大が進んでいる。しかしながら，開腹術に比べ予期せぬ出血を起こした際は，内視鏡へ血液汚染のため容易に視野がとれなくなる。何より術者の手による圧迫が不可能であるため，より一層の出血しないよう細心の配慮が必要である。止血に対しては，まず視野の確保のため鉗子や吸引の追加，必要であればトロッカーの挿入を考える。止血点を確認するため，腹腔鏡用ガーゼにて圧迫しつつ，周囲組織との関連を把握する。副損傷の心配がなければ，凝固あるいは縫合にて止血を図るが，止血が困難であると判断する際は迷わず，開腹による縫合止血に移行することが肝要である。

閉創前の確認

　閉創前にもう一度止血を確認する。症例によっては浸み出るような少量の出血に対して止血の補助止血剤を使用する。血小板を粘着・凝集させる血小板凝集剤，組織接着剤（ベリプラスト®P，ボルヒール®，タコシール®），酸化セルロース（サージセル®）などの出血面接着剤がある。

術後管理

　ドレーン排液が血性でないか，あるいはアミラーゼが高値でないかを重点的に観察する。問題なければ早期に抜去する。

　脾摘を行うかどうかは術中判断に任されるが，その際は冒頭にも述べたように脾摘後重症感染症 OPSI のリスクがある。脾摘後から発症までの期間は 5 日～ 35 年と幅広く，いったん発症すると致死率は高いとされる。多くは肺炎球菌に起因するため，通常脾摘の 2 週間以上前の予防投与，術後であれば 2 週間以降にワクチンの投与が必要となる。

　やはり，脾臓を手術操作により扱っているため，早期合併症としては出血，胸水貯留，膵液漏，横隔膜下膿瘍，門脈血栓症がある。門脈血栓症では脾摘術後に 14 ～ 25% 程度発症されると報告されている。ATⅢ製剤による予防，発症した場合は速やかに抗凝固療法が必要となる。

文献

1) Di Sabatino A, Carsetti R, Corazza GR: Post-splenectomy and hyposplenic states. Lancet 2011; 378: 86-97.
2) Kroger AT, Athkins WL, Marcuse EK, et al: General recommendations on immunization : recommendations of the Advisory Committee on Immunization Practices (ACIP). MMWR Recomm Rep 2006; 55: 1-48.
3) Kawanaka H, Akahoshi T, Kinjo N, et al: Laparoscopic Splenectomy with Technical Standardization and Selection Criteria for Standard or Hand-Assisted Approach in 390 Patients with Liver Cirrhosis and Portal Hypertension. J Am Coll Surg 2015; 221: 354-66.
4) 松野正紀, 畠山勝義, 兼松隆之編：消化器外科手術のための解剖学　小腸・大腸，肛門部疾患，肝臓・胆嚢・胆道系，膵臓・脾臓，メジカルビュー社，1999，p138.

脾臓部分切除術

松浦俊治, 田口智章　九州大学大学院医学研究院小児外科学分野

　脾臓は，非特異的な食菌作用を持つ脾内組織球や免疫グロブリン産生Bリンパ球が豊富に存在することから，生体防御における中心的役割を担っている．そのため，脾臓摘出後患者では血中細菌の捕食・貪食が障害され，さらには抗体産生不全から術後数日から数年を経て短期間かつ激烈に進行する脾摘後重症感染(OPSI；overwhelming postsplenectomy infection)が発症することが知られている．とくに5歳以下の小児においてはOPSIの発症率が有意に高いとされているため，脾臓全摘出はできる限り回避することが望ましい．こうした免疫学的見地から，とくに小児外科領域では脾臓を温存する脾臓部分切除術が推奨されている．脾臓の感染抵抗性を維持するためには，最低25〜30％の脾臓を残さなければならないといわれている．

　脾臓部分切除術は，脾嚢胞性疾患に対する天蓋切除術(laparoscopic dome resection；LDR)と，脾門部で血管処理を必要とする系統的脾臓部分切除術に大きく分類される．系統的脾臓部分切除術を要する大部分の症例は外傷例であるが，過誤腫や転移性腫瘍などの脾腫瘍も適応疾患としてあげられる．遺伝性球状赤血球症やサラセミアなどの血液疾患においても脾臓部分切除術が考慮されることもあるが，残存脾のregrowthの問題もあり，その適応についてはいまだ議論のあるところである．手術方法は開腹下と腹腔鏡下に大別されるが，ここでは近年小児でも大勢を占めていると考えられる腹腔鏡下脾臓部分切除術を中心に述べる．

脾臓部分切除術

麻酔および体位

　手術は全身麻酔下に行う．硬膜外麻酔を必要に応じて併用するが，脾機能亢進による血小板減少や凝固系の異常をきたしている症例では禁忌である．体位は右側臥位あるいは右半側臥位にて行う．とくに腹腔鏡下手術では脾臓の自重による移動を活用して視野を展開するため，手術台のローテーションや状況に応じて左側挙上，頭部挙上できるよう患児を固定しておく必要がある[図1]．

皮切，ポート挿入

　開腹手術では，小児では左上腹部横切開で，成人では上腹部正中切開で開腹することが多いが，とくに脾損傷などで手術操作をよりよい視野で急ぐ場合には，上腹部正中切開をさらに左肋骨弓下に延長したL字型切開もしくは左肋骨弓下斜切開で行うことが多い[図2]．

　腹腔鏡下手術でのトロッカーの挿入位置は，臍部に12 mmのHassonトロッカーを開腹法にて挿入し気腹開始する．腹腔鏡を挿入して腹腔内の状況を観察しながら，操作用トロッカーとして心窩部に5 mm，左肋骨弓下鎖骨中線上に5〜12 mm，左肋骨弓下前腋窩線上に5〜12 mmのトロッカーを挿入する[図3]．

図7　脾下極の剥離
脾結腸間膜，脾腎間膜を切離した後(A)，脾下極を灌流する血管の処理を行う(B)。

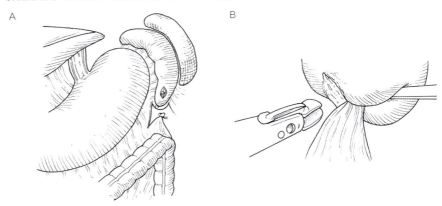

脾間膜の切離を行い，脾動脈を露出させて血管処理を行えるようにする。こうした脾臓周囲の支持組織の剥離は，とくに部分切除術の場合，術後に残存脾が細くなった脾門部の血管茎を軸に捻転を生じる可能性があるため，可能な限り剥離を最小限にとどめておくことも大切である。

部分切除と断端の縫合止血

　脾臓部分切除術を行うには，その血管支配を術前に評価しておくことが重要である。脾臓は脾動脈のみから栄養されるが，約85％の症例が上下枝2本に，約15％の症例が上中下3枝に分岐されていると報告されている[図8]。脾門に入った後，さらに4～5本の区域動脈(脾柱動脈)に分岐してそれぞれが脾組織の区域を栄養するが，おのおのの分枝間には吻合がないことから，前者では上葉もしくは下葉切除が可能である。脾動脈が3枝に分岐している症例では，1/3もしくは2/3切除が選択される。また，1％程度の症例では動脈の分岐を認めず，系統的な部分切除が困難なことがあることにも注意を要する。

　脾門部で切除域の動脈分枝を結紮切離すると，切除予定領域が変色しdemarcation lineが明瞭となる。腹腔鏡下手術では，超音波凝固切開装置(USAD)やvessel sealing system (VSS)などを用いて脾動脈を切離する。次に切除予定区域のdrainage veinとなる脾静脈を同様に処理する。剥離鉗子で脾動静脈の一括処理が可能であれば，Powered ECHELON™などの自動縫合器を用いた切離も有用である。脾実質の切離は明瞭となったdemarcation lineに沿って行うが，切離時の出血コントロールのためにはdemarcation lineから5～10mm程度虚血領域側で切離していくことが有用である。実質の切離にはUSADやVSSなどを用いて行う。小児の厚みのない領域のみの部分切除であれば，自動縫合器での切離も可能である[図9]。

　脾臓は血流の多い臓器であることから，断端の止血には十分注意が必要である。切除断端は，atraumatic needle付きの吸収性縫合糸を用いて水平マットレス縫合を行う。その際，プレジェットを用いてゆっくりと実質が裂けないように締めてできる限り脾被膜で包み込むようにすることが重要である。脾実質切離の際に，切離断面がV字に切り込んだ形状にしておく工夫も有用である。脾臓の実質を被膜で十分に被覆することができない場合に，大網が利用可能であれば断端部を大網で充填する方法もある[図10]が，小児では大網組織が薄くあまり有効でないこともある。また，止血に

図8 脾臓内における脾動脈の分枝

A：約85％の脾臓では上葉・下葉の2枝に分枝し，上葉または下葉切除の適応となる。
B：約15％の脾臓では3枝に分枝し，1/3もしくは2/3切除の適応となる。
（点線は demarcation line を示す）

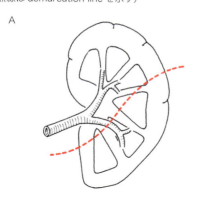
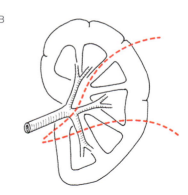

図9 自動吻合器による部分切除

脾臓の厚みが薄い場合には，自動吻合器を用いた切除が簡便である。

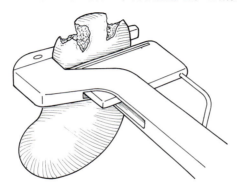

図10 脾臓部分切除

切除断端は，atraumatic needle 付きの吸収性縫合糸を用いて水平マットレス縫合を行う。その際，プレジェットを用いて愛護的な縫合を心がける。脾被膜が十分に寄らない場合は，大網で被覆することもある（B）。

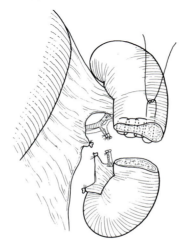
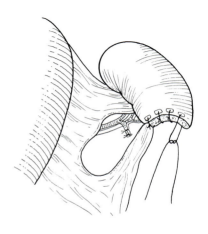

は電気メス，アルゴンレーザー，USADなども併用して確実な止血を行う．前述したように，残存脾の固定が不十分で術後捻転が危惧される場合には，左側腹部の腹膜に残存脾を収納できるポケットを作成して脾固定術を追加しておくとよい．

脾の摘出，ドレーン留置，閉創

臍部の12 mmポートより挿入したEndo Catch™に切除した脾臓を回収する．部分切除術では切除脾はそれほど大きくないので，回収は容易であることが多い．切除脾のサイズによっては，回収袋内で脾臓を破砕しつつ摘出する．腫瘍性病変を有し破砕ができない場合には，できるだけ傷が目立たないように下腹部にPfannenstiel切開をおいて摘出する．全例にドレーンが必要とは限らないが，術後の再出血には十分に留意して経過観察することが重要である．脾門部処理の際に膵損傷が懸念される場合には，ドレーン排液のアミラーゼ値を測定し，膵液漏がないことを確認して抜去する．

天蓋切除術

脾嚢胞性疾患に施行される術式である．小児脾嚢胞に対する腹腔鏡下unroofing後の高い再発率から，再発防止には嚢胞内層の除去もしくは脾部分切除が必要となる．前述と同様に腹腔鏡ポート挿入し，嚢胞と周囲臓器との位置関係を把握するとともに，嚢胞処理に必要な剥離を行い十分な視野を確保する．嚢胞壁を穿刺して内容液を吸引すると脾臓の容積が小さくなり，その後の手術操作が容易になる．あるいは，電気メスなどで嚢胞壁を小切開し内容液を吸引してもよい．真性嚢胞では術後に嚢胞壁が遺残すると，残存した嚢胞壁上皮細胞から嚢胞液が産生され再発の原因となる．したがって，嚢胞壁を残さないように切除する．電気メスやUSADを用いて，嚢胞壁と正常脾組織との境界に沿い嚢胞壁を切除する．完全切除が困難な症例では，遺残嚢胞壁の上皮を十分に焼灼することで再発予防とすることもある．

脾臓部分切除術後の主な合併症

術後出血

術後出血は門脈圧亢進症を有する症例ではとくに要注意であり，閉腹時に気づかなかった後腹膜の剥離面などからの出血に注意が必要である．

門脈血栓症

門脈血栓症は脾臓部分切除術後にはまれであるが，切除した脾臓のボリュームが大きく，術後の門脈圧低下率が著しいと考えられる場合にはとくに注意を払っておく必要がある．もともと血小板減少や線溶系低下を認める症例では，凝固能亢進状態にあるため門脈血栓症を生じやすい．このような場合には，AT-Ⅲ製剤投与が有用であることがある．術後ドプラー超音波検査により門脈血栓が疑わしい場合には，ヘパリンやワーファリンによる抗凝固療法を開始する．

脾臓部分切除術後重症感染症（OPSI）

本症の特徴は急激な経過と高い死亡率である．典型的症例では，突然の嘔吐，嘔気，腹痛，悪寒，発熱などで始まり，数時間のうちに昏睡状態となり，ショック状態を経て死の転帰をとることが多い．死亡率は50～70％にも及び，DIC，高度の低血糖，電解質の異常などの所見を呈することがある．その大多数は脾摘後2年以内に起こるとされるが，数十年経過した後に発症する例も報告されている．起炎菌としては

肺炎球菌が脾摘後感染症の48％を占め，以下髄膜炎菌12％，大腸菌11％，インフルエンザ菌8％，ブドウ球菌8％，連鎖球菌7％の順と報告され，肺炎球菌の頻度が高いことがわかっている。また，小児においては，5歳以下の年少児では5歳以上と比較してOPSIの発生率が有意に高いとされている。

　脾部分切除術を施行するにあたっても，術中に脾全摘術に移行する可能性も考えて，予め肺炎球菌ワクチン，髄膜炎ワクチン，インフルエンザ桿菌(Hib)ワクチンの接種が推奨されている。脾摘後，とくに全摘症例では5年ごとの追加接種が推奨されている。また，術前から予防的抗生剤(ペニシリン系)の投与が必要と考えられている。投与期間も長期的に脾摘後2年間とされている。

　脾臓部分切除術が適応される症例は必ずしも多くはないが，免疫学的見地からとくに小児においては，可能な限り脾温存を念頭に手術を計画することが重要である。

その他

鼠径ヘルニア手術
―成人鼠径ヘルニアに対する Lichtenstein 法と TEP 法―

内田博喜[1]，太田正之[2]，多田和裕[2]，猪股雅史[2]　大分県厚生連鶴見病院肝胆膵外科[1]，大分大学消化器・小児外科[2]

　近代のヘルニア手術は，1889 年にイタリアで Edoardo Bassini が提唱した Bassini 法に始まり，Halsted 法，Ferguson 法，Iliopubic tract 法，McVay 法などさまざまな組織縫合法が開発された．その後，1986 年に Lichtenstein が提唱した Tension-free repair の概念がヘルニア手術の変革期となった．さらに，腹膜前修復法に基づく腹腔鏡下手術が導入され，術式の選択に迷うことも多くみられる[1]．

　鼠径ヘルニア根治術は，虫垂切除術や痔核根治術と同様，若手外科医執刀の入門として頻度が高い術式である．著者らは，上級医に「ヘルニアはどんな術式でも解剖をきちんと理解して行うことが大事である．良性疾患だからこそ！」と教えられてきた．

　ここでは，鼠径部の解剖を中心に前方アプローチである Lichtenstein 法と，腹膜前腔アプローチである腹腔鏡による腹膜前修復法（TEP 法）について解説する．

鼠径部の解剖

　鼠径ヘルニアにおいて，体表から触知しうる解剖学的指標は上前腸骨棘と恥骨結節である．上前腸骨棘と恥骨結節を結ぶ線に位置するのが，外腹斜筋腱膜の下端である鼠径靭帯である．鼠径靭帯の中央の 1 cm 頭側が内鼠径輪，恥骨結節の外側が外鼠径輪である．

　鼠径部の解剖を[図1]に示す．皮膚切開を加えた後，皮下脂肪組織内には浅腹筋膜（浅層：Camper 筋膜，深層：Scarpa 筋膜）がある．この 2 層の間を浅下腹壁動静脈が走行する．

●**外腹斜筋，内腹斜筋，腹横筋** ── それぞれ外層と内層の筋上膜で覆われる．外腹斜筋の外層には無名筋膜が密着しており，外鼠径輪の位置で外腹斜筋腱膜と直角に交差する方向に肥厚した線維を形成（脚間筋膜），その最内側部分は外鼠径輪を形成する．外鼠径輪部では，精索を包む外精筋膜を形成し陰嚢まで到達する．

　外腹斜筋は，鼠径部ではすでに腱膜に移行している．この腱膜は恥骨結節外上方で上下に分かれ，三角形の間隙（外鼠径輪）を形成する．外腹斜筋の最下端は，線維が肥厚して鼠径靭帯を形成する．

　内腹斜筋は鼠径部ではほとんど筋肉性であり，鼠径管の上縁を形成し，腹横筋腱膜と癒合して腹直筋前鞘を形成，外腹斜筋腱膜と癒合する．

　腹横筋は腹壁最深層の筋肉であり，ヘルニア修復に重要な組織である．その下縁は頭側に凸の弧状をなし，腹横筋腱膜弓を形成する．

●**内鼠径輪** ── 鼠径管外側で横筋筋膜にあいた孔で，腹膜前腔から鼠径管内に精索が通り，外鼠径ヘルニア I 型のヘルニア門となる．上縁は腹横筋腱膜，下縁は Iliopubic tract で，内縁は横筋筋膜からなる．横筋筋膜は，内鼠径輪辺縁から鼠径管に向かって精索を包みながら内側に傾斜した円筒状の突出物（内精筋膜）を形成する．また，横筋筋膜は鼠径靭帯と接する部位で，索状に肥厚し Iliopubic tarct を形成する．

●**鼠径管** ── 内鼠径輪外縁から外鼠径輪までのことを言い，中に精索（円靭帯）腸骨

図1 鼠径部の解剖

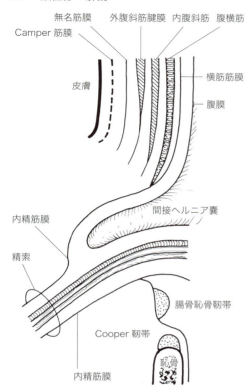

図2 腹膜前腔からみた解剖

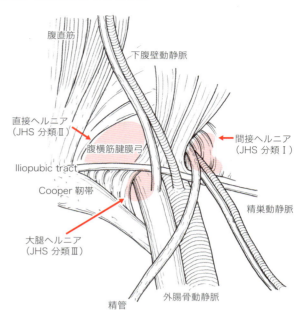

鼠径靱帯，陰部大腿神経陰部枝，外精動静脈が走行する．前壁は外腹斜筋腱膜，上壁は内腹斜筋と腹横筋腱膜，下壁は鼠径靱帯裂と裂孔靱帯，後壁は横筋筋膜と腹横筋腱膜線維で構成される．

腹腔鏡手術のための解剖

　腹腔鏡手術を行うには，腹膜前腔からみた解剖学的知識が必要である[図2]．腹膜前腔は，腹膜前筋膜深葉と前葉の間である．腹膜前脂肪織含まれ，精索が走行する．下腹壁動静脈は，横筋筋膜と腹膜前筋膜浅層との間を走行する．腹膜前腔からみると鼠径床の解剖は，1つの静止画のように明瞭に一望できる．恥骨結合から連続する白色調のCooper靱帯，およびIliopubic tractを確認できる．また，腹直筋と腹横筋も容易に同定可能であり，外腸骨動静脈から腹壁に沿って視野の上方に立ちあがってくる下腹壁動静脈を確認できる．

ヘルニアが起こりうる部位

　ヘルニアが起こりうる部位はFruchaudによってMyopectineal Orifice（MPO）と命名され[2]，内側は腹直筋，頭側は腹横筋腱膜，尾側はCooper靱帯（尾骨），外側は上前腸骨棘に囲まれている．間接型（Japan Hernia Society（JHS）分類Ⅰ）のヘルニア門の内側は下腹壁動静脈，頭側は腹横筋腱膜，尾側はIleopubic tractで構成される．直接型（JHS分類Ⅱ）は，腹直筋外縁，腹横筋腱膜，下腹壁動静脈，Iliopubic tractに囲まれたHesselbach三角から脱出する[3]．

　各術式について解説する．

Lichtenstein 法

適応

成人間接型および直接型鼠径ヘルニアすべてに適応があるが，大腿ヘルニアには適応がない。

麻酔

局所麻酔，脊髄くも膜下麻酔，全身麻酔のいずれでもよい。術後合併症（尿閉）の回避および術後鎮痛や早期回復などの短期的視点に限ると，局所麻酔が推奨される（推奨グレード B）が，晩期合併症に関する長期的視点では各麻酔法に差はない（エビデンスレベルⅡ）と鼠径ヘルニア診療ガイドラインにも明記されており[3]，各施設で慣れた方法を採用すればよいと思われる。

手術手技

皮膚切開

皮膚切開は，上前腸骨棘と恥骨結節左縁を結んだ線の中点が内鼠径輪のおおよその位置と合致し，ここから内側，皮膚割線に沿って 5 cm 程度の斜切開とする[図3]。

皮下組織の切開

皮下組織を切離していくと，浅腹壁動静脈が現れる。これらの脈管は結紮切離する。ここに Camper 筋膜が存在するが，認識できないことが多い。この脂肪層をさらに分け入ると，Scarpa 筋膜が現れ電気メスで切離する。

外腹斜筋腱膜の切開

さらに Scarpa 筋膜背側の脂肪織を分け入ると，白く艶やかな外腹斜筋腱膜を同定できる。この表面には無名筋膜が存在しており，これを切離する。外腹斜筋腱膜の切開においては，並走時の幅（1〜2 cm）を意識して切開位置を規定し，線維方向に沿って切開する[図4][*1]。このためには，尾側まで十分に剥離し，鼠径靱帯の折り返しを確認する必要がある。切開を十分に広げ，内腹斜筋を露出する。

*1 ── 手技のポイント
切開部位は，閉創の縫い幅を考慮して決定する。

図3 皮膚切開

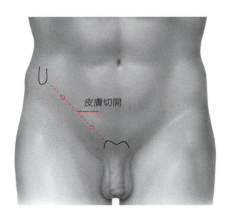

図4 外腹斜筋腱膜の切開

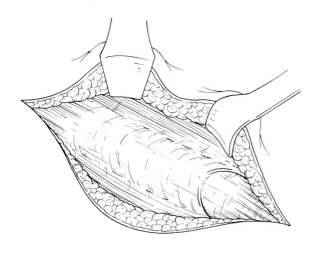

図5 精索の露出

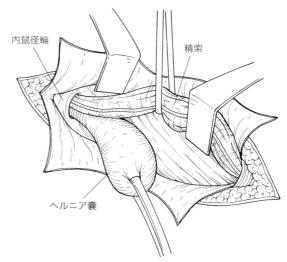

内鼠径輪　精索
ヘルニア嚢

精索の露出

切開した外腹斜筋腱膜の外側を挙上し，その内面に沿って内腹斜筋を剥離する．この際，腸骨鼠径神経の損傷に注意する．まず，内鼠径輪のレベルでヘルニア嚢と精索を一括にテーピングする．このテーピングを牽引し，鼠径管後壁の横筋筋膜を恥骨結合まで十分に露出する．テープを陰嚢側に牽引し，長軸方向に内精筋膜を切開し精索を外側に牽引，ヘルニア嚢を分別する［図5］[*2]．ヘルニア嚢が大きくなると，剥離が困難になることが多い．剥離が困難な際は早期にヘルニア嚢を開放し，内腔を確認しながら全周性の剥離を行うとよいが，ヘルニア嚢が内鼠径輪に向かって避けないよう注意が必要である．ヘルニア嚢の分別後は，精索を再度確認しヘルニア嚢の内容を確認し離断する．

> [*2]—**手技のポイント**
> ヘルニア嚢が大きい場合は，精索の剥離が困難な場合があり，その際は先にヘルニア嚢を開放し内腔をより精索を確認しつつ行うとよい場合もある．

ヘルニア嚢の処理

切離したヘルニア嚢を，内鼠径輪まで剥離する．ヘルニア嚢はできるだけ腹腔側で結紮を行い，その遠位側で再度貫通結紮を行う．

メッシュの挿入と固定

ポリプロピレンメッシュを使用する．内側は恥骨結節から20 mm，Hesselbach三角の上方30～40 mm，外側は内鼠径輪から50～60 mmまで広げる．精索を頭側に牽引し，まず恥骨結節の腱膜に3-0吸収糸を用いて縫合する．これに続いて，鼠径靱帯に向けて縫合する．ここで，内鼠径輪部で精索がメッシュの前方に出られるようにスリットを加える．ここでは，内鼠径輪部でメッシュのめくれがないことを確認することが重要である．メッシュが鼠径床に面として留置できていることを確認，メッシュのスリット両片をオーバーラップさせ，精索を挟み込み縫着し内鼠径輪を形成する．メッシュの内側縁は，腹横筋腱膜に縫着し固定する［図6］[*3]．

> [*3]—**手技のポイント**
> 腹横筋腱膜へ縫合においては，組織の強度を確認しつつ，メッシュのめくれなく，鼠径床を被覆する用に固定する．

閉創

外腹斜筋腱膜は吸収糸を用いて縫合閉鎖，浅腹筋膜を同様に縫合閉鎖し，皮膚は埋

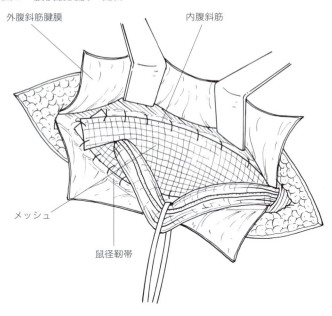

図6　腹横筋腱膜へ縫合

没縫合する。

術後管理

①特別な輸液管理は必要としない。
②抗生剤は第1世代セフェム系抗生物質を当日のみ投与する。
③術翌日より離床を行い，退院はいつでも可能である。

Totally extraperitoneal approach（TEP）

適応

　　成人鼠径ヘルニア，大腿ヘルニア全てが適応となる。しかしながら，腹膜前腔アプローチによる前立腺や膀胱の手術歴のある症例は，適応外とする施設が多い。

麻酔

　　全身麻酔，もしくは硬膜外麻酔で行う[3]。体位は両上肢を躯幹に付けた仰臥位で行う。

手術手技

腹膜前腔の確保

　　臍下部に10 mmの横切開を加え，患側の腹直筋前鞘に到達する［図7］。腹直筋前鞘を10 mm程度横切開し，腹直筋を外側に圧排し腹直筋後鞘を露出，下肢側に向かって鈍的に剥離を行う。拡張バルーンを用いて腹膜前腔を拡張させる場合は，バルーンを後鞘の前面を添わせるように恥骨に向かって挿入する。直視鏡を挿入し，直視下に少しずつバルーンを拡張させ，腹膜前腔を確保する［図8］。オプティカル法の場合は，オプティカルビュートロッカーに腹腔鏡を装着し，後鞘の前面を添わせなが

図7　皮膚切開，トロッカー挿入孔

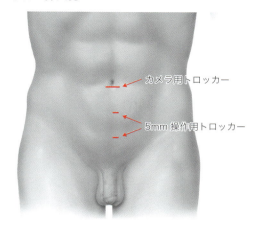

図8　腹膜前腔の確保

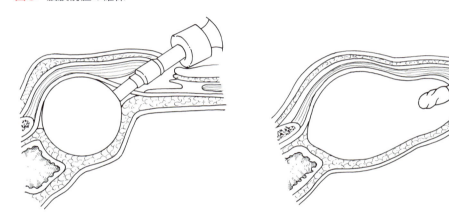

ら直視下に層を確認しつつ恥骨まで剥離を行う。これに伴い気腹により腹膜前腔を確保できる。

操作用トロッカー挿入

　下腹部正中に5mmのトロッカーを2本，握りこぶし間隔で正中よりやや対側に挿入する［図7］。

腹膜前腔の剥離

　腹膜前腔の剥離は，脂肪層の間の疎な結合織の層で，鈍的に行う。まず，正中で恥骨結合を確認し外側に追っていくことでCooper靱帯を確認できる。Cooper靱帯を外側に追っていくと外腸骨動静脈に至り，ここより立ち上がる下腹壁動静脈（Inferior epigastric artery and vein：IE）を同定できる。腹膜縁の同定は，IEの外側から行う［図9A］[*4]。この腹膜縁を，外側から内鼠径輪に向かって剥離する。ここで腹膜縁が内鼠径輪に入っていけば間接型ヘルニア，Hesselbach三角に入っていけば直接型ヘルニアと診断できる。しかしながら，直接型ヘルニアの場合，腹膜前腔を拡張する際にヘルニア嚢は半ば還納されている状態となり，横筋筋膜が引っ張られる所見を見ることができる。腹膜縁がIliopubic tractの下，Cooper靱帯との間に入っていれば大

---

*4―手技のポイント

基本的に外側で腹膜炎を同定し，剥離を開始する。内側は大腿動静脈が走行しており，内側からの剥離は危険である。

図9 腹膜前腔の剥離〜ヘルニア嚢の処理

A：腹膜縁の同定

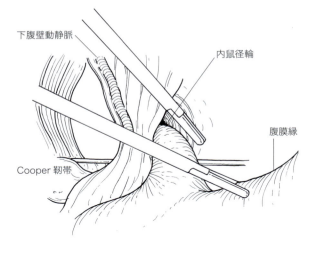

B：腹膜前腔筋膜の剥離

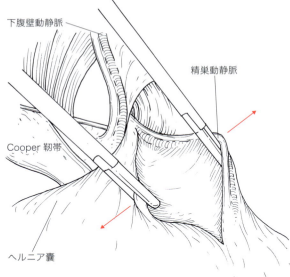

C：精管の剥離

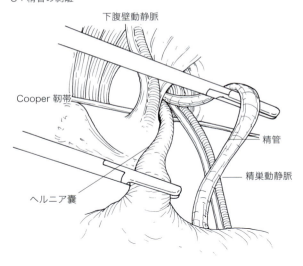

図10 メッシュの固定

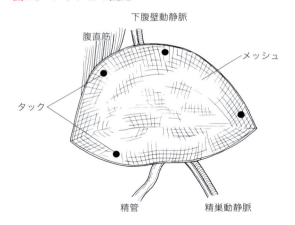

腿ヘルニアと診断できる。

ヘルニア嚢の処理

　間接型ヘルニアでは，腹膜前腔筋膜を剥ぎ取っていくように剥離していき，精巣動静脈を同定し，同様にヘルニア嚢より剥ぎ取るように剥離する。外側から1周するようにヘルニア嚢より剥離を進めていくと，ほぼ背側で精管を同定でき，これも同様にヘルニア嚢より剥離し全周性に剥離を行う［図9BC］*5。ヘルニア嚢は絹糸で結紮し切離する。

メッシュの挿入，固定

　鼠径床に合ったサイズの3Dメッシュを，臍下部のトロッカーより挿入する。

---

*5──手技のポイント

ヘルニア嚢より薄く1枚ずつ剥離し，ヘルニア嚢の深部をつかみ直し，正中側に牽引していくことで正中側へと剥離可能となる。

MPO およびヘルニア門より 3 cm 離した距離を被覆する．ここで注意すべき点は，メッシュの外縁が跳ねたり，腹膜が滑り込まないようにすることである．メッシュの固定はタッカー TM を用いて Cooper 靱帯，腹直筋，腹横筋腱膜に 4 箇所固定する［図10］[*6]．Iliopubic tract より背側へのタッカーでの固定は，神経損傷の危険性があるため禁忌である．

> [*6]―**手技のポイント**
> 固定器具は，クーパー靱帯，腹直筋，腹横筋腱膜に固定する．Iliopubic tract より背側に固定具は使用しないのが原則である．

腹膜前腔の脱気，閉創

腹膜外腔の脱気の際には，腹膜がメッシュの背側に入り込むのを防ぐことが重要である．ヘルニア嚢を把持，挙上しメッシュの上に置くように引っ張ってから，鉗子を挿入したまま脱気，トロッカーを抜去する．

腹直筋前鞘は吸収糸を用いて閉鎖，皮膚は真皮縫合にて閉鎖する．

術後管理

Lichtenstein 法と同様である．

鼠径ヘルニアに対する Lichtenstein 法と，TEP 法について解説した．卒後 5 年目までに鼠径ヘルニア根治術は執刀する機会の多い疾患である．前方アプローチによる鼠径ヘルニア修復術を選択されることが多いと思われるが，腹膜前腔からの解剖を認識し，腹腔鏡による腹膜前腔アプローチを理解することで，より一層鼠径ヘルニア根治術に対する理解が深まるものと思われる．1 つの術式のみならず，さまざまな術式に精通し，鼠径ヘルニア根治術をマスターしていただきたい．

文献

1) 坂本昌義，堀　孝吏，久保琢自：鼠径ヘルニアの術式の変遷と概略．手術別冊 アッペ・ヘモ・ヘルニア・下肢バリックスの手術．金原出版，2000，236-41．
2) Fruchaud H: Anatomie Chirurgicale des Hernies de l'Aine. G. Doin & CIe, Paris 1956. [The Surgical anatomy of hernias of groin. Traslayted and edited by Bendavid R, Distributed by Pandemonium Books.]
3) 日本ヘルニア学会 ガイドライン委員会編：鼠径部ヘルニア診療ガイドライン 2015．金原出版，2015．

腹壁ヘルニア手術

小泉　哲，大坪毅人　聖マリアンナ医科大学消化器・一般外科

　腹壁ヘルニア手術は，日本消化器外科学会が定める消化器外科専門医修練カリキュラムにおいて必須手術には含まれていないものの，手術難易度区分においては"中難度手術"に割り付けられている。これはすなわち，特殊なものは除き腹壁ヘルニア手術の意義・適応を理解するとともに適切に遂行できることが消化器外科専門医には必須条件であることを意味している。

　本項では，基本となる腹壁ヘルニア術式の手技の要点に絞って解説するが，消化器外科専門医受験者として最低限知っておくべき言葉の定義や代表的な応用術式，最近の知見についてもおさえておいてほしい。

腹壁と腹壁ヘルニアについて（定義と分類）

　腹壁とは"腹部を取り囲むすべての壁"を意味し，頭側は季肋部・肩甲下部を介して胸壁に連続し，尾側は鼠径部・恥骨部・腰部をもって大腿部・臀部・仙骨部に連続する。脊柱部についてはこの範囲に含まれる部分は腹壁に該当する[1]［図1］。

　腹壁ヘルニアとは，腹壁の先天的または後天的な脆弱あるいは欠損部位から腹腔内臓器が脱出した状態のことを指す。従来わが国では，その頻度と特殊な性格から鼠径ヘルニア，臍ヘルニア（および臍帯ヘルニア）を除く前側腹壁から脱出するヘルニアを腹壁ヘルニアと総称することが多かったが，2009年にEuropian Hernia Society (EHS) から腹壁ヘルニアに関する分類が発表され，そこでは腹壁ヘルニアをprimary abdominal wall herniaとincisional abdominal wall hernia（腹壁瘢痕ヘルニア）に2分類し，臍ヘルニアはPrimary abdominal wall herniaの亜分類であるmidline typeに分類され含まれている［表1］[3]。したがって，今後はわが国でも上腹壁ヘルニア（白線ヘルニア），臍ヘルニア，spigelian hernia（半月状線ヘルニア），腰ヘルニア，腹壁瘢痕ヘルニアの5つを腹壁ヘルニアとして捉えるようになる。

図1　腹壁の区分

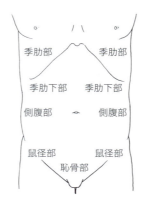
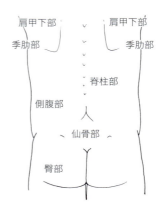

表1　EHS 分類(Primary abdominal wall hernia)

		< 2 cm Small	2〜4 cm Medium	≧ 4 cm Large
Midline	Epigastric			
	Umbilical			
Lateral	Spigelian			
	Lumbar			

術式の分類

　腹壁ヘルニアに対する手術術式については，その歴史的変遷もあり現在では多岐にわたり，その理解は煩雑となっているが，基本的にはアプローチ法により直達法(切開法)と鏡視下法とに分類され，さらにメッシュ使用の有無とメッシュ展開部(層)・ヘルニア門閉鎖の有無により細分類される。

メッシュ使用なし(組織縫合法)

● **Mayo 法(オーバーラップ法)**［図2］── 1901 年に Mayo によって報告され，世界中で広く実施された術式だが，その後のさまざまな検討がなされ，縫合線にかかる張力，組織の虚血，再発率などの問題から行うべき術式ではないと結論付けられた。

● **単純縫合閉鎖**［図3］── 腱膜同士が直接接触するように縫合閉鎖する方法。一括縫合する方法と層別縫合する方法とがあるが，現時点では再発率において差異はない

図2　Mayo 法(inbrication 法，vest over pants 法)　　　　(文献 2)より引用・改変)
ヘルニア門辺縁筋膜を二重に重ねて縫合する方法。
以前は，臍ヘルニアや腹壁瘢痕ヘルニアの手術手技として汎用された術式。

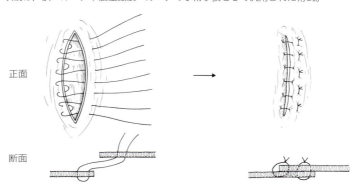

図3　単純縫合閉鎖(一括縫合，層別縫合)　　　　(文献 4)より引用・改変)
A：一括縫合　腹膜・腹直筋後鞘・腹直筋前鞘をまとめて縫合する。
B：層別縫合　腹膜・腹直筋後鞘・腹直筋前鞘をそれぞれ別に縫合する。

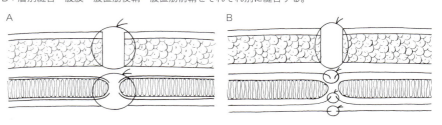

とされる。用いる縫合糸は吸収糸より非吸収糸の方が再発率は少ない傾向にあるとされる。

●**形成外科的手術** —— ヘルニア門径の点から単純縫合閉鎖は選択しづらいが，さまざまな条件からメッシュ使用も憚られる場合に選択される術式。Component separation法，腹直筋前鞘反転法［図4］などがある。

メッシュ使用あり（メッシュ修復術）

International Endohernia Society（IEHS）ガイドラインでは，Primary abdominal wall herniaであってもヘルニア門径が2 cmを超えるものはメッシュ修復を第一に考慮すべきとしている。

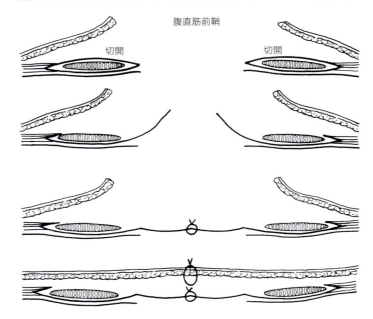

図4　腹直筋前鞘反転法　　　　　　　　　　　　　　　　　　（文献4）より引用・改変）
両側の筋膜間の距離が15 cm以内の症例を適応とする。
腹直筋前鞘の外縁が十分露出するように皮下の剥離を行う。
前鞘を外縁から0.5〜1.0 cm内側で創前腸に渡り縦切開する。
前鞘を腹直筋前面から剥離しフラップを作成した後，左右のフラップを内側に反転し，縫合する。

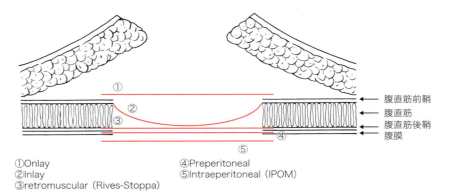

図5　メッシュ展開層

①Onlay
②Inlay
③retromuscular（Rives-Stoppa）
④Preperitoneal
⑤Intraeperitoneal（IPOM）

- **アプローチ**──直達法（切開法），鏡視下法
- **メッシュ展開部（層）**──メッシュの挿入・展開層によって，onlay, inlay, retromuscular, preperitoneal, intraperitoneal の5つに分けられる[図5]。

手術手技

一般に消化器外科医が遭遇する頻度の高い incisional abdominal wall hernia（腹壁瘢痕ヘルニア）に対する直達法・鏡視下法術式の要点と，臍ヘルニアの組織縫合法による術式について解説する。

腹壁瘢痕ヘルニア（incisional abdominal wall hernia）

直達法[*1]

- **麻酔および体位**──硬膜外麻酔併用全身麻酔下に仰臥位で行われる。
- **皮膚切開**──incisional abdominal wall hernia（腹壁瘢痕ヘルニア）の場合，ヘルニア部の皮膚が瘢痕化し余剰となっている可能性，長期間の伸展刺激によりヘルニア囊と皮膚の間の脂肪組織が菲薄化したり瘢痕化している可能性を考慮し，ヘルニア門よりも大きめに外側から紡錘状に切開する[図6A]。
- **ヘルニア囊の剥離と筋膜（腱膜）の露出**──Primary abdominal wall hernia のヘルニア囊は一般に強固で周囲組織との癒着もほとんどないが，incisional abdominal wall hernia の多くはヘルニア囊が脆弱で周囲組織と癒着と炎症性に癒着を来しているので，ヘルニア囊の剥離に際して囊表面の露出を意識し過ぎず，周囲脂肪組織をある程度付着させたままの剥離でよい。ただし，ヘルニア門の部分はヘルニア囊と筋膜（腱膜）の境界を明らかにしておかなければならない[図6B]。そして，組織修復法を行う場合には，前鞘と皮下脂肪組織の間，後鞘と腹膜の間を十分に剥離しておく必要がある。メッシュ修復術を行う場合であれば，メッシュ展開層においてヘルニア門からオーバーラップさせる範囲の剥離をしておく必要がある。適切なオーバーラップの距離は 5 cm とされる。

ヘルニア囊には腹腔内臓器（主に腸管）が癒着していることが多く，囊の切開・切除により損傷を招くおそれがあるため，通過障害をきたすような高度の屈曲やねじれがない場合には，むやみに切開・切除はすべきではない。

> ※1──手技のポイント
> 組織縫合法にしろメッシュ修復術にしろ，直達法における成否は適切な皮膚切開の位置設定と確実なヘルニア囊剥離とヘルニア門周囲の健常筋膜（腱膜）の露出にかかっている。筋膜の露出に際してはオーバーラップの距離を意識する。

図6　直達法（皮膚切開とヘルニア門周辺の剥離）

A：修復後の形態を考慮して余剰となる伸展・瘢痕化した皮膚は紡錘状に切開。ヘルニア門外縁よりも少し外側から皮膚切開を行う。
B：ヘルニア門外縁を露出した後，メッシュ挿入・展開を行う層（onlay, retromuscular, preperitoneal, intraperitoneal）の剥離をオーバーラップの距離を考慮して十分に行う。ヘルニア囊をきれいに剥離露出しようとする必要はない。

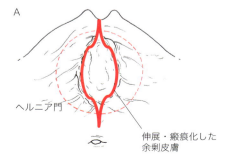
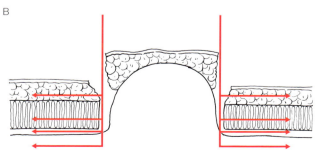

図9 臍ヘルニアの手術

（文献 2）より引用・改変）

A：臍下部で臍縁に沿って弧状切開

B：臍下部で腹直筋前鞘と白線を露出した後，ヘルニア嚢を露出

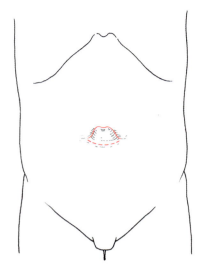
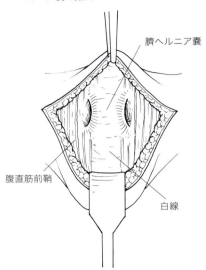

臍ヘルニア嚢
腹直筋前鞘
白線

C：ヘルニア嚢を牽引し嚢と頭側皮下組織との間に鉗子を通す

D：ヘルニア嚢は底部を臍皮膚側に一部残す様に切断。内容を還納後，嚢を門の少し末梢側で切離

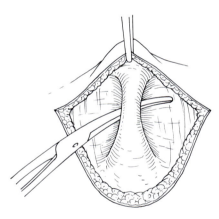

ヘルニア嚢底部
ヘルニア門

E：ヘルニア門辺縁（白線・前鞘）とヘルニア嚢断端を一緒に横方向に縫合閉鎖

F：臍中心部の皮下組織（ヘルニア嚢底部断端）を腱膜に逢着固定し臍陥凹を形成

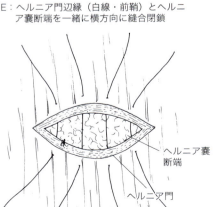
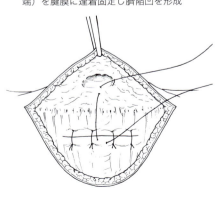

ヘルニア嚢断端
ヘルニア門

腹壁ヘルニアにまつわる最近の話題

●**上腹壁ヘルニア** ── しばしば多発することはよく知られているが，手術適応に関する考え方は統一されていない。先天的上腹壁ヘルニアは，しばしば嵌頓することもあり早めに手術適応とすべきであるとする考えが有力である一方，後天的上腹壁ヘルニアはヘルニア門径がさまざまで，小さいものの場合内容が腹膜前脂肪組織のことが多くヘルニア囊を伴っていないため，多くは"Watchful waiting"でよいとされる。しかし，そのうち10〜20％の症例が後に手術が必要になるとされるため，"症状のある上腹壁ヘルニアは手術適応と考えてよい"ともされている。

●**腹壁瘢痕ヘルニア** ── 開腹手術の2〜20％に起こるとされる高頻度の手術合併症である。さまざまな患者側要因（肥満，糖尿病，免疫抑制薬，ステロイド使用，喫煙，慢性閉塞性肺疾患，創感染）だけでなく，開腹方法，縫合閉鎖法（使用する縫合糸の種類）など手術的要因も大きく関わっている。

　例えば，『正中切開』は簡便かつ迅速に行え，術中の創延長も容易であることから最も頻繁に行われる開腹方法であるが，血流の乏しい白線を切開することは創傷治癒の観点から望ましくなく，内外腹斜筋・腹横筋の収縮により正中創を横方向へ牽引するため創部に強い緊張がかかるという短所を有している。これらの理由から，EHS ガイドラインでも，"non-middle incision are recommended where possible"として述べられ，できるかぎり正中切開以外の方法で開腹するべきであるとしている。

文献

1) 関　正咸：A. 腹壁・腹膜の構造と機能　Ⅰ. 発生および解剖，新外科学大系　第25巻A　腹壁・腹膜・イレウスの外科1，中山書店，1990，pp.3-51.
2) 柵瀬信太郎，牧野永城：A. ヘルニア　Ⅳ. その他のヘルニア，新外科学大系　第25巻B　腹壁・腹膜・イレウスの外科2，中山書店，1990，pp. 156-80.
3) Muysoms FE, Miserez M, Berrevoet F, et al: Classification of primary and incisional abdominal wall hernias. Hernia. 2009; 13: 407-14.
4) 島田長人，諏訪勝仁，嶋田　元，ほか：第Ⅰ部　成人のヘルニア　B 腹壁瘢痕ヘルニア　第3章 腹壁瘢痕ヘルニアの手術　2. 切開法，ヘルニアの外科，南江堂，2017，pp. 222-68.
5) 川中博文，諏訪勝仁，松原猛人，ほか：第Ⅰ部　成人のヘルニア　B 腹壁瘢痕ヘルニア　第3章 腹壁瘢痕ヘルニアの手術　3. 腹腔鏡下手術，ヘルニアの外科，南江堂，2017，pp. 269-83.

急性汎発性腹膜炎手術

石岡大輔，齊藤正昭，力山敏樹　自治医科大学附属さいたま医療センター一般・消化器外科

　腹膜炎とは，消化管や女性生殖器などの腹腔内臓器の炎症が臓側腹膜および壁側腹膜に波及した病態であり，その原因や炎症の範囲によって急性・慢性，汎発性・限局性に分類される。慢性のものは癌や結核に伴うものが多い。

　急性汎発性腹膜炎は，直接炎症を引き起こした部分だけでなく，腹膜全体にわたり炎症が広がっている状態のことを指し，胃液，腸液，胆汁，膵液などの消化液や腸管内容が腹腔内に排出されることによって引き起こされる。一方で，炎症が直接炎症を引き起こした部分だけにとどまっているものを限局性腹膜炎という。

　急性汎発性腹膜炎の原因として最も頻度の高い疾患は，急性虫垂炎およびその穿孔で，次いで胃・十二指腸潰瘍穿孔であり，これらをあわせると全体の約70％を占める[1]。その他の原因としては，憩室炎，胃癌，大腸癌，腸閉塞，腸管虚血，外傷性腸管損傷や消化管吻合術後の縫合不全があげられる[図1]。

図1　急性腹膜炎の原因

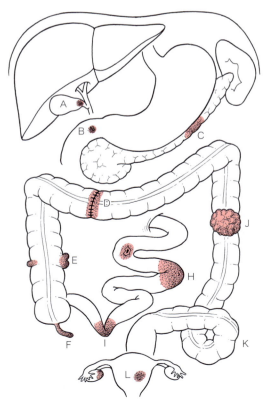

A：急性胆嚢炎
B：胃・十二指腸潰瘍
C：急性膵炎
D：縫合不全
E：憩室炎
F：虫垂炎
G：外傷性腸管損傷
H：腸間膜血栓症
I：腸閉塞
J：大腸癌
K：S状結腸軸捻転
L：子宮・附属器炎など

本項では，原因疾患が不明な汎発性腹膜炎に対する手術の進め方や，それぞれの疾患別の急性汎発性腹膜炎手術のポイントについて述べる。

術前検査で穿孔部位や原因が不明である急性汎発性腹膜炎

急性腹症で来院し，問診・理学所見・血液検査・画像検査所見から急性汎発性腹膜炎や消化管穿孔が疑われるが，穿孔部位や原因が不明である例は多い。汎発性腹膜炎により全身状態が悪化している場合もあり，緊急手術を行い術中に穿孔部位や原因を検索し，適切な治療方針を決定する必要がある。図1のように原因は多彩であり，どの原因に対しても対応できるように手術を行う必要がある。

手術手技

- **麻酔**―― 全身麻酔で行う。
- **体位**―― 通常仰臥位で行うが，直腸の病変が疑われる場合や，肛門操作が必要と考えられる場合は，体位は砕石位とする。
- **皮膚切開**―― 腹腔内の広範囲な部位に対し対応できるように，臍を中心とした中腹部正中切開を行い[図2]，腹腔内所見を確認し穿孔部位や原疾患を確認しながら，上腹部もしくは下腹部に切開を延長する[*1]。

開腹したら腹水の性状を確認し，腹腔内感染を疑う場合には腹水を一部細菌培養に提出する。

- **穿孔部位の検索・同定**―― その後，穿孔部位の検索を行うが，汚染腹水の性状や汚染物内に糞便があるかを確認することでも穿孔部位の予測をすることができる。また，同時に腸管の血流障害の有無や，腫瘍の有無なども併せて検索を行う。穿孔部位が小さく発見が難しいこともあり，胃，十二指腸，小腸，大腸と順に消化管を丁寧に確認することが必要である[*2]。外傷性の穿孔では穿孔が多発する場合もあり，消化管

*1――初心者へのアドバイス
穿孔部位に応じて皮膚切開を広げるが，救命のための手術であることを考え，傷の大きさにこだわってはいけない。原因の検索や洗浄がしっかりできるように，皮膚切開を広げる必要がある

*2――初心者へのアドバイス
消化管穿孔部位の検索を行う際は，胃から順番に直腸まで検索を行う。少しずつ腸管を手繰るように，穿孔部位の検索を行うことが重要である

図2　原因不明の急性汎発性腹膜炎の皮膚切開
穿孔部位が明確でない汎発性腹膜炎では，どの部位の処置にも対応できるようにまず臍を中心とした中腹部正中切開を行う(A)。腹腔内所見に応じて上部(B)，下部(C)あるいは上下部(D)へ創を適宜延長する。

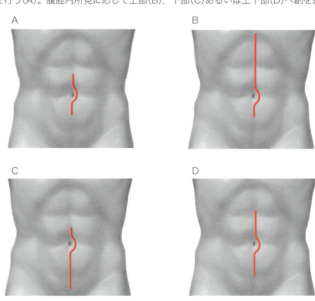

全体をくまなく検索することが重要である。
穿孔部位が同定できれば簡易的な縫合閉鎖を行うか，難しい場合は腸鉗子をかけ一時的に腸液の流出を予防する。
- **腹腔内洗浄**──その後，大量の生理食塩水（10L以上）で腹腔内を洗浄する。腹膜炎の手術においては，腹腔内全体を十分に洗浄することが最も重要とされており，付着した白苔を排除することは不要である。
- **穿孔部縫合閉鎖**──洗浄後，原疾患に対する治療を行う。著しい腸管の浮腫や炎症が認められる場合は，術後縫合不全の危険性が高くなるため，人工肛門を造設し吻合を避けるのが望ましい。
- **ドレーン留置**──最後にドレーンを留置して閉腹を行う。ドレーンは創部やストーマから距離を開けて挿入し［図3］，先端は仰臥位で液体の貯留しやすい左右の横隔膜下や膀胱（子宮）直腸窩に留置する［図4］。
- **腹腔鏡を用いる方法**──手術のアプローチとして腹腔鏡を用いる方法もある。とくに穿孔部位の同定が確定的でない場合は，腹腔鏡下に消化管全体を確認することは

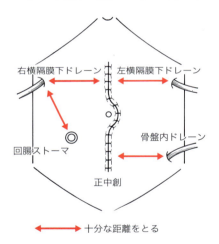

図3　ドレーンの挿入位置
行性感染の危険性を考慮して，ドレーンは正中創やストーマからは離れた位置から腹腔外へと誘導する。とくに，ストーマについてはパウチ貼付が可能となるよう工夫する。

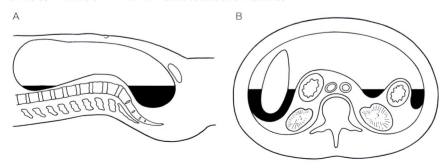

図4　腹腔内の液体貯留部位
状断（A），冠状断（B）でみた仰臥位の腹腔内液体貯留部位（黒塗部）

有用である．しかし，腸管の浮腫が著明である場合や，腸管の拡張が強い場合は腹腔鏡での操作が難しいことが多く，この際は開腹に切り替える必要がある．

胃，十二指腸穿孔による急性汎発性腹膜炎

胃および十二指腸穿孔の原因として，身体及び心理的ストレス，喫煙，H.Pylori 感染症，薬剤（NSAIDs，ステロイドなど），悪性疾患があげられる[2]．穿孔に伴い消化液や食物残渣が遊離腹腔内に漏出し，化学的刺激による腹膜炎を発症する．穿孔の発症以前より潰瘍形成による疼痛や，出血による黒色便（tarry stool）を自覚していることもあり，診断の一助となる．

穿孔が起こると，食事内容や消化液の漏出が起こり激しい腹痛が出現する．腹部CT 検査は必須であり，上部消化管穿孔を疑う場合は胃，十二指腸，肝円索の周囲や網嚢内の free air の有無を確認する．穿孔部周囲では潰瘍形成に伴う壁肥厚や漿膜面での脂肪織濃度の上昇を認めることが多く，穿孔部位で胃や十二指腸壁の連続性が途絶する所見を認めることもある．

治療方針

近年，プロトンポンプ阻害薬や H2 受容体拮抗薬の，*H.pylori* 除菌療法により，胃および十二指腸潰瘍穿孔に対しての手術は減少した．保存的治療は有効である一方で，手術の必要性の判断が重要となる[*3]．表1に示す場合が手術適応とされる．手術は穿孔部の閉鎖と腹膜炎に対する洗浄ドレナージが基本であり，潰瘍に対する治療は薬物療法で行う．開腹術と腹腔鏡下手術の比較では安全性は同等であり，腹腔鏡下手術では術後の鎮痛薬使用や創部感染の減少で優っているが，手術時間は長くなると報告されている[3]．

手術手技

- **皮膚切開** —— 上腹部正中切開で開腹する．
- **腹水・汚染物の除去** —— 汚染腹水や汚染物を可及的に吸引除去し，一部細菌培養検査に提出する．
- **穿孔部縫合閉鎖** —— その後穿孔部を検索し，可能であれば縫合閉鎖，大網被覆術を行う．しかし，穿孔部が大きく，周囲の炎症が強い場合は大網充填を行う．
- **ドレーン留置** —— 腹腔内を大量の生理食塩水で十分に洗浄し，ドレーンを留置する．
- **腹腔鏡下手術** —— 腹腔鏡下手術では気腹法，開脚位で行う．3もしくは4ポートで行い，腹腔内を観察し穿孔部位を同定する．穿孔部の処置は開腹と同様に縫合閉鎖

*3—初心者へのアドバイス
保存的加療を選択した後も，状態に応じてCTで経過観察を行う．CTで所見が悪化してきた場合は開腹手術への移行を躊躇してはいけない．

表1　胃十二指腸穿孔の手術適応[7]

早急な手術が必要な状態
①血行動態が安定しない
②発症後時間経過が長い時
③腹膜炎が上腹部に限局しない
④腹水が多量である
⑤重篤な併存疾患がある
⑥70歳以上の高齢者
⑦胃内容物が大量にある
保存的治療から手術への変更を考慮する所見
①経時的CTで腹腔内ガスや腹水の増量を認める
②腹部筋性防御が24時間以内に改善しない

が可能であれば施行するが，困難であるときは大網被覆を行う．生理食塩水で洗浄を行い，ドレーンを留置する．

小腸穿孔による急性汎発性腹膜炎

小腸穿孔の原因となる疾患は，腸閉塞，腸管虚血（腸間膜血栓症，非閉塞性腸間膜虚血症など），腫瘍（癌，悪性リンパ腫など），外傷などであるが，腸管切除が必要となる例が多い4）．

手術手技

- **皮膚切開** —— 小腸は長く，術前に穿孔部位を同定することが困難であることが多いため，臍を中心とした正中切開で開腹し，原因検索後に適宜創を延長する*4．
- **腹水・汚染物の除去** —— 汚染腹水や汚染物を可及的に吸引除去し，一部細菌培養検査に提出する．
- **穿孔部縫合閉鎖** —— 外傷性腸管損傷などで単純閉鎖が可能であれば，穿孔部周囲のデブリードマンの後に，縫合閉鎖を行う．この際は，腸管の狭窄予防のため短軸方向に縫合を行う［図5A］．

小腸穿孔を伴う腸閉塞や，腸管虚血では腸管切除が必要となることが多い．腸管切

*4 ― 小腸穿孔
外傷の場合は，複数臓器にわたっての損傷の可能性がある．複数箇所の外傷の可能性や，膵や肝にも損傷がないか確認をする．上腹部の外傷の場合は網嚢腔を開け，膵臓の損傷がないかを確認を行う

図5　小腸穿孔時の手術方法

A：デブリードマンを行い，短軸方向に縫合する．

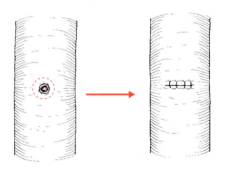

B：穿孔部腸管を切除し，端々で吻合する．

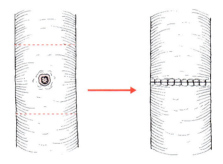

C：穿孔部腸管を挙上し，ループ式人工肛門を造設する．

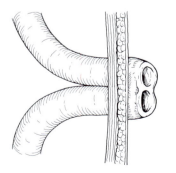

D：二連銃式の人工肛門

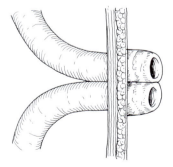

E：穿孔部を切除吻合し，口側腸管でループ式人工肛門を造設する．

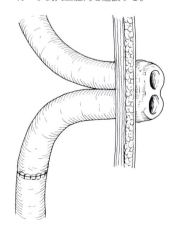

除後残存腸管の状態を確認し，正常な腸管であれば一期的に腸管の吻合を行う[図5B]が，虚血変化や炎症によって腸管壁が脆弱となっている場合には人工肛門を造設し[図5C]，二期的な吻合の方針とする．とくに非閉塞性腸間膜虚血症では，術後も虚血が進行する場合があるため，二連銃式の人工肛門を造設し，術後も腸管虚血の評価を行う必要がある[図5D]．

虚血が疑われた場合は再手術を行い，腸管の追加切除を行う．長期間の炎症によって腸管や腸間膜が伸展不良となり，腸管が腹腔外へ誘導できない場合は腸管の吻合を行い，吻合部の口側腸管で十分腹腔外へ誘導できる部位でループ式人工肛門を造設する[図5E]．

大腸穿孔による急性汎発性腹膜炎

大腸穿孔の原因となる疾患としては，大腸癌，憩室炎，炎症性腸疾患，壊死性虚血性腸炎，外傷性，糞便性，医原性，特発性などがあげられる[3]．上部消化管穿孔と異なり，穿孔による腹腔内の汚染が高度であるため，腹膜炎，敗血症から多臓器不全をきたし易く，一般的に予後不良である．緊急での外科治療を必要とし，穿孔部を含めた腸管切除，十分な洗浄と有効なドレナージが必要である[*5]．また，救命のため周術期の重症感染症に対する集学的治療が必要である．

*5 ─ 大腸穿孔
結腸穿孔では，炎症や浮腫のため術中操作に難渋することがある．また，全身状態も不良であることが多く，術中に最も侵襲が少なくできる手術を考えながらＡ人工肛門を挙上する位置を考える

手術手技

- **体位** ── 通常体位は仰臥位で行うが，直腸の病変や肛門側の処置が予測される場合は，砕石位で行う．
- **皮膚切開** ── 臍を中心とした正中で開腹を行い，原因検索の後，適宜創の延長を行う．創は腹腔内の汚染物質により高頻度に術後創感染を起こすため，可能な限りドレープなどによって創縁保護を行う．
- **腹水・汚染物の除去，穿孔部位の検索** ── 汚染腹水や汚染物を可及的に吸引除去し，一部細菌培養検査に提出する．腹腔内を大量の生理食塩水で洗浄後，穿孔部位の検索を行う．
- **穿孔部縫合閉鎖** ── 穿孔部位が確認できたら，可能であれば一時的に縫合閉鎖を行う．難しい場合は，穿孔部の口側，肛門側の腸管をクランプし，腸内用物の流出を最小限とする．患者の状態や原疾患により腸管の処理方法を決定するが，基本的には感染のコントロールが重要であり，穿孔部の処置を確実に行うことが肝要である．

また，大腸穿孔による汎発性腹膜炎では縫合不全の危険性が高いため，腸管を切除した場合でも一期的な吻合を行わないことが多い．

憩室炎の穿孔や内視鏡での穿孔，異物による穿孔など原因となった病変が限局しており，穿孔部腸管が腹壁まで挙上が可能である場合は，穿孔部を挙上しループ式人工肛門として利用する[図6A]．

大腸癌などで腸管切除が必要になった場合は，切除腸管口側断端を単孔式人工肛門とし，肛門側腸管の断端は縫合閉鎖を行う．肛門側断端は，挙上可能であれば粘液瘻として腹壁に固定する[図6B]．挙上が難しく腹腔内に肛門側断端が残る場合は，断端の縫合不全のリスクがあるため閉鎖部近傍にドレーンを留置する[図6C]．また，肛門側腸管内の便汁，便塊の排除を可及的に行う．

高度進行大腸癌，放射性腸炎などで穿孔部腸管切除が困難である場合，穿孔部の処置ができず口側腸管をループ式人工肛門とせざるを得ない場合がある．この場合は通常のドレーン留置に加え，穿孔部とその近傍にドレーン留置が必要になる[図7]．

● **閉腹**────閉腹時は創洗浄を十分に行う。また，腸管の浮腫により abdominal compartment syndrome が危惧される場合では，皮膚縫合閉鎖のみの仮閉腹とし，状態の改善を待ち二期的に閉腹を行う。

図6　大腸穿孔時の手術方法

A：穿孔部をループ式人工肛門として利用する。

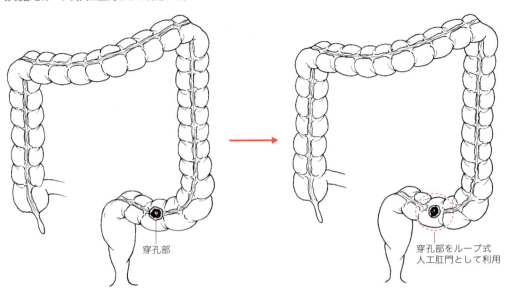

B：肛門側断端は，挙上可能であれば粘液瘻として腹壁に固定する。

C：断端の縫合不全のリスクがあるため閉鎖部近傍にドレーンを留置する。

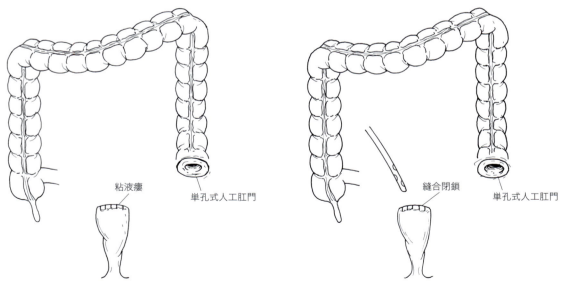

図7 大腸穿孔時穿孔部の処理ができないとき
穿孔部をそのままとして病変部口側の腸管をループ式人工肛門とし，穿孔部とその近傍へのドレーン留置が必要となる。

A：高度進行直腸癌のとき　　　　　　　　B：放射線性腸炎（凍結骨盤）のとき

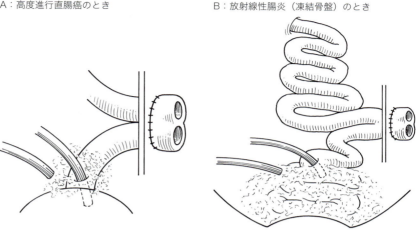

虫垂穿孔による急性汎発性腹膜炎

　虫垂炎のうち20〜30％は穿孔性，膿瘍形成性であるとされている[5]。穿孔性虫垂炎は高度の炎症によるため手術難易度が上がるとともに腸閉塞や創感染，腹腔内膿瘍といった術後合併症が問題となる。開腹手術と腹腔鏡下手術の優劣については議論があるが，腹腔鏡を用いることで良好な視野とともに炎症や膿瘍の広がりを評価することができ，また膿瘍がある場合には効果的にドレナージを行うことが可能であるとの報告がある[6]。

手術手技

- **麻酔，体位** —— 穿孔性虫垂炎の場合は全身麻酔，仰臥位で手術を行う。
- **皮膚切開** —— 汎発性腹膜炎の状態であれば通常の交差切開での手術が難しいことが多く，良好な視野を得るために傍腹直筋切開での開腹や，正中切開での開腹を選択することが多い［図8AB］。
- **腹腔内洗浄** —— 開腹後腹腔内を十分に生理食塩水で洗浄を行う。
- **穿孔部縫合閉鎖** —— 上行結腸を確認し，結腸ひもを尾側に追っていくことで虫垂の同定が可能である。虫垂間膜を確認し把持した後に，虫垂間膜を結紮切離していき，虫垂根部を同定の後，虫垂を切除し断端は埋没閉鎖する。しかし，盲腸への炎症の波及が著明であり，断端埋没が安全に行えない場合は，盲腸を授動し自動縫合器を用いて盲腸壁の一部を切離する場合もある。炎症のため盲腸切離も困難な場合は，回盲部切除が必要となることもある。
- **腹腔鏡下手術** —— 腹腔鏡での手術を選択した場合は，仰臥位，3ポートで行うが，必要であればポートを追加し，4ポートで手術を行う［図8C］。

　頭低位，左側臥位とし，虫垂を検索する。盲腸の結腸ひもを尾側にたどり虫垂を同定するが，周囲に大網や小腸が癒着している場合は，丁寧に剥離を行う必要がある。虫垂間膜を確認し把持しながら切離していき，虫垂根部まで露出をする。炎症が強い場合は，自動縫合器を用いて虫垂根部を切離する。切離後は，感染予防のためバックに入れ回収をする。

図8 虫垂穿孔手術時の皮膚切開

A：傍腹直筋切開

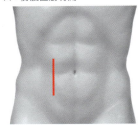

B：上下腹部正中切開

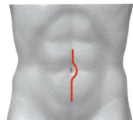

C：ポート配置

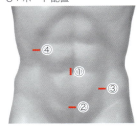

①12mm
②5mm
③5mm
④場合により5mmを追加する

文献

1) 仲田文造，大平雅一，平川弘聖：急性腹膜炎，癌性腹膜炎．綜合臨床 2002；51：1439-42.
2) 西田正人，三ツ井崇司，八木浩一，ほか：胃・十二指腸潰瘍穿孔．臨床外科 2016；71：232-3.
3) Bertleff MJ, et al: Laparoscopic correction of perforated peptic ulcer: first choice? A review of literature. Surg Endosc 2010; 24: 1231-9.
4) 疋田茂樹，坂本照夫，秦　洋文，ほか：下部消化管(小腸・大腸)穿孔．外科治療 2005；93：629-36.
5) Andersson RE, et al: Diagnostic accuracy and perforation rate in appendicitis: association with age and sex of the patient and with appendicectomy rate. Eur J Surg 1992; 158: 37-41.
6) 戸田重夫，渡邊五郎，黒柳洋弥，ほか：穿孔性・膿瘍形成性虫垂炎の手術．手術 2011；65：993-6.
7) 日本消化器病学会編：消化性潰瘍診療ガイドライン2015．南江堂，2015.

試験開腹術

茂木陽子　群馬大学大学院医学系研究科総合外科学講座

近年の画像診断学や技術の進歩にも関わらず，診断が困難な症例が存在する。試験開腹術は，このような症例に対し診断を目的として行われる手術の総称で，引き続き根治術あるいは姑息術に移行する場合もある。手術の際に組織採取を行う場合には試験切除術ともいわれるが，今回は試験開腹術の一環として扱うこととした。

悪性疾患における試験開腹術

悪性疾患においては，確定診断を目的とする場合と，病期決定を目的とする場合とがある。病期決定目的の場合は，画像診断では捉えにくい腹膜播種，肝表面の微細な転移，他臓器浸潤の有無などを主に評価する。腹膜播種をきたすことが多い胃癌や，膵癌の病期診断において重要である。治療前はもとより，治療中や治療後の再発評価にも用いられる。

手術手技

体位

手術部位や目的に応じて仰臥位，砕石位，側臥位などを選択する。

皮膚切開［図1］

開腹で開始する場合は，その後の手術操作への応用も考慮し，正中切開にて開腹することが多い。

腹腔鏡で開始する場合は，臍周囲にカメラポートを挿入することが多い。手術歴のある症例では，術前の超音波検査で臍周囲の腹壁と臓器の癒着の有無を確認する[1]。癒着が疑われる場合には，そのほかの部位を選択する。続いて鉗子操作用に，2～3

図1　皮膚切開
A：正中切開　　　　　　　　　B：カメラポート

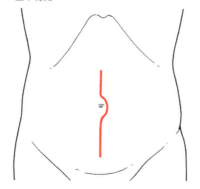
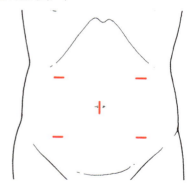

本のポートを追加する．より小さな創で操作可能な細径鉗子を用いてもよいが，腸管を把持する際には損傷に注意する．

観察

まずは腹腔内全体を観察し，腹水や結節の有無を確認し，あればその性状や存在部位を評価する．

開腹では腹腔内全体を直視することは困難であるが，腹腔内に手を入れることで触診による評価を行うことができ，観察の手助けとする．

腹腔鏡下では視野確保のために重力を利用した臓器の展開も重要であり，適宜体位を変換する．

● **上腹部** ── 上腹部の観察では，左右横隔膜，肝表面，胃および結腸，脾臓，大網を観察する．

肝については，横隔面のみならず臓側面の観察も行う．肝左葉を展開することで小網の評価を行うことができる．小網越しに膵を透見できることもある．

結腸においては，横行結腸を頭側に展開し，結腸間膜後葉の観察も行う［図2］．胃癌や膵癌の直接浸潤などの評価を行う．

● **下腹部** ── 下腹部の観察では，左右傍結腸溝，骨盤内，小腸，腸間膜を観察する．

頭低位として小腸を頭側に展開することで，骨盤内の観察が容易となる．

小腸については，小腸を口側もしくは肛門側から順に展開し，腸管および腸間膜全体を評価する．

● **網囊内** ── 網囊を開放することで，胃癌や膵癌の他臓器浸潤や網囊内播種の有無の評価を行うことができる．

胃大網動静脈から3cmほど離した位置で胃結腸間膜を切開して，網囊を開放する．正中付近で切開すると網囊内に入りやすい．しかし，浸潤や癒着があればその限りではないため，助手の十分な展開により内腔が確保できそうな部分を検索し，切離を行う．網囊内に入ったことを確認できれば，その層を維持して切離を延長し，間口を広げて内腔の観察を行う．

網囊内に病変が存在していた場合，網囊の開放により腹腔内全体への播種を引き起こす可能性があり，注意が必要である．

図2 結腸間膜後葉の観察

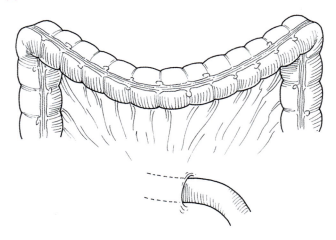

組織採取

- **腹水** —— 腹水があれば腹水を直接採取して細胞診へ提出する。腹水を認めない場合や少量の場合は、洗浄細胞診を施行する。ダグラス窩［図3］や横隔膜下などにネラトンカテーテルを挿入し、生食100 mL程度を入れて注射器で出し入れを行い回収する。回収した腹水、あるいは洗浄液には凝固予防のため少量のヘパリンを加えるが、迅速細胞診にすぐ提出できる場合には必要ない。

- **腹膜結節** —— 腹膜結節を認めた場合には、周囲組織を切離し摘出する。結節への切り込みや強い把持などの不用意な操作で、播種を増悪させる恐れもあるため、操作は慎重に行う。

  横隔膜面においては、切開時の通電により横隔膜を損傷し開胸に至ることがあるので十分に注意する。可能であればはさみなどを用いた鋭的切離を行う。同様に、腸管付近においても、通電に伴い腸管壁の損傷をきたす可能性があり、十分に注意する。腸管壁の損傷が疑われる場合には、縫合を追加し修復する。

- **腹腔内リンパ節** —— 腫大したリンパ節が複数存在する場合には、術前に摘出するリンパ節を決めておく。癒着などで摘出困難なこともあるため、候補は複数決めておくとよい。

  術前評価としては、CTで主要血管の位置、他臓器との位置関係を確認しておく。小さいリンパ節の場合、手術中に同定困難になることもあるため、主要血管や固定臓器との位置関係を把握してメルクマールとする。血管や他臓器の位置関係を把握することは、切離の際の損傷予防にもつながる。

  悪性リンパ腫が疑われる場合には、事前に血液内科医師とよく相談し、生検に適した部位、組織量について確認しておく。また、病変が腸管壁と一塊となっていることがあるため、切離に伴い腸管損傷をきたす可能性があることを頭に入れておく。

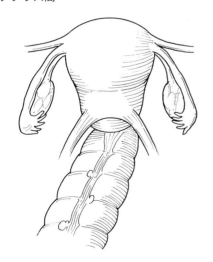

図3　ダグラス窩

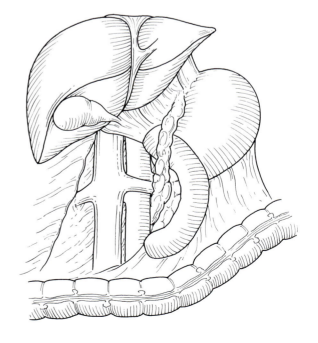

図4　Kocherの十二指腸授動

リンパ節そのものを摘出可能であれば摘出するが，周囲組織と一塊となっている場合は5～10 mm角程度を切離し摘出する。通常は電気メスで切離しうるが，小切片の場合は電気メスの焼灼の影響で診断が困難になる可能性もあり，鋭的切離を行うのも一考である。腫大したリンパ節の周囲には，比較的太いリンパ管が存在することがあるため，切離の際には結紮もしくは超音波凝固切開装置の使用を心がける。

診断に耐えうる標本が摘出できているか迷う場合は，術中の迅速病理診断も有用である。

● **大動脈周囲リンパ節** ── 大動脈周囲リンパ節が腫大しているときに行われる。16b1/a2領域のリンパ節については，Kocherの十二指腸授動から開始する[図4]。助手に十二指腸を展開させ，後面の膵後筋膜にそって剥離を進める。視野確保が不十分な場合は結腸肝曲から上行結腸も授動する。十二指腸の頭腹側への展開と，結腸の尾側への展開により良好な視野が確保される。視野を確保した後，下大静脈および大動脈の前面を観察し，腫大したリンパ節を確認する。この領域のリンパ節周囲には比較的太いリンパ管が存在するため，摘出の際には適宜結紮する。

急性腹症における試験開腹術

急性腹症をきたす疾患は多種多様にわたる。その診断においては，各種検査もさることながら，理学所見がもっとも重要であると考える。しかし，高齢や併存疾患の影響で理学所見が判断材料にならないこともしばしば経験する。診断の遅れが治療の結果を左右しうるため，できるだけ迅速な判断が求められる。

過剰な侵襲は避けるべきであるが，判断に迷う場合には試験開腹術を行うことで，より適切な治療を提供することができる。直接目でみて状況を判断し，診断できることは，外科医の最大の強みである。

現在は救急の場においても腹腔鏡の利用は広まっており，小さい傷で腹腔内全体を観察できるという点において，非常に有用である。たとえ開腹移行に至る場合でも，部位が特定できることで大開腹を避けることができる。しかし，癒着や腸管拡張などで視野確保が困難である場合や，手術操作に時間がかかる場合には，腹腔鏡手術に固執せず開腹手術に移行する判断も必要である。すべてにおいて救命最優先であることを忘れてはならない。

手術手技

体位

仰臥位，砕石位をとることが多い。砕石位の方が汎用性は高い。

皮膚切開

開腹であれば正中切開で開始する。

腹腔鏡であれば臍周囲アプローチで開始する。急性腹症の場合は，イレウスを併発していることが多いため，カメラポート挿入の際には腸管損傷に注意する。

その他のポートについては，そのまま治療目的の手術に移行する可能性が高いため，次の治療を念頭におきながらポートセッティングを行う。病変部位が特定できれば，その部を頂点としたtriangle positionをとるように配置する[2]。

人工肛門を造設する可能性がある場合には，術前にサイトマーキングを行い，その部にポートを挿入してもよい。しかし，手術操作に適さないと判断されれば，その限

りではない．あくまでも操作性が優先される．

観察

腹腔内全体を観察する．詳細は前述のごとくである．とくに腹水の有無や性状，炎症所見の有無，腸管の色調や穿孔の有無などを確認する．女性の場合は付属器炎などの骨盤内炎症性疾患や異所性妊娠の可能性もあるため，婦人科医との連携が重要である．

汚染腹水を認めた場合は腸管穿孔や胆嚢穿孔の可能性があり，穿孔部位を速やかに検索し，そのまま汎発性腹膜炎の手術に移行する．

腸管壊死を認めた場合には同部の腸管を切除するが，非閉塞性腸管虚血（non-occlusive mesenteric ischemia；NOMI）の場合は，切除の適応，切除範囲の同定に難渋する．NOMI は末梢の腸間膜動脈枝の攣縮が背景にあると考えられており，分節状，非連続性に腸管の血流障害をきたす病態である．明らかな腸管の壊死があれば切除の対象となるが，漿膜面からの観察のみでは，腸管虚血の程度や壊死領域を判定するのは困難であるといわれている．

時間経過に伴い非連続性に虚血範囲が進行する可能性があること，血管拡張薬の投与により切除範囲が縮小できる可能性があることから，診断的腹腔鏡検査を含めて複数回にわたり腸管を直視下に観察するという方針も検討されている[3]．

また，ICG による腸管血流の評価は有効である可能性があるが，NOMI に対する有効性については今後の検討が待たれる[4]．

外傷における試験開腹術

腹部外傷においては，循環動態が不安定な腹腔内出血を認める場合や，腹膜炎所見を認める場合には緊急開腹手術の適応となる．

腹部刺創などで損傷が腹壁の全層に及ぶと，腹腔外の空気が腹腔内に迷入し，free air のように見えることがある．腸管損傷が否定できない場合には試験開腹術を行い，腸管損傷の否定を行うことがある．

文献

1) Frederick L Greene: Laparoscopic Staging of Malignancies, Principles of laparoscopic surgery : basic and advanced techniques. Maurice E Arregui et al ed, Sprilger-Verlag, USA, 1995, pp318-323.
2) 筒井敦子ほか：絞扼性腸閉塞に対する腹腔鏡手術．手術 2018；72：271-6.
3) 日本腹部救急医学会プロジェクト委員会 NOMI ワーキンググループ：非閉塞性腸管虚血（NOMI）の診断と治療．日本腹部救急医学会雑誌 2015；35：177-85.
4) 坂本宣弘ほか：虚血性腸疾患の腹腔鏡・開腹手術における術中腸管血流評価．手術 2018；72：293-8.

後腹膜腫瘍手術

新木健一郎,播本憲史,調 憲 群馬大学大学院肝胆膵外科学

　後腹膜腫瘍は,その組織診断・発生部位が多岐にわたり,しばしば消化器臓器に隣接しているため,消化器外科医による手術が必要とされる腫瘍である。また,泌尿器科,婦人科臓器や腹部大血管にも併せて隣接・浸潤することがあるため,他科との連携による手術が必要とされることもある。このことから,複数にわたる腹部臓器を扱い,それぞれの臓器に対する手術手技の応用が要求され,日本消化器外科学会の消化器外科専門医修練カリキュラムでは,後腹膜腫瘍手術が「中難度手術」に指定されている。

　本項では,後腹膜腫瘍に対する摘出術において,各消化器臓器に隣接した場合の基本的手技を中心に,手術の要点を述べる。

後腹膜腫瘍について

　後腹膜腫瘍は,Lobstein(1834)によると「横隔膜から骨盤分界線にいたる後腹膜腔に発生し,後腹膜腔に存在する諸臓器と無関係の腫瘍である」と定義されている。後腹膜腫瘍は,全腫瘍の約 0.2 %[1]を占めるに過ぎない比較的まれな腫瘍である。中胚葉起源(脂肪,平滑筋,横紋筋,結合織,リンパ管,リンパ節,血管など)が多いが,内胚葉・中胚葉・外胚葉いずれも発生母地とするため,その組織診断は多彩にわたる。自覚症状が起こりづらく,腫瘍が大きくなって発見されることが多い。症状も発生部位によって非特異的で,さまざまであるが,腫瘍による圧迫症状や腹部からの腫瘤触知による発見が多い。

　後腹膜悪性腫瘍は,その中でも脂肪肉腫,悪性リンパ腫,平滑筋肉腫,悪性線維性組織球症(malignant fibrous histiocytoma:MFH)など悪性腫瘍の頻度が高く,良性腫瘍では奇形腫,良性嚢腫,神経鞘腫,傍神経節腫が多い。造影 CT や MRI で腫瘍内部の脂肪成分,粘液間質,嚢胞構造の有無,造影効果などを評価することが診断に重要だが,術前に診断を確定するのは困難なことが多い。一般的に膨張性発育をすることが多く,腹腔内臓器への浸潤はまれなことが多いが,ある程度術前の CT や MRI を参考に見極めておくことが重要である[*1]。

　治療法としては,外科的切除が適応となる疾患が多い。悪性リンパ腫のように診断された場合は,化学療法が第 1 選択の腫瘍もあり,鑑別診断を要する。加えて,後腹膜腫瘍は術前画像により良悪性の判断がしづらく,切除後に良悪性が診断される場合も少なくない。とくに悪性腫瘍の場合は切除後の局所再発が多くみられるため,悪性腫瘍を疑う場合は十分なマージンをとった切除を心がける必要がある。

> ***1 ― 適応のポイント**
> 術前検査として造影 CT が有用であり,術前には 3 次元画像を構築して腫瘍と脈管・隣接臓器との位置関係を把握し,術前シミュレーションを行うことが重要である。これにより,アプローチ法(開腹手術の場合は開腹創,腹腔鏡手術の場合はポート配置)の適切な設定も行う。腫瘍による隣接臓器へ浸潤が疑われる場合は,MRI が有用なことが多い。また,腫瘍が消化管に接する場合は,その部位の消化管内視鏡検査,消化管造影検査などを考慮する。

麻酔および体位

　麻酔は,一般的な全身麻酔を行う。切開創の位置・範囲に応じて麻酔科医と相談し,硬膜外麻酔併用,経静脈的自己調節鎮痛(intravenous patient-controlled analgesia:IV-PCA)併用,もしくは腹壁神経ブロック併用を考慮する。

体位は通常の場合，仰臥位とする．腫瘍が骨盤内に存在し，直腸切除や仙骨の合併切除を行う場合は，砕石位やジャックナイフ位を用いることがあるが，ここでは後腹膜腫瘍の一般的な摘出術について述べるため，詳細は各術式の項や他の成書に委ねる．

後腹膜腫瘍の中でも，カテコラミンの分泌活性を有する傍神経節腫（褐色細胞腫の副腎外病変）のことがあり，この場合は内分泌内科による診断が必要である．少しでも本腫瘍を疑うなら，術前に内分泌内科による精査を受けておくことが重要であり，副腎外褐色細胞腫と診断された場合，術中血圧変動を想定した術前の輸液負荷が必要となる．麻酔科医へも術前に必ず相談し，術中血圧変動に対応できる麻酔体制の準備が必須である．

開腹

腫瘍の存在部位によって，切開創を決定する．それほど大きくない腫瘍の場合は，腹部正中切開のことが多い．肝右葉を脱転する場合は，上腹部正中切開に横切開を加えたり，J字切開・逆T字切開などを考慮する［図1］．上下腹部の広範にわたる腫瘍の場合は，上下腹部正中切開を行う．開腹後はリトラクターを用いて腹壁を牽引し，視野を確保する．上腹部の場合は，領域に応じてケント牽引開創器などによって左右上方の牽引を加える．

手術操作（上腹部の後腹膜腫瘍）

膵頭部背側の腫瘍

腫瘍が膵頭部背側やこの領域の下大静脈，腹部大動脈に近接する場合，Kocherの授動術とそれに続く膵頭部の脱転が必要となる．

● **Kocherの授動術，膵頭部の脱転** ── 助手がガーゼなどを用いて十二指腸下降脚を左側腹側方向へ牽引しつつ，十二指腸下降脚の外側縁から後腹膜を切開する．十二指腸下降脚から水平脚移行部に近づくにつれ，結腸間膜との癒合部になり，結腸間膜を損傷しないよう剝離を進める［図2A］．

膵頭部脱転の層から1層下の結合織を剝離していくと，下大静脈と腹部大動脈が露出する．

図1　皮膚切開

A：腹部正中切開

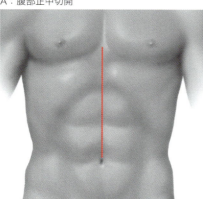

B：逆T字切開

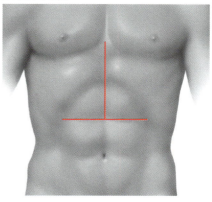

図2

A：Kocher の授動術

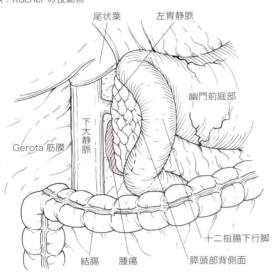

B：下大静脈，腹部大動脈の露出

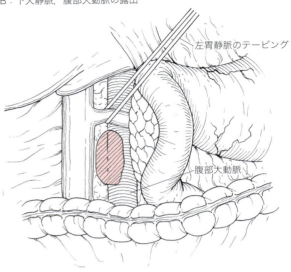

- **下大静脈，腹部大動脈周囲の操作** ―― 下大静脈の露出後，腫瘍が上方に存在する場合は，肝尾状葉と下大静脈との境界まで十分に後腹膜を切開することで，この領域が展開される．腫瘍が左腎静脈に近接もしくはまたがる場合は，左腎静脈をテーピングしてテープを愛護的に牽引しながら視野を保つことが重要である［図2B］．ときとして腫瘍が下大静脈を圧排したり，下大静脈の背側まで及ぶ場合には，下大静脈テーピングが必要な場合がある．下大静脈には腰静脈が流入しており，剥離の際に出血しないよう心がける．

  リンパ管が多い領域であり，術後の乳糜漏を予防するために切離しようとする結合織をしっかりと見極めて，必要なら結紮やデバイスでシーリングをした後に切離する．

- **腫瘍の剥離，摘出操作** ―― 腫瘍がそれほど大きくない場合は，周囲との剥離が容易な場合が多い．しかしながら，腫瘍が大きくなるにつれ腫瘍表面の栄養血管が顕著となることがあり，丹念に結紮もしくはシーリングしながら血管を処理する．後腹膜由来の腫瘍のため，基本的に栄養血管は腹部大動脈系から栄養されていることが多いが，巨大腫瘍になると周囲臓器浸潤をきたし，臓器に由来する血管から栄養されることがある．

  腫瘍が摘出されたら，剥離部に後出血がないか十分に観察する．

腹腔動脈系血管周囲の腫瘍

腫瘍が腹腔動脈系の血管周囲や膵体尾部の上縁背側に存在する場合は，網嚢開放に続き，腹腔動脈系血管の剥離・露出が必要となる．腹腔動脈系血管は破格を伴うことが多く，術前の MDCT や3次元画像により血管走行を十分に把握し，手術に臨むことが重要である．

- **網嚢の開放** ―― 助手に横行結腸を牽引させ，大網，胃結腸間膜を展開し，大網の左半より切開を加え網嚢腔に達する．膵上縁の腹腔動脈周囲の場合は，小網を切開し，膵体部を愛護的に下方へ牽引することでもこの領域の視野は展開できる［図3］．

●**腹腔動脈系の血管剥離**──助手が膵体部を愛護的に下方へ牽引し，膵上縁から後腹膜（膵被膜）を切開し剥離を開始する．この際にまず被膜を切開するにとどめて，膵上縁の結合織やリンパ節に切り込んで小血管損傷による出血をさせないように注意する．続いて，腫瘍の存在部位に応じて総肝動脈，脾動脈などのテーピングを行い，視野展開に用いる．術前画像で左胃静脈の走行を確認しておき，左静脈を損傷しないようにする．左胃静脈は門脈本幹の左側に流入するか，脾静脈に流入することが多く，視野展開に必要なら左胃静脈を結紮切離する［図4］．

図3 網嚢腔へのアプローチ

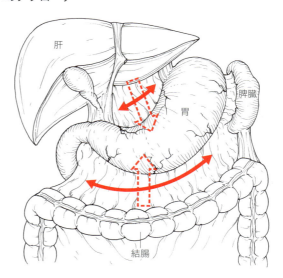

図4 腹腔動脈系血管周囲の操作

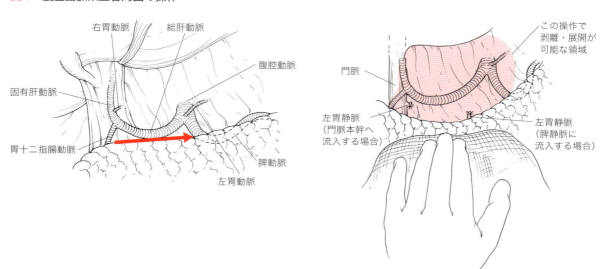

膵体尾部背側の腫瘍

● **膵体尾部の授動，脱転** ── 脾臓下極周囲に大網・結腸間膜の癒着がある場合は，これを剥離する。逆行性の膵脾脱転手技に準じて，脾臓外側の約1cm外側で後腹膜を切開し，膵脾脱転を開始する。この脾臓外側の切開線は脾臓上極まで延長し，剥離線の先に胃穹窿部が露出するまで行うと，後で膵脾の授動・脱転がより容易となる。膵体部背側に剥離が容易な結合織の層があり，これに沿って剥離を進める。腫瘍が大きく腹部大動脈近傍に存在する場合は，膵脾脱転を十分に行う必要があり，網嚢を開放した後に脾結腸間膜を切離することで視野がよくなる場合がある［図5］。

図5　膵脾脱転のための操作

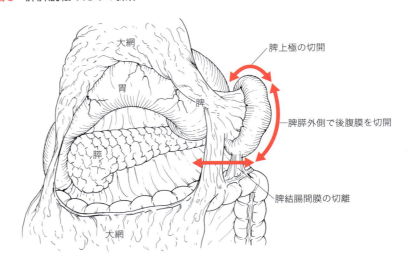

図6　膵脾脱転後に展開される視野

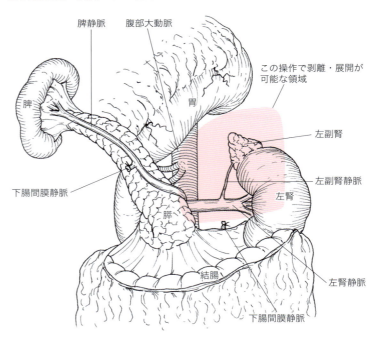

●**左腎，左副腎との剥離** —— 腫瘍が左腎や左副腎に近接する場合は，膵脾脱転に続いてこの部位の剥離が必要となる。先行した膵脾脱転した領域において，後腹膜を切開して1層下の層に腫瘍が存在することが多く，ここで左副腎が露出することが多い。左腎門部に接する場合は，左腎動静脈や尿管に注意して剥離を行う。左副腎周囲では，左腎静脈に流入する左副腎静脈を損傷すると大出血をきたすので注意する［図6］。

下腹部，骨盤内の後腹膜腫瘍

　下腹部に発生した後腹膜腫瘍の場合，左側は下降結腸・S状結腸の脱転，右側は回盲部，上行結腸の脱転を行う必要がある。この際，結腸切除と同様に左右の尿管を損傷しないよう注意が必要である。

　骨盤内に発生した場合は，直腸切除術の手技を応用して腹腔からアプローチするか，経仙骨的に後方よりアプローチすることが可能である。

ドレーン留置

　ドレーンは，術後出血，剥離した臓器損傷（消化管，膵臓など），深部剥離による乳糜漏に対する観察目的に留置することとなる。著者らは，超低圧持続吸引型の閉鎖式ドレーンを用いている。

閉創

　腫瘍摘出後は止血を十分に確認し，温生理食塩水で腹腔内を洗浄する。閉創は，他の消化器開腹手術と同様，2層もしくは3層で閉腹を行う。皮膚は，既知のエビデンスから埋没縫合が望ましいが，各施設の縫合法でよい。

血管合併切除

　腫瘍浸潤の範囲によって，下大静脈などの大血管を合併切除し再建することがある。このような手技は高難度術式であり，本手技に精通した血管外科医や肝胆膵移植外科医によって行われることが望ましい。腫瘍が大きく下大静脈血流が遮断され側副血行路が発達している場合は，下大静脈再建が必要ないとされるが，腫瘍が下大静脈血流を遮断していない場合は，側副血行路の発達が乏しく再建を考慮する。再建方法としては単純縫合，パッチによる修復，代用血管置換があり，人工材料や自家静脈が用いられる。下大静脈や腹部大動脈を合併切除再建する場合は，ゴアテックス素材の人工血管が使用されることが多い。また，その際に下大静脈遮断や体外循環の導入が必要となることもある。

腹腔鏡アプローチ

　近年，良性後腹膜腫瘍や他臓器合併症切除を伴わない後腹膜悪性腫瘍に対して，腹腔鏡下手術が報告されている。本術式を行う場合は，腹腔鏡手技に習熟した外科医や，隣接した臓器の専門性を有する外科医とともに手術を行うことが望まれる。

術後管理

　単純な腫瘍摘出のみの場合，術後管理は周囲臓器損傷の心配がない限り特別な管理は必要ない。この場合，翌日から飲水，食事摂取が可能であることが多い。ドレーン

排液の性状が問題なければ，切除範囲，領域に応じて術後1〜3日程度で抜去する。

　膵臓周囲や下大静脈・大動脈周囲の深部剥離の場合には，膵液漏，乳糜漏の観察が重要である。ドレーンの性状やアミラーゼ値，食事開始後の中性脂肪値を参考に判断する。

　本項では，後腹膜腫瘍に対する腫瘍摘出術の基本的手技について解説した。周囲臓器に浸潤しない比較的小さな後腹膜腫瘍は，卒後5年目までの外科医にとって執刀する機会の多い術式と思われる。しかしながら，周囲臓器への浸潤がないといえども，臓器の脱転や牽引による視野展開，当該領域の腹部血管走行の把握や剥離技術を要し，これらに対する手術手技の応用が必要な決して侮れない術式である。執刀する際には，本項で述べた術前診断，術前シミュレーションや，手術手技のポイントが参考となり，安全・確実な手術の一助となれば幸いである。

文献

1) Armstrong JR, Cohn I Jr: Primary malignant retroperitoneal tumors. Am J Surg 1965; 110: 937-43.

腹壁・腸間膜・大網腫瘍切除（後腹膜腫瘍は除く）

河口賀彦，赤池英憲，市川大輔　山梨大学医学部第1外科

腹壁腫瘍・腸間膜腫瘍・大網腫瘍は比較的まれな疾患であり，症状に乏しいことが多く，巨大腫瘍として発見される場合が多い．各部位ごと好発する腫瘍もさまざまであり，術前診断が難しく，診断目的も含め外科的切除が第一選択となることが多い．それぞれの部位に発生する腫瘍と外科治療について述べる．

腹壁腫瘍

解剖

腹壁は，外側から順に，皮膚，軟部組織，筋肉，筋膜，腹膜で構成されている．腹筋は，前面では腹直筋，側面では外腹斜筋，内腹斜筋，腹横筋からできている．外腹斜筋の腱膜は腹直筋鞘の前葉に入り，内腹斜筋の腱膜は前後に分かれて腹直筋鞘の前葉，後葉に入るが，下部は前葉だけに入る．腹横筋の腱膜は同じく上部では腹直筋鞘の後葉に入り，下部ではすべて腹直筋鞘の前葉にいたる．そのため，弓状線より下方では後葉は存在しない［図1］．腹壁の機能は，腹膜による腹腔内臓器の保護と，筋膜や筋肉による腹圧の維持，姿勢の保持があげられるが，弓状線より下は構造上これらが脆弱となる．

腫瘍

腹壁に発生する腫瘍は，原発性腫瘍と続発性腫瘍があり［表1］，原発性腫瘍には，中皮由来腫瘍や軟部組織由来の腫瘍，近年欧米を中心に増加傾向が指摘されている原発性腹膜癌[*1]がある．悪性中皮腫はアスベストが発生原因として注目されており，20世紀後半の大量のアスベスト消費の影響で近年急増している．原発性腹膜癌は女性だけに発生し，卵巣癌，卵管癌との一つの疾患群（Müller管由来腫瘍）と取り扱われている．その発生母体としては，原始体腔上皮から発生した腹膜が考えられており（secondary mullerian system説），大網，横隔膜，腸間膜を含む腹膜中皮，さらには連続性のある卵巣表層上皮から多中心性に腫瘍を形成する全身疾患である．また近年，卵管采遠位端の上皮内癌（tubal intraepithelial carcinoma）が起源であるという新説が提唱され，注目されている．

続発性腫瘍としては，腹膜偽粘液腫や癌性腹膜炎がある．腹膜偽粘液腫は，腹腔内に大量のゼラチン様物質が充満した状態を指す病態であり，原発巣は虫垂がほとんどとされ，虫垂や卵巣などの粘液産生性腫瘍が破裂すると，ムチンを産生する癌細胞が腹腔内に播種し，多量の腫瘍性粘液が貯留する．

治療

腹壁腫瘍の治療は，化学療法や放射線治療の効果が低いため，外科的切除が第一選択である．限局性の中皮由来腫瘍や，比較的小さい軟部腫瘍であれば，完全切除によ

[*1] ——著者からのアドバイス

原発性腹膜癌：診断基準としては，GOG（Gynecologic Oncology Group）の診断基準が最も的確にその病態を表現している．以下にその項目を示す．

1. 両側卵巣の大きさは，正常大，もしくは良性変化による腫大でなければならない
2. 卵巣以外の病巣が，卵巣表層の病巣より大きくなければならない
3. 顕微鏡的に卵巣の病変は以下の一つを満たさなければならない
   (a) 卵巣に病巣がない
   (b) 病巣は卵巣表層上皮に限局し，間質への浸潤がない
   (c) 卵巣表層上皮および間質に病巣があるが，病巣は5×5mm以内である
   (d) 卵巣表層の病巣の有無にかかわらず，卵巣実質内の病巣が5×5mm以内である
4. 腫瘍の組織学的および細胞学的特徴は，卵巣漿液性腺癌と類似もしくは同一でなければならない．

図1 腹壁の解剖

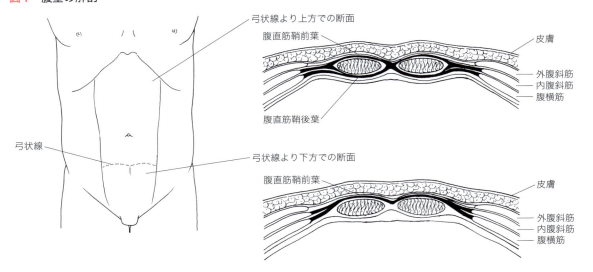

表1 腹壁に発生する腫瘍

Ⅰ 原発性
1. 中皮由来腫瘍
    1) 限局性：アデノマトイド中皮腫(良性)，中皮嚢腫(良性)，多嚢胞性中皮腫(良悪性中間)，高分化乳頭状中皮腫(良悪性中間)
    2) びまん性≒悪性中皮腫：上皮型中皮腫，肉腫型中皮腫，二相型中皮腫
2. 軟部腫瘍
3. 原発性腹膜癌

Ⅱ 続発性
1. 腹膜偽粘液腫
2. 癌性腹膜炎

り予後が期待できる．一方，びまん性の中皮由来腫瘍や大きな軟部腫瘍，腹膜腫瘍の場合，広範な切除が必要になる．悪性中皮腫(びまん性中皮由来腫瘍)に対しては腫瘍の減量を目的に手術が行われ，軟部腫瘍に対しては完全切除を目指す．一方，原発性腹膜癌や腹膜偽粘液腫，癌性腹膜炎に対する手術治療としては，病巣の切除と腹膜切除を行い，化学療法などの追加治療を行うことが多い．

腹壁欠損後の再建法

一般に，軟部腫瘍では，肉眼的辺縁から1～2cm離して切除する拡大切除例が多く報告されているが，切除により筋膜や筋肉を含めた欠損を認めた場合，確実な創閉鎖に加え，ヘルニアの防止や腹壁保護を目的とした再建が重要となる．

主な再建法としては，単純縫縮やメッシュ[1]，腹直筋前鞘翻転法[2]，Component separation法[3]，有茎または遊離筋皮弁などがある．2～3cm程度の欠損であれば単純縫縮が可能であるが，それ以上であった場合，自家組織もしくは人工物であるメッシュの挿入による腹壁の再建を行う．メッシュは近年，腹壁瘢痕ヘルニアの手術で多く使用されているが，術後の感染や体表への露出，腸管との癒着などの術後合併症の観点から，腹壁腫瘍切除後に用いる場合，腹膜と皮膚が温存されていて，なおかつ腸管の吻合などを行わない清潔手術が適応かと思われる．

このことから，腹壁欠損がある程度大きくなった場合，自家組織を用いることが多

*2 ─ 著者からのアドバイス

腹壁腫瘍の中で，軟部腫瘍であるデスモイド型線維腫は，局所浸潤性が高く，しばしば切除の際，腹壁の広汎な切除が余儀なくされ，大きな欠損を伴うこともある。原因としては，家族性大腸腺腫などAPC遺伝子異常や手術既往が有名である。

い*2。7～8cm程度の上腹部の欠損で，皮膚が温存されている場合には，腹直筋前鞘翻転の適応と考える[図2]。ただし，解剖を考慮し，腹直筋前鞘を採取する部位は弓状線より頭側に設定する。また，左右どちらかに局在した腹壁欠損に対しては，腹直筋皮弁や外腹斜筋皮弁が用いられる。腹直筋皮弁は，上腹壁動脈を茎とする上方茎と下腹壁動脈を茎とする下方茎の2種類の皮弁作成が可能である[図3]。

Component separation法は，腹直筋外縁から約1cm外側の外腹斜筋腱膜部を縦切開し，外腹斜筋と内腹斜筋の間を剥離することにより，腹直筋をより正中に移動させ，欠損を補う方法であるが，正中の欠損であれば8～15cmまでの欠損は修復でき，とくに正中の欠損には有用な手技である[図4]。

それ以外の症例に対しては，大腿筋膜を含む有茎ないしは遊離皮弁移植を行う必要がある。皮弁としては，大腿筋膜張筋皮弁，前外側大腿皮弁，大腿直筋皮弁などを用いるが，これら皮弁の形成には形成外科医との連携が不可欠である。

図2 腹直筋前鞘翻転法

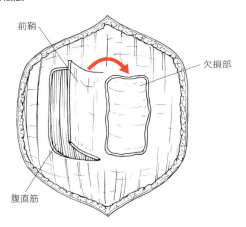

図3 腹直筋皮弁（血管茎として下腹壁動脈を用いた場合）

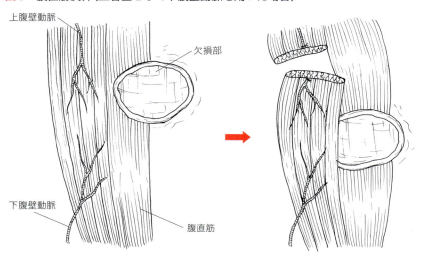

図4 Component separation法

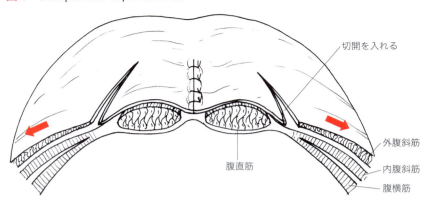

腹膜切除

腹膜切除は，大腸癌の腹膜播種に対する減量手術としてSugarbakerによって開発され[4]，わが国でも米村ら[5]が胃癌の腹膜播種などに対して精力的に実施している。

壁側腹膜を切除し，病変に応じて臓器合併切除をすることにより臓側腹膜も切除する。具体的には，側腹部壁側腹膜切除と，上腹部に腫瘍があれば大網，小網切除や胃切除，胆嚢摘出，脾臓摘出，横隔膜切除などを，下腹部に対しては骨盤腹膜切除や低位前方切除術，女性であれば子宮付属器切除などを行う。腹膜切除に際してはボールチップ型電気メスなどを用いるが，合併症の頻度が高く，手術手技のみならず術後の管理にも専門的な知識と経験が必要であり，症例を集約化して治療を行うべきだと考える。

腸間膜腫瘍

解剖

腸間膜は腸管を後腹膜に固定する腹膜の二重膜と，その間の結合組織からなる膜様構造物である。発生学的には，後腹膜とともに中胚葉性の胎生期体腔上皮から発生するため，後腹膜と腸間膜に発生する腫瘍には移行型が存在し，分類に難渋するケースもある[6]［図5］。

腫瘍

原発性腸間膜腫瘍は，脂肪組織，線維組織，平滑筋，血管系，神経組織などに由来する充実性腫瘍[7]と［表2］，リンパ組織に由来するリンパ腫に分けられる。腸間膜に発生する腫瘍は悪性腫瘍は線維肉腫が多く，良性腫瘍では線維腫や脂肪腫の頻度が高いとされる[8]。また，腸間膜に発生する悪性リンパ腫の組織型はB細胞型が多く，その中でもdiffuse typeが最も多く，次にfollicular typeが多い。組織型を確認するために，リンパ節生検が行われる。なお，「リンパ管腫」という疾患が存在するが，これは管状であるはずのリンパ管が異常に膨らんで袋状（嚢胞）に集まって塊を作る病変で，嚢胞の中身はリンパ液であり，リンパ管の形成異常で生じる疾患だと考えられている。

図5　腸間膜腫瘍と後腹膜腫瘍の分類

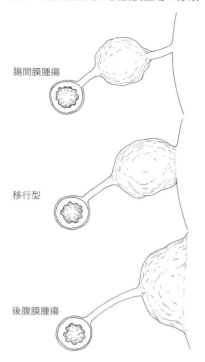

表2　軟部腫瘍（2013WHO分類より）[7]

脂肪性腫瘍	良性	脂肪腫
	良悪性中間	高分化型脂肪肉腫
	悪性	脱分化型脂肪肉腫，多型型脂肪肉腫など
線維性腫瘍	良性	石灰化線維性腫瘍
	良悪性中間	デスモイド型線維腫症 孤立性線維性腫瘍 炎症性筋線維芽細胞
	悪性	線維肉腫
平滑筋腫瘍	良性	平滑筋腫
	悪性	平滑筋肉腫
血管周皮細胞性腫瘍		グロムス腫瘍 血管平滑筋腫
血管性腫瘍	良性	血管腫 類上皮血管腫
	悪性	類上皮型血管内皮腫 血管肉腫
GIST		
神経性腫瘍	良性	神経鞘腫 神経線維腫
	悪性	悪性神経鞘腫瘍
分化未定腫瘍	悪性	骨膜肉腫
未分化，分類不能肉腫		未分化多型肉腫

治療

　術前に良性と確定診断できる症例は少なく，手術により摘出される場合が多い．腸間膜に限局的なものは，検診や他の疾患の精査中に発見されることが多く，完全切除が可能な症例が多い．

　その際に注意すべき点は，腸管への血流維持である．手術前に小腸，大腸の血行支配や腫瘍への栄養血管についても，CTアンギオグラフィや血管造影などで推定しておくとよい．手術の際は，腫瘍周囲の血管を処理するが，辺縁動脈を合併切除した場合や腸管に接する腫瘍の場合は，腸管を合併切除する必要がある［図6］．やせた症例では術中に腸間膜内の血管の走行を透見することができるが，内臓脂肪が多い症例では透見できないため，血流の確認には触診や超音波血流計，ICG蛍光造影法などを用いると確実である．しかし，腸管への血流を気にするがあまり，腫瘍からのマージンをとらないと再発の危険が高まる．軟部腫瘍治療ガイドラインでは[9]，適切な切除縁は，腫瘍反応層の外で切除するとされる[*3]．

　ここで腫瘍反応層とは，腫瘍の膜性組織とその周囲の出血巣，浮腫状の組織など肉眼的な変色部を指す．高悪性肉腫では2cm相当の健常組織，低悪性肉腫では1cm相当の健常組織をつけて切除することが望ましいと考える．しかし，上腸間膜動脈の根部に近接した腫瘍に関しては，上腸間膜動脈切離により短腸症候群になりかねず，術後のQOLが著明に低下するため，個々の症例に合わせた治療方針の検討が重要だと考える．

　悪性リンパ腫に対しては，化学療法が治療の第一選択となるが，化学療法の内容を決定するためリンパ節生検を行い，組織型を確認する．頸部や腋窩，鼠径リンパ節などの体表リンパ節を生検することが第一選択となる．しかし，腹腔内のみにリンパ節腫脹を認める場合には，開腹下，近年では腹腔鏡下にリンパ節生検が行われる．

＊3 ─ 著者からのアドバイス

軟部腫瘍の中では脂肪肉腫が比較的多く報告されているが，脂肪肉腫の被膜は偽被膜であるため周囲へ浸潤しやすく，また，周囲に結節性病変を形成するため，完全切除が困難なこともあり，再発形式では局所再発が最も多い．

図6 腸間膜腫瘍

腫瘍：腸切除必要なし　　　腫瘍：腸切除必要

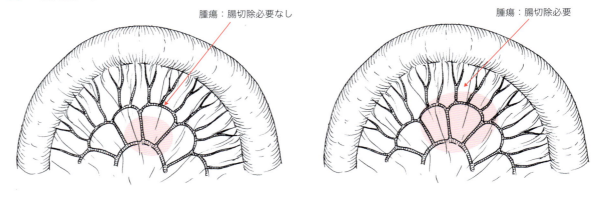

図7 大網の血流

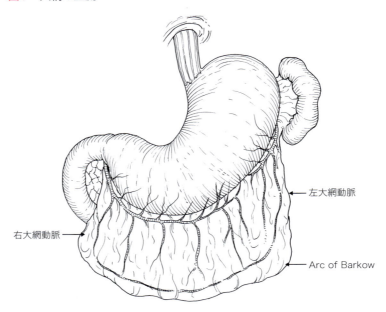

左大網動脈
右大網動脈
Arc of Barkow

大網腫瘍

解剖

大網とは，胃の大彎から下方へエプロン状に横行結腸や小腸の前に垂れ下がった腹膜である．その血流支配は，胃大網動静脈が下方に向かって大網内に枝を分岐している．また，この大網枝が左右に吻合して大彎側を弓状に走行している血管がみられ，これを大網動脈弓（Arc of Barkow）と呼ぶ[図7]．

腫瘍

大網にできる腫瘍として報告例が多いものは，平滑筋肉腫，GIST[*4]，デスモイド型線維腫，神経鞘腫，孤立性線維性腫瘍，脂肪肉腫，悪性中皮腫，Castleman病[*5]などがある．また，腹膜中皮腫の一番の好発部位は大網であるとされ，腹膜中皮腫全体の28％との報告もある[10]．

*4 ―著者からのアドバイス
GISTは，カハール介在細胞（Interstitial cell of Cajal：ICC）由来と考えられており，その発生部位のほとんどは消化管である．近年，胃腸管以外から発生するGISTの報告が増えているが，腸間膜や大網内にICC様の細胞が存在することが証明されており，これが消化管外GISTの起源の可能性がある．

*5——著者からのアドバイス

Castleman病は，反応性のリンパ球増殖疾患であり，病因としては，①炎症説，②腫瘍説，③過誤腫説がある。組織学的には硝子血管型と形質細胞型に分類され，単発性の9割以上は組織学的に硝子血管型を示し，多発性のほぼすべてが形質細胞型を示す。単発性は若年から中年（30〜40歳代）に発症する。

治療

　腸間膜腫瘍同様に，切除が基本治療となる。大網は全切除することが可能であるが，部分切除する場合には，大網の血流温存が重要なポイントとなる。大網の血流は左右胃大網動脈の大網枝で維持されるため，大網枝の温存ができないようであれば，全切除が望ましい。

　以上，あまり日常診療での頻度は高くない疾患であるが，精査で上記疾患に遭遇した場合，多くは緊急手術ではないため，術前精査でCT検査，MRI検査などを行い，部位の同定，血流支配，質的診断を施行後，欠損部が大きくなるようであれば，再建に関しても，しっかり計画をたて手術に臨むことが重要である。

文献

1) 沖田憲司，古畑智久，鶴間哲弘ほか：腹壁瘢痕ヘルニアに対するメッシュによる修復．泌尿器外科 2006；19：1189-94．
2) Kushimoto S, Yamamoto Y, Aiboshi J, et al: Usefulness of the bilateral anterior rectus abdominis sheath turnover flap method for early fascial closure in patients requiring open abdominal management. World J Surg 2007; 31: 2-8.
3) Ramirez, OM, Ruas E, Dellon AL: "Components separation" method for closure of abdominal-wall defects: An anatomic and clinical study. Plast Reconstr Surg 1990; 86: 519-26.
4) Sugarbaker PH: Peritonectomy procedures. Ann Surg 1995; 221: 29-42.
5) Yonemura Y, Fujimura T, Fushida S, et al: A new surgical approach (peritonectomy) for the treatment of peritoneal dissemination. Hepatogastroenterology 1999; 46: 601-9.
6) 水田祥代，田口智章，中尾　真：腸間膜神経原性腫瘍．日本臨床 別冊 1996：172-177．
7) Fletcher CDM, Bridge JA, Hogendoorn PCW, et al: WHO Classification of Tumours of Soft Tissue and Bone. Pathology and Genetics of Tumours of Soft Tissue and Bone. 4th ed. Lyon: IARC Press, 2013.
8) 山本誠己，勝部宥二，奥　勝次，ほか：原発性腸間膜血管肉腫の1例．臨床外科 1979；34：285-90．
9) 日本整形外科学会診療ガイドライン委員会/軟部 腫瘍診断ガイドライン策定委員会：軟部腫瘍診断ガイドライン．南江堂，2005．
10) 石塚慶次郎，栗栖　茜，広川勝晃：腹膜中皮腫の臨床—自験例および本邦報告83例の検討．外科 1978；40：977-82．

消化管穿孔部閉鎖術

緒方杏一，宗田　真，調　憲　群馬大学大学院総合外科学

　消化管穿孔の原因は胃・十二指腸潰瘍，胃癌，大腸癌，腸閉塞，腸管の虚血，憩室，異物，外傷，内視鏡検査や内視鏡治療に伴う医原性穿孔などさまざまである。穿孔部を閉鎖するのみでは治療が困難で，胃・腸管切除を要する状態も多く経験するが，本項では穿孔部閉鎖術について述べる。

　急性腹症として来院し急性汎発性腹膜炎が疑われても，各種検査や画像診断でその原因や消化管穿孔部位の同定が困難であることは多い。したがって，手術適応そのものの判断や，術中に原因，穿孔部の同定を行い，炎症や汚染の程度や広がりを見極めて適切な治療方針，術式を決定する必要があり，その決定にはある程度の経験と習熟を要する。

食道穿孔

　食道穿孔は外傷，異物誤飲，医原性などで生じるものと，特発性食道破裂（Boerhaave 症候群）がある。本症が発生した際には縦隔気腫や皮下気腫を生じ，胸腔内に穿破すれば気胸を併発し，引き続き感染が起これば縦隔炎や膿胸もきたし，高熱，胸痛，頸部の腫脹，呼吸困難，嚥下障害，頻脈といった症状がみられる。問診や画像検査による早期診断が重要なポイントであり，可及的速やかに適切な穿孔部の処置と，ドレナージなどの外科的処置を行う必要がある。

　ここでは，特発性食道破裂に対する基本的な外科的手技について述べる。

麻酔および体位

　全身麻酔下，45°右半側臥位とする。手術台の操作によって胸腹部同時操作が可能となるためである。

皮膚切開

　食道破裂の部位としては胸部下部食道左側が多いため，左第 7 肋間開胸または左第 7 肋間開胸開腹斜切開で行う。

手技

　縦隔および胸腔内の感染状況や食道破裂の部位を確認し，対側の胸膜を損傷しないよう食道破裂部の上下にテープをかける。損傷部の上下端は輪状筋層によって粘膜損傷部が隠されているので，縫合処置を行う前に破裂孔および粘膜損傷の断端を十分確認する必要がある。粘膜損傷部周囲の壊死組織はデブリードメンして，吸収糸で層々 2 層縫合を行う[図1]。食道創を縫合したら，縫合部を補強するためのパッチ法が種々報告されている。Fundic patch 法[図2]，大網被覆法[図3]，横隔膜被覆法[図4]，胸膜被覆法などがある[1～3]。

　縦隔の炎症が強い場合には，穿孔部にTチューブを挿入し，外瘻とする場合もあ

図1

A：粘膜をきちんとかけて結節または連続縫合する。　B：筋層を結節縫合する。

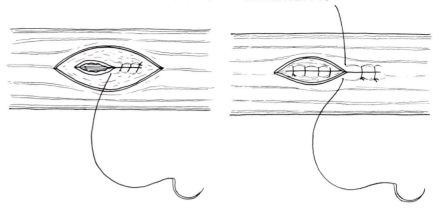

図2　Fundic patch法　（文献2）より

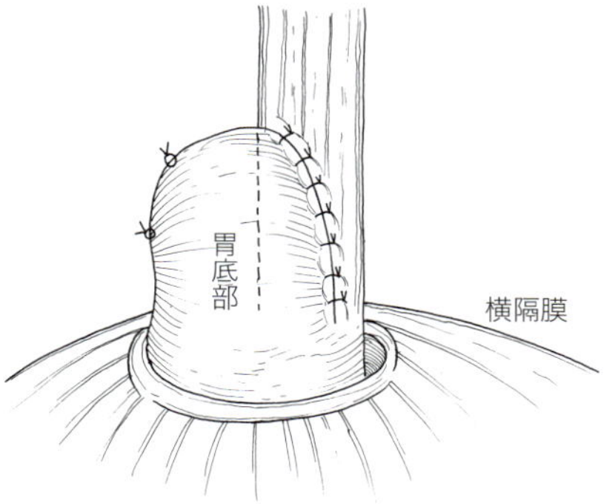

図3　大網被覆法　（文献2）より

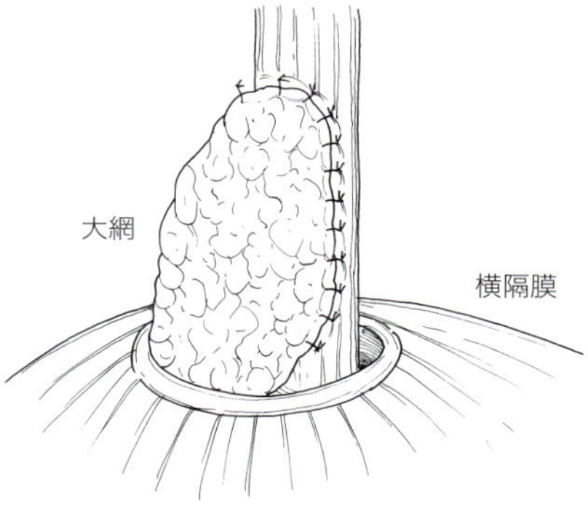

図4　横隔膜被覆法　（文献2）より

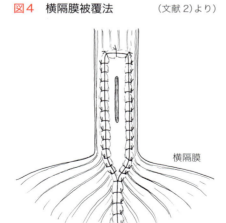

る［図5］[4]。経胸腔的には瘻孔化が困難と考え，著者らはTチューブを経腹腔的経路で体外に誘導するのを基本としている。また，胸腔内汚染が高度な場合には胸部食道切除術，頸部食道瘻造設，胸腔内ドレナージ，経鼻胃管または胃瘻による減圧を行

図5 Tチューブドレナージ （文献2）より

瘻孔化を目指し，経胸腔ではなく経腹腔的に体外に誘導することを基本としている。

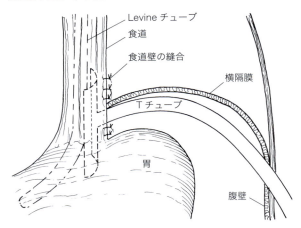

い，二期的な再建手術を選択することもある。

その他の治療として，自己拡張型の金属ステント（Covered expanding mesh stent）を挿入して，食道破裂部を食道内腔から被覆し，縦隔への漏出を防ごうとするもので，外科手術が不可能な状況においては有効な方法である。これに胸腔や縦隔のドレナージ処置を併用することになる。また，内視鏡的技術を利用して，食道穿孔部を経由してドレナージチューブを挿入する新しい手法も報告されている。

胃・十二指腸潰瘍穿孔

消化性潰瘍穿孔の治療においては，1982年のH2受容体拮抗薬登場前は胃潰瘍穿孔，十二指腸潰瘍穿孔を問わず，多くの施設で広範囲胃切除術が施行されてきた。1980年代には潰瘍に対する手術数そのものは減ったものの，潰瘍穿孔に対する緊急手術の占める割合が増加した。穿孔部閉鎖に加え，選択的近位迷走神経切離を施行する時代もあったが，近年では穿孔部単純閉鎖およびドレナージを基本とする施設が多い。H2受容体拮抗薬やプロトンポンプインヒビター（PPI）の登場，抗菌療法の発達により，近年では胃十二指腸潰瘍穿孔に対する保存的治療も可能となってきており，すべてが緊急手術を要するわけではない。

手術適応

胃十二指腸潰瘍穿孔の手術適応については，保存的治療とのランダム化比較試験は存在せず，ケースシリーズもしくは手術に移行した症例の後方視的検討の集積から，
① 発症後時間経過が長い（6時間または12時間または24時間以上）
② 腹膜炎が上腹部に限局しない
③ 腹水が多量である
④ 70歳以上と高齢である
⑤ 重篤な併存疾患がある
⑥ 胃内容物が大量であるときに手術移行例が多い

という報告や，手術施行時の死亡例が少ないとの報告があり，これらのケースでは手術の適応とされる（推奨度：グレードB）。

保存的治療を選択した場合でも，経時的にCTを撮影し，腹腔内free airや腹水の

増量を認めるとき，または腹部筋性防御が24時間以内に軽快しないときは手術適応とされる（推奨度：グレードB）[5]。

術式

歴史的には，胃十二指腸潰瘍穿孔に対しては広範囲胃切除術が長期にわたり標準術式として採用されてきた。H2受容体拮抗薬，PPI，H.pylori除菌療法の出現以来，大規模RCTは存在しないものの，現在では腹腔洗浄ドレナージ＋穿孔部単純閉鎖（＋大網被覆）が推奨される術式であることが国内外から報告されている[5]。また，同術式は海外からはメタアナリシスにより，国内からはケースシリーズにより，開腹手術と腹腔鏡手術の推奨度が同等であると報告されている（推奨度：グレードA）[6]。しかし，腹腔鏡手術はトレーニングを積んだ外科チームで行うことが推奨されている。

胃癌穿孔については，一期的な胃切除＋D2リンパ節郭清を行うか，まずは穿孔部閉鎖とドレナージを行い，二期的に胃切除術を行うかはcontroversialであるが，胃癌穿孔においては高齢や全身状態不良の例が多いこと，穿孔した時点で遠隔転移や腹膜播種をみとめ根治性のない例が多いこと，緊急手術の際に迅速病理診断等で悪性の証明が必ずしも可能ではないことなどから，まずは救命を目指す穿孔部閉鎖とドレナージを行い，全身状態改善後に根治を目指すことが選択される傾向がある[7]。

腹腔鏡下胃・十二指腸潰瘍穿孔閉鎖術については，別項を参照されたい。ここでは，開腹術につき解説する。

麻酔および体位

基本的には，気管挿管しての全身麻酔とする。緊急手術になることがほとんどであり，胃内容部が多量であるときは，嘔吐や誤嚥を考慮した麻酔導入が必要となる。胃内容物の排出を行い嘔吐のリスクを減らしたり，腹膜炎の広がりを防いだりするため，術前に経鼻胃管を挿入しておくことが望ましい。

体位は仰臥位が基本となる。

皮膚切開

画像検査などではじめから胃・十二指腸穿孔が診断できていれば上腹部正中切開で行うが，下部消化管穿孔の可能性が否定できない場合や，穿孔部位が明確でない場合は小さめの中腹部正中切開を行い，穿孔部位を確認してから創を適した方向へ延長する。穿孔部位や腹膜炎の原因が明確でない場合に，審査腹腔鏡の有用性も報告されている。

閉鎖手技

- **縫合閉鎖術** —— 穿孔部周囲は壁が脆弱で炎症もあり，また菲薄化していることも多いため，2層縫合は困難であることがよくあり，全層結節縫合が用いられる。漿膜が保たれていれば，漿膜筋層縫合を追加する。穿孔部より数mm離れた部位に，針先をできるだけ垂直に挿入する。3-0程度のモノフィラメント吸収糸を用いることが多い。壁の全層をひろうように針をかけ，穿孔部から一度針を抜き，反対側にもしっかりとかける。穿孔部位は組織が脆弱であり，結紮は愛護的に行う。強く結紮すると組織が切れてしまうため，壁が寄っていれば十分である［図6，7］。
- **縫合閉鎖＋大網被覆術（Graham変法）** —— 穿孔部の十分な閉鎖が難しければ，大網被覆術または縫合閉鎖＋大網被覆術を行う。大網を穿孔部に寄せて，どの部位を

図6　縫合閉鎖
組織が脆弱であるため，針は組織に垂直に刺入する。

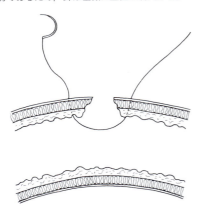

図7　縫合閉鎖
脆弱な組織が切れてしまわないよう愛護的に結紮する。壁が寄っていればよい。

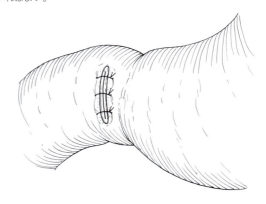

図8　縫合閉鎖＋大網被覆
大網の固定は大彎側（尾側）から開始する。小彎側から開始すると大彎側が固定しにくくなる。

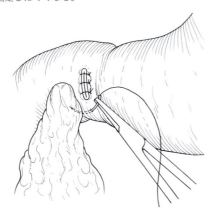

図9　縫合閉鎖＋大網被覆

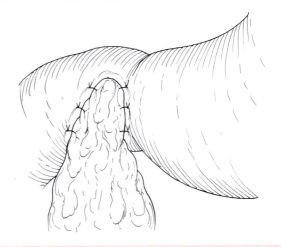

図10　大網充填
大網先端部に針をかけ，壁全層にかける。

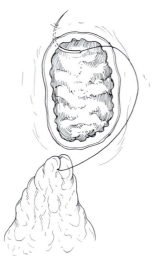

図11　大網充填
大網先端が穿孔部にしっかり嵌入するよう固定するのがポイントである。

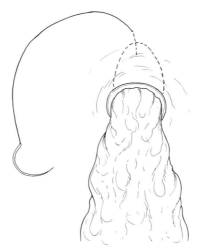

被覆に使うか検討する。胃（十二指腸）壁との固定は，大彎側から開始する。壁を幅広くとり，愛護的に結紮する。しっかり被覆，固定できるよう穿孔部周囲の壁に数針固定する［図8, 9］。

- **大網充填術** —— 穿孔部が脆弱で縫合閉鎖が困難な場合などは，大網充填を行う。充填する大網を決定し，大網の先進部に針をかけ，その針を穿孔部の全層にかけることで大網先端を穿孔部に嵌入させる。十分に嵌入させるため，この1針目をしっかりかけることがポイントである。周囲も，大網被覆術と同様に壁に数針固定する［図10, 11］。

小腸穿孔

小腸穿孔は，全消化管穿孔の8～10％程度と報告される。頻度が少ないうえに特異的な症状に乏しく，また穿孔部位の画像診断が難しいため，穿孔の診断，原因の究明に苦慮することも多い。小腸穿孔の原因は，腸閉塞，虚血，腫瘍性病変（悪性リンパ腫，GIST，播種，転移など），外傷，異物，医原性（術中損傷，イレウス管など）など，多岐にわたる。

腸管切除を要することが多いが，上部小腸の穿孔や外傷などの場合は，縫合閉鎖が可能な場合がある。縫合閉鎖を行うか，腸管切除吻合を行うか，人工肛門造設を行うか，その判断には腸管の状態把握や患者の全身状態等総合的な判断力と経験が必要で，上級医とのコミュニケーションを十分に取る必要がある。

麻酔および体位

基本的には気管挿管しての全身麻酔とする。
体位は仰臥位が基本となる。

皮膚切開

穿孔部位や原因が不明のことが多いため，臍を中心とした小さめの腹部正中切開を行い，穿孔部位を確認してから創を適した方向へ延長する。穿孔部位や腹膜炎の原因が明確でない場合に審査腹腔鏡の有用性も報告されているが，全小腸の検索は困難であり，開腹への移行を躊躇してはならない。

閉鎖手技

穿孔部の状態にもよるが，吸収糸を用いた2層縫合を行うのが確実である。全層縫合＋漿膜筋層縫合（Albert-Lembert）を施行することが多い。穿孔部の大きさ，形状により縫合の仕方はさまざまであるが，狭窄予防のため，腸管の長軸に直行する方向に縫合するのが基本である［図12］。

大腸穿孔

大腸穿孔の原因となるのは憩室炎，大腸癌，医原性などがあるが，特発性大腸穿孔も生じうる。大腸穿孔による汎発性腹膜炎の場合，術前から全身状態が不良となることが多く，基本的には穿孔部縫合閉鎖は行わない。腸管切除を行っても，一期的吻合はリスクが高く，救命を最優先する場合，腸管切除＋人工肛門造設術を行うことが多い。直腸穿孔の場合は，穿孔部を縫合閉鎖して，口側腸管を双孔式人工肛門とすることがある。

図12 小腸穿孔縫合閉鎖
腸管の長軸に直行する方向に縫合閉鎖する。

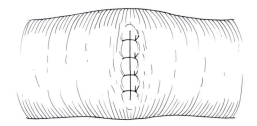

文献

1) 羽生信義ほか：特発性食道破裂（Boerhaave's syndrome）の診断と治療．手術 2002；56：1861-70．
2) 宗田　真，加藤広行，桑野博行：特発性食道破裂．消外 2007；30：1041-9．
3) 宮崎達也，宗田　真，酒井　真，ほか：食道の外科救急異物・医原性ならびに特発性食道損傷．臨外 2014；69：532-7．
4) Ojima H et al：Successful late management of spontaneous esophageal rupture using T-tube mediastinoabdominal drainage. Am J Surg 2001; 182: 192-6.
5) 日本消化器病学会編：消化性潰瘍診療ガイドライン 2015　改訂第2版．南江堂，2015，pp.120-38．
6) Druart ML, Van Hee R, Etienne J, et al: Laparoscopic repair of perforated duodenal ulcer: a prospective multicenter clinical trial. Surg Endosc 1997; 11: 1017-20.
7) 櫻井　丈，天神和美，根岸宏行，ほか：胃悪性腫瘍穿孔における治療方針．日腹部救急医会誌 2013；33：1245-9．

腹腔鏡手術総論

気腹

浅尾高行　群馬大学未来先端研究機構ビッグデータ統合解析センター

　腹腔鏡手術においては，通常の状態では少量の液体(腹水)しか存在しない腹腔のスペースに気体を注入して，手術作業を行うためのワーキングスペースを作成する。この操作を「気腹」と呼ぶ。気腹ガスには炭酸ガスが用いられる。これは炭酸ガスが不燃性で吸収が早く，速やかに呼気に排出され，安価なためである。

　開腹手術で術野の確保が重要なのと同様に，腹腔鏡手術において適切な気腹状態を保つことは，安全でスムーズな手術の進行に欠かせない。腹腔内の視野を確保する方法として，「気腹法」以外に腹壁をワイヤーや専用の装置を用いて持ち上げる「吊り上げ法」があるが，腸管による視野をとりにくいため最近は使われることは少ない。

気腹装置の原理と構造

　気腹装置のもつ機能は炭酸ガスを腹腔へ送り込み，腹腔内圧を一定に保つことである。炭酸ガスボンベや壁の配管からのガス圧を減圧し，送気チューブの内圧をモニターしながらガスの送気をコントロールすることで，一定の気腹状態を保つ。送気状態で，送気チューブ内圧が設定圧より低いときには気腹装置に内蔵された送気弁が開いて腹腔に送気し，腹腔圧が設定した圧力に達すれば送気弁が閉じて送気が自動的に停止する。また，腹腔圧が設定圧を越えればアラームがなり，警告ランプが点灯する。

気腹装置の設定項目

圧設定(通常8〜12mmHg)

　炭酸ガス送気のトリガーとなる腹腔内圧を設定する。手術中の腹腔内圧はこの設定圧に自動調整される。高く設定すれば視野はよくなるが，腹腔内圧上昇による患者への影響は大きくなる。高い気腹圧は，下大静脈圧迫による循環障害，深部静脈血栓，換気障害や高炭酸ガス血症，低圧の静脈を損傷したときに血管内にガスが入り込む「ガス塞栓」の危険性が高くなる。心肺血管系の合併症がある場合には，手術操作が可能な低く目の設定する方がよい。

流量の設定(通常10L/min)

　気腹装置が送気状態になったときの注入ガスの最大流量を設定する。流量を高く設定するとすばやい送気ができる。ミストや煙が腹腔内に充満して視野が悪くなったときに腹腔内ガスを排気するが[*1]，送気流量が十分でないと腹腔内圧が下がりすぎて腹壁の挙上が不十分となりやすい。急激な腹腔内圧の変動は，患者の全身状態に悪影響を与える可能性がある。

警告音とアラーム

- ガス圧の低下 —— 炭酸ガスは，手術室の壁もしくは天井からの配管からあるいは

[*1] —注意！
排煙のための排気チューブを取り付けられる装置があるが，通常は腹腔内圧が設定圧より上昇したときに，自動的に内圧を下げる機能はついていない。腹腔内圧が上昇してアラームが作動したときには，手動でポートのバルブを開けて排気する必要がある。

＊2 —注意すべきポイント
気腹装置でモニターしているのは，供給圧でボンベ内のガスの残量ではない．つまり，供給圧が正常だからといってガスボンベが満タンの状態ではないので，常に新しいボンベに取り替えができるようにしておく．残量はボンベの重さで測定できる．

腹腔鏡機器ラックに搭載した炭酸ガスボンベから，気腹装置の背面にある供給口から供給される．炭酸ガスの供給側の供給圧が低下すると，アラームが作動する．供給圧の低下のアラームが鳴ったときには，すぐにボンベを取り替える必要がある[＊2]．

● **腹腔圧の上昇** —— 腹腔内の圧力（正確には気腹チューブ内の圧力）が設定圧を越えると，アラームがなる．気腹装置から腹腔までの気腹路の閉塞，筋弛緩が不十分で腹壁の進展性が低下した場合，自発呼吸時などが想定される．

気腹の手順

＊3 —助手のポイント
差し込むときにあらかじめ左にチューブをねじってから差し込むことで，固定したときに左向きの回転力がかからず，不用意にチューブが外れるのを防げる．

Open 法による最初のポートを挿入し，腹壁に固定後，ポートの送気用注入口[図1]に気腹装置からの送気チューブ（気腹チューブ）を接続し，バルブを開ける．接続部はルアロックコネクターになっているので，差し込んだらチューブ側を右に回転させて固定する[＊3]．

次に，外回りのスタッフに気腹装置の送気開始ボタンを押してもらい，送気を開始する．正常では，設定した気腹圧に達するまで断続的に送気されて，少しずつ腹部が膨満してくる．ある程度気腹が得られれば，スコープをポートから挿入して腹腔内に炭酸ガスがたまり，腹腔内視野が確保されていく様子が観察できる．腹腔内圧が想定した圧に達すると，自動的に送気が停止する．

気腹開始時のトラブルと対処法

● **送気開始ボタンを押した時に圧アラームが作動** —— ポートの送気バルブが閉じたままになっていないか，送気チューブが途中で折れていないか確認する．ポートへの接続部で気腹チューブを外して，炭酸ガスが出てくる場合にはポートが腹腔内に正しく挿入されていない可能性がある．

● **送気が止まらない** —— 送気状態がいつまでも続くときには，気腹ガスが漏れていないか，送気流量が低く設定されていないか，ボンベからの供給圧が適切かを確認する．

気腹の術中管理

手術中の気腹状態の管理は，術中スコープ管理とならんで腹腔鏡術野を確保して安全な手術を遂行するために欠かせない．適切な気腹状態でないことは，腹壁挙上が不

図1　気腹装置（オリンパス社製）

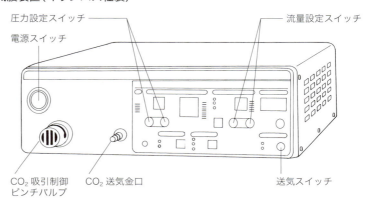

圧力設定スイッチ　　　　　流量設定スイッチ
電源スイッチ
CO_2 吸引制御ピンチバルブ　　CO_2 送気金口　　　　送気スイッチ

十分となり視野が悪くなることで気づかれる．

●**腹壁挙上不良への対処法**──筋弛緩薬が効いて，腹筋の緊張がとれた状態で腹腔内圧が高まると，腹壁は伸展されてドーム状に膨れ，腹腔の容積が増加する．腹腔内から観察すると，視野の天井（腹壁）が挙上され鏡視下視野が確保された気腹状態となっていることがわかる．適切な気腹状態では，腹壁には内圧の上昇による上むきの力と，腹壁にかかる重力と，伸ばされた腹壁が縮もうとする下向きの力もバランスが取れた状態となっている．この力のバランスが崩れると，腹壁挙上不良となり，腹腔鏡視野では「天井」が低くなると同時に，鉗子操作の支点となるポートの位置が低くなり，操作不良となる．

気腹装置の圧モニターの値が正常か高ければ，腹壁の伸展が不十分な状況であるので，筋弛緩不足や自発呼吸を考える．一方，腹腔圧が低下していれば送気不具合かガスの漏れを考え，ポートのバルブが開放されていないか，ポート挿入部位からのガスの漏れ，チューブの閉塞による送気の障害の有無をチェックする[*4]．

●**筋弛緩不足で腹腔内圧が高い場合**──危険を防止するためすぐに手術を一旦中止し，送気を止め全ての鉗子や腹腔鏡をポートから抜き，ポートのバルブを開放して腹腔内圧を低下させる．

●**ガス漏出部位の特定と対策**──気腹ガスの漏れが起こりうる部位として，ポートと皮膚との隙間，ポート内のシールド機構，気腹チューブが考えられる．

①**ポート導入部位**：小切開により臓器を摘出した後の再気腹時に起こりやすい．縫合糸を用いて原因となっているポート創を縫縮し再固定する．

②**ポートのシールド**：縫合器など先端が大きな機器を途中までポートに挿入した場合や，長糸がポートを通っているときなどにシールド機構が破綻して，ポートを通ってガスが漏れる．一旦，機器を抜くことで原因が判明する．

③**気腹チューブ**：チューブの接続部が確実にはまっていないと，ガス漏出の原因となる．

●**腹腔内換気のための排気**──電気メスや超音波凝固装置を閉鎖空間である腹腔内で使用すると，煙やミストが腹腔内に充満し視野の妨げられる．ポートのバルブを開けて大気圧に開放すると，換気されて視野を保つことができる．気腹装置からの送気が追いつく程度に排気しないと，腹壁挙上不良となる．電気メスのスイッチを連動して，ポートのコネクターに接続した排気チューブを開放して排気するシステムも開発されている．この場合には，気腹チューブの他に排気用のチューブを接続する[*5]．

＊4──助手のポイント
術者が気腹状態を常にチェックしておくことは当然であるが，術者に代わって異常を察知して，気腹トラブルで手術の流れを止めないように気を配るのは，助手の大切な仕事である．画面を注視している術者には，腹壁挙上の低下に気づきにくいので，助手は腹壁外からみた腹壁やポートの状態を観察して気腹状態の早めに対処する．

＊5──助手のポイント
腹腔内圧の低下を送気のトリガーとしているため，気腹装置からの送気は排気バルブを開けてから少し遅れて始まる．助手は術者の通電や凝固操作を予測して早めに排気を始める．また，排気するポートは最も煙の発生源に近いポートを選択すると，効率よく視野を確保できる．

ポート挿入

浅尾高行　群馬大学未来先端研究機構ビッグデータ統合解析センター

「ポート」は，腹腔鏡手術において鉗子や腹腔鏡の腹腔内へのアクセス路を確保する医療機器で，腹腔用の器具を入れても気腹ガスが漏れないようにするシールド機能を持っている。ポートの太さには，細径鉗子用の直径2mmから吻合器が使用できる12mmまでバリエーションがある。使用する機器のシャフトの太さにより，適切な種類を選んで使用する。

ポート位置の決定

ポートを通して腹腔内に挿入された鉗子はポートの位置で固定されるため，ポート位置が適切でないと鉗子の操作性が低下する。ポート配置や本数は施設によって多少の違いがあるが，基本方針は変わらない。

基本的に左右の術者操作鉗子が左右対照で90°に近い角度で交わり，その交点に手術操作部が位置するようにポートを配置する。助手の操作鉗子用のポートは，術者の鉗子と干渉せずに術野の展開ができる位置に設定する。また，スコープは臍部のポートから使用するのが一般的である[*1]。

腹腔鏡手術を行っている施設では，手術の手順を定型化・標準化して，術者や助手が変わっても手術が滞りなく進むような手順書が作られていることが多い。定型化された方法に従い，適切な種類のポートを適切な位置に挿入する。

> **＊1 —— ポート位置選択のポイント**
> 臍部は腹腔の中心にあり，気腹したときに最も高くなるので，腹腔鏡の視野が開腹術に近く，腹腔内全体を観察するのに向いている。原則的に，臍部のポートをスコープに用いる。臍内の傷は延長しやすく，術後目立たないため臓器摘出創に利用することが多い。

ポートの基本構造 [図1]

- **外筒** —— 筒状部分には，抜去防止のための鋸状のグリップ（ストッパー）が付いている。ヘッド部分には，気腹ガスが漏れないようにするシールドと，気腹チューブを接続する気腹ガス注入口がある。
- **内筒** —— 腹腔内に挿入する際に，外筒の中に入れて用いる。先端は嘴状に尖っており，捻りを加えながら押し込むことで，先端部分で腹壁の筋膜や筋肉を押し分けながら進み腹膜腔に到達する。

ポートの種類 [図2]

- **Bluntポート** —— 内筒の先端が丸くなっており，外筒には可動式のコーン状のストッパーが付いている。臍部に小切開にて開腹した部位から，Firstポートとして使用する。
- **12 mmポート** —— 腹腔鏡用の自動吻合器が入るポートで，吻合器のアクセスポートに用いるほか，ガーゼや縫合針を体内に持ち込む時に利用される。
- **5 mmポート** —— 直径5 mmの鉗子類用のポートで，細径のスコープやクリップ，超音波凝固切開装置，吸引器などのアクセスとして用いられる。使用頻度が高いポートである。

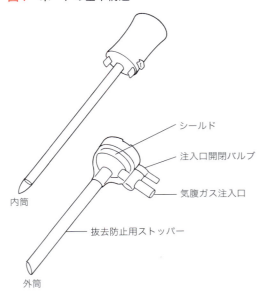

図1 ポートの基本構造

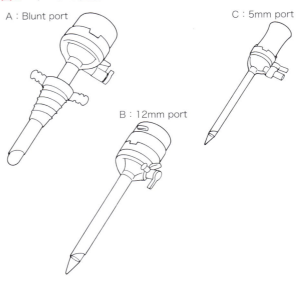

図2 ポートの種類

ポートの種類と本数

基本的な構成は，臍部のBluntポートに加えて5mmまたは12mmポートを4本を用いる手術が多いが，予定される使用機器の太さやアプローチを考慮して，術式に応じて決める。また，術中出血などの緊急時や，術野展開が不良な場合など追加の鉗子が必要と判断すればポートを追加する。追加のポートの位置は，操作鉗子と干渉しないことを考慮して位置を決め，下腹壁動脈を避けるようにする。下腹壁動静脈は，鼠径部の大腿動脈の延長線上に位置する。

Reduced Port Surgeryとは

典型的な腹腔鏡手術のポートの数を減らして，同様の手術を可能とする手術手技を，Reduced Port Surgeryという。その中で，ポートが臍部1本だけで全ての鉗子やスコープを1箇所から挿入する手術は，単孔式手術（Single Port Surgery）と呼ばれている。腹腔鏡手術の「小さい傷」という利点を追求した手術で，2mmの細径のポートや直接腹壁を穿刺して使用する機器を併用することで，手術のやりにくさを克服している。1箇所から複数の鉗子やスコープが挿入されるため，鉗子が平行に近く挿入されお互いの鉗子が干渉し，特殊な操作技術や工夫が必要となる。術式や患者の体型などを考慮した適応基準にしたがって，特定の施設で行われている。

Firstポートの挿入手技

最初に挿入するBluntポートは，臍部から挿入する。その理由は，臍の中心は皮膚と腹膜の距離が最も短かく到達しやすく，組織が瘢痕状になっており出血の危険が少ないためである。臍窩内，もしくは臍周囲で皮膚切開を加え，通常の開腹操作に準じて皮膚創縁，筋膜切開縁をコッヘルで把持して広げながら腹膜を切開して小開腹を行う。この方法はOpen法（小切開法，Hasson法）と呼ばれ，直視下に開腹するため安全性が高く，外科分野での腹腔鏡手術では標準的手技となっている。

Open 法によるポート挿入

臍部からのアプローチで Blunt ポートを挿入する。まず、臍窩内または臍縁に沿って皮膚切開を加え[図3A]、小型の筋鉤や二爪鉤を利用して腹壁の切開を進め、腹腔に到達する。腹壁を持ち上げる向きに牽引しながら腹膜を小切開すると、腹腔内に空気が入り腹腔内臓器と腹膜との距離が取られ、損傷が避けることができる[図3B]。ポートを腹壁に固定するための縫合糸を筋膜創縁にかける[図3C]。この糸を用いて、Blunt ポートのコーン状の固定器具を創に Wedge させて気腹ガスの漏れを防ぐ。ポートを固定したら、送気用のコネクターに気腹装置からの送気チューブを接続して気腹を開始し、腹腔鏡をポートより挿入する。腹腔内を観察して順調に気腹されていること、臍部直下の臓器を損傷していないか確認する。

Optical 法による挿入[図4]

先端が透明のプラスチック製のポートでは、内筒内にスコープを入れて、先端が腹壁を貫通して腹腔に到達する様子をモニターで観察しながら挿入する方法(Optical direct 法)も用いられる。とくに肥満で腹壁が厚い場合には利点があるが、十分に腹壁を持ち上げておく必要がある。初心者でも安全に行えるように、Open 法の利点を取り入れた方法も考案されている[1]。

図3 Open 法によるポート挿入
A：臍窩内または臍縁に沿って皮膚切開を加える。
B：腹壁を持ち上げる向きに牽引しながら腹膜を小切開すると、腹腔内に空気が入り腹腔内臓器と腹膜との距離が取られ、損傷が避けることができる。
C：ポートを腹壁に固定するための縫合糸を筋膜創縁にかける。

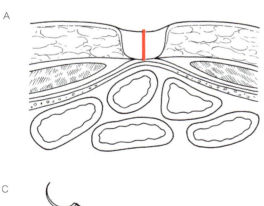
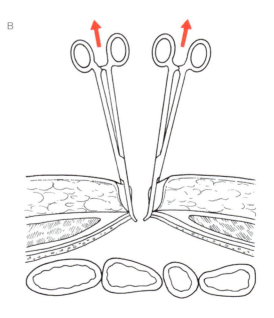
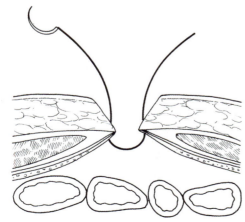

図4　Optical法による挿入

内筒内にスコープを入れて，先端が腹壁を貫通して腹腔に到達する様子をモニターで観察しながら挿入する。

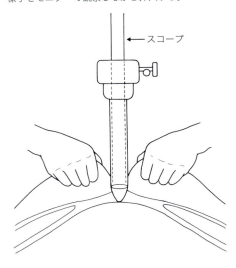

癒着の想定される場合のFirstポートの位置

　正中切開での開腹手術の既往があると，臍部に大網・小腸などが癒着している可能性がある。癒着が少ないと想定される部位にOpen法でFirstポート挿入したあと，腹腔鏡を挿入して腹腔内の癒着状況を観察し，安全な位置に2本目以降のポートを追加する。

2本目以降のポート挿入手技

　設定した気腹圧に達して送気が自動で停止したら，挿入しやすい場所から2本目以降のポートを挿入する。

挿入位置の確認

　挿入位置の腹壁を押して腹腔内圧が適切に上昇していることを確かめ，Firstポートからのスコープで挿入予定部位を腹腔内より観察して，ポートが入るための安全な腹腔内の空間が形成されていることを確認する。

皮膚切開

　挿入予定位置でポートの外筒の先を皮膚に押し付けて，皮膚に付いた外筒の跡の直径の1.5倍の長さの皮膚割線に沿った皮膚切開を加える。皮切の大きさが不十分な場合には，ポートの外筒の縁が皮膚に引っかかり，無理に押し込もうとすると危険である。皮切を延長して再度やり直す[*2]。

ポートの挿入

　ポートの先を皮下まで挿入して，腹壁に垂直に押し付けるように力を加えながら左右に捻るように回転力を加えると，先端は筋膜を貫き筋肉を押し分け腹膜下に達する。穿刺を始めたら，一定の力が先端にかかるように心がける。力を入れたり緩めたりすると，筋膜を貫く先端の位置が変わり進みにくくなる[*3]。

　先端が腹膜下に到達すると，腹膜はポートの先端に押されてテント状に伸展される

＊2――著者からのアドバイス

5mmポートとは「5mmのシャフトを用いた鉗子類が通過するポート」の意味で，実際の外径は7mm程度ある。このため，皮膚切開を小さくし過ぎて挿入困難になる。小さ過ぎる皮切は，皮膚縁がダメージを受けて創がケロイド状になり，結果的に美容上もよくない。

＊3――助手のポイント

ポート挿入の間は，助手はスコープを操作して常に画面に挿入点を描出させ，3本目以降のポートの場合には，すでに設置したポートから鉗子を挿入してアシストする。

図5　ポートの挿入
先端が腹膜下に到達すると，腹膜はポートの先端に押されてテント状に伸展される。

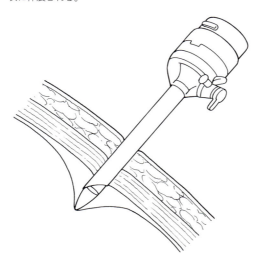

図6　腹壁穿刺時のポイント
A：臓器損傷を防ごうとして腹壁に対して斜めに力を加えると，筋膜の上を先端が滑り腹膜に達しない。
B：ポートのヘッド部分をしっかりと握り，一定の力で押しながら手首を左右に捻ってポートを進める。このときの腹壁とポートの軸との角度は垂直を保つようにする。

A
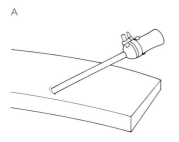

B
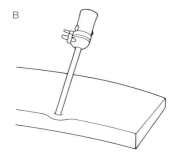

＊4―著者からのアドバイス

挿入したポートのバルブが開放のままになっていると，気腹ガスが漏れて腹腔内圧が低下するので，穿刺前にバルブが閉じられていることを確認しておく。

＊5―挿入の順序のポイント

下腹部では，上腹部に比べて腹膜と筋膜との間の固定は緩く，腹膜がテント状に伸びて腹膜を通過するのが困難なことがある。上腹部のポートを先行させ，下腹部のポート挿入時には先に入れた鉗子でアシストするとよい。

＊6―金属ブレード付きポート挿入のポイント

先端に圧力がかかると金属の刃が先端から出てくるタイプのポートでは，プラスチック製のブレードのように手首の回転操作は行わずにまっすぐにポートを進める。

［図5］。このときすでに筋膜と筋肉は貫通しているので，先端の向きを臓器損傷を避ける方向に向けることが可能になる。ポートをさらに進めると，腹膜を超えてポートが腹腔内に挿入される。手術中にポートが抜けないように，グリップ部分が腹腔内に入るまで挿入したら内筒を抜去する[＊4]。

腹壁穿刺時のポイント[＊5, ＊6]

腹腔内臓器の損傷を避けるために斜めに腹壁を穿刺すると［図6A］，ポートの先端が筋膜面を滑って腹膜腔に達しない。筋膜を穿刺時には，腹壁に対して垂直方向に力を加える［図6B］。

文献
1) 須賀真美, ほか：当院の腹腔鏡下手術における第一穿刺の改良と成績 ―コッヘル鉗子を用いたオプティカル・ダイレクト法について―. 日産婦内視鏡会誌 2013；29(1)：224-7.
https://www.jstage.jst.go.jp/article/jsgoe/29/1/29_224/_pdf/-char/en

腹腔鏡の基本操作

浅尾高行　群馬大学未来先端研究機構ビッグデータ統合解析センター

腹腔鏡手術では，手術器具がポートの位置で腹壁に固定されていることによる「操作制限」と，2次元のモニターを通すことによる「視覚の制限」が常に伴う。この非日常的操作環境で手術を行うためには，腹腔鏡に特化した独自の訓練が必要であるが，自然に近い感覚で手術を行うための工夫がある。

操作しやすい体位

人が両手に器具を持って操作するときに，最も自然に違和感なく作業できる体位，視線，両手の位置と器具の配置は

- 体の中心線を対象物に向け
- 左右対称に器具を35〜45°の角度で使用
- 視線は45°で見下ろす

状態である。ナイフとフォークで「食事をする時の体位」と考えれば理解しやすい。操作制限のある腹腔鏡手術においても，この理想的な設定に近づけることで違和感が少ない手術が可能となる。この理想的な体位と鉗子の挿入方向の関係をTriangle Formation，視線すなわちスコープの方向とモニターを見る視線方向が一致している状態をCoaxial axisと呼んでいる。

Triangle Formation と Coaxial axis

術野（操作対象）に向かって術者がまっすぐ対峙し，左右対称に両手の鉗子が挿入され，しかもその鉗子間の角度は70〜90°を保つように設定する[図1A]。さらに，術者が向く方向とスコープの方向を一致させ，スコープ軸の延長線上にモニターを配置することで開腹手術に近い操作感覚が得られる[図1B]。このとき，スコープは斜めに見下ろすようにすると，術者が腹壁を透見して対象物を見ているような仮想的な像をモニターに再現することができ，自然な感覚での操作が可能となる。

上から見下ろすと，開腹術に近い視野が得られる[図1C]。

鉗子の操作の方向

腹腔鏡の鉗子はポートの位置で固定されているため，画面上で右方向に鉗子の先を移動させるには，ハンドルを持つ手は左に移動させなくてはならない。つまり，開腹手術と手の上下左右の動きは鏡像の関係になる。この操作感覚の差を埋めるには，Training Boxを用いたトレーニングが有効である。鏡視下手術に参加する前には，十分な訓練を積んで鉗子操作に慣れておく。

立体的位置関係の誤認

立体画像を再現する腹腔鏡画像システムも使用されているが，一般的には単眼のスコープシステムによる2次元画像を基に手術が行われている。Coaxial Axisの状態で

操作しても，2次元画像に由来する誤認識が起こり得る．

錯覚が起こる状況

対象物（T）とスコープを結ぶ直線上に鉗子の先が位置すると，モニター上の奥行き感が失われる［図2］．鉗子の位置が対象物よりも手前にあっても(B)対象物の位置にあるのと(A)同じ画像となり，Tのそばに鉗子があるような錯覚が起こる．

鉗子を持つ手の位置感覚で補完

鉗子はポートの位置(P)固定されているので，対象物に先端がある場合（AA'）と手前にある場合（BB'）の鉗子を持つ手の位置は異なり，B'がA'より外側で低い位置にくる［図3］．正しい位置に鉗子が挿入されているときの持つ手の空間的な位置を体得しておけば，錯覚による操作障害を防ぐことができる．左右対称のTriangle Formationをとっていれば，正しい位置に先端がないときは，左右の手の位置が非対称になるので認識しやすくなる[*1, *2]．

＊1─助手のポイント［図4］

腹腔鏡手術では，術者が最も操作しやすいようにスコープの方向やモニターの位置が決められ，助手の操作感覚は考慮されない．経験が少ない助手は，腹腔鏡独自の制限の大きい特殊環境の中で「助けにならない助手」に陥りやすい．このようなときには，助手は体をスコープの軸と平行に向け，首だけをモニターに向けると画面と体位とのギャップが小さくなり，意図した方向に鉗子を操作することができる．

＊2─著者からのアドバイス［図5］

腹腔鏡手術においては，術者のみでなく助手にも特殊な操作環境内での手術操作が求められる．トレーニングボックスはこの腹腔鏡の特殊環境を再現することができる利用価値の高い練習機器で，術者だけでなく，助手やスコピストのトレーニングにも応用できる．腹腔鏡手術のトレーニングは，助手やスコープ操作から始めるのが慣例であるが，助手の操作を扱ったトレーニング教材は少ないが，工夫をしながらトレーニングに励んでほしい．

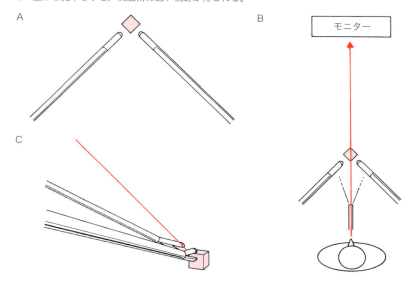

図1　トレーニングボックスを利用
A：Triangle Formation：左右の鉗子が対象物を挟むように左右対称にFoamationをとる．
B：Coaxial axis：モニターをスコープ軸の延長線上に置くと，術者の正中軸，スコープの軸，視線が一致し違和感が少なくなる．
C：上から見下ろすと，開腹術に近い視野が得られる．

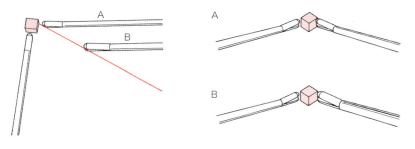

図2　仮想的に対象物を左上からみた像
A：先端が対象物に近い鉗子位置
B：視線（赤線）上ので手前に先端がある

図3 鉗子を持つ手の位置

正しい位置に先端がないときは，左右の手の位置が非対称になる。

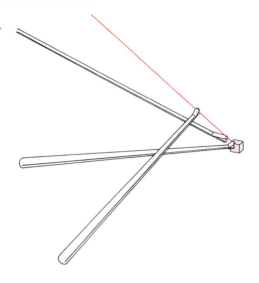

図4 助手の体位

A：助手用のモニターに向かった体位で視線方向のモニターを見ると，助手が向いている方向とスコープの軸とが異なるため錯覚が起こりやすい。
B：助手の体をスコープの方向に向けると立体的な位置関係が体得しやすくなる。

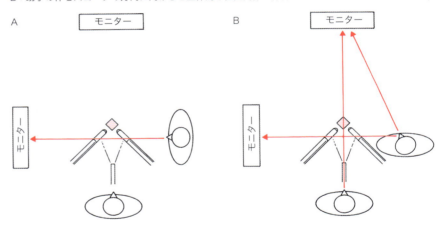

図5 トレーニングボックス

ハイビジョン画質でのトレーニングが可能なトレーニングボックス（ジュピターⅡ™，アルファバイオ製）を用いた訓練。
A：術者レーニング，通常の Triangle Formation でのトレーニング。
B：側面から鉗子を挿入した助手のシミュレーショントレーニング。

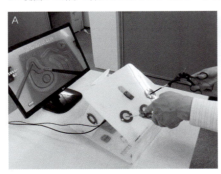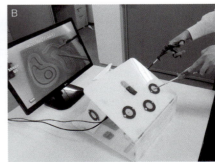

スコープ操作

浅尾高行　群馬大学未来先端研究機構ビッグデータ統合解析センター

スコープは，術者，助手の「目」を担っている。適切な位置にスコープの先端を置き，よい視野を確保することは安全な手術には欠かせない。スコープを操作する助手（スコピスト）の熟練度により，手術時間と安全性が大きく左右される。スコープの種類による特性と，使い方の違いを熟知しておく必要がある。

硬性鏡，斜視と直視鏡

棒状の部分（ロッド）には，画像を手元のCCDカメラ部分に伝えるためのガラスレンズと，光源からの光を先端に伝えるファイバーが内蔵されている。

硬性スコープには，ロッドと光軸の角度が0°（直視鏡）と30°（斜視鏡）がある。外科分野では扱う臓器が大きく，柔軟な視線方向の変化が必要なため，直視鏡よりも斜視鏡が好んで用いられている。

斜視鏡の使い方

CCDが内蔵されているスコープ本体を動かさないでロッドを回転させると，視野の方向を変えることができる[図1]。スコープはポートで固定されているため，ロッドの回転を使って手術操作部位を正面視するように調整する。

図1　視野の方向を調節

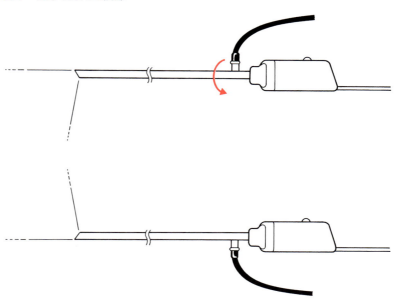

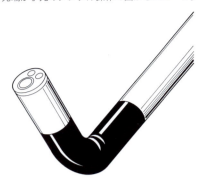

図2　Flexible スコープ
先端が手元のアングル操作で曲がるスコープ。

Flexible スコープ

消化器内視鏡のように手元のアングル操作で先端が曲がるスコープ[図2]で，斜視鏡よりもさらに視野角度の自由度が高い。左右と上下のアングルレバーで先端方向を変化させる[*1]。

> **[*1]──著者からのアドバイス**
> 硬性鏡に慣れた助手が flexible スコープを操作すると，思うように視野を出すことができない。慣れないうちは左右のアングルを固定し，上下方向のアングルのみを操作するとよい。

5mm スコープ

通常のスコープのロッドの直径が 10 mm なのに対して，5 mm の細径スコープが開発され使用されている。任意のポートから使用することができる。

スコープの基本操作

臨床での鏡視下手術の研鑽は，最初はスコープを操作する助手として参加し，経験を重ねながら鉗子を持つ助手から術者へと，安全を重視しながら段階的に進められる。腹腔鏡手術の初心者にとって，スコープ操作は最初に身につけるべき技能である[*2,*3]。

> **[*2]──助手へのアドバイス**
> スコープを持ってモニター画面に集中していると，スコープの光軸の方向が自分の視線方向と錯覚し，思ったようにスコープ操作できない現象が起こる。それを防ぐために，ときどき体外の術野を見て術者の鉗子の向いている方向から手術操作の位置をイメージして，スコープがどの方向から術野を映しているかを確認する。

カメラの水平保持

スコープの本体部分をしっかりと水平を保って保持し，画像が傾かないようにする。カメラが傾くと，鉗子を操作する術者や助手には操作感覚と画像上の鉗子の動きに不一致が生じ，手術がやりにくくなる。また，カメラ保持が不安定だと，画面が揺れて手術ができない。

ズームアップ

細かい操作で術野を拡大したいときには，スコープを挿入して近接画像を描出する。開腹手術では見えにくい場所を拡大視することで，緻密な手術が行えるのは腹腔鏡の利点である。直視鏡であればロッドの軸に沿って，スコープを直線的に近づければ拡大効果が得られるが，斜視鏡や先端を曲げた Flexble スコープでは，挿入角度も調整しないと対象物が画面の中心から外れる。3次元的なスコープ操作が必要となる。

> **[*3]──助手へのアドバイス**
> 開腹手術では，右目と左目の光軸の差を利用し立体的な画像を脳内で構築することができるが，単眼のスコープからの情報を基にしている腹腔鏡手術では，立体視はできない。しかし，実際には術者はスコープのわずかな動きによる見え方の差を利用して，3次元情報を得ている。

＊3 ― 助手へのアドバイス
（つづき）

図4Aは，右手の鉗子が対象物よりも手前で，光軸の上に先端がある状況のモニター画像を示している（基本操作の図を参照）。この画像だけでは右の鉗子の奥行きの情報が得られないが，スコープをわずかに左に移動させると，手前にある鉗子は画面上で大きく右に移動するため，鉗子の立体的位置を認知できる[図4B]。むやみにスコープを動かすことは避けるべきであるが，適切なわずかなスコープの動きが手術の安全と手術時間の短縮に貢献する。

図3　操作部位の正面視
A：Triangle Formation の中央にスコープがある基本的なスコープの位置。
B：スコープを右奥に移動させ，レンズを組織に向けることで，切離部分を正面視する視野が得られる。

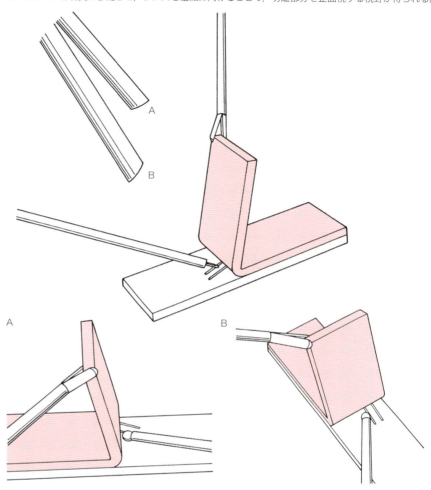

図4　立体的位置関係の認識法
スコープの移動による見え方の差で立体的位置関係を認識する。
A：右手の鉗子が対象物よりも手前。
B：スコープをわずかに左に移動させると，手前にある鉗子は画面上で大きく右に移動する。

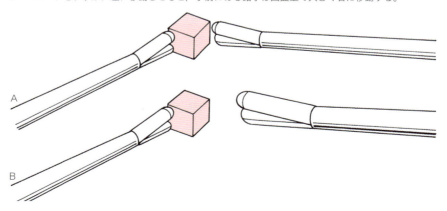

ズームアウト

　消化器内視鏡の視野角は120°と広角であるのに対し，腹腔鏡用のスコープの視野角は約90°と狭い．拡大効果が得られる反面，腹腔鏡を通して見える画像は想像以上に小さく，スコープを近づけたときほど死角は広くなる．見えないところで合併症が起こらないように注意を払う．例えば，ポートから鉗子を出し入れするときには，鉗子で臓器を損傷しないようにスコープを引いて視野を広げる（ズームアウト）操作が必要となる．

操作部位の正面視

　操作部位を正面視する位置にスコープを移動させると，手術がやりやすくなる．図3で，赤色の組織を基盤組織から剥離する場合を想定すると，Triangle Formationの中央にスコープがある基本的なスコープの位置（A）では，電気メスで切開する剥離線は接線方向になり切離すべき組織がよく見えない．このようなときには，スコープを右奥に移動させ，レンズを組織に向ける（B）ことで，切離部分を正面視する視野が得られ切離すべき組織が認識しやすくなる．

スコープの曇り対策

　室温のスコープを腹腔内に入れると，先端レンズに結露が付き視野が妨げられる．あらかじめ温めた生食水に先端をつけるか，早めに光源を点灯してレンズの温度を上げておけば，腹腔内に持ち込んでも曇りは生じない．

スコープの汚れ対策

　臓器に先端が接触したり，超音波凝固切開装置からの飛沫やミストが先端レンズに付着すると，視野が妨げられ手術を中断せざるを得ない．ハイビジョン高画質のCCDを搭載した腹腔鏡光学システムが利用されているが，いくら高画質CCDを搭載してもレンズが汚れればその真価は発揮されない．実際，手術の半分の時間しかレンズが綺麗な状態で手術がされておらず，手術時間の7％がレンズの汚れを除くことに費やしているという報告がある[1]．ミストが出る凝固切開装置を使用するときには，スコープを引いて距離をとるなど，レンズを汚さないことが大切である．

　汚れがついたときには，ガーゼや曇り止めのついたスポンジで拭うことが行われている．しかし，拭う操作は汚れを取ると同時に汚れをレンズにこすり付けているので，長時間の手術では汚れが蓄積して視野がクリアになりにくくなる．最近は，加温した曇りどめを先端に塗布する器具（クリアファイ™，Covidien製）や，術野吸引の陰圧を利用して，先端を高速の水流によって洗浄する医療機器が販売されている（スプラッシュクリン™，鹿島エレクトロニクス製）．

文献

1) Yong N, Grange P, Eldred-Evans D, et al: Impact of Laparoscopic Lens Contamination in Operating Theaters: A Study on the Frequency and Duration of Lens Contamination and Commonly Utilized Techniques to Maintain Clear Vision. Surg Laparosc Endosc Percutan Tech 2016; 24(4) : 286-9.

剥離操作

浅尾高行　群馬大学未来先端研究機構ビッグデータ統合解析センター

　　血管や胆嚢管などを安全に切離するためには，切離する組織が周囲組織の連続性がなくなった状態，つまり遊離している必要がある。遊離状態を作る操作を「剥離」という。剥離操作とは，切離のための安全な空間を作成する操作と言い換えることができる。

　　剥離操作は組織を牽引する把持鉗子の操作と，剥離鉗子もしくは電気メスの操作の協調操作により達成される。

把持鉗子による牽引操作

　　剥離する組織を適切に牽引し，付着する結合組織が伸展された状態にする（緊張をかける）ことは，正しい剥離層を認識し安全な剥離を行うために必要である。

牽引方向

　　開腹術では，自由な方向に鉗子を牽引できるため「適切な方向＝引く方向」であることが多いが，鉗子の挿入方向がポートで規定される腹腔鏡手術では，必ずしも「手前に引く」とは限らない。「適切な牽引方向」は鉗子を持ち上げる方向であったり，左右に振る方向であったりする［図1］。

把持位置

　　剥離が進むと，組織に緊張を与えるために牽引する最適な位置が変わってくる。鉗子の位置を剥離線に緊張がかかる場所に適宜移動させる［図2］。

図1　鉗子による組織の牽引の方向

A：組織を手前に引くことにより組織間に緊張がかかる。

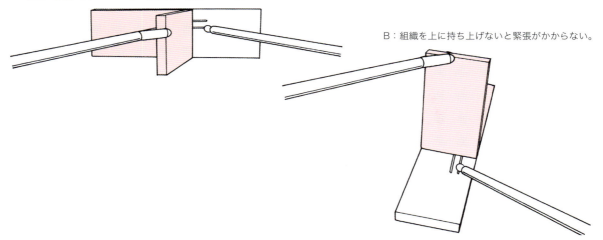

B：組織を上に持ち上げないと緊張がかからない。

図2　把持する位置を変える

A：左側を牽引して緊張かけて結合組織を切離。

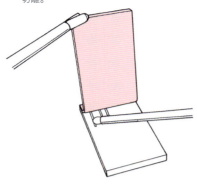

B：左の剥離が進むと，左の組織を牽引しても右側の組織には緊張がかからない。

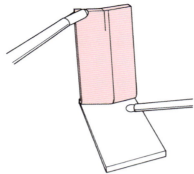

C：右側に把持鉗子の把持位置を移動させ，右側組織に緊張を与え剥離を進める。

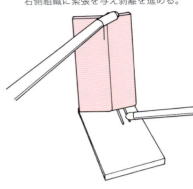

剥離鉗子の操作

剥離鉗子を用いた操作は，開腹手術での操作と基本的に変わらない。対象物と周囲の組織との間にある最も疎な結合組織の部分を剥離層として認識して，剥離面を形成するように操作する。血管や胆嚢管，胆嚢などの剥離すべき組織は，一般に疎な結合組織に囲まれ，その上を硬くて丈夫な漿膜が覆っている［図3A］。剥離操作とは，対象物に結合している線維状の結合組織を剥がし遊離することである[*1, *2]。

①表面を取り囲む漿膜を切開する［図3B］
②鉗子を目的組織に沿って移動させ，付着している結合組織を物理的に剥がす［図3C］
③鉗子の先を目的物の下に通し広げる

*1―著者からのアドバイス

ポートの位置で鉗子の挿入角が決まる腹腔鏡手術では，開腹手術のように鉗子と組織との角度を自由に変化させることはできない。ポートと組織との位置関係に合わせて，先端の彎曲が異なる剥離鉗子を選択する必要がある［図3］。

*2―剥離層を間違えないためのポイント

剥離すべき組織に接する部分が，最も結合組織が疎で剥離しやすく，鉗子が抵抗なく通る部位である。正しい剥離層に入れば，鉗子の先を閉じた状態で血管や胆管の走る方向に先端を移動させるだけで抵抗なく剥離が進む。もし抵抗が強いようであれば，剥離層が間違っている可能性が高い。対象物の左右からアプローチするのが原則である。

図3　剥離操作

A：剥離すべき組織

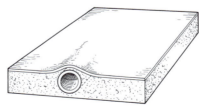

B：漿膜の切開

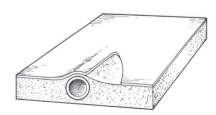

C：結合組織の剥離

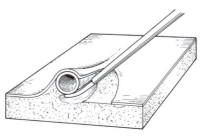

D：ポートの位置により彎曲の強い鉗子を用いる

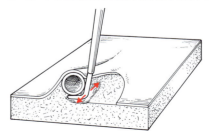

図4 胆嚢の剥離操作
肝から離れる方向に一定の緊張をかけた状態で通電して切離する。

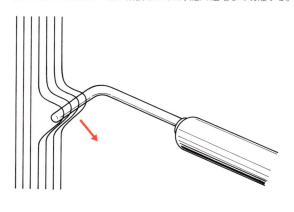

図5 フックの回転操作
線維の方向をよく見極め，フック電極を手元で回転する方向（①，②）に動かすことで，結合組織線維の長軸方向にフックの先端が動き剥離ができる。また，線維の方向に沿ってスライド（③）するような動きも剥離の際には有用である。

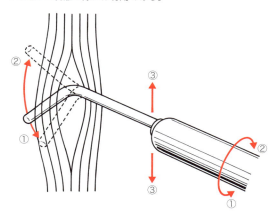

フックタイプの電気メスによる剥離操作

肝床部から胆嚢を剥離するときに用いられる。肝臓から引き離すように胆嚢を牽引し，腹腔鏡の拡大視効果を利用して観察すると，胆嚢と肝臓の境界部分が明らかとなるので，結合組織の最も緊張がかかっている部分にフック電極の先端を潜り込ませるように入れ，肝から離れる方向に一定の緊張をかけた状態で通電して切離する［図4］。このとき，フックは結合組織に緊張を追加する役割と，通電による切離の機能を同時に果たしている。

フックをかけるコツは，軸の回転［図5］を使うことである[*3, *4]。

＊3―助手へのアドバイス
結合組織の線維の方向に適した位置で，フック鉗子や剥離鉗子が使えるとは限らない。助手が把持位置を適宜移動させて対象物を最適な位置におくことで，術者は最適な方向からの操作ができるようになる。腹腔鏡の手術は，術者操作の比重が大きく「助手やスコピストは暇」な手術と誤解されているが，開腹手術以上に助手やスコピストの協力が重要で，助手の能動的な鉗子の動きによって初めて可能となる手術である。

＊4―著者からのアドバイス
スポンジに貼り付けた湿布を用いた剥離のトレーニング方法を開発しているので[1]，参考にして訓練を重ねることが望ましい。

文献
1）浅尾高行著，桑野博行監修：らくらくマスター外科基本手技．中外医学社，2010．

鉗子

浅尾高行　群馬大学未来先端研究機構ビッグデータ統合解析センター

*1—ポイント
ロッドに対するハンドルの角度は，0°((in line)から90°までさまざまなものが発売となっている。人間工学的には70°程度(semi in line)が最も疲労が少なく，操作が安定すると報告されている。

腹腔鏡手術では，術者の両手に持った鉗子での協調操作が基本となる。

助手は，術者の鉗子操作を補助するために組織を牽引し，術野の展開を担当する。開腹手術と異なり，腹腔鏡手術では腹壁に固定されているポートにより，鉗子の自由度が制限されるため，先端の角度や開口部の長さの異なるものから場面に応じて最適な鉗子を選択する[*1, *2]。

鉗子の種類

剥離鉗子

結合組織や膜構造など小さな対象物を牽引，剥離するのに用いる。先端開口部分は短かく，細かい操作に向いている。先端の曲がり具合により分類することができる[図1]。

把持鉗子

胃，大腸，小腸などの大きな臓器を把持し牽引するために用いられる。

特徴として，開口部が大きく臓器を優しく把持するのに向いている[図2]。鉗子の内面は組織損傷が少なくなるように，窓が空いた構造を持つものもある。

持針器

体内での縫合結節を行うための鉗子で，針をしっかり持てるように先端の把持力が強い。先端が曲がったタイプと，ストレートのタイプがある。把持力が強いため，組織を持つと挫滅する。運針側の鉗子は持針器を使用し，針を受け取る側の鉗子はあえ

*2—著者からのアドバイス
先端部分が短い鉗子ほど，「てこの原理」でハンドルを開閉する手元の力が増幅される。予想以上に先端の力は強いので，慣れない鉗子を使用する際には一度自分の手を鉗子でつまんでみて，先端にかかる力加減を確認しておく。腸管などのもろい組織を把持すると，組織が挫滅し腸管穿孔などの合併症を起こすおそれがある。

図1　剥離鉗子

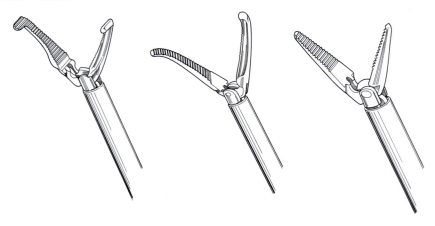

図2 把持鉗子

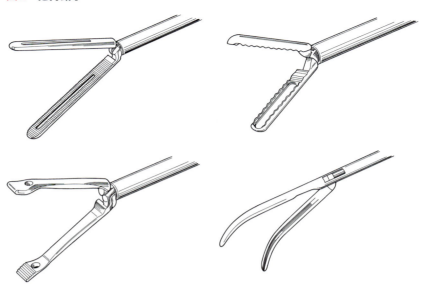

図3 持針器
A：先端がカーブしているタイプ

B：直線タイプ

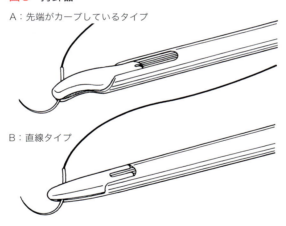

て針も組織も持てるように把持鉗子を代用することもある。

　先端がカーブしたタイプと直線状のタイプがあるが，運針後に体内結紮を行うときの糸が絡めやすさが異なる[図3]。

鉗子による触覚の取得

　触覚が利用できない腹腔鏡手術では，鉗子での圧迫や牽引による「組織変形」や「位置のずれ」を観察することで，対象物の硬さや剥離層の位置などの情報を得ている。スコープを通した視覚が触覚を補っているわけで，腹腔鏡の鉗子は触覚を得るための道具でもある。繊細な「触覚」を得るためには，ラチェット（鉗子を閉じた状態のままにする装置）使わないほうがよい。

クリッピング

浅尾高行　群馬大学未来先端研究機構ビッグデータ統合解析センター

クリップは，血管や胆嚢管などの閉鎖に用いる。クリッピングを行う前に，対象物を安全にクリップをかけられる十分な長さをとって，周囲から遊離しておくことが基本である。

クリップアプライヤーの構造

5 mmポートに入るクリップアプライヤーがよく用いられている。ハンドルを軽く握ることで先端にクリップが装填され，握り込むと閉鎖される。連続して装填と閉鎖が行える。

クリップはチタン製の金属クリップと，吸収性のクリップがある。

クリッピングの手順

剥離操作で対象物を遊離

通常切除側に1本，残る側に2～3本のクリップをかけその間をハサミで切離するので，1 cm程度の幅で周囲組織から剥離しておく。

クリップアプライヤーをかける

血管や胆嚢管（対象物）に適切な緊張がかかっている状態で，対象物を超えて，アプライヤーのJawの先が確認できるまで挿入する。確実なクリッピングに必要である[図1]。クリップがかかりやすい方向は限られているので，対象物とポートの位置関係を考えて最も適切なPortを選択してクリップを挿入する。多くの場合，剥離鉗子を挿入したポートを選択することが多い。

図1　クリッピングの基本
クリッピングを行う前に，対象物を十分に周囲から遊離しておくことが基本である。クリップ本体の先端が対象物を超えていることを確認することが確実な閉鎖に大切である。

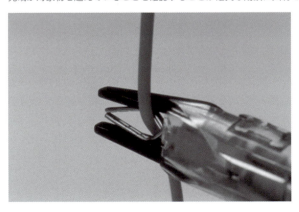

図2 不十分なクリッピング
A：half clip。先端を確認しないでクリッピングを行うと，対象物を完全に閉塞できない状態（half clip）となり，目的を達成しないばかりでなく，不十分にかかったクリップが次のクリップをかけるじゃまになる。
B：clip on clip。クリップの上にクリップが重なってしまう。
C：クリップは横方向の力に対して把持力が強いが，縦方向の力がかかるとはずれやすい（→）。

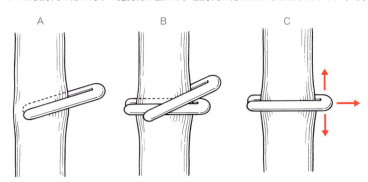

クリッピング

グリップハンドルを握ってクリップを閉鎖する。中枢側から始めて，アプライヤーのJawを抜くことなく末梢側に位置をずらしながら，クリップの装填と閉鎖を繰り返しながら連続してクリッピングを行う。ハサミが入る隙間は空けておく[*1]。

不完全なクリッピング

アプライヤーの先端が対象物を超えていることを確認しないでクリッピングを行うと，完全に閉塞できない状態（half clip，図2A）となり，目的を達成しないばかりでなく，不十分にかかったクリップが次のクリップをかけるじゃまになり，clip on clip（クリップの上にクリップが重なってしまうこと，図2B）が起こる[*2]。

＊1──著者からのアドバイス
ハンドルを握りクリップを閉鎖する瞬間に先端がブレると，予定部位にクリップがかからないだけでなく，先端で周囲の組織を損傷する可能性がある。本体に固定されている側のハンドルを2本以上の指で握り，本体をしっかり固定した状態でハンドルをゆっくり確実に操作する。

＊2──著者からのアドバイス
クリップの長軸に対して横方向の力に対して把持力が強いが，長軸方向の力がかかると容易にはずれる[図2C]。ガーゼがクリップに引っかかりはずれることも想定される。不用意にクリップをかけた周囲をさわらないようにする。

止血・凝固・切開

浅尾高行　群馬大学未来先端研究機構ビッグデータ統合解析センター

　結紮が開腹手術に比べて容易ではない腹腔鏡手術では，凝固止血能を持ったさまざまな器具を用いて切開切離を行うことが多い。これらのいわゆるエネルギーデバイスは，目的により使い分けたり，出力モードを切り替えたりしながら適切に用いることで，出血の少ない手術に貢献している。

モノポーラ電気メス

ヘラ型電気メス

　電極（電気メスの先）と，対極板との間に流れる高周波電流によるジュール熱により，組織を凝固して止血と切開を行う。開腹手術で用いるものとシャフトが長いこと以外は同じで，電気メスと対極板の間で最も抵抗が大きいところ，つまり電極の先にエネルギーが集中する。したがって，電極と組織が接する面積が大きいと凝固能，切開能が低下する。鉗子など金属が周囲にあると漏電を起こし，思いがけない部位に熱損傷を起こすことがあり注意が必要である。ヘラ型の電気メス［図1A］は，通電しない状態で剥離操作の補助にも用いられる。

鉗子に接続した電気メス

　剥離鉗子のハンドル部分にはモノポーラの電極が接続でき，フットペダルを踏むことで通電する。先端のみで対象物を小さく把持し，組織を引っ張って緊張をかけた状態で短い時間に分けて通電する。鉗子の先端が目的物以外のものに触れないように留意する。

フック型電気メス

　先端が曲がった針金状のフック［図1B］を用いて剥離と凝固切開を行う。主に胆嚢を肝床部より剥離するのに用いる。

図1　電気メス
A：ヘラ型電気メス
B：先端が曲がった針金状のフック型電気メス

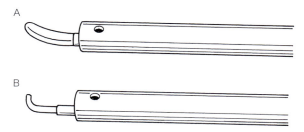

図2　バイポーラ鉗子

A：鉗子の刃の間にのみ高周波電流が流れるため，周囲の組織に電流が流れることがなく損傷が少ない。
B：挟む物が薄い場合や，組織を強く把持しすぎた場合など，両極がショートした状態になると電流が対象物に流れず凝固が起こらない。

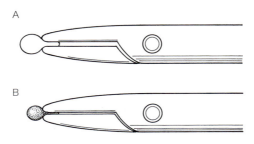

図3　シーリングデバイス

鉗子上の先端で血管を挟んだ状態で凝固し，組織をシールする機器。凝固後，挟んだ鉗子の中央を刃がスライドし，凝固組織の切離が行える。

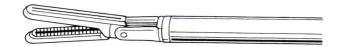

バイポーラ鉗子

　鉗子やハサミなどの形状の開口部が互いに絶縁されており，一方がプラスに他方がマイナスになり高周波を通電する。モノポーラ電気メスと異なり，対極板が不要である。鉗子の刃の間にのみ高周波電流が流れるため，周囲の組織に電流が流れることがなく損傷が少ない[図2A]。挟む物が薄い場合や，組織を強く把持しすぎた場合など，両極がショートした状態になると電流が対象物を流れず凝固が起こらない[図2B]。モノポーラのように切開モードがないので，凝固の起こった部分をハサミやモノポーラで切離する必要がある。バイポーラの技術を応用して血管をシールする器具（シーリングデバイスと呼ばれる）凝固切開装置も使用される[図3]。

超音波凝固切開装置

　超音波を用いた器具で，高速に前後方向に振動する active blade と，組織をおさえる tissue pad の間に組織を挟んで使用する装置で，凝固と同時に切開することができる。主に大網内の血管処理や切離，血管周囲の剥離にも用いられ，適応範囲の広い器具である。挟んだ組織に適度な緊張を与えながら使用する。active blade の先端の先には，目には見えないがエネルギーが集中しているので，重要組織に触れないように注意する[*1]。

*1―著者からのアドバイス
さまざまな凝固，止血のための器具が開発され市販されている。それぞれのエネルギー源の特性を理解したうえで，場面に応じた適切な使用方法で使用することが重要である。

索引

A〜C

AAMI レベル	2
APR; abdominoperineal resection	239
Boerhaave 症候群	488
Borchardt の 3 徴	152
buried suture	15
Calot 三角	332
CDC 手術部位感染防止ガイドライン	4
Centers for Disease Control and Prevention; CDC	4
Child-Pugh 分類	283
Coaxial axis	504
Coring out 法	228
C チューブ	340

D〜F

Delorme 法	231
Devine 変法	117
EHS 分類	453
finger bougie	129
Flexible スコープ	508
functional end to end anastomosis	20, 156

G〜I

Gant- 三輪法	231
GIST	97
granny knot	11
HALS	423
Hassab 手術	309
Hellar-Dor 手術	66
Heller 法	105
horizontal mattress suture	15
interrupted suture	14
Introducer 法	123

L〜N

LAPEG; laparoscopic-assisted PEG	123
Lay open 法	227
LDR; laparoscopic dome resection	435
Lichtenstein 法	446
linea alba	24
MITAS; Minimally-Invasive Trans-Anal Surgery	265
modified Maritus flap 変法	268
Nissen 法	55, 104

O〜P

Open 法	501
OPSI	440
Optical 法	501
oupet 法	104
overwhelming post-splenectomy infection	430
parabiliary plexus	341
PEG; percutaneous endoscopic gastrostomy	122
PPC; pancreatic pseuodocyst	395
Pringle 法	285
PTB; Percutaneous transhepatic biliary drainage	377

R〜S

Reduced Port Surgery	500
RFA; radio-frequency ablation	292
running suture	14
Seton 法	227
single knot	10
SSI; Surgical Site Infection	6
Stamm 法	127
Sump 症候群	382
surgical knot	11
surgical trunk	204
S 状結腸切除術	176

T〜Z

TEM	266
TEP; Totally extraperitoneal approach	448
Thal & Hatafuku 法	105
Thiersch 法	231

Toupet 法	55
Triangle Formation	504
TSME; tumor specific mesorectal excision	247
T チューブ	340
upside down stomach	55
vertical mattress suture	15
Witzel 法	127
Z 縫合	44
Zenker 憩室	90

ア

アランチウス管	278
悪性中皮腫	481, 486
圧挫	39
圧出性憩室	90, 91, 94
胃・十二指腸潰瘍穿孔	490
胃管延長法	83
胃空腸バイパス術	116
胃空腸吻合術	116
胃固定術	152
胃軸捻転症	151
胃部分切除術	110, 113
右胃大網動静脈	76
右開胸手術	26
会陰操作	239
円刃刀	34

カ

ガウンテクニック	2
回結腸静脈	204
回結腸動脈	204
開腹胆嚢摘出術	320
開腹法	24
外傷性膵損傷	400
外側アプローチ	248
外翻三角吻合	159
片手結び	11
割断	290
環状吻合	20
肝臓	304
肝下部下大静脈クランプ法	285
肝管空腸吻合	369
肝細胞癌	293
肝腫瘍焼灼術	292
肝十二指腸間膜リンパ節郭清	347
鉗子	39, 514
緩和手術	117
嵌頓結石	364
器械結び	11
器械吻合	28
機能的端々吻合	20, 156, 205
気腹装置	496
逆流防止手術	104
急性汎発性腹膜炎	460
胸腔鏡下腫瘍核出術	97
狭窄形成術	163
局所解剖	184
巾着縫合器	19
クリッピング	516
クリップアプライヤー	516
経肛門的直腸腫瘍局所切除術	261
経皮内視鏡的胃瘻造設術(PEG)	122
経皮経肝胆道ドレナージ(PTBD)	377
頸部食道周囲膿瘍	48
外科結び	11
外科用メス	22
血管合併切除	479
血管側壁出血	45
楔状切除	165, 289
結節縫合	14
結腸右半切除術	171
結腸左半切除術	174
牽引性憩室	90, 94
原発性腹膜癌	481
高位筋間膿瘍	218
硬性鏡	507
後腹膜腔	474
後腹膜腫瘍	474
肛門括約筋形成術	268
骨盤直腸窩膿瘍	218

サ

左一次グリソン	277
左中肝静脈共通幹	278
再建経路	74
三角吻合(外翻三角吻合)	159
坐骨直腸窩膿瘍	218
シーリングデバイス	38

止血	39
試験開腹術	469
痔核根治術	210
痔瘻手術	227
自動吻合器	19
自動縫合器	18
斜視鏡	507
手術部位感染(SSI)	6
術中血圧変動	475
小腸切除	165
消化管穿孔	488
消化管吻合	28
消毒	6
食道アカラシア	62
食道胃管吻合	79
食道切除術	67
食道噴門形成術	102
食道裂孔ヘルニア	54
食道瘻造設術	84
深部結紮	42
真皮縫合	15
ストーマ閉鎖術	194
垂直マットレス縫合	15
水平マットレス縫合	15
膵トンネリング	415
膵仮性嚢胞(PPC)	395
膵胃吻合	419
膵液漏	434
膵癌	386
膵空腸吻合	417
膵腫瘍核出術	411
膵縮小手術	405
膵体尾部切除術	386
膵胆管合流異常	369
膵中央切除術	405
膵頭部癌	348
膵部分切除術	411
膵縫合	400
臍ヘルニア	457
正中切開	24
尖刃刀	34
穿孔部閉鎖	145
先天性肥厚性幽門狭窄	129
鼠径ヘルニア	444
鼠径ヘルニア手術	444
早期胆嚢癌	320
双孔式ストーマ造設術	193
総胆管拡張症	369
総胆管拡張症手術	369
総胆管結石	336
創傷治癒	34

タ

多嚢胞性肝疾患	298
大網腫瘍	486
大網充填	147
大網被覆	145
縦結び(女結び)	11
胆管空腸端側吻合術	378
胆管ドレナージチューブ	345
胆管癌	347
胆管空腸吻合術	341
胆管形成	359
胆管切除術	347
胆道拡張症	348
胆道結石	364
単結紮	10
単孔式ストーマ造設術	192
単孔式人工肛門	254
単純性肝嚢胞	298
短腸症候群	163
虫垂切除術	184
超音波凝固切開装置	37, 519
腸間膜腫瘍	484
腸閉塞症手術	196
直腸癌	239
直視鏡	507
直腸固有筋膜	247
直腸腫瘍局所切除術	260
直腸肛門周囲膿瘍切開術	217
手洗い	4
手縫い吻合	28
低悪性腫瘍	386
低位筋間膿瘍	218
天蓋切除術(LDR)	435
ドレナージ(術)	48, 400
特発性食道破裂(Boerhaave症候群)	488

ナ・ハ

- 二期手術 84
- 囊胞胃吻合術 395
- 囊胞空腸吻合術 395
- 囊胞消化管吻合術 395
- バイポーラ鉗子 519
- バイポーラー電気メス 37
- ハルトマン手術 254
- 把持 39
- 把持鉗子 511
- 剥離 39
- 剥離鉗子 512
- 白線；linea alba 24
- 皮下埋没縫合（真皮縫合） 15
- 皮膚割線 22
- 皮膚切開 22
- 脾機能亢進 422
- 脾臓 431
- 脾臓部分切除術後重症感染症（OPSI） 440
- 脾摘後重症感染症 430
- 腹会陰式直腸切断術（APR） 239
- 腹腔鏡下 Hassab 手術 315
- 腹腔鏡下 S 状結腸切除術 180
- 腹腔鏡下肝囊胞開窓術 298
- 腹腔鏡下結腸右半切除術 178
- 腹腔鏡下胆囊摘出術 327
- 腹腔鏡下虫垂切除術 188
- 腹腔鏡下腸閉塞症手術 198
- 腹腔鏡下脾臓摘出術 423
- 腹腔鏡下脾臓部分切除術 435
- 腹腔鏡補助下経皮内視鏡的胃瘻造設術（LAPEG） 122
- 腹壁腫瘍 481
- 腹壁瘢痕ヘルニア 455
- 腹膜下筋膜 204
- 腹膜偽粘液腫 481
- 噴門形成術 65
- 分流手術 369
- 平滑筋腫 97
- ポート 499
- 縫合止血 44
- 縫合不全 48
- 紡錘状切除 289

マ〜ラ

- 慢性膵炎 364
- メス 34
- メスの持ち方 22
- モノポーラ電気メス 36, 518
- 門脈大循環シャント 429
- 癒着剥離 196
- 有茎薄筋移植術 268
- 幽門形成術 129
- 幽門側胃切除術 136
- 用手補助腹腔鏡下脾臓摘出術（HALS） 423
- ラジオ波凝固療法（RFA） 292
- リンパ節郭清 249
- 良性胆囊疾患 320
- 両手結び 11
- 連続縫合 14
- 瘻孔 84